H. Auterhoff · K.-A. Kovar

Identifizierung von Arzneistoffen

Auterhoff · Kovar

Identifizierung von Arzneistoffen

Stas-Otto-Gang, Dünnschichtchromatographie, Farbreaktionen, UV- und IR-Spektroskopie, DC-UV-Kopplung

Von

Professor Dr. Karl-Artur Kovar und Dr. Claus O. L. Ruf

unter Mitarbeit von

Dr. G. Beuerle, Dr. C. Brandt, I. Dinkelacker, Dr. H. Enßlin, Dr. R. Heckmann-Weber, Dr. P. Holzmann, Dr. A. Pfeifer, Dr. W. Pisternick, S. Stahlmann, Dr. A. Wössner und Dr. S. Wolff

Pharmazeutisches Institut der Universität Tübingen

6., völlig neu bearbeitete Auflage
329 Abbildungen (Dünnschichtchromatogramme und Spektren)
und 14 Tabellen

WVG

Wissenschaftliche Verlagsgesellschaft mbH Stuttgart 1998

Anschrift der Autoren:

Prof. Dr. Karl-Artur Kovar, Dr. Claus O. L. Ruf
Pharmazeutisches Institut
Eberhard-Karls-Universität
Auf der Morgenstelle 8
72076 Tübingen

Die Deutsche Bibliothek – CIP-Einheitsaufnahme

Auterhoff, Harry:
Identifizierung von Arzneistoffen: Stas-Otto-Gang,
Dünnschichtchromatographie, Farbreaktionen, UV- und IR-Spektroskopie,
DC-UV-Kopplung; 14 Tabellen / Auterhoff; Kovar.
Von Karl-Artur Kovar und Claus O. L. Ruf. Unter Mitarb. von G. Beuerle… –
6., völlig neu bearb. Aufl. – Stuttgart: Wiss. Verl.-Ges., 1998
ISBN 3-8047-1554-0

Printed in Germany
Satz und Druck: Karl Hofmann, Schorndorf

Vorwort

Vorwort zur 6. Auflage

In den 27 Jahren nach der ersten Auflage hat sich das Grundprinzip des Stas-Otto-Ganges für die Probenvorbereitung einer Analyse bewährt. Letztere besitzt neben der Probennahme den größten Einfluß auf die Qualität des Erzeugnisses. Trotz Fortschritte in der Festphasenextraktion weist die Flüssig-Flüssigextraktion bei unterschiedlichem pH Vorteile in bezug auf Einfachheit und Reinheit der Extrakte auf. Besonders im Studium dient die Beschäftigung mit diesem Verfahren dem Verständnis der Isolierung von Arzneistoffen sowie deren Metabolite aus unterschiedlichen Matrices. Dabei lassen sich die gewonnenen Erfahrungen auf andere Methoden der Probenverarbeitung übertragen.
Die vorliegende Auflage umfaßt beispielhaft über 150 Arzneistoffe ohne Hilfsstoffe. Gestrichen wurden nicht mehr im Handel befindliche oder obsolete Arzneistoffe wie die Analgetika/Antitussiva Aminophenazon, Dextromoramid, Dextropropoxyphen, Hydrocodon, Hydromorphon, Morazon, Normethadon, Oxycodon und Phenacetin, die Hypnotika Barbital, Bromisoval, Carbromal, Cyclobarbital, Gluthetimid, Methaqualon, Methyprylon, Nitrazepam und Propallylonal oder die Sulfonamide Sulfaguanidin, Sulfamoxol und Sulfanilamid. Neu aufgenommen wurden Ambroxol, Betamethason, Bromazepam, Brotizolam, Captropil, Carbamazepin, Celiprolol, Ciprofloxacin, Clobazam, Clobutinol, Clonazepam, Diclophenac, Fomocain, Ibuprofen, Lorazepam, Mefloquin, Metoclopramid, Metoprolol, Naftifin, Naphazolin, Nifedipin, Nimodipin, Norephedrin, Omeprazol, Prednisolon, Pyrimethamin, Salazosulfapyridin und Terfenadin.
Die sich an die Ausschüttelung anschließende systematische dünnschichtchromatographische Entwicklung wurde beibehalten, zumal dieses Verfahren in den letzten Jahren aus vielerlei Gründen eine Renaissance durchgemacht hat. Die Dünnschichtchromatographie ist auf die Einzelanalyse berechnet schnell und daher kostengünstig, zuverlässig, präzise und umweltschonend. Auf einer DC-Platte können mehrere Proben gleichzeitig entwickelt werden. Bereits am Startpunkt erkennt man, ob alle Bestandteile erfaßt worden sind. Unter Verwendung standardisierter Verfahren mit automatischen Geräten bei der Auftragung, der Entwicklung und der Auswertung werden zufriedenstellende Standardabweichungen erzielt. Der Verbrauch an Fließmitteln ist gering (5–15 ml/Chromatographievorgang) und deren Entsorgung daher problemlos. Da die relativen Wanderungsstrecken der einzelnen Arzneistoffe zu den Testsubstanzen von den chromatographischen Bedingungen abhängen und sich u. U. umkehren können, wurden Überlappungen bei der Einteilung in Untergruppen großzügiger als in den vorangegangenen Auflagen eingeplant. Falsch positive oder negative Zuordnungen werden so umgangen. Neuere Verfahren der online-Kopplung mit der UV/VIS- oder FTIR-Spektroskopie erleichtern unter Verwendung von EDV-Spektrenbibliotheken die Identifizierung und verbessern

zusammen mit der Reproduzierbarkeit der Rf-Werte die Selektivität des Systems. Folgerichtig wurden die Abbildungen der DC-UV-Spektren in dieser Auflage erstmals aufgenommen (Kap. 8.7), deren quantitative Auswertung in Kapitel 9.4 beschrieben wird. Da die direkte DC-FTIR-Kopplung noch nicht zur Standardausrüstung eines Analyselabors gehört, werden die normalen Mittleren-Infrarot-Spektren der ausgeschüttelten Substanzen – in dieser Auflage erstmals vollständig – abgebildet (Kap. 11) und im Spezialfall auf entsprechende Literatur verwiesen.
Die Eliminierung chlorhaltiger bzw. toxischer Fließmittelkomponenten und Extraktionsmittel wurde weiter vorangetrieben, so daß auf Chloroform und Dichlormethan ganz verzichtet werden konnte. Die Reagenzienvielfalt wurde eingeschränkt und deren Zusammensetzung den gültigen Arzneibüchern (PhEur, DAB, BP, USP) angepaßt. Auf quecksilberhaltige Reagenzien wurde sowohl beim Nachweis als auch bei der Bestimmung von Halogeniden ganz verzichtet. Die wasserfreie Titration mit Trifluormethansulfonsäure findet man in Kap. 9.2. Die Arzneistoffmonographien konnten in der bewährten Form beibehalten werden, wobei lediglich die Formelabbildungen zu modernisieren waren.
Die vorliegende Auflage wurde in mehreren Studienpraktika getestet und verbessert. Meinen Mitarbeitern, insbesondere den auf der Titelseite genannten Damen und Herren, sei herzlich für ihr großes Engagement gedankt.

Tübingen, im Februar 1998 K.-A. Kovar

Vorwort zur 1. Auflage

Nach einer Grundausbildung in anorganischer Chemie, in organischer Chemie und in Untersuchungsmethoden offizineller Arzneimittel und nach Einarbeitung in Fragen der Arzneiformenlehre folgt im üblichen Studiengang des Pharmazeuten ein Praktikum der Arzneimittelidentifizierung, in dem alle bis zu diesem Zeitpunkt erworbenen analytischen Kenntnisse koordiniert auf die Erkennung von Arzneimittelsubstanzen ausgerichtet werden. Arzneilich sind in der Praxis an die 1000 Substanzen gebräuchlich. Da es nicht zweckmäßig ist, im Unterricht eine so große Zahl von Substanzen in die Untersuchung einzubeziehen, wird das Praktikum auf etwa 100 typische Beispiele ausgerichtet und damit der Weg gezeigt, wie im Bedarfsfall bei ähnlichen Substanzen zu verfahren ist. Suchtmittel, die im Praktikum aus verschiedenen Gründen nur in untergeordnetem Umfang eingesetzt werden können, die aber in der Praxis des Apothekers eine Rolle spielen können, sind in einem Anhang berücksichtigt.
Von älteren Praktikumsbüchern zur Arzneimittelidentifizierung unterscheidet sich diese Anleitung insbesondere durch systematischen Einsatz der Dünnschichtchromatographie. Alle Angaben in dieser Anleitung sind experimentell kontrolliert worden. An der Ausarbeitung der Vorschriften waren in der Zeit von 1968 bis 1971 beteiligt: Apotheker Jürgen Bertram, Apotheker Diethard Braun, Dr. Dieter Egle, Apotheker Enno Eujen, Dr. Sigrid Gedeon, Apotheker Reiner Hopt, Dr. Wolfgang Loehr, Dr. Ingo Stierle und Dr. Karl Weihgold.

Tübingen, im April 1971 H. Auterhoff und K.-A. Kovar

Inhaltsverzeichnis

1 Systematische Identifizierung eines Arzneistoffgemisches

Die Analysenbearbeitung eines Arzneistoffgemisches gliedert sich in fünf Abschnitte:

1. Allgemeine Vorproben,
2. Trennung der/des Arzneistoffe/s vom Träger mit anschließender Identifizierung des Trägers,
3. Ausschütteln in sechs chemisch definierte Hauptgruppen,
4. Vortrennung durch systematische Dünnschichtchromatographie (DC) und
5. Identifizierung der einzelnen, isolierten oder getrennten Arzneistoffe.

Normalerweise werden zuerst Aussehen und Geruch (vgl. 2.1, 2.2) geprüft und, sofern die Analyse in Pulverform vorliegt, die Löslichkeit und das Verhalten gegen Lauge und Säure untersucht (vgl. 2.3). Bereits hier kann die elementaranalytische Untersuchung auf Anwesenheit von Stickstoff, Schwefel sowie Halogen sinnvoll sein (vgl. 2.4). Man wird versuchen, durch allgemeine und speziellere Reaktionen funktionelle Gruppierungen (vgl. 6) und bestimmte Stoffklassen (vgl. 7) zu erfassen und Hinweise über anorganische und organische Trägerstoffe sowie über Salbengrundlagen und Flüssigkeiten zu bekommen.
Besitzt man nun erste Informationen über die Art des Trägers, so wird man bei erwarteten Störungen im anschließenden Analysengang Arzneistoffe und Träger voneinander trennen und zunächst letztere identifizieren. Danach erfolgt die Ausschüttelung der Arzneistoffe nach einem modifizierten Stas-Otto-Gang (vgl. 4) in sechs chemisch definierte Hauptgruppen (IA, IB–V), so daß sich die Zahl der ursprünglich in Frage kommenden Substanzen beträchtlich (auf 1/6) reduziert hat. Man hat eine gewisse Vortrennung erreicht, die durch systematische Dünnschichtchromatographie weiterbetrieben wird.
Die in den einzelnen Fraktionen des Analysengangs angefallenen Substanzen werden zunächst im Fließmittel der entsprechenden Hauptgruppe (gleiche Bezeichnung wie die Fraktionen des Analysengangs) mit den angegebenen Testsubstanzen (unterstrichen, Flecke schraffiert gezeichnet) ein erstes Mal chromatographiert und damit die Untergruppe, in welche die gesuchte Substanz gehört, bestimmt (Abb. 1–1). Liegt die gesuchte Substanz unterhalb der zweiten Testsubstanz (T_2), so gehört sie der 1. Untergruppe an, wandert sie zwischen die zweite und dritte Testsubstanz (T_2–T_3), so wird sie zur zweiten Untergruppe gerechnet, und läuft sie höher als die dritte Testsubstanz (T_3), so ist sie in der dritten Untergruppe aufgeführt. Überschneidungen lassen sich dabei nicht vermeiden, da durch die Aktivitätsänderungen des Sorbens, insbesondere durch die Umgebungsfeuchte, sich die relativen Wanderungsstrecken zu den Testsubstanzen ändern können. Aus

diesem Grunde werden manche Substanzen in zwei Untergruppen eingeordnet. Der dokumentierte Abstand zwischen der ersten (T_1) und der letzten Testsubstanz (Sudan III) dient als Kontrolle der dünnschichtchromatographischen (dc) Bedingungen. Beträgt er nur wenige Zentimeter, so kann man sich auf das Ergebnis nicht verlassen, und man sollte die dc Trennung wiederholen.
Durch das Chromatographieren im Fließmittel der Hauptgruppe hat sich die Anzahl der fraglichen Arzneistoffe nunmehr auf ca. 1/12 verringert, so daß die Analysensubstanz nur noch unter den 10–20 dokumentierten Verbindungen der betreffenden Untergruppe zu suchen ist. Anschließend wird nochmals, mit dem entsprechenden Untergruppen-Fließmittel, auf einer neubeschickten DC-Platte entwickelt und die relative Lage der gesuchten Substanz zu den Testsubstanzen festgestellt. Durch das zweite Fließmittel werden die zu einer Untergruppe gehörenden Stoffe so aufgetrennt, daß nur noch zwischen wenigen (2–5) Verbindungen eine Entscheidung zu treffen ist.
Die weitere Charakterisierung kann danach durch Sprühmittel-Kombinationen oder Gruppenreaktionen (vgl. 6) und durch Einbeziehung der Elementaranalyse und des Schmelzpunktes geschehen. Die eigentliche Identifizierung erfolgt durch spezielle Farbreaktionen (vgl. 7) und/oder physikalische Nachweismethoden wie Mischschmelzpunkt (vgl. 4.3), DC nach dem TAV-Schema (vgl. 8.2) und IR-Spektroskopie (vgl. 11).

Um Mißerfolge zu vermeiden gilt folgendes für die Untersuchungen:

- Die Reaktion soll möglichst mit abgetrennten, reinen Substanzen durchgeführt werden.
- Der positive Ausfall nur einer einzigen Reaktion darf für die Entscheidung nicht maßgebend sein. Aus diesem Grund sind möglichst viele chemische und physikalische Nachweise durchzuführen, um das vermutete Resultat zu erhärten.
- Man sollte nur solche Farbreaktionen verwenden, die eine hohe Spezifität besitzen und deren Reaktionsmechanismus weitgehend geklärt ist.
- Stets empfiehlt sich ein Vergleich mit authentischem Material.

Fallen zwei Arzneistoffe in einem der Analysengänge (IA, IB-V) an, so wird ebenfalls mit dem Hauptgruppen-Fließmittel chromatographiert (Abb. 1–1) und zunächst versucht, eine der beiden Komponenten durch Sprühmittel-Kombination, Gruppenreaktionen und spezielle Farbreaktionen zu erfassen.

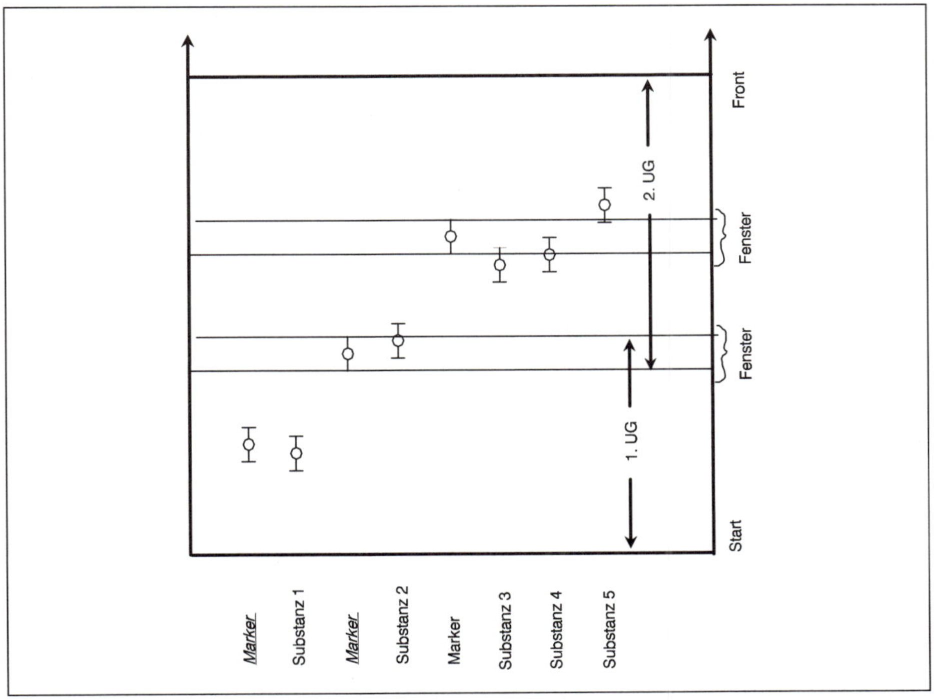

Abb. 1-1: Schematisches DC zur Einordnung der Analysensubstanzen (1–5) in Untergruppen mit Hilfe der Fenstertechnik (vgl. 8.1).

Gelingt dies nicht, so muß ein Strichchromatogramm (Auftragen einer konzentrierten Analysenlösung auf die DC-Platte in Strichen von etwa 2 cm) entwickelt und die entsprechenden Zonen nach dem Markieren unter UV_{254}-Licht abgeschabt und mit Methanol oder einem anderen geeigneten Lösungsmittel extrahiert werden. Die eingeengten Lösungen werden dann mit den entsprechenden Untergruppen-Fließmitteln erneut und einzeln chromatographiert. Man sollte sich zuvor vergewissern, daß eine genügende Menge am Start aufgetragen wurde (UV_{254}!). Ist eine der beiden Substanzen identifiziert, so kann man die zweite durch DC der (ausgeschüttelten) Analysensubstanz im geforderten Untergruppen-Fließmittel weiter untersuchen, wobei man zur Markierung des bereits identifizierten Arzneistoffs Vergleichsmaterial mitlaufen läßt. Zur endgültigen Bestimmung wird wie oben beschrieben weiter verfahren. Praktikabel ist auch die IR-spektroskopische Untersuchung der von der DC eluierten Substanz oder das von der DC-Platte extrahierte UV- (vgl. 8.7) bzw. IR-Spektrum[2,3].
Die Einordnung einer nicht dokumentierten Substanz in den systematischen DC-Analysengang kann nach 8.3 erfolgen.

---

[2] Vgl. K.-A Kovar, I. Dinkelacker, A. M. Pfeifer, W. Pisternick, A. Wössner. Identifizierung von Suchtstoffen mit Hilfe der HPTLC-UV/FTIR-Kopplung. GIT Spezial · Chromatographie. 1995; *15(1)*: 19–24.

[3] K.-A. Kovar, V. Hoffmann. Möglichkeiten und Grenzen der direkten DC-FTIR-Kopplung. GIT Fachz Lab. 1991; *35*, 1197–1201.

2 Vorproben

2.1 Aussehen

Gelb:	Dipyramidol Ethacridin (grüne Fluoreszenz) Menadion (hell- bis grünlichgelb) Niclosamid (fahlgelb) Nifedipin	Nimodipin Riboflavin (grüngelbe Fluoreszenz) Rutosid (gelb bis grünlichgelb) Sulfasalazin (gelb bis braungelb).
Ocker:	Tetracyclin.	

Auch Verunreinigungen und/oder Zersetzungsprodukte können die Ursache einer Verfärbung sein (Oxidation).

2.2 Geruch

Aromatisch:	Organische Lösungsmittel.
Stechend:	Flüchtige organische Säuren.
Charakteristisch:	Captopril, Clobutinol, Ephedrin, Fomocain, Lidocain, Lorazepam, DL-Methionin, Penicilline, Perazin, Phenprocoumon, Pyridoxin, Thiaminsalze.
beim Glühen:	
Karamelgeruch:	L-Weinsäure; Zucker; Stärke.
Mercaptangeruch:	Thioharnstoffverbindungen (z.B. Propylthiouracil).
Ammoniakgeruch:	Meprobamat, Säureamide (z.B. Nicotinamid), Streptomycin.

2.3 Löslichkeit in Lauge bzw. Säure und auffälliges Verhalten

2.3.1 Löslichkeit in 3 N-NaOH

Carbonsäuren; Phenole; Sulfonsäuren und Sulfonamide (soweit wasserunlöslich); Nitroverbindungen;
Allopurinol, Celiprolol, Omeprazol, Oxazepam, Propylthiouracil, Riboflavin, Rutosid, Theobromin.

2.3.2 Färbungen mit 3 N-NaOH

Gelbfärbungen

Acenocoumarol (gelb)
Bamipin (gelbe Tröpfchen)
Chloramphenicol (nach Erhitzen gelb)
Chlordiazepoxid (hellgelb)
Clonazepam (gelb)
Flunitrazepam (nach Erhitzen gelborange)
Niclosamid (gelb)
Perazindimalonat (gelbe Tröpfchen)
Prednisolon (gelb mit orangebraunen Tröpfchen)
Tetracain (gelb)
Thiaminsalze (gelb)
Warfarin (nach Erhitzen gelb).

Orange- bis Rotfärbungen

Nicotinamid (orange)
Physostigmin (rot)
Propranolol (rot)
Rutosid (nach Erhitzen orange)
Sulfasalazin (orange → dunkelrot)
alle (Poly-) Saccharide (nach Erhitzen braun).

Blau- bis Grünfärbungen

Flufenaminsäure (grün).

2.3.3 Löslichkeit in 3 N-H_2SO_4

Basen der Fraktion III; Chinin und Chinidin mit intensiver, blauer Fluoreszenz.

2.3.4 Färbungen mit konz. Schwefelsäure

Gelb- bis Hellgrünfärbungen

Acetylsalicylsäure (hellgelb)
Brotizolam (zitronengelb)
Celiprolol (zitronengelb)
Chinidin (hellgrün)
Chinin (hellgrün)
Chlordiazepoxid (hellgrün)

Cholesterol (gelb → orange → schwarz)
Clotrimazol (zitronengelb)
Cromoglicinsäure (orangegelb)
Fomocain (gelb → grün)
Furosemid (gelbgrün → schwarz)
Hexobarbital (gelb → orange)
Hyoscinbutylbromid (gelb → rot)
Indometacin (gelb)
Isothipendyl (gelb)
Lorazepam (gelb)
Metoclopramid (zitronengelb)
Naftifin (hellgelb)
Nalidixinsäure (hellgelb)
Neostigminsalze (hellgrün)
Niclosamid (beige)
Noscapin (gelb)
Omeprazol (hellgelb)
Orciprenalin (hellgelb)
Oxazepam (grüngelb)
Oxedrin (gelb, verblassend)
Phenazon (gelbgrün)
Phenytoin (hellgelb)
Streptomycin (gelb → grün)
Trihexylphenidyl (hellgelb).

Orange- bis Rotfärbungen

Alprenolol (dunkelorange)
Amitryptilin (dunkelorange → rot)
Bromazepam (orange)
Clobutinol (dunkelorange)
Diphenhydramin (orange → rot)
Dipyramidol (orange)
Ethacridinlactat (orange)
Homatropin (orange → braun)
Mefenaminsäure (orange)
Morphin (orange → gelb)
Naphazolin (orange → rotbraun)
Nifedipin (orange)
Pethidin (nach Erhitzen rot)
Prednisolon (rot)
Riboflavin (rot)
Rutosid (orange)
Terfenadin (orange).

Braunfärbungen

Betamethason (nach 5 Minuten braunrot → schwarz)
Dihydrocodein (ocker).

Rosa- bis Violettfärbungen

Bisacodyl (violett)
Chlorpromazin (rosarot)
Codein (rosa → hellblau)
Ethylmorphin (rosa → hellblau)
Levodopa (violett)
Levomepromazin (violett)
Perazin (rosa → lachsrot)
Promethazin (rosa)
Tetracyclin (violett).

Blau- bis Grünfärbungen

Hydrocortison (grün mit braunen Schlieren → dunkelbraun)
Menadion (blaue Schlieren).

2.3.5 Färbungen mit konz. Salpetersäure

Gelb- bis Hellgrünfärbungen

Ambroxol (gelb)
Amitryptilin (gelbe Tröpfchen)

Benzylpenicillin (gelb → braun)
Bisacodyl (nach 5 Minuten gelb)
Bromazepam (gelb)
Bromhexin (nach 5 Minuten gelbbraun)
Brotizolam (zitronengelb)
Captopril (gelb)
Carbamazepin (nach 5 Minuten gelb)
Celiprolol (gelb → orange)
Chlordiazepoxid (gelb)
Ciprofloxazin (gelb; im UV grüne Fluoreszenz)
Clobutinol (hellgelb)
Codein (gelb)
Diazepam (gelb)
Dihydrocodein (gelb → braun)
Ethylmorphin (nach 2 Minuten gelb)
Fomocain (gelb → grün → blau)
Hydrochlorothiazid (gelb → orange)
Lidocain (nach 5 Minuten gelb)
Lorazepam (gelb)
Mefenaminsäure (gelbgrün)
Menadion (hellgelb)
Metoclopramid (zitronengelb)
Metoprolol (zitronengelb)
Naftifin (gelb)
Naphazolin (gelb)
Noscapin (gelb)
Oxazepam (hellgelb)
Oxedrin (dunkelgelb)
Papaverin (gelb)
Pentazocin (gelb)
Phenazon (grüngelb)
Phenoxymethylpenicillin (gelb)
Phenylbutazon (zitronengelb)
Propylthiouracil (gelb)
Propyphenazon (gelb)
Pyridoxin (gelb)
Pyrimethamin (gelb)
Terfenadin (gelb)
Tetracain (gelb).

Orange- bis Rotfärbungen

L-Ascorbinsäure (rot)
Bamipinlactat (rot → orange)
Chlorpromazin (rot → gelb)
Diclofenac (dunkelrot)
Dipyramidol (orange → schwarz)
Hyoscinbutylbromid (orange)
Isothipendyl (rot → gelb)
Levodopa (rotbraun)
DL-Methionin (orange)
Orciprenalin (blutrot)
Paracetamol (orangerot)
Perazin (rot → braun)
Rutosid (rotbraun)
Trimethoprim (rot).

Rosa- bis Violettfärbungen

Alprenolol (blauviolett)
Bamipin-Hydrochlorid (rosa → gelb)
Furosemid (grauviolett → schwarz)
Levomepromazin (violett → blau)
Neostigminbromid (rosa → gelb)
Propranolol (blauviolett → rot).

Blau- bis Grünfärbungen

Biperiden (blaugrün)
Desipramin (blaugrün)
Flufenaminsäure (graublau → schwarz)
Imipramin (blau → grün → braun)
Indometacin (hellgrün → schwarz)
Metamizol-Natrium (blau → gelb).

2.3.6 Froehde-Reaktion H_2SO_4 / Ammoniummolybdat

Gelb- bis Hellgrünfärbungen

Celiprolol (gelb)
Furosemid (gelb → schwarz)

Lorazepam (gelb)
Nimodipin (gelb)
Physostigmin (gelb)
Propylthiouracil (hellgrün)
Sulfadiazin (gelb)
Terfenadin (gelb).

Orange- bis Rotfärbungen

Amitryptilin (orange → rot)
Bromazepam (orange)
Chlorpromazin (rot → schwarz)
Cholesterol (orange)
Diphenhydramin (orange)
Hyoscinbutylbromid (orange)
Indometacin (orange)
Isoprenalin (orange → gelb)
Lidocain (schwarzorange)
Menadion (gelbrot)
Nifedipin (orange)
Promethazin (rot)
Propranolol (rot → grünbraun)
Sulfasalazin (braunrot).

Braunfärbungen

Biperiden (braun → schwarz)
Chloramphenicol (hellbraun)
Dipyramidol (gelbbraun)
Ethacridin (dunkelbraun)
Homatropin (grünbraun)
Hydrocortison (gelbbraun)
Isothipendyl (rotbraun)
Levodopa (braun)
Naphazolin (braun)
Riboflavin (rotbraun)
Rutosid (olivbraun)
Trihexylphenidyl (braun).

Rosa- bis Violettfärbungen

Acetylsalicylsäure (blauviolett)
p-Aminosalicylsäure (Calciumsalz violett, Natriumsalz grauviolett)
Betamethason (braunviolett)
Bisacodyl (blauviolett)
Levomepromazin (rotviolett)
Metoprolol (rosa)
Morphin (violett)
Naftifin (violett)
Prednisolon (braunviolett)
Pyridoxin (violett → hellblau)
Salicylsäure (violett)
Tetracyclin (violett → schwarz)
Theobromin (hellviolett).

Blau- bis Grünfärbungen

Captopril (braungrün)
Clobutinol (türkis)
Codein (blaugrün)
Imipramin (grün)
Isoniazid (grün)
Naloxon (blau)
Neostigminbromid (gelbgrün)
Noscapin (grün; beim Erwärmen rot)
Orciprenalin (grün)
Oxedrin (blau)
Oxymetazolin (blau)
Oxyphenbutazon (türkis)
Papaverin (grünblau)
Paracetamol (hellbalu)
Pentazocin (blau)
Perazin (grün → braun)
Streptomycin (grün)
Trimethoprim (nach Eindampfen blaugrün → blau)
Verapamil (grün).

Sonstige

p-Aminosalicylsäure (grau; Salze s. o.)
Carbocromen (grüne Fluoreszenz)
Fomocain (schwarz)
Metoclopramid (Gasentwicklung).

H₂SO₄ / Ammoniumvanadat

2.3.7 Mandelin-Reaktion

Gelb- bis Hellgrünfärbungen

Benzylpenicillin (grüngelb → hellrot)
Chlordiazepoxid-Base (gelb)
Chloroquin (gelb)
Desipramin (gelb → rot → blauschwarz)
Glibenclamid (gelb → grün)
Hexobarbital (grüngelb)
L-Histidin (gelb)
Hydrochlorothiazid (gelb → grün)
Hyoscinbutylbromid (gelbgrün)
Indometacin (gelbgrün → schwarz)
Meprobamat (gelb)
Natriumcyclamat (gelb)
Nicotinamid (gelb)
Nicotinsäure (gelb)
Nimodipin (hellgrün)
Oxazepam (gelb)
Phenoxymethylpenicillin (gelb → blau)
Pilocarpin (gelb → rot)
Propyphenazon (hellgrün)
Thiaminsalze (gelb bis rot).

Orange- bis Rotfärbungen

Carbamazepin (dunkelrot → orange)
Chloramphenicol (rot)
Chlordiazepoxid-HCl (braunrot)
Diphenhydramin (gelbrot)
Homatropin (orange)
Isoniazid (orange)
Isoprenalin (orange → braun)
Isothipendyl (dunkelrot)
Levodopa (rot)
Menadion (gelbrot)
Naftifin (dunkelrot)
Nalidixinsäure (dunkelrot)
Naloxon (rot → braun)
Nifedipin (rot)
Norephedrin (rot → gelb)
Noscapin (braunrot)
Oxyphenbutazon (orangerot)
Pethidin (rotorange)
Phenprocoumon (dunkelrot)
Riboflavin (rot)
Tetracain (orangerot).

Braunfärbungen

Ambroxol (orangebraun, verblassend)
Atropin (braun → hellgrün)
Bamipin (rotbraun)
Ciprofloxazin (rotbraun)
Fomocain (dunkelbraun)
Furosemid (braun)
Imipramin (gelbbraun)
Lidocain (braun)
Methylparaben (gelbbraun)
Metoclopramid (rotbraun)
Naphazolin (braun)
D-Norpseudoephedrin (rotbraun)
Oxedrin (graubraun → dunkelbraun)
Phenobarbital (gelbbraun)
Physostigminsalicylat (olivbraun → grün)
Prednisolon (braune Schlieren)
Procain (gelbbraun)
Salicylsäure (olivbraun bis grün)
Sulfadiazin (rotbraun)
Sulfadoxin (violettbraun)
Terfenadin (rotbraun)
Tetracyclin (rotbraun → schwarz)
Trimethoprim (rotbraun).

Rosa- bis Violettfärbungen

Benzocain (violett → braun → rot)
Bisacodyl (violett)

Diclofenac (violett)
Levomepromazin (violett → schwarz)
Metoprolol (violett)
Morphin (braunviolett)
Omeprazol (braunviolett)
Trihexylphenidyl (violett).

Blau- bis Grünfärbungen

Acetylsalicylsäure (olivgrün)
p-Aminosalicylsäure (blaugrün)
L-Ascorbinsäure (lindgrün → hellblau)
Betamethason (grün → blau → violett)
Captopril (nach 5 Minuten hellblau)
Chlorpromazin (grün → schwarz)
Clobazam (grün)
Clobutinol (grün → braun)
Clotrimazol (grün)
Dihydrocodein (oliv)
Ethylmorphin (dunkelgrün)
Flufenaminsäure (dunkelblau → schwarz)
Ibuprofen (olivgrün)
Metamizol-Natrium (olivblau → grün)
Methamphetamin (gelbgrün → blau)
DL-Methionin (gelbgrün)
Neostigminsalze (gelbgrün)
Niclosamid (grün)
Orciprenalin (gelbgrün)
Papaverin (grünblau)
Paracetamol (türkisblau)
D-Penicillamin (hellgrün)
Pentazocin (dunkelgrün)
Perazin (grün)
Phenazon (hellgrün)
Phenylbutazon (dunkelblau)
Promethazin (grün → rot)
Propranolol (grün → schwarz)
Pyridoxin (violettblau)
Rutosid (oliv)
Streptomycin (grün)
Sulfasalazin (blau)
Tolbutamid (gelbgrün)
Warfarin (gelbgrün → rotbraun).

Sonstige

Acenocoumarol (grau)
Alprenolol (braunschwarz)
Cholesterol (braunschwarz)
Codein (braunschwarz)
Dipyramidol (braunschwarz)
Ethacridin (braunschwarz)
Hydrocortison (grauschwarz)
Mefenaminsäure (grünschwarz)
Oxymetazolin (braunschwarz)
Propylthiouracil (grüngrau)
Theobromin (grünschwarz).

2.3.8 Marquis-Reaktion

HCHO / H_2SO_4

Gelb- bis Hellgrünfärbungen

Bromazepam (orangegelb)
Celiprolol (zitronengelb)
Clotrimazol (dunkelgelb)
Indometacin (gelb → orange)
Lorazepam (gelb)
Metoclopramid (hellgelb)
Neostigminsalze (hellgelb)
Noscapin (grüngelb).

Orange- bis Rotfärbungen

Acetylsalicylsäure (rosarot)
Alprenolol (orangerot)
Amitryptilin (orange → schwarz)
Diphenhydramin (orange)

Dipyramidol (orange)
Fomocain (karminrot)
Ibuprofen (nach 1 Minute lachsrot)
Methamphetamin (rot → braun → olivgrün)
Naloxon (braunrot)
Orciprenalin (gelborange → rot)
Oxyphenbutazon (orange)
Perazin (rot)
Pethidin (rot, Fluoreszenz)
Phenoxymethylpenicillin (rot)
Phenprocoumon (braunrot)
Phenytoin (beim Erwärmen braunorange, Fluoreszenz)
Riboflavin (orangerot)
Sulfasalazin (orange mit rotem Niederschlag)
Verapamil (rot).

Braunfärbungen

Betamethason (rotbraun)
Hydrocortison (gelbbraun)
Isoprenalin (braun → weinrot)
Naftifin (brauner Niederschlag)
Oxedrin (braun)
Oxymetazolin (rotbraun)
Trihexylphenidyl (orangeocker)
Warfarin (ocker).

Rosa- bis Violettfärbungen

Benzylpenicillin (violett, beim Erkalten braunrote Fluoreszenz)
Bisacodyl (violett)
Chlorpromazin (pink → braun)
Codein (blauviolett)
Desipramin (violett)
Dihydrocodein (blauviolett)
Ethylmorphin (blauviolett)
Levodopa (violett)
Levomethadon (rosa → violett; Fluoreszenz)
Lidocain (rosa → rot)
Morphin (rotviolett)
Papaverin (rotviolett)
Promethazin (rosa → violett)
Salicylsäure (pink)
Theobromin (pink).

Blau- bis Grünfärbungen

Diclofenac (blaue Schlieren)
Isothipendyl (gelbgrün)
Levomepromazin (blau)
Naphazolin (dunkelgrün → braun)
Pentazocin (grün)
Propranolol (grün → blau)
Tetracyclin (grün).

Sonstige

Carbocromen (grüne Fluoreszenz)
Cholesterol (braunschwarz)
Trimethoprim (beige).

2.4 Elementaranalytischer Nachweis von Stickstoff, Schwefel und Halogen

2.4.1 Ausführung nach Lassaigne

2.4.1.1 Allgemeine Vorschrift

20–50 mg Substanz werden mit einem erbsengroßen Stück blanken Natriums in ein Glühröhrchen gebracht. Man erhitzt das Röhrchen, mit der Sparflamme beginnend, langsam von oben nach unten. Wenn das Natrium geschmolzen ist, glüht man noch einige Minuten stark durch und läßt das Röhrchen in Rotglut in ein Reagenzglas mit 6 ml Wasser fallen (Vorsicht!), filtriert und zieht den Rückstand mit wenig heißem Wasser aus. In Teilen des Filtrats wird auf Stickstoff, Schwefel und Halogen geprüft. Die Vorschrift ist unproblematisch, wenn man lange glüht sowie im Abzug hinter Sicherheitsglas und mit Schutzbrille arbeitet.

2.4.1.2 Nachweis von Stickstoff

Ein Drittel des Filtrats wird mit einer Spatelspitze Eisen(II)-sulfat versetzt und einige Minuten zum Sieden erhitzt. Nach dem Abkühlen löst man das Eisenhydroxid durch vorsichtige Zugabe von 6 N-Salzsäure (Überschuß vermeiden). Enthält die Substanz viel Stickstoff, tritt spätestens nach Erwärmen eine blaue Färbung (Berliner Blau) auf. Im Zweifelsfall filtriert man die Lösung, wobei das Filter eine Blaufärbung anzeigt. Zeigt die Lösung nach einigem Stehen eine grünblaue Färbung, liegen nur Spuren von Stickstoff vor. Bleibt die Lösung gelb, ist kein Stickstoff anwesend.
Die Probe kann bei Substanzen, die Stickstoff leicht abgeben, und bei schwefelreichen Verbindungen, bei denen vorwiegend Rhodanidbildung eintritt, versagen. Man muß dann diesen Nachweis mit mehr Natrium wiederholen.

2.4.1.3 Nachweis von Schwefel

Ein Drittel des Filtrats wird mit einigen Tropfen einer frisch bereiteten 2,5%igen Lösung von Natriumpentacyanonitrosylferrat versetzt. Es entsteht eine violette Färbung, die meist in Blutrot übergeht.

2.4.1.4 Nachweis von Halogen

Ein Drittel des Filtrats wird mit 3 N-Salpetersäure angesäuert und 2–3 Minuten lang zum Sieden erhitzt. Wenn größere Mengen Brom oder Iod anwesend sind, tritt eine Färbung auf. Zur noch heißen Lösung gibt man 5 Tropfen 5%ige Silbernitrat-Lösung. Bleibt eine Fällung aus, enthält die Probe weder Chlor noch Brom noch Iod (in der erkalteten Lösung beobachtet man bei schwefelreichen Substanzen zuweilen Ausflockung von Silbersulfat).

Unterscheidung Brom/Iod:

0,5 ml des Filtrats des Lassaigne-Aufschlusses bzw. einer auf andere Art mineralisierten organischen Halogenverbindung werden mit 0,5 ml 6%iger Kaliumpermanganat-Lösung und 0,5 ml 3 N-Salpetersäure versetzt. Man schüttelt 1–2 Minuten, gibt 0,5 ml Dichlormethan zu und schüttelt weitere 2 Minuten. Nach Entmischung der Schichten werden 20 mg Oxalsäure hinzugegeben. Bleibt die untere Schicht farblos, so ist weder Brom noch Iod enthalten. Bei Anwesenheit von Brom ist die organische Schicht rotbraun gefärbt, bei Iod violett. Bei einer undefinierbaren Verfärbung fügt man 2 Tropfen Allylalkohol hinzu und schüttelt. Verschwindet die Farbe, so liegt Brom vor, schlägt sie nach Violett oder Hellrot um, so handelt es sich um Iod.

2.4.2 Direkter Schwefelnachweis aus der Substanz

Iod-Azid-Reaktion:

Diese dient dem Nachweis von zweibindigem Schwefel. Zu 2 ml 0,003 N-Iod-Lösung (3 ml 0,1 N-IodLösung/100 ml Wasser) gibt man einige Tropfen Stärke-Lösung und 100 mg Natriumazid in Substanz. Der blauen Lösung fügt man 50 mg der Analysensubstanz hinzu. Beim Schütteln tritt Entfärbung oder Aufhellung ein, und man beobachtet Stickstoffblasen (positiver Verlauf z.B. bei DL-Methionin, D-Penicillamin, Penicillinen, vielen Phenothiazinen, Propylthiouracil und Thiamin-salzen).
Die Iod-Azid-Reaktion wird durch reduzierende Substanzen gestört, bei diversen Phenothiazinderivaten verläuft sie negativ (Isothipendyl und Levomepromazin). Einige Substanzen wie p-Aminosalicylsäure, L-Histidin und Oxazepam täuschen eine positive Reaktion vor.

Nachweis als Sulfat:

50 mg Substanz werden mit 1 ml 30%iger Wasserstoffperoxid-Lösung und 2 Tropfen 10%iger Eisen(III)-chlorid-Lösung versetzt. Nach heftiger Reaktion - eventuell muß mit Wasser oder Eis gekühlt werden - wird mit 3 ml Wasser verdünnt, mit 1 ml 3 N-HCl und 1 ml 5%iger Bariumchlorid-Lösung versetzt. Es entsteht ein weißer Niederschlag aus Bariumsulfat.

2.4.3 Direkter Halogennachweis aus der Substanz nach Beilstein

Man bringt eine Probe der Substanz auf ein Kupferblech (Kupferpfennig) und erhitzt in der nichtleuchtenden Bunsenbrennerflamme. Enthält die Substanz Halogen, so färben flüchtige Kupferhalogenide die Flamme grün. Zuverlässiger ist der Lassaigne-Nachweis (vgl. 2.4.1.4), denn organische Säuren, teilhydrierte Pyrazolon- (z.B. Metamizol-Natrium), Carbamin- und Pyrimidin-Derivate können u.U. auch Grünfärbungen aufweisen. Ebenfalls eine grüne Flammenfärbung ergeben Hydrocortison, Isoniazid, Menadion und Riboflavin. Das Kupferblech muß vor der Prüfung so lange geglüht werden, bis die Flamme nicht mehr grün erscheint.

3 Trägerstoffe

3.1 Übersicht

Fast immer liegen in Arzneimitteln die Wirkstoffe als Gemische mit Trägerstoffen vor; in Frage kommen feste anorganische bzw. organische Trägerstoffe, Salbengrundlagen und flüssige Träger (Tab. 3–1).

Tab. 3-1: Übersicht über die aufgeführten Trägerstoffe.

Anorganische Trägerstoffe	Organische Trägerstoffe	Salbengrundlagen	Flüssige Träger
Bolus Calciumcarbonat Magnesiumcarbonat Magnesiumoxid Natriumchlorid Natriumhydrogen-carbonat Talkum = Mg-hydroxid-polysilicat	Fructose (Laevulose) Glucose Lactose Saccharose Sorbit Stärke	Hydrophile Salbe Lanolin Vaseline, gelbe Vaseline, weiße Wollwachs (Adeps Lanae) Wollwachsalkohol-salbe	Aceton Diethylether Ethanol Isobutylmethylketon Isopropanol Methanol Petrolether Wasser

3.2 Anorganische Trägerstoffe

3.2.1 Prüfung und Trennung

Zur Prüfung auf anorganische Substanzen wird eine Spatelspitze (50 mg) in einem Porzellanschiff oder auf einer Magnesiarinne über 600 °C geglüht. Es ist auf den Geruch der entweichenden Gase zu achten, z. B. Karamelgeruch bei Kohlenhydraten bzw. Ammoniak bei Harnstoffderivaten und Ammoniumverbindungen (vgl. 2.2). Der Rückstand wird auf anorganische Kationen und Anionen geprüft. Aus Alkalisalzen organischer Säuren hinterbleiben beim Glühen meist Carbonate, aus Alkalisalzen von Sulfonsäuren Sulfate, z. T. Sulfite. Oxalsäure zersetzt sich ohne Verkohlung. Bolus (Aluminiumsilikat) und Talkum (Magnesiumsilikat) geben Glührückstände, die sich auch in heißer konz. Salzsäure nicht vollständig lösen.

Wasserlösliche anorganische Trägersubstanzen wie Natriumhydrogencarbonat oder Träger wie Magnesiumoxid, das sich in verd. Mineralsäuren löst, müssen vor den Ausschüttelungsoperationen nicht abgetrennt werden. Bei wasserunlöslichen Trägern wie Bolus oder Talkum kann die Analysensubstanz mit Wasser angeschlämmt und nachfolgend ausgeschüttelt werden. Dabei mag der sowohl in Wasser als auch im organischen Lösungsmittel unlösliche Trägerstoff zwischen den Phasen suspendiert bleiben, die Trennung der Phasen erschweren und außerdem durch Adsorptionswirkungen stören. In diesen Fällen wird man die Analysensubstanz vor den Ausschüttelungen mit Ethanol oder einem anderen geeigneten Lösungsmittel wie Aceton, Diethylether oder Wasser erschöpfend (evtl. mit Hilfe einer Soxhlet-Apparatur) extrahieren, den Auszug schonend im Vakuum zur Trockne bringen und dann den Trennungsgang durchführen. Zuweilen ist es zweckmäßig, vor der erschöpfenden Extraktion Weinsäure bis zur sauren Reaktion zuzusetzen. Dadurch werden eventuell vorliegende Salze organischer Säuren in die besser in Ethanol löslichen Säuren überführt. Alkaloide sind in Form ihrer Tartrate i. A. in Ethanol gut löslich.
Nicht günstig ist es, vor der Extraktion anstelle von Weinsäure mit Schwefelsäure anzusäuern, da diese beim Entfernen des Extraktionsmittels im Vakuum konzentriert wird und so die organischen Substanzen zersetzt werden können. Die Entfernung des Lösungsmittels ist möglichst schonend im Vakuum bei Wasserbadtemperatur vorzunehmen, da ansonsten Arzneistoffe möglicherweise zersetzt werden.

3.2.2 Identifizierung anorganischer Trägerstoffe

Anorganische Träger werden nach dem in Tab. 3-2 aufgezeigten Schema identifiziert.

Tab. 3-2: Trennungsgang für anorganische Trägerstoffe.

<table>
<tr><td colspan="5">Verbrennungsrückstand in Wasser aufschlämmen:</td></tr>
<tr><td colspan="4">Niederschlag:
$CaCO_3$ alkalisch   MgO alkalisch   Bolus neutral   Talkum neutral</td><td>Lösung:
Na_2CO_3
alkalisch</td></tr>
<tr><td colspan="4">Versetzen mit verd. Salzsäure:</td><td rowspan="5">Nachweis von CO_3^{2-}: durch CO_2-Entwicklung beim Ansäuern und Trübung von $Ba(OH)_2$-Lösung

Nachweis von Na^+:
gelbe Flammenfärbung</td></tr>
<tr><td colspan="2">Lösung:
$CaCl_2$ $MgCl_2$</td><td colspan="2">Niederschlag:
Bolus   Talkum</td></tr>
<tr><td rowspan="3">Nachweis von Ca^{2+}:
ziegelrote Flammenfärbung oder Ausfällung als Calcium-oxalat</td><td rowspan="3">Nachweis von Mg^{2+}:
Ausfällung als $Mg(NH_4)PO_4$ oder als hellroter Farblack mit alkalischer Titan-gelb-Lösung</td><td colspan="2">Flußsäureaufschluß; besser alkalischer Aufschluß nach DAB (Bentonit-Monographie); Rückstand in Wasser lösen:</td></tr>
<tr><td colspan="2">Lösung:
$Al_2(SO_4)_3$ $MgSO_4$</td></tr>
<tr><td>Nachweis von Al^{3+}:
als rotvioletter Farblack mit Chinalizarin oder nach Ausfällung als $Al(OH)_3$ nach CaF_2-Zusatz violette Färbung durch Phenol-phthalein</td><td>Nachweis von Mg^{2+}:

siehe bei $MgCl_2$</td></tr>
</table>

3.3 Organische Trägerstoffe

3.3.1 Trennung von organischen Trägerstoffen

Die Trennung von organischen Trägerstoffen ist i. A. schwieriger als die von anorganischen Trägern. Die Hauptmenge begleitender Kohlenhydrate wird ebenfalls durch Behandlung mit weinsaurem Ethanol abgetrennt. Besonders wichtig ist, daß Stärke (Blaufärbung mit Iod-Lösung) nicht in den Ausschüttelungsgang gelangt, da die eintretende Verkleisterung stört. Die Kenntnis der Natur der anwesenden Kohlenhydrat-Komponenten ist dann von Bedeutung, wenn Arzneistoffe der V. Hauptgruppe, die wie L-Ascorbinsäure zusätzlich reduzierende Eigenschaften aufweisen, nachgewiesen werden sollen. Die Trennung der Arzneistoffe von störenden Trägern erfolgt mit weinsaurem Ethanol (vgl. 3.2).

3.3.2 Molisch-Reaktion auf Kohlenhydrate

Diese Reaktion dient als Vorprobe auf Monosaccharide bzw. auf Substanzen, die durch Hydrolyse oder Oxidation zu Monosacchariden werden.
5 mg Substanz werden in 2 ml Wasser gelöst, die Lösung mit 5 Tropfen 3%iger 1-Naphthol-Lösung versetzt und vorsichtig mit 2 ml konz. Schwefelsäure unterschichtet. Zwischen beiden Schichten entsteht ein violetter Ring.

3.3.3 Identifizierung von Kohlenhydraten

3.3.3.1 Dünnschichtchromatographische Untersuchung einiger Kohlenhydrate[4]

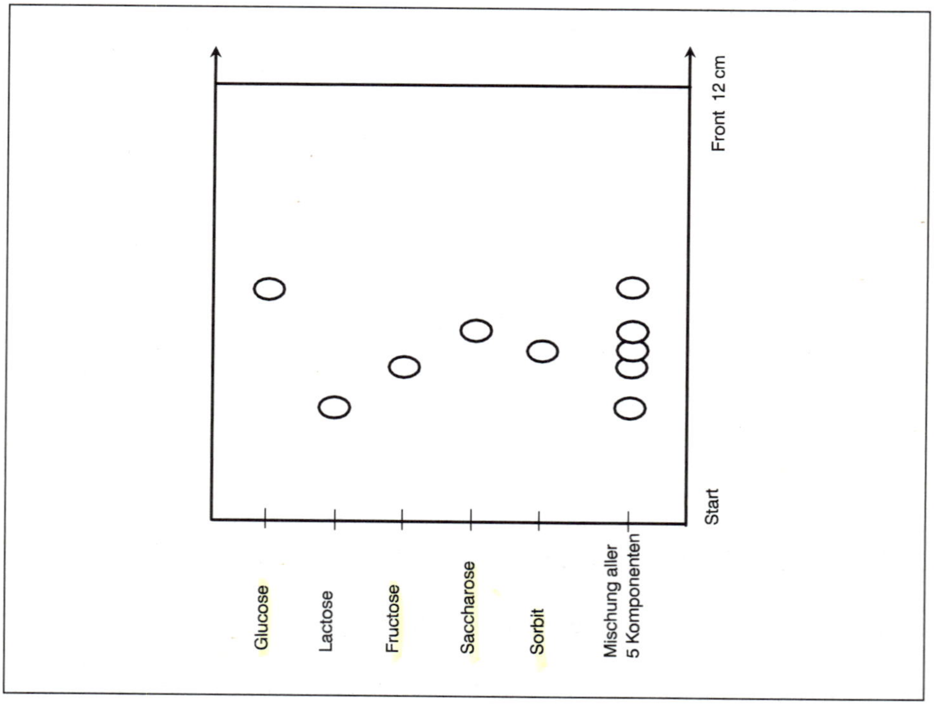

Abb.3-1: DC einiger Kohlenhydrate

[4] Nach: J. Grösz, Österreich. Zuckerforschungsinstitut, Fuchsenbigl.

Fließmittel Ethylacetat 50T
Ethanol 96% 20T
Eisessig 10T
wäßrige, gesättigte Borsäure-Lösung 10T.

Laufstrecke: 10 cm.
Laufdauer: 50 Minuten.

Sorbens DC-Fertigplatte Kieselgel 60 F $_{254}$, Fa. *Merck*
Auftragsmenge: 2 µg [2 µl einer 0,1%igen Lösung in Wasser/Ethanol (1+2)].

Detektion Thymolreagenz
(0,5 g Thymol + 90 ml Ethanol + 5 ml konz. Schwefelsäure)
Nachbehandlung: auf 105-110 °C erwärmen (5-10 Minuten)
(Sorbit: auf 180 °C erhitzen).

Glucose, Lactose, Fructose und Saccharose färben sich braun, Sorbitol blau.

3.3.3.2 Sonstige Nachweise

3.3.3.2.1 Übersicht

Die weitere Identifizierung der Kohlenhydrate kann nach Tab. 3-3 vorgenommen werden, wobei zu bemerken ist, daß die Spezifität der Nachweise nur durch die Kombination mehrerer Methoden gegeben ist.

Tab. 3-3: Identifizierung einiger Kohlenhydrate.

	Fehlingsche Lösung, Erhitzen	$[\alpha]_D^{20}$ (in Wasser, nach Mutarotation)	Smp. [°C]	Reaktionen
D-Fructose	Reduktion	– 92°	100–105	Seliwanoff-Probe
D-Glucose	Reduktion	+ 52°	140–150	Glucotest®-Reaktion
Lactose	Reduktion	+ 55°	200–205	Wöhlk-Probe
Saccharose	–	+ 66°	180–190	Seliwanoff-Reaktion
Sorbitol	–	nahe 0°	90–95	nach Oxidation Glucotest®-Reaktion
Stärke	–	–	–	Iod-Stärke-Reaktion

3.3.3.2.2 Fructose- und Saccharose-Nachweis (Seliwanoff-Probe)

20 mg Kohlenhydrat werden mit 5 ml einer 1%igen ethanol. Resorcin-Lösung übergossen. Auf Zusatz von 1 ml konz. Salzsäure entsteht nach zweiminütigem Erwärmen auf dem Wasserbad eine Rotfärbung. Glucose und Lactose färben sich erst später an (Vergleiche sind vorzunehmen!).

Fehling pos. u. Seliwanoff pos. → Fructose
" neg. " " pos. → Saccharose
" pos. " " neg → Glucose od. Lactose

3.3.3.2.3 Lactose-Nachweis (modifizierte Wöhlk-Probe)

0,5 g Sustanz werden in einem 20 ml-Schraubglas in 15 ml Wasser gelöst; das Glas wird 5 Minuten im Wasserbad erwärmt, nach Auffüllen mit konz. Ammoniak verschlossen – ein Luftraum über der Reaktionslösung ist zu vermeiden - und im Wasserbad bei 90 °C etwa 4 Minuten lang erwärmt. Eine Rotfärbung, die mit konz. Salzsäure reversibel nach Gelb umschlägt, weist auf Lactose hin (Vergleiche !).

3.3.3.2.4 Sorbitol-Nachweis (Molisch-Reaktion nach Oxidation; vgl. 3.3.2)

50 mg Sorbitol werden in 5 ml Wasser gelöst, mit 1-2 ml 6%iger Kaliumpermanganat-Lösung und 5 Tropfen 3 N-Natronlauge kurz erwärmt. Überschüssiges Kaliumpermanganat soll nicht vorliegen, eventuell muß die Reaktion mit weniger Kaliumpermanganat-Lösung wiederholt werden. 1 ml des Filtrats wird mit 5 Tropfen 3%iger 1-Naphthol-Lösung versetzt und vorsichtig mit 2 ml konz. Schwefelsäure unterschichtet. Es entsteht zwischen den Schichten ein violetter Ring.

3.3.3.2.5 Stärke-Nachweis

Die Substanz wird tropfenweise mit 0,003 N-Iod-Lösung versetzt. Es tritt eine blaue Färbung ein. Beim Erhitzen in verdünnten Mineralsäuren tritt Hydrolyse zu Glucose ein; die Glucotest®-Reaktion verläuft nach Hydrolyse positiv. Fehlingsche Lösung wird von Stärke nicht sofort reduziert.

3.4 Salbengrundlagen[5]

3.4.1 Übersicht

Die Isolierung von Arzneisubstanzen aus Salben muß sich nach der Salbengrundlage richten. Gebräuchliche Salbengrundlagen sind:
Hydrophile Salbe (Vaseline 35%, Dickflüssiges Paraffin 35%, Emulgierender Cetylstearyl-alkohol 30%); Lanolin (Wollwachs 65%, Dickflüssiges Paraffin 15%, Wasser 20%); Vaseline (gelb bzw. weiß); Wollwachs und Wollwachsalkoholsalbe (Vaseline 93,5%, Wollwachsalkohole 6%, Cetylstearylalkohol 0,5%).

3.4.2 Nachweise

3.4.2.1 Prüfung auf Hydrophile Salbe

0,5 g Salbe werden mit 25 ml wasserfreiem Ethanol zum Sieden erhitzt und filtriert. Das Filtrat wird eingedampft, der Rückstand mit 7 ml Wasser und 3 ml verd. Salzsäure auf-

[5] Vgl. K.-A. Kovar, H. Langlouis, H. Auterhoff. Chromatographische Bestimmung von Salbengrundlagen und Emulgatoren des Europäischen und Deutschen Arzneibuches. Pharm Weekbl. 1983; *5*: 134–141.

genommen, auf die Hälfte des Volumens eingedampft. Nach dem Erkalten wird erneut filtriert. Nach Zusatz von 5%iger Bariumchlorid-Lösung entsteht ein weißer, kristalliner Niederschlag (Nachweis von Sulfationen aus Cetylstearyl-schwefelsaurem Natrium, das zu etwa 7% im Emulgierenden Cetylstearylalkohol enthalten ist.

3.4.2.2 Prüfung auf Lanolin, Wollwachs und Wollwachsalkoholsalbe (Liebermann-Burchard-Reaktion)

Die Lösung von 0,5 g (bzw. 0,1 g) der Salbe in 5 ml Dichlormethan färbt sich nach Zusatz von 1 ml Acetanhydrid und 0,1 ml (bzw. 0,2 ml) konz. Schwefelsäure smaragdgrün (vgl. Steroid-Nachweis 7.6.1).

3.4.3 Dünnschichtchromatographische Identifizierung der Salbengrundlagen[6]

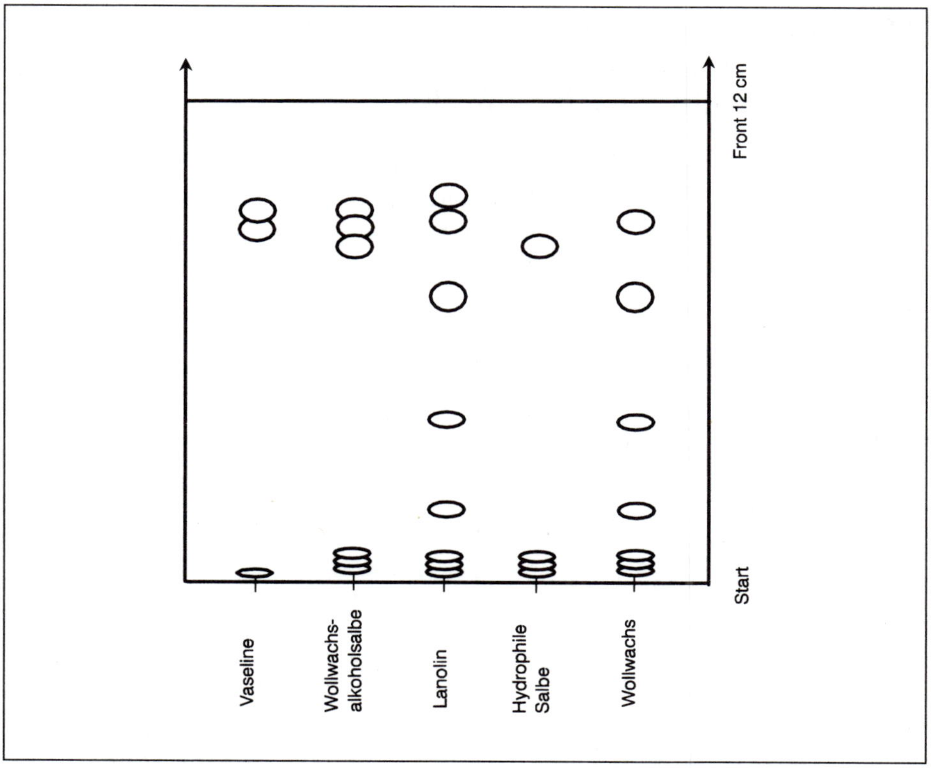

Abb. 3-2: DC einiger Salbengrundlagen.

[6] Nach: P. Pachaly. DC in der Apotheke. Einfache dünnschicht-chromatographische Identifizierung von fetten Ölen, Wachsen und häufig verwendeten Salbengrundlagen. Dtsch Apoth Ztg. 1988; *128*, 1689–1693.

Fließmittel	n-Hexan	90T
	Diethylether	10T
	Eisessig	1T
	(Kammersättigung)	
	Laufstrecke: 12 cm. Laufdauer: 20 Minuten.	
Sorbens	DC-Fertigplatte Kieselgel 60 F_{254}, Fa. *Merck* Auftragsmenge: 10 µl einer 2%igen Petrolether-Lösung der jeweiligen Salbengrundlage	
Detektion	1. UV_{366}. 2. Besprühen mit einer Lösung von 10 g Molybdatophosphorsäure in 100ml Ethanol. Nach 5–10 Minuten Erhitzen auf 150 °C Blaufärbung der Substanzflecke.	

3.5 Isolierung von Arzneistoffen aus Hydrophiler Salbe, Lanolin, Vaseline, Wollwachs und Wollwachsalkoholsalbe

0,5–1 g Salbe werden mit 15 ml Petrolether unter Erwärmen auf dem Wasserbad gelöst. Man trennt die Lösung durch Dekantieren von denjenigen Substanzen, welche in Petrolether nicht löslich sind. Hierzu gehören u.a. Sulfonamide, quartäre Ammoniumverbindungen und andere Salze sowie hydrophile Säuren.

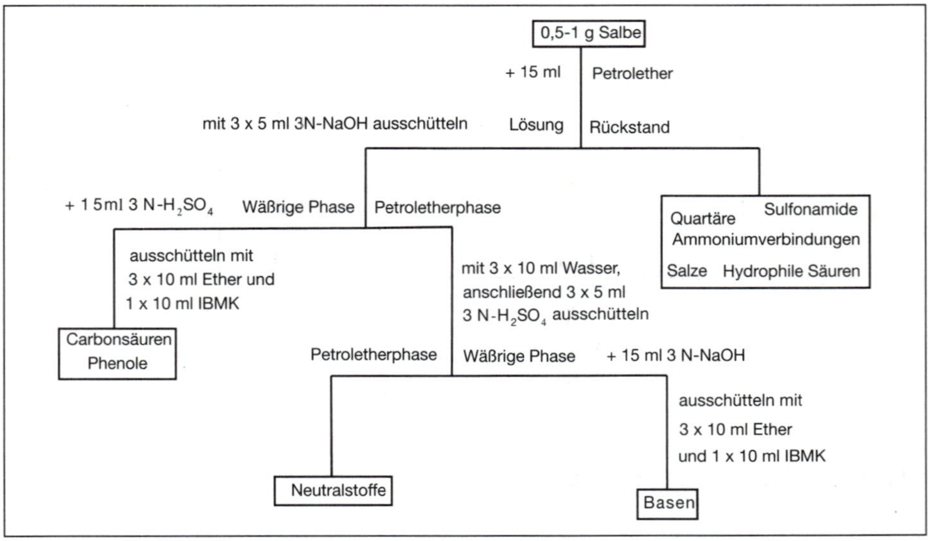

Abb. 3-3: Analysengang aus petroletherlöslichen Salbengrundlagen. IBMK = Isobutylmethylketon.

Um saure Substanzen zu identifizieren, wird die Petrolether-Lösung 3mal mit jeweils 5 ml 3 N-Natronlauge ausgeschüttelt. Zur wäßrigen Phase gibt man 15 ml 3 N-Schwefelsäure und schüttelt 3mal mit je 10 ml Ether und 1mal mit 10 ml IBMK (Isobutylmethylketon) aus. Die organische Phase wird dünnschichtchromatographisch auf Carbonsäuren und Phenole untersucht.
Um alkalische und neutrale Substanzen zu trennen, wird die Petrolether-Phase 3mal mit je 10 ml Wasser ausgeschüttelt, danach 3mal mit je 5 ml 3 N-Schwefelsäure. Die Petrolether-Phase wird dünnschichtchromatographisch auf Neutralstoffe untersucht. Die wäßrige, schwefelsaure Lösung wird mit 15 ml 3 N-Natronlauge versetzt und der Ansatz 3mal mit jeweils 10 ml Ether und 1mal 10 ml IBMK ausgeschüttelt. Die organische Phase wird dünnschichtchromatographisch auf Basen untersucht.

3.6 Flüssige Trägerstoffe

3.6.1 Vortrennung und Siedeintervalle

Analysen mit flüssigen Trägerstoffen werden destilliert. Der Rückstand wird dem Trennungsgang unterworfen. Bei der Destillation wird das Siedeintervall festgestellt:

Diethylether 34-35 °C; Dichlormethan 39-42 °C
Aceton 56 °C; Methanol 64-65 °C
Ethanol 78 °C; Isopropanol 81-83 °C
Wasser 100 °C; Isobutylmethylketon (IBMK) 115 °C.
Petrolether kann einen Siedepunkt zwischen 30 und 90 °C besitzen; er kommt in Siedebereichen von 10-20 °C-Einheiten in den Handel.

Mit Wasser mischbar sind die drei Alkohole und Aceton.
Vorsicht: Azeotropbildung bei Lösungsmittelgemischen möglich !

3.6.2 Identitätsreaktionen

3.6.2.1 Dichlormethan

- 2 ml der Probe werden mit 2 g Kaliumhydroxid und 20 ml Ethanol 15 Minuten unter Rückfluß zum Sieden erhitzt. Der Ansatz wird mit Salpetersäure angesäuert:
  (a) Die Prüfung auf Chloridionen mit Silbernitrat-Lösung fällt positiv aus;
  (b) die Chromotropsäure-Reaktion auf Formaldehyd (6.6) ist positiv.
- Beim Erhitzen mit Fehlingscher Lösung tritt keine Reduktion zu rotem Kupfer(I)-oxid ein (Unterscheidungsmöglichkeit von Chloroform).

3.6.2.2 Aceton/Isobutylmethylketon

- Die Iodoform-Reaktion (6.8) verläuft positiv. Anstelle von Alaklihydroxid kann auch Ammoniak verwendet werden.

- Zu einer Verdünnung der Probe mit Wasser auf 5 ml gibt man 1 ml 2,5%ige Natriumpentacyanonitrosylferrat-Lösung und 0,5 ml 3 N-Natronlauge. Es entsteht eine rotbraune Färbung, die nach Ansäuern mit 35%iger Essigsäure nach Violett umschlägt (Legal-Probe).
- Die Zimmermann-Reaktion (6.7) fällt positiv aus.
- Die Unterscheidung kann über die Mischbarkeit mit Wasser erfolgen.

3.6.2.3 Methanol

- 0,2 ml der Probe werden mit 5 ml 1%iger Kaliumpermanganat-Lösung und 0,5 ml konz. Phosphorsäure versetzt und nach 15 Minuten mit 2 ml 5%iger schwefelsaurer Oxalsäure-Lösung entfärbt. Man gibt 5 ml Schiffs Reagenz hinzu, wobei Rot- bis Violettfärbung auftritt.
- Die Chromotropsäure-Reaktion (6.6) fällt positiv aus, da Methanol beim Erhitzen in konz. Schwefelsäure partiell zu Formaldehyd oxidiert wird.

3.6.2.4 Ethanol

- Die Iodoform-Probe (6.8) fällt positiv aus.
- Die erkaltete Mischung von 5 ml 5%iger Kaliumdichromat-Lösung in 3 ml konz. Schwefelsäure wird mit 0,5 ml der Probe versetzt. Die Öffnung des Reagenzglases wird sofort mit einem Filterpapier bedeckt, das mit einer 2,5%igen Natriumpentacyanonitrosylferrat-Lösung getränkt wurde. Beim Betupfen der Papierfläche mit Piperidin tritt Blaufärbung ein, die auf Zusatz von 3 N-Natronlauge nach Rosa umschlägt (Simon-Reaktion).

3.6.2.5 Isopropanol

- Die Iodoform-Probe (6.8) fällt positiv aus.
- 2 ml der wäßrigen Lösung der Probe werden mit 2 ml einer 1%igen schwefelsauren 4-Dimethylaminobenzaldehyd-Lösung unterschichtet. An der Grenzfläche tritt innerhalb von 15 Sekunden eine blutrote Färbung auf.

3.6.2.6 Wasser

Eine Mischung aus wasserfreiem Kupfersulfat mit gleichem Anteil trockenem Kaliumcarbonat färbt sich bei Anwesenheit von Wasser blau.

4 Analysengang

4.1 Zur Theorie des Stas-Otto-Ganges

4.1.1 Prinzip

Zur Trennung der Substanzen wird ein den jetzigen Verhältnissen angepaßter Stas-Otto-Gang verwendet. Er dient heute vornehmlich der Probenvorbereitung zur weiteren chromatographischen Trennung mit anschließender Identifizierung. Der ursprüngliche Analysengang ist von Jean Servais Stas, Professor für Chemie in Brüssel, um 1850 beschrieben worden; er wurde bald danach von Friedrich Julius Otto, Professor für Pharmazeutische Chemie in Braunschweig, in eine praktikablere Form umgearbeitet. Der Analysengang beruht auf der Verteilung von Substanzen zwischen einer wäßrigen Phase und einer mit dieser nicht mischbaren Phase eines organischen Lösungsmittels. Die Verteilung zwischen zwei Lösungsmittel allein würde aber bei vielen Arzneimittelmischungen für eine Trennung nicht ausreichen; wirkungsvoll wird die Verteilung erst, wenn man das zweite Prinzip des Stas-Otto-Ganges hinzunimmt, nämlich die Bildung bzw. Zerlegung von Salzen. Diese einfachen Operationen schaffen rasch konträre Löslichkeitsverhältnisse, denn Salze sind im Allgemeinen hydrophiler Natur, die ihnen zugrundeliegenden Säuren oder Basen im Falle der Arzneistoffe häufig lipophiler Art. Abstufung der Alkalität bzw. Azidität der wäßrigen Phase und Variation der Lipophilie des organischen Lösungsmittels ergeben dann weitere Trennungsmöglichkeiten.

4.1.2 Salzbildungsvorgänge

Aus saurem wäßrigem Milieu werden mit Diethylether organische Säuren, Phenole und lipophile Neutralstoffe extrahiert. Man erhält einen ersten Etherauszug, der als Fraktion I bezeichnet wird:

Fraktion I: (Etherauszug aus saurem Milieu)	Säuren Phenole Ureide Neutralstoffe

Zweckmäßig ist es, die wäßrige Phase vor dem Ausschütteln mit Schwefelsäure anzusäuern, denn die starke anorganische Säure drängt die Dissoziation der sauren Arzneistoffe vollständiger zurück, als dies die hierzu zuweilen auch verwendete Weinsäure zu tun vermag:

$$R\text{—}COO^- + H^+ \rightleftharpoons R\text{—}COOH$$

Hydrophiles Anion, wasserlöslich		Lipophile Säure, nicht ionisiert löslich in organischen Lm.

Nicht ausschüttelbar sind organische Säuren mit hydrophilen Gruppen wie Citronensäure, L-Weinsäure, Aminosäuren und Sulfonsäuren, weiterhin enolische, hydrophile Substanzen wie L-Ascorbinsäure.

Fraktion IB:	Neutralstoffe

Schüttelt man die etherische Fraktion I mit wäßriger Lauge, so gehen organische Säuren und Phenole unter Salzbildung in die wäßrige Phase, und im Ether bleiben die Neutralstoffe, die in ihrer Löslichkeit in Ether durch Lauge nur unwesentlich beeinflußt werden. Die so gewonnene Etherphase wird als Fraktion IB bezeichnet.

Fraktion IA:	Säuren Phenole Ureide in wäßriger Lauge lösliche Substanzen

Die alkalische wäßrige Phase wird erneut mit Schwefelsäure angesäuert und wieder mit Ether ausgeschüttelt. Man gewinnt die etherische Fraktion IA, die Säuren, Phenole und solche Substanzen enthält, die mit Lauge aus Ether in eine wäßrige Phase gebracht werden können, z. B. manche Ureide:

$$R\text{—}CO\text{–}NH\text{–}CO\text{–}NH_2 \xrightarrow{NaOH} R\text{—}CO\text{–}N{=}C(O^-\,Na^+)\text{—}NH_2$$

Eine Auftrennung von Fraktion IA ist in der Weise möglich, dass Carbonsäuren in der Regel mit Natriumhydrogencarbonat in wasserlösliche Salze überführt werden können, Phenole jedoch erst durch Alkalihydroxide. Eine solche Auftrennung ist aber nicht zweckmäßig, da die Trennung keine einheitlichen und von Zersetzungsprodukten freie Fraktionen liefert. Manche Stoffe (z.B. Acetylsalicylsäure) können sich im alkalischen Milieu zersetzen; man wird in diesem Fall die Operation mit Natriumhydrogencarbonat- oder Natriumcarbonat-Lösung wiederholen.

Fraktion II: (IBMK-Auszug aus weinsaurem Milieu)	schwache Basen in IBMK lösliche Substanzen

Beim Ausschütteln mit Ether aus schwefelsaurem Milieu und Abtrennung der Fraktion I bleiben diejenigen Substanzen in der wäßrigen Phase, die basische Eigenschaften besitzen und als Sulfate wasserlöslich sind, aber auch Säuren, Phenole und Neutralstoffe, die in Ether eine geringe LÖslichkeit zeigen. Es hat sich als zweckmäßig erwiesen, die wäßrige schwefelsaure Lösung zu neutralisieren, mit Weinsäure einen ungefähren pH-Wert von 4 einzustellen und sodann mit IBMK (Isobutylmethylketon) zu extrahieren. Man erhält die Fraktion II mit schwachen Basen, aber auch mit in IBMK löslichen Säuren, Phenolen und Neutralstoffen. Die Azidität der Weinsäure genügt nicht, um z.B. ein so schwach basisches Alkaloid wie Papaverin mit aromatisch gebundenem Stickstoff als Salz in der wäßrigen Phase zu halten, wenn die Base gleichzeitig gut löslich in IBMK ist.

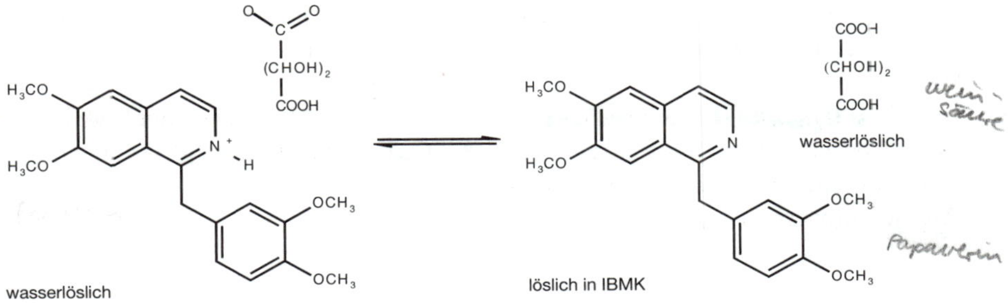

Fraktion III: (Etherauszug aus natronalkalischem Milieu)	Basen

Alkalisiert man die wäßrige Phase mit Natronlauge, so werden die Basen freigesetzt, die man in Ether ausschütteln kann. Eine Nachbehandlung mit IBMK vervollständigt die Extraktion. Die vereinigten organischen Phasen stellen die Fraktion III dar:

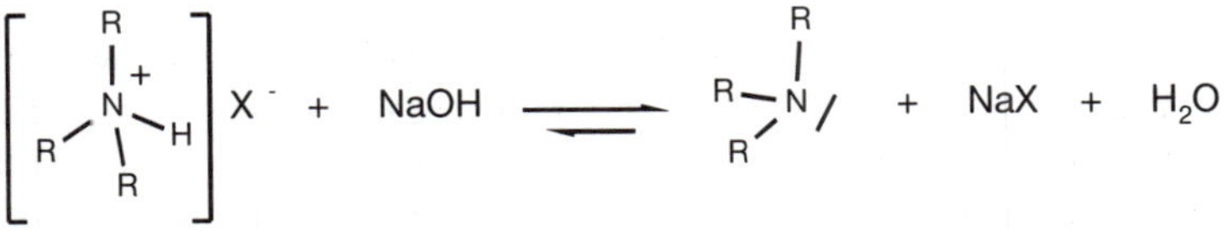

Auch hier können bestimmte Basen wie Physostigmin oder Pilocarpin durch Natronlauge zersetzt werden und dadurch der Fraktion IV verloren gehen. In solchen Fällen wird man aus ammoniakalischem Milieu ausschütteln.

Fraktion IV: (IBMK-Isopropanol-Auszug aus ammoniakalischem Milieu)	Phenolbasen in IBMK/IPA lösliche Basen

Aus der natronalkalischen Phase sind diejenigen Basen nicht ausschüttelbar, die phenolische Eigenschaften aufweisen (z.B. Morphin), da diese in Form ihrer Natriumphenolate in Wasser löslich sind. Um solche Basen abzutrennen, wird die wäßrige alkalische Phase neutralisiert und sodann mit Ammoniak alkalisiert, denn die Basizität von Ammo-

niak ist zu gering, um wasserlösliche Phenolate zu erzeugen. Bei pH 9–10 liegt normalerweise der isoelektrische Punkt der phenolischen Basen, und in diesem pH-Bereich sind sie in organischen Lösungsmitteln am besten löslich. Wegen der Schwerlöslichkeit des Morphins verwendet man ein Lösungsmittelgemisch aus IBMK und Isopropanol (3 + 1); man erhält die Fraktion IV.
Hat man die Fraktion III nur mit Ether ausgeschüttelt, so können in Fraktion IV auch IBMK-lösliche, in Ether schwerlösliche, nichtphenolische Basen auftreten.

Fraktion V: (Nichtausschüttelbare Substanzen)	Hydrophile Säuren	Aminosäuren	Kohlenhydrate
	quartäre Ammoniumverbundungen		(Sulfonamide)

In der wäßrigen ammoniakalischen Lösung bleiben nach Abtrennung der Fraktion IV die nichtausschüttelbaren Substanzen. In der Fraktion V treten hydrophile Säuren (z.B. Hydroxysäuren, Sulfonsäuren), Sulfonamide, Kohlenhydrate, Aminosäuren und quartäre Ammoniumverbindungen auf.

4.1.3 Verteilungsvorgänge

Schließt man Salzbildungsvorgänge aus, so ist das Verteilungsverhalten zwischen zwei Lösungsmittelphasen durch den Verteilungskoeffizienten K_v charakterisiert. Wenn die Molekülstruktur in beiden Phasen gleich ist und auch solche Vorgänge wie Assoziation und Dissoziation ausgeklammert bleiben, so ist K_v bei gleichbleibender Temperatur für jede Substanz nach Nernst eine Konstante.

$$K_v = \frac{\text{Konzentration der Substanz im organischen Lösungsmittel}}{\text{Konzentration der Substanz in Wasser}}$$

Je kleiner K_v ist, desto mehr organisches Lösungsmittel muß verwendet werden, um die Substanz vollständig aus der wäßrigen Phase in die organische Phase zu überführen; je größer K_v ist, desto leichter ist die Überführung. Bei $K_v = 1$ und gleichen Volumina an Wasser und organischem Lösungsmittel sind die Stoffkonzentrationen in beiden Phasen gleich. Entfernt man die organische Phase und nimmt die gleiche Menge neuen Lösungsmittels, so verteilt sich die in der wäßrigen Phase verbliebene Substanzmenge wieder zu gleichen Teilen in der wäßrigen und der organischen Phase. Hat man z.B. 100 mg einer Substanz eingesetzt, so findet man bei $K_v = 1$ und gleichen Phasenmengen

- nach der ersten Trennung im organischen Lösungsmittel 50 mg, in Wasser 50 mg,
- nach der zweiten Trennung im organischen Lösungsmittel 25 mg, in Wasser 25 mg,
- nach der dritten Trennung im organischen Lösungsmittel 12,5 mg, in Wasser 12,5 mg,

als Summe im organischen Lösungsmittel also 87,5 mg Substanz, als Rückstand im Wasser 12,5 mg. Würde man bereits bei der ersten Ausschüttelung die dreifache Menge an organischem Lösungsmittel verwenden, so wäre die Verteilung 3:1, und man fände in der organischen Phase 75 mg, im Wasser bleiben 25 mg zurück.
Es ist also wirksamer, dreimal je ein Drittel der vorgesehenen Lösungsmittelmenge einzusetzen als einmal die gesamte Menge!

4.2 Schema zum modifizierten Analysengang

Das Schema des Analysengangs (Abb. 4–1) ist auf Substanzmengen von 30–100 mg ausgerichtet. Je Substanz sollten also etwa 30–50 mg zur Verfügung stehen. Es sind die angegebenen Lösungsmittel zu verwenden; ihr Austausch gegen Lösungsmittel vergleichbarer Lipophilie garantiert nicht ein adäquates Gelingen der Trennung; in dieser Beziehung liegt eine Konventionsmethode vor.

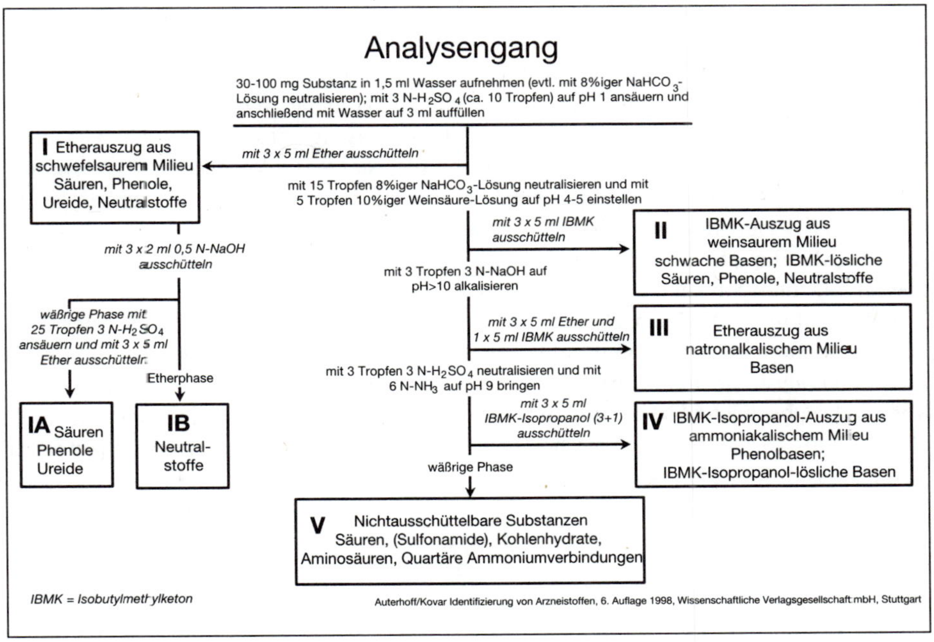

Abb. 4-1: Schema des modifizierten Analysengangs nach H. Auterhoff und K.-A. Kovar.

Die 153 berücksichtigten Substanzen werden im Verlauf des Trennungsgangs in sechs Fraktionen mit jeweils 20–40 Substanzen aufgetrennt. Durch die anschließende systematische Dünnschichtchromatographie (vgl. 8.4) wird weiter differenziert, so daß schließlich bei der Identifizierung zwischen 2 bis max. 5 Möglichkeiten zu entscheiden ist (vgl. 1).

4.3 Hinweise zur praktischen Durchführung des Analysengangs

Organische Lösungsmittel nehmen bei Extraktion mit wäßrigen Lösungen mehr oder weniger Wasser auf, so gehen in Diethylether oder IBMK einige Prozent Wasser über. Die organischen Phasen sind daher vor dem Entfernen des Lösungsmittels im Vakuum zu trocknen. Dies geschieht durch z. B. ein ca. 10minütiges Einwirken von wasserfreiem, frisch geglühtem Natriumsulfat, das Wasser in etwa gewichtsgleichem Verhältnis zu binden vermag. Bezüglich der Veränderung von Arzneistoffen durch Behandlung mit Natronlauge beachte man die angegebenen Modifizierungen in 4.1.2.

Bei den „Nichtausschüttelbaren Substanzen" (Hauptgruppe V) ist es zweckmäßig, die wäßrige Lösung vorsichtig auf dem Wasserbad zur Trockne zu bringen und den Rückstand mit Ethanol oder Aceton auszuziehen. Dieser Auszug wird mit Gruppenreaktionen (vgl. 6) und dünnschichtchromatographisch untersucht. Bei Verdacht auf „Nichtausschüttelbare Substanzen" kann die Analysensubstanz direkt mit Ethanol oder Aceton extrahiert und dieser Auszug untersucht werden. Man umgeht so die Einwirkung von Säuren und Alkalien, die manche Substanzen wie die Sulfonamide zersetzen können, hat aber als Nachteil Substanzen jeglicher Fraktionen anwesend.

Zur Bestimmung von Mischschmelzpunkten im Metallblock (Linströmblock) oder in einer *Gallenkamp*-Schmelzpunktapparatur nach Tottoli (Büchi 512) beschickt man zweckmäßigerweise drei Schmelzpunktröhrchen: A mit der Analysensubstanz, V mit der Vergleichssubstanz und M mit einem Gemisch aus etwa gleichen Teilen beider. Schmelzen die Substanzen in allen Röhrchen gleichzeitig, so ist die Analysensubstanz mit der Vergleichssubstanz identisch.

5 Verzeichnis der Arzneistoffe

5.1 Alphabetische Anordnung

Die Tabelle berücksichtigt 153 Substanzen, wobei die Salzformen nicht mitgezählt sind. Geordnet sind sie alphabetisch nach ihren internationalen Bezeichnungen (Index Nominum). Die Angabe der Schmelzpunkte erfolgt nach den Arzneibüchern (Kapillarschmelzpunkte), nach Arzneistoff-Profile (Govi Verlag), dem Merck Index oder nach Ermittlung mit Hilfe eines elektrisch beheizbaren Metallblocks (Linströmblock) bzw. einer *Gallenkamp*-Schmelzpunktapparatur nach Tottoli (Büchi 512; vgl. 4.3). Weiter ist angegeben, in welchen Fraktionen des Trennungsgangs die betreffenden Arzneistoffe anfallen und in welchen Arzneibüchern die entsprechenden Monographien aufgenommen sind. Ausländische Arzneibücher werden nur dann (in der Reihenfolge BP, USP, Ph. Helv., ÖAB) aufgeführt, wenn keine entsprechende Monographie im Deutschen Arzneibuch (DAB) oder im Deutschen Arzneimittelcodex (DAC) zu finden ist.

(ba) hält sich nach dem Alkalisieren zwischen den Phasen bzw. fällt aus
(bs) hält sich nach dem Ansäuern zwischen den Phasen bzw. fällt aus
(c) besser in IBMK löslich
(ci) besser in IBMK/Isopropanol (3 + 1) löslich
(g) getrocknet bei 105 °C
(m) Schmelzpunkt abhängig von der Modifikation
(o) wegen besonderer Löslichkeitseigenschaften auch in anderen Fraktionen zu finden
(ö) öliger Anfall
(s) Sublimation
(w) sehr gut wasserlöslich, daher schwer ausschüttelbar und aus der Analysensubstanz direkt nachzuweisen
(Z) Zersetzung.

Tab.5-1: Alphabetisches Verzeichnis der Arzneistoffe.

Substanz	Schmp.[°C]	Analysenanfall	Arzneibücher oder DAC
Acenocoumarol	196–199	IA, IB	BP
Acetylsalicylsäure	140–142	IA	DAB
Allopurinol	>330 (Z)	V (IV)	DAC
Alprenolol	57–59	III	
-hydrochlorid	114–116		BP
Ambroxol	93–95	II; III	
-hydrochlorid	233–235 (Z)	IA (bs)	
p-Aminosalicylsäure (PAS)	144 (Z)		USP
-Calciumsalz			Ph. Eur.
-Natriumsalz	252		Ph. Eur.
Amitryptilin	ölig	II	BP
-hydrochlorid	195–198		DAB
Ampicillin	202 (Z)	V	DAB
-Natriumsalz	205 (Z)		DAB
L-Ascorbinsäure	190–192 (Z)	V	DAB
Atropin	115–118	III	USP
-sulfat	189–191 (Z)		DAB
Bamipin	120	II, III	
-dihydrochlorid	210–212		
-lactat	88		
Benzocain	89–92	IB	DAB
Benzoesäure	121–123	IA	DAB
-Natriumsalz			DAB
Benzylpenicillin (Penicillin G)	ölig	IA	
-Kaliumsalz	>350		DAB
-Natriumsalz	255–265 (Z)		DAB
Betamethason	231–234 (Z)	IB	DAB
-valerat	183–184		
Biperiden	112–114	II (III)	BP
-hydrochlorid	278–280 (Z)		USP
Bisacodyl	131–135	IB, II	DAB
Bromazepam (Btm)	237–239 (Z)	IB, II	DAC
Bromhexin	38	II (ö)	
-hydrochlorid	244–249		DAB
Brotizolam (Btm)	212–214	III (II)	
Butylscopolaminiumbromid (s. Hyoscinbutylbromid)			
Captopril	86–88, 105–106 (m)	V (IV)	USP
Carbamazepin	189–193, 204–206 (m)	IB, II	DAB
Carbocromen	69	II (III) (ö)	
-hydrochlorid	159–160		

Tab.5-1: Alphabetisches Verzeichnis der Arzneistoffe (Fortsetzung).

Substanz	Schmp.[°C]	Analysenanfall	Arzneibücher oder DAC
Celiprolol	110–112	III (IV)	
-hydrochlorid			
Chinidin	173–174	III	BP
-sulfat	202–207		DAB
Chinin	174–175	III	BP
-hydrochlorid	123		DAB
-sulfat	225		DAB
Chloramphenicol	149–153	IB	DAB
Chlordiazepoxid	240 (Z)	II	DAB
-hydrochlorid	228		DAB
Chloroquin	87–88	III (ö)	BP
-diphosphat	216–218		DAB
Chlorpromazin	55–58	II (ö) (HCl)	BP
-hydrochlorid	194–198		DAB
Cholesterol	145–150	IB	BP
Cimetidin	141–143	IV, V	
Ciprofloxacin		V	
-hydrochlorid	255–257 (Z)		
Citronensäure	151–157 (g)	V	DAB
-Natriumsalz	324		DAB
Clobazam	180–184	IB	
Clobutinol	70–71 (ö)	III	
-hydrochlorid	169–170		
Clonazepam	236–240	IA (bs),II	
Clotrimazol	144–146	II (ö)	BP
Codein (Btm)	156–158	III	DAB
-hydrochlorid	~ 280		BP
-phosphat	236–242		DAB
Coffein	234–239	II	DAB
-citrat	161–164		DAC
-Natriumbenzoat			DAB
-Natriumsalicylat	221		DAB
Cromoglicinsäure			
-Dinatriumsalz	241-242	V	DAB
Desipramin	ölig	II (III) (ö)	
-hydrochlorid	214–216		DAB
Diazepam (Btm)	129–131	IB; II	DAB
Diclofenac	156–158	IA	
-Natriumsalz	283–285		DAC
Dihydrocodein (Btm)	112–113 (g)	III (c)	
-hydrogentartrat	195		DAB
Diphenhydramin	ölig	II; III	
-hydrochlorid	168–172		DAB

Tab.5-1: Alphabetisches Verzeichnis der Arzneistoffe (Fortsetzung).

Substanz	Schmp.[°C]	Analysenanfall	Arzneibücher oder DAC
Dipyridamol	161–164 (g)	II	USP
L-Ephedrin	40–44	III (ö) (c)	DAB
-hydrochlorid	217–220 (Z)		DAB
Ethacridin	124	(III; V)	
-lactat	242–246 (Z)	(ci, ba)	DAB
Ethylmorphin (Btm)	85 (g)	III	
-hydrochlorid	122–127 (Z)		DAB
Etofyllin	161–166	II (III)	DAB
Flufenaminsäure	123–125, 133–135 (m)	IA	DAC
Flunitrazepam (Btm)	166–167, 170–172 (m)	IB	DAB
Fomocain	52–56	III (ö)	DAC
-hydrochlorid	171–173		
Furosemid	205–208 (Z)	IA, V	DAB
Glibenclamid	172–174	II, IA	DAB
L-Glutaminsäure	216	V	DAB
Hexobarbital	145–148	IA	DAB
-Natriumsalz			DAC
L-Histidin	276–283 (Z)	V	DAB
Homatropin	98–100	III (ö)	
-hydrobromid	215–220 (Z)		DAB
Hydrochlorothiazid	270–272	V	DAC
Hydrocortison	214–220 (Z)	IB; II	DAB
Hyoscinbutylbromid (Butylscopolaminiumbromid)	139–141	V	DAB
Ibuprofen	75–78	IA	DAB
Imipramin	ölig	II	
-hydrochlorid	170–174		DAB
Indometacin	159–161	IA	USP
Isoniazid	170–174	IV, V	DAB
Isoprenalin	155		
-sulfat	128	V	DAB
Isothipendyl	ölig	III (II)	
-hydrochlorid	222–223		
Levodopa	275–280 (Z)	V	DAB
Levomepromazin	124–127	II (ö)	USP
-maleinat	190 (Z)		

Tab.5-1: **Alphabetisches Verzeichnis der Arzneistoffe (Fortsetzung).**

Substanz	Schmp.[°C]	Analysenanfall	Arzneibücher oder DAC
Levomethadon (Btm)	76–78	III (ö)	
-hydrochlorid	241		DAB
Lidocain	66–69	II; III	DAB
-hydrochlorid	76–79		DAB
Lorazepam (Btm)	166–173 (Z)	IA	BP
Mefenaminsäure	230–231	IA	BP
Mefloquin	178–179	II	
-hydrochlorid	253–255 (Z)		
Mefrusid	149–153	IA	
Menadion	105–108	IB	DAB
Meprobamat (Btm)	103–107	IB	DAB
Metamizol-Natrium	>350	V	DAB
Methadon (siehe Levomethadon)			
Methamphetamin (Btm)	ölig	III	
-hydrochlorid	171–175		DAB
DL-Methionin	272	V	DAB
Methylparaben	125–128	IA	Ph. Eur.
Metoclopramid	146–148	III	
-hydrochlorid	182–184		DAB
-dihydrochlorid	145 (Z)		
Metoprolol	(ö)	III	
-tartrat	114–121		USP
Morphin (Btm)	230 (Z) (g)	IV	
-hydrochlorid · $3H_2O$	285–310 (Z)		DAB
Naftifin	ölig	II (bs, ö)	
-hydrochlorid	177		
Nalidixinsäure	224–226	II (IA) (bs)	DAB
Naloxon	177–180	III	
-hydrochlorid	200–205		DAB
Naphazolin		III	
-hydrochlorid	255–260 (Z)		DAB
-nitrat	167–170		DAB
Natriumcyclamat	310 (Z)	V	DAC
Neostigminbromid	187 (Z)	V	DAB
-methylsulfat	139–142 (Z)		DAB
Niclosamid	227–232	IA, IB (ba)	DAB
Nicotinamid	128–131	V (II, IV) (ci)	DAB
Nicotinsäure	234–237	V	DAB
Nifedipin	172–175	IB	DAB
Nimodipin	125	IB	
Norephedrin	101	III	
-hydrochlorid	190–194		

Tab.5-1: Alphabetisches Verzeichnis der Arzneistoffe (Fortsetzung).

Substanz	Schmp.[°C]	Analysenanfall	Arzneibücher oder DAC
D-Norpseudoephedrin	77–78	III (ö)	
-hydrochlorid	180–182		DAC
Noscapin (Narcotin)	174–176	II	DAB
-hydrochlorid	~200 (Z)		DAB
Omeprazol	156	III (IB, II, IV)	
-Natriumsalz			
Orciprenalin	100	IV (ö)	
-sulfat	205 (Z)		BP
Oxalsäure	109–110	V	
-Kaliumsalz			
-Natriumsalz			
Oxazepam (Btm)	200–210 (Z)	IA, II	DAC
Oxedrin	176–189 (Z)	IV, V (w)	
-tartrat	185 (Z)		DAB
Oxymetazolin	181–183	III	
-hydrochlorid	300–303		USP
Oxyphenbutazon	96	IA	DAB
Papaverin	144–147	II	
-hydrochlorid	215–220 (Z)		DAB
Paracetamol	169–172	IA, II, IV (o)	DAB
D-Penicillamin	201 (Z)	V	DAB
Pentazocin (Btm)	151–160	IV	BP
-hydrochlorid	246–248 (Z)		BP
Perazin	54–57	II (ö)	
-dimalonat	114–118 (Z)		DAC
Pethidin (Btm)	30	III (ö)	
-hydrochlorid	187–191		DAB
Phenazon	110–113	II	DAB
Phenobarbital (Btm)	174–178	IA	DAB
-Natriumsalz			DAB
Phenoxymethylpenicillin (Penicillin V)	116–120	IA	DAB
-Kaliumsalz	247 (Z)		DAB
Phenprocoumon	177–171	IA	DAC
Phenylbutazon	104–107	IA	DAB
Phenytoin	292–299	IA	DAB
-Natriumsalz			DAB
Physostigmin	104–106	IV	USP
-salicylat	184–187 (Z)		DAB
-sulfat	144–146		DAB
Pilocarpin	34	IV (ö)	USP
-hydrochlorid	199–204		DAB
-nitrat	174–179		DAB

Tab.5-1: Alphabetisches Verzeichnis der Arzneistoffe (Fortsetzung).

Substanz	Schmp.[°C]	Analysenanfall	Arzneibücher oder DAC
Prednisolon	230–240	II	DAB
Primidon	279–281	IA	DAB
Procain	61–63	III (ö)	
-hydrochlorid	154–157		DAB
Promethazin	65	II (ö) (III)	DAB
-hydrochlorid	218–221 (Z)		Ph. Eur.
Propranolol	94–96	III	
-hydrochlorid	162–166		DAB
Propylthiouracil	217–220	IA (II, IV) (ba)	DAB
Propyphenazon	102–105	IB (IA)	DAB
Pyridoxin			
-hydrochlorid	214 (Z)	V	
Pyrimethamin	239–243	III	DAB
Riboflavin	299 (Z)	V	DAB
Rutosid (Rutin)	192 (Z)	V	DAB
Saccharin	226–230	IA	BP
-Natriumsalz			DAB
Salicylsäure	158–161	IA	DAB
-Natriumsalz			DAB
Streptomycinsulfat	>350	V	DAB
Sulfadiazin	251–254 (Z)	IA, II, IV ,V	DAB
Sulfadoxin	197–200	II (V)	DAB
Sulfamethoxazol	169–172	IA (II)	DAB
Sulfasalazin	240–245 (Z)	V (bs)	USP
Terfenadin	146–149	II (III, IV)	USP
Tetracain	40–42	III	USP
-hydrochlorid	134–139 (m)		DAB
Tetracyclin	170–175 (Z)	IV, V	DAB
-hydrochlorid	219–222 (Z)		DAB
Tetrazepam (Btm)	144	IB, II	
Theobromin	>350	(II, IV, V)	DAB
-Natriumsalicylat	>290 (s)	(bs)	ÖAB
Theophyllin	270–274	II (ci)	DAB
Thiaminhyrochlorid	258 (Z)	V	DAB
-nitrat	200 (Z)	V	DAB
Tilidin (Btm)	ölig	III	
-hydrochlorid	125–127 (Z)		
Tolbutamid	128–130	IA (V)	DAB
Trihexyphenidyl	110	II	
-hydrochlorid	247–253 (Z)		DAC
Trimethoprim	199–203	III (c),V	DAB

Tab.5-1: Alphabetisches Verzeichnis der Arzneistoffe (Fortsetzung).

Substanz	Schmp.[°C]	Analysenanfall	Arzneibücher oder DAC
Verapamil	ölig	II (III)	
-hydrochlorid	138–141		DAB
Warfarin	157–160	IA (ö)	
-Natriumsalz	244		DAB
L-Weinsäure	168–174 (Z)	V	DAB
-Kalium-Natriumsalz	272 (Z)		
-Natriumsalz			

5.2 Arzneistoffe der einzelnen Fraktionen, geordnet nach steigenden Schmelzpunkten

Tab.5-2: Etherauszug aus saurem Milieu (IA Säuren, Phenole, Ureide).

Elemente außer C,H,O	Schmp. [°C]	Arzneistoff (zusätzl. Anfall)
N, S	ölig	Benzylpenicillin
	75–78	Ibuprofen
N	96	Oxyphenbutazon
N	102–105	Propyphenazon (IB)
N	104–107	Phenylbutazon
N, S	116–120	Phenoxymethylpenicillin
	121–123	Benzoesäure
N, F	123–125, 133–135 (m)	Flufenaminsäure
	125–128	Methylparaben
N, S	128–130	Tolbutamid (V)
	140–142	Acetylsalicylsäure (meist als Salicylsäure)
N	144 (Z)	p-Aminosalicylsäure
N	145–148	Hexobarbital
N, S, Cl	149–153	Mefrusid
N, Cl	156–158	Diclofenac
	157–160 (ö)	Warfarin
	158–161	Salicylsäure
N, Cl	159–161	Indometacin
N, Cl	166–173 (Z)	Lorazepam
N	169–172	Paracetamol (II, IV)
N, S	169–172	Sulfamethoxazol (II)
N, S, Cl	172–174	Glibenclamid (II)

Tab.5-2: Etherauszug aus saurem Milieu (IA Säuren, Phenole, Ureide) (Fortsetzung).

Elemente außer C,H,O	Schmp. [°C]	Arzneistoff (zusätzl. Anfall)
N	174–178	Phenobarbital
	177–181	Phenprocoumon
N	196–199	Acenocoumarol (IB)
N, Cl	200–210	Oxazepam (II)
N, S, Cl	205–208 (Z)	Furosemid (V)
N, S	217–220	Propylthiouracil (II, IV)
N	224–226	Nalidixinsäure (II)
N,S	226–230	Saccharin
N, S, Cl	227–232	Niclosamid (IB)
N	230–231	Mefenaminsäure
N, Cl	236–240	Clonazepam (II)
N, S	251–254	Sulfadiazin (II, IV, V)
N	279–281	Primidon
N	292–299	Phenytoin

Tab.5-3: Etherauszug aus saurem Milieu (IB Neutralstoffe).

Elemente außer C,H,O	Schmp. [°C]	Arzneistoff (zusätzl. Anfall)
N	89–92	Benzocain
N	102–105	Propyphenazon (IA)
N	103–107	Meprobamat
N	105–108	Menadion
N	125	Nimodipin
N, Cl	129–131	Diazepam (II)
N	131–135	Bisacodyl (II)
N, Cl	144	Tetrazepam (II)
	145–150	Cholesterol
N, Cl	149–153	Chloramphenicol
N, S	156	Omeprazol (II, III, IV)
N, F	166–167, 170–172 (m)	Flunitrazepam
N	172–175	Nifedipin
N, Cl	180–184	Clobazam
N	189–193, 204–206 (m)	Carbamazepin (II)
N	196–199	Acenocoumarol (IA)
	214–220 (Z)	Hydrocortison (II)
N, S, Cl	227–232	Niclosamid (IA)
	231–234 (Z)	Betamethason
N, Br	237–239 (Z)	Bromazepam (II)

Tab.5-4: II IBMK-Auszug aus weinsaurem Milieu.

Elemente außer C,H,O	Schmp. [°C]	Arzneistoff (zusätzl. Anfall)
N	ölig	Amitryptilin
N	ölig	Desipramin (III)
N	ölig	Diphenydramin (teilw. als HCl-Salz) (III)
N	ölig	Imipramin (teilw. als HCl-Salz)
N, S	ölig	Isothipendyl (teilw. als HCl-Salz) (III)
N	ölig	Naftifin (teilw. als HCl-Salz)
N	ölig	Verapamil (III)
N, Br	38 (ö)	Bromhexin
N, S	54–57 (ö)	Perazin
N, S, Cl	56–58 (ö)	Chlorpromazin (teilw. als HCl-Salz)
N, S	65 (ö)	Promethazin (teilw. als HCl-Salz) (III)
N	66–69	Lidocain (III)
N	69 (ö)	Carbocromen (III)
N, Br	95 (ö)	Ambroxol (III)
N	110	Trihexyphenidyl
N	110–113	Phenazon
N	112–114	Biperiden (III)
N	120	Bamipin (teilw. als HCl-Salz) (III)
N, S	124–127 (ö)	Levomepromazin
N	128–131	Nicotinamid (IV, V)
N, Cl	129–131	Diazepam (IB)
N	131–135	Bisacodyl (IB)
N, Cl	144	Tetrazepam (IB)
N, Cl	144–146 (ö)	Clotrimazol
N	144–147	Papaverin
N	146–149	Terfenadin (III, IV)
N, S	156	Omeprazol (IB, III, IV)
N	161–164	Dipyridamol
N	161–166	Etofyllin (III)
N	169–172	Paracetamol (IA, IV)
N, S	169–172	Sulfamethoxazol (IA)
N, S, Cl	172–174	Glibenclamid (IA)
N	174–176	Noscapin
N, F	178–179	Mefloquin
N	189–193, 204–206 (m)	Carbamazepin (IB)
N, S	197–200	Sulfadoxin (V)
N, Cl	200–210	Oxazepam (IA)
N, S, Cl, Br	212–214	Brotizolam (III)
	214–220 (Z)	Hydrocortison (IB)
N,S	217–220	Propylthiouracil (IA, IV)
N	224–226	Nalidixinsäure (IA)
	230–240	Prednisolon
N	234–239	Coffein

Tab.5-4: II IBMK-Auszug aus weinsaurem Milieu (Fortsetzung).

Elemente außer C,H,O	Schmp. [°C]	Arzneistoff (zusätzl. Anfall)
N, Cl	236–240	Clonazepam (IA)
N, Br	237–239 (Z)	Bromazepam (IB)
N, Cl	240 (Z)	Chlordiazepoxid
N, S	251–254 (Z)	Sulfadiazin (IA, IV, V)
N	270–274	Theophyllin
N	>350	Theobromin (IV, V)

Tab.5-5: III Etherauszug aus natronalkalischem Milieu.

Elemente außer C,H,O	Schmp. [°C]	Arzneistoff (zusätzl. Anfall)	Anfärbung mit Marquis-Reagenz
N	ölig	Desipramin (II)	violett
N	ölig	Diphenhydramin (II)	orange
N,S	ölig	Isothipendyl	
N	ölig	Methamphetamin	rot → braun → oliv
N	ölig	Metoprolol	
N	ölig	Naphazolin (II)	
N	ölig	Tilidin	
N	ölig	Verapamil (II)	
N	30 (ö)	Pethidin	rot (Fluoreszenz)
N	40–44 (ö)	L-Ephedrin	
N	40–42	Tetracain	
N	52–56	Fomocain	
N	57–59	Alprenolol	orangerot
N	61–63 (ö)	Procain	
N, S	65 (ö)	Promethazin (II)	rosa → violett
N	66–69	Lidocain (II)	rosa → rot
N	69 (ö)	Carbocromen (II)	grün
N, Cl	70–71 (ö)	Clobutinol	
N	76–78 (ö)	Levomethadon	rosa → violett
N	77–78 (ö)	D-Norpseudoephedrin	
N	85 (g)	Ethylmorphin	blauviolett
N, Cl	87–88 (ö)	Chloroquin	
N	94–96	Propranolol	grün → blau
N, Br	95 (ö)	Ambroxol (III)	
N	98–100 (ö)	Homatropin	
N	101	Norephedrin	
N	110–112	Celiprolol (IV)	
N	112–113 (g)	Dihydrocodein	blauviolett
N	112–114	Biperiden (II)	
N	115–118	Atropin	
N	120	Bamipin (II)	

Tab.5-5: III Etherauszug aus natronalkalischem Milieu (Fortsetzung).

Elemente außer C,H,O	Schmp. [°C]	Arzneistoff (zusätzl. Anfall)	Anfärbung mit Marquis-Reagenz
N	124	Ethacridin (V)	orangerot
N, Cl	146–148	Metoclopramid	
N	146–149	Terfenadin (II, IV)	
N, S	156	Omeprazol (IB, II, IV)	
N	156–158	Codein	blauviolett
N	161–166	Etophyllin	
N	173–174	Chinidin	hellgrün
N	174–175	Chinin	hellgrün
N	177–180	Naloxon	braunrot
N	181–183	Oxymetazolin	rotbraun
N	199–203	Trimethoprim (V)	beige
N, S, Cl, Br	212–214	Brotizolam (II)	
N, Cl	239–243	Pyrimethamin	

Tab.5-6: IV IBMK-Isopropanol-Auszug aus ammoniakalischem Milieu.

Elemente außer C,H,O	Schmp. [°C]	Arzneistoff (zusätzl. Anfall)	Anfärbung mit Marquis-Reagenz
N	34 (ö)	Pilocarpin	
N, S	86–88, 104–105 (m)	Captopril (V)	
N	100 (ö)	Orciprenalin	gelb→ orange→ rot
N	104–106	Physostigmin	
N	110–112	Celiprolol (III)	
N	128–131	Nicotinamid (II, V)	
N, S	141–143	Cimetidin (V)	
N	146–149	Terfenadin (II, III)	
N	151–160	Pentazocin (teilw. als HCl-Salz)	grün
N, S	156	Omeprazol(IB, II, III)	
N	169–172	Paracetamol (IA, II)	
N	170–174	Isoniazid (V)	
N	170–175 (Z)	Tetracyclin (V)	grün
N	176–189 (Z)	Oxedrin (V)	braun
N, S	217–220	Propylthiouracil (IA, II)	
N	230 (Z)	Morphin	rotviolett
N, S	251–254	Sulfadiazin (IA, II, V)	
N	>330	Allopurinol (V)	
N	>350	Theobromin (II, V)	

Tab.5-7: V Nichtausschüttelbare Substanzen.

Elemente außer C,H,O	Schmp. [°C]	Arzneistoff (zusätzl. Anfall)
N, F	ölig	Ciprofloxacin
N, S	86–88, 104–105 (m)	Captopril (IV)
	109–110	Oxalsäure
N, S	128	Isoprenalinsulfat
N, S	128–130	Tolbutamid (IA)
N	128–131	Nicotinamid (II, IV)
N, Br	139–141	Hyoscinbutylbromid
N, S	139–142	Neostigminmethylsulfat
N, S	141–143	Cimetidin (IV)
	151–157 (Z)	Citronensäure
	168–174	L-Weinsäure
	170–174 (Z)	Isoniazid (IV)
N	170–175 (Z)	Tetracyclin (IV)
N	185 (Z)	Oxedrintartrat (IV)
N, Br	187 (Z)	Neostigminbromid
	190–192	L-Ascorbinsäure
	192 (Z)	Rutosid
N, S	197–200	Sulfadoxin (II)
N	199–203	Trimethoprim (III)
N, S	200 (Z)	Thiaminnitrat
N, S	201 (Z)	D-Penicillamin
N, S	202 (Z)	Ampicillin
N, S, Cl	205–208 (Z)	Furosemid (IA)
N, Cl	214 (Z)	Pyridoxinhydrochlorid
N	216	L-Glutaminsäure
N, Cl	219–222 (Z)	Tetracyclinhydrochlorid (IV)
N	234–237	Nicotinsäure
N, S	240–245 (Z)	Sulfasalazin
	241–242	Cromoglicinsäure-Dinatriumsalz
N	242–246 (Z)	Ethacridinlactat (III)
N,S	251–254	Sulfadiazin (IA, II, IV)
N,S,Cl	258 (Z)	Thiaminchlorid
N, S, Cl	270–272	Hydrochlorothiazid
N, S	272	DL-Methionin
N	275–280 (Z)	Levodopa
N	276–283 (Z)	L-Histidin
N	299	Riboflavin
N, S	310 (Z)	Natriumcyclamat
N	>330	Allopurinol (IV)
N, S	>350	Metamizol-Natrium
N, S	>350	Streptomycinsulfat
N	>350	Theobromin (II,IV)

6 Gruppenreaktionen[7]

6.1 Charakter der Stickstoffverbindungen

Stickstoff kann als Nitroverbindung, als primäres, sekundäres oder tertiäres Amin mit basischen Eigenschaften, als quartäres Ammoniumsalz, als aromatische Aminogruppe (Anilin), als neutrale Carbonsäure- oder Sulfonsäure-Amidgruppe, als zwitterionisches Salz (Aminosäuren) bzw. als Nitrat/Nitrit vorliegen.

6.1.1 Nachweis aromatischer Nitroverbindungen

50 mg Substanz werden in 3 ml Ethanol gelöst. Nach Zugabe von 3 ml verd. Salzsäure, 4 ml Wasser und 200 mg Zinkstaub wird 10 Minuten im Wasserbad erhitzt. 2 ml des Filtrats werden mit 2 Tropfen Diazo-Reagenz I versetzt. Man gießt die erhaltene Lösung in 2 ml Diazo-Reagenz II, wobei eine orangerote Färbung oder Fällung auftritt. Beispiele für positiv ausfallende Reaktionen sind Acenocoumarol, Chloramphenicol, Clonazepam, Flunitrazepam, Niclosamid, Nifedipin und Nimodipin.
Anilinderivate ergeben analoge Produkte (vgl. 6.1.3).

6.1.2 Nachweis primärer aliphatischer Amine (Folins Reagenz)

10 mg Substanz werden in 1 ml Wasser gelöst. Man gibt 4 ml Boratpuffer-Lösung pH 10 und 1 ml einer frisch hergestellten 0,5%igen Lösung von 1,2-Naphthochinon-Natriumsulfonat zu. Nach einer Reaktionszeit von 50 Minuten bei Raumtemperatur werden 0,2 ml einer 1%igen Lösung von Benzalkoniumchlorid in Toluol q. s. hinzugefügt und über 30 Minuten von Zeit zu Zeit geschüttelt. Die Toluolschicht färbt sich bei positivem Ausfall rot bis violett. Beim Vorliegen sekundärer Amine ist die Toluolschicht lediglich blaßgelb gefärbt.

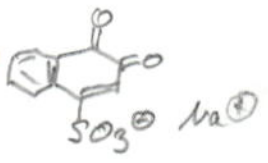

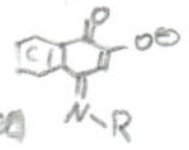

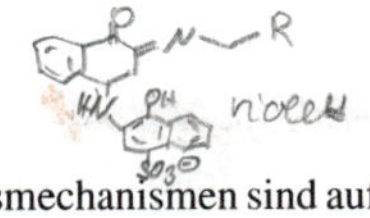

7 Die meisten Reaktionsmechanismen sind aufgeführt in : H. Auterhoff, J. Knabe und H.-D. Höltje, Lehrbuch der Pharmazeutischen Chemie, 13. Auflage, 1994, WVG Stuttgart.

Diazo-Reagenz I ⇒ 10,0 g Natriumnitrit /100 ml H_2O
Diazo-Reagenz II ⇒ 0,75 g 2-Naphthol /100 ml 3N NaOH

⇒ Diazotierung! $NaNO_2 + HCl \rightarrow HNO_2 + NaCl$
$HNO_2 + HCl \rightarrow [NO]^+ Cl^- + H_2O$
Nitrosyl-Kation

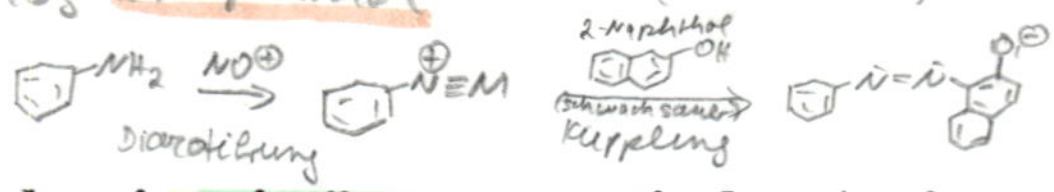

6.1.3 Nachweis primärer aromatischer Amine (Diazo-Kupplungsreaktion)

50 mg Substanz werden in 1 ml 3 N-Salzsäure gelöst und mit 2 Tropfen Diazo-Reagenz I versetzt. Man gießt die Lösung in 2 ml Diazo-Reagenz II, wobei eine orangerote Färbung oder Fällung auftritt. Der Nachweis auf primäre aromatische Amine ist positiv z. B. bei Ambroxol, p-Aminosalicylsäure, Benzocain, Bromhexin, Metoclopramid, Procain, Pyrimethamin oder Sulfonamiden. Physostigmin täuscht eine positive Reaktion vor.
Bei einigen Substanzen verläuft diese Reaktion nur dann positiv, wenn man zuvor mit 3 N-Salzsäure 5–15 Minuten erhitzt und die Lösung abkühlen läßt: z. B. Bromazepam, Chlordiazepoxid, Clonazepam, Furosemid, Hydrochlorothiazid, Lorazepam, Oxazepam, Paracetamol, Phenylbutazon oder Sulfasalazin.
Chloramphenicol ergibt nach Zinkreduktion einen positiven Ausfall.
Beim Versetzen mit Diazo-Reagenz I färben sich Bamipin und Ethacridin rot, Desipramin, Imipramin und Metamizol-Natrium blau, Phenazon grün sowie Carbocromen gelb.

6.1.4 Nachweis sekundärer Amine (Analoge Simon-Awe-Reaktion)

Zu 1 mg Substanz werden auf der Tüpfelplatte nacheinander jeweils 1 Tropfen 2%ige wäßrige Natriumcarbonat-Lösung, 4%ige methanolische Natriumpentacyanonitrosylferrat-Lösung und 10%ige methanolische Acetaldehyd-Lösung zugetropft. Es entsteht mit sekundären Aminen eine dunkelblaue Färbung, primäre Amine färben die Lösung pinkfarben.

6.1.5 Nachweis von Aminosäuren (Ninhydrin-Reaktion)

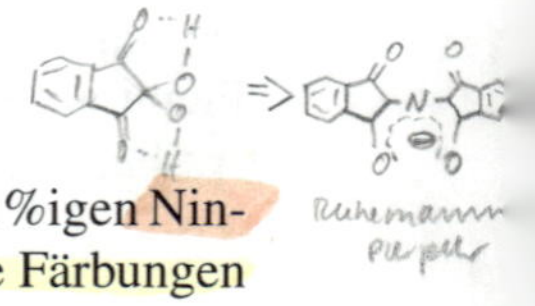

Zu 1 ml der zu prüfenden neutralen Lösung gibt man einige Tropfen einer 0,1%igen Ninhydrin-Lösung und erhitzt zum Sieden. Es treten rötliche, violette bis blaue Färbungen auf. Die Reaktion verläuft u. a. positiv bei:

L-Ascorbinsäure (schwach rot)
L-Ephedrin-Base (rot)
L-Glutaminsäure (violett)
L-Histidin (violett)
Isoniazid (gelbrot)
Levodopa (violett)
DL-Methionin (violett)
Norephedrin (blauviolett)
D-Norpseudoephedrin (hellviolett)
Oxedrin (rotbraun bis violett)
D-Penicillamin (im Alkalischen violett).

6.1.6 Nachweis auf Pyridinderivate

(a) Beim Erhitzen von 100 mg Substanz mit 100 mg trockenem Natriumcarbonat entwickelt sich bei vielen Pyridinderivaten ein Geruch nach Pyridin.
(b) 5 mg Substanz werden mit 10 mg 1-Chlor-2,4-dinitrobenzol verrieben und kurz geschmolzen. Die erkaltete Schmelze wird in 2 ml 0,5 N-ethanol. Kalilauge gelöst. Es entsteht eine rote Färbung (Zincke-König-Spaltung).

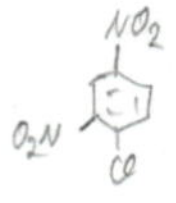

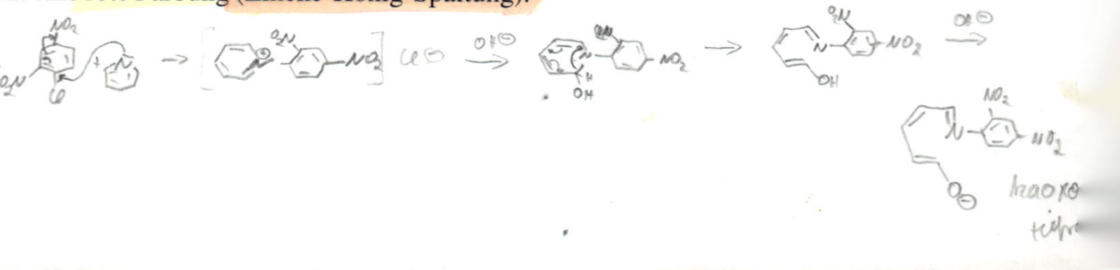

6.2 Nachweis reduzierender Verbindungen (Fehling-Reaktion)

6.2.1 Fehling-Reaktion

Zu 1 ml einer Mischung gleicher Teile Fehling-Reagenz I und II gibt man 20 mg Substanz und erwärmt (bis zu 30 Minuten) auf dem Wasserbad. Bei Anwesenheit von reduzierenden Substanzen entsteht rotbraunes Kupfer(I)oxid.
Positiv bei Raumtemperatur: L-Ascorbinsäure, (Isoniazid).
Positiv nach Erwärmen: Hydrocortison, Isoniazid, Prednisolon, reduzierende Zucker; Sorbitol nach vorheriger Oxidation mit Kaliumpermanganat, Saccharose nach saurer Hydrolyse.
Ampicillin ergibt eine modifizierte Fehling-Reaktion (vgl. Monographie).

6.2.2 Baeyersche Probe (auf olefinische Doppelbindungen)

Zur Lösung der Substanz in Wasser (evtl. Aceton oder Eisessig), dem Natriumcarbonat zugesetzt ist, gibt man eine 0,1%ige Kaliumpermanganat-Lösung in Wasser oder Aceton. Bei Raumtemperatur tritt in kurzer Zeit Entfärbung bzw. Braunfärbung auf. Ein Blindversuch ist zweckmäßig (z.B. Amitryptilin).

6.3 Nachweis organischer Säuren

100 mg Substanz werden mit 6 Tropfen Thionylchlorid auf dem Wasserbad erhitzt, bis keine sauer reagierenden Dämpfe mehr entweichen bzw. bis der Rückstand trocken ist. Man gibt 1 ml 7%ige Hydroxylaminhydrochlorid-Lösung hinzu und versetzt mit 2 N-methanol. Kalilauge bis zum Umschlag nach Blau. Schließlich fügt man einen Überschuß von 5 Tropfen der Lauge zu. Es wird kurz zum Sieden erhitzt, abgekühlt und mit 3 N-Salzsäure bis zum Verschwinden der Blaufärbung versetzt. Nach Zugabe einiger Tropfen einer 10%igen Eisen(III)-chlorid-Lösung tritt Rotfärbung auf (Eisen-Hydroxamsäure-Komplex), zuweilen erst nach Zugabe weiterer Salzsäure. Dihydrocodein und Oxedrin täuschen eine positive Reaktion vor.

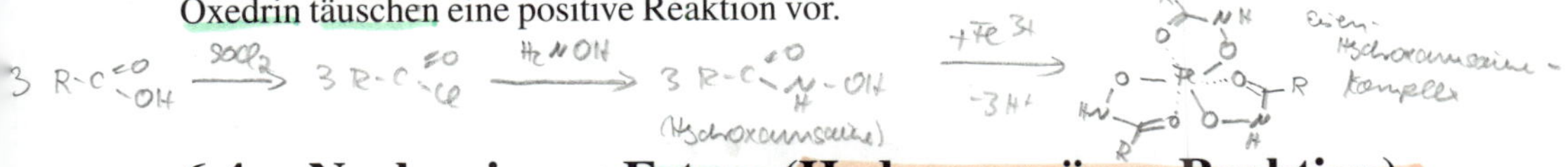

6.4 Nachweis von Estern (Hydroxamsäure-Reaktion)

Man versetzt 50-100 mg der Substanz mit 1 ml 7%ige Hydroxylaminhydrochlorid-Lösung hinzu und verfährt wie beim „Nachweis organischer Säuren“ (6.3) beschrieben. Säureamide und Säureanhydride ergeben die gleiche Reaktion.

6.5 Nachweis von Aldehyden (Schiff-Reaktion)

Die Substanz wird in Wasser gelöst oder suspendiert, der Ansatz mit 3 N-Salzsäure auf einen pH-Wert < 3 gebracht und mit dem gleichen Volumen farblosen Schiffs Reagenz versetzt. Es tritt nach einiger Zeit eine rote bis violette Färbung auf. Positiv verläuft diese Reaktion z. B. mit Ambroxol, Betamethasonvalerat und Ibuprofen. Ein Blindversuch ist zweckmäßig. Fuchsin-schweflige-Säure

6.6 Nachweis von abspaltbarem Formaldehyd (Chromotropsäure-Reaktion)

Prinzip: Phenol / Aldehyd / wasserentziehende Säure

Zum Nachweis abspaltbaren Formaldehyds werden 10 mg Substanz in 2 ml konz. Schwefelsäure, die 5 mg Natriumchromotropat enthält, vorsichtig einige Minuten erhitzt. Es treten blaue bis violette Färbungen auf bei:

Carbocromen (violett)
Cimetidin (violett)
Fomocain (rotviolett)
Hydrochlorothiazid (violett)
Indometacin (rotviolett)
Metamizol-Natrium (violett)
Phenoxymethylpenicillin (blauviolett)
Prednisolon (violett)
Primidon (rotviolett).

In einer modifizierten Reaktion reagieren Isothipendyl, Levomepromazin und Promethazin.

Braune bzw. rote Färbungen treten darüber hinaus auf bei:

Benzylpenicillin (gelborange)
Captopril (rotbraun)
Clobutinol (rotbraun)
Ethacridinlactat (rot)
Mefloquin (braun)
Nifedipin (braun)
Pyrimethamin (rotbraun)
Terfenadin (dunkelbraun)
Trihexyphenidyl (rotbraun).

Die Reaktion wird durch verkohlende Substanzen und durch Verbindungen, die sich mit konz. Schwefelsäure in der Kälte bzw. Hitze färben, gestört.

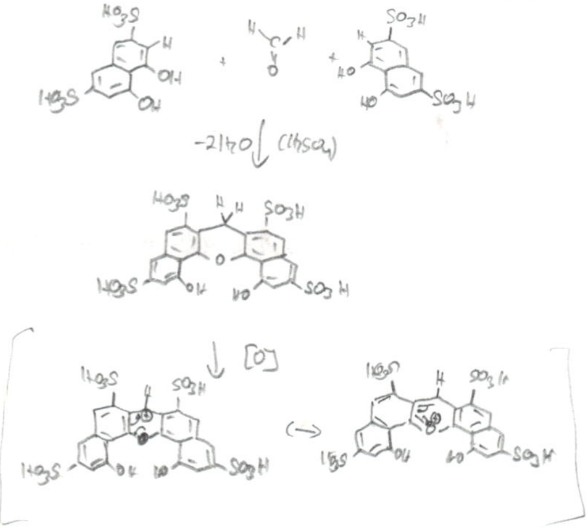

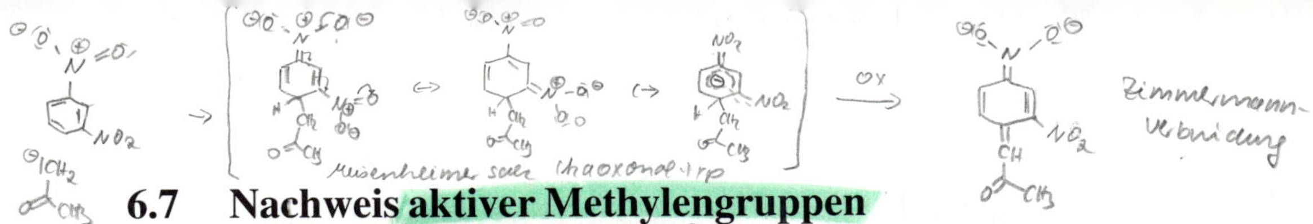

6.7 Nachweis aktiver Methylengruppen (Zimmermann-Reaktion)[8, 9]

Zu einer ethanolischen Lösung der Substanz gibt man einige Kristalle 1,3-Dinitrobenzol und einige Tropfen 15%ige Kalilauge. Rot- oder Violettfärbungen treten bei folgenden Substanzen auf: Bromazepam, Brotizolam, Captopril, Celiprolol, Diazepam, Flunitrazepam, Levomethadon, Lorazepam, Metoprolol, Naftifin und Tetrazepam. Eine Blindprobe empfiehlt sich.

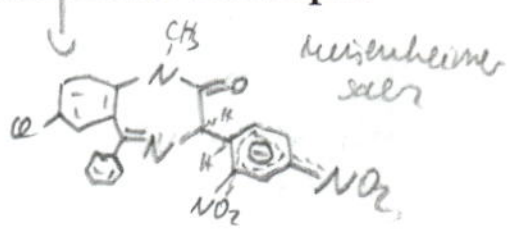

6.8 Iodoform-Reaktion

Erwärmt man 10 mg Substanz mit 2 ml 3 N-NaOH und einigen Tropfen Iod-Lösung, so tritt Iodoform-Geruch auf (u.U. in Kombination mit gelbem Niederschlag) bei:

Acenocoumarol, Aceton, Benzocain (Ethylester-Derivat), Bromazepam, Celiprolol, Ethanol, Isobutylmethylketon, Isopropanol, Prednisolon und Warfarin.

6.9 Eisen(III)-chlorid-Reaktion

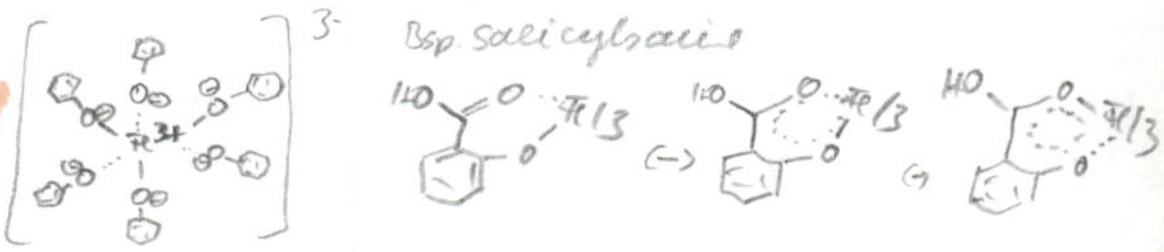

a) 10,0 g / 100 ml H_2O
b) 1,0 g / 100 ml H_2O
c) 1,0 g / 100 ml H_2O / 5 ml 6 N-HCl

5 mg Substanz werden in 1 ml Wasser gelöst, mit Natriumhydrogencarbonat bzw. verd. Salzsäure neutralisiert und die Lösung mit 2 Tropfen frisch zubereiteter 1%iger Eisen(III)-chlorid-Lösung versetzt. Rote bis violette Färbungen treten auf bei aromatischen Hydroxysäuren, Phenolen, Enolen, Pyrazolinonen und Phenothiazinen.

Gelb- bis Hellgrünfärbung

Bamipinlactat (dunkelgelb)
Citronensäure (gelb)
Clobutinol (dunkelgelb)
Coffeincitrat (zitronengelb)
Cromoglicinsäure (gelber Niederschlag)
Imipramin (hellgrün)
Metoprolol (zitronengelb)
Oxalsäure (hellgelb)
Oxedrintartrat (dunkelgelb)
Pyrimethamin (gelb)
L-Weinsäure (gelb).

---

8 Vgl. K.-A. Kovar, F. Schielein. Zur Kenntnis der Canbäck-Reaktion, 2. Mitt. Die Umsetzung von Hydrocodon mit 2,4-Dinitrobenzol im alkalischen Milieu. Arch Pharm. 1978; *311*: 73–75.

9 Vgl. (a) K.-A. Kovar, D. Linden. Farbsalze von Benzodiazepinen. Pharm Acta Helv. 1983; *58*: 66–71. (b) K.-A. Kovar, C. Kaiser. Farbsalze von Benzodiazepinen. 2. Mitteilung. Thieno-, Triazolo- und 2'-Halogenderivate. Pharm Acta Helv. 1986; *61*, 42–46.

Rosa- bis Violettfärbung

Acetylsalicylsäure (nach kurzem Aufkochen und Abkühlen violett)
p-Aminosalicylsäure (rotviolett)
L-Ascorbinsäure (zwischen pH 6 und 8 violett)
Coffein-Natriumsalicylat (violett)
Levomepromazin (violett)
Mefenaminsäure (in ethanol. Lösung violett)
Methylparaben (nach kurzem Aufkochen und Abkühlen violett)
Orciprenalin (grauviolett)
Paracetamol (blauviolett, schwach)
Physostigminsalicylat (violett)
Promethazin (rosa)
Saccharin-Natrium (nach Hydrolyse und Schmelze)
Salicylsäure (violett)
Theobromin-Natriumsalicylat (rotviolett).

Orange- bis Rotfärbungen

Chlorpromazin (rot)
Ciprofloxazin (rot)
Diclofenac (lachsrot)
Isoniazid (orange)
Isothipendyl (rotbraun)
Levodopa (im Alkalischen rot; im Sauren grün)
Nalidixinsäure (orangerot)
Nicotinamid (orange)
Nicotinsäure (orangebraun)
Perazindimalonat (lachsrot)
Phenazon (rot)
Propranolol (rote Tröpfchen)
Pyridoxin (rot)
Trimethoprim (orange, schwach).

Blau- bis Grünfärbungen

Captopril (blau)
Isoprenalin (grün)
Levodopa (im Sauren grün; im Alkalischen rot)
Metamizol-Natrium (blau)
Morphin (bläulich bis grün, in konz. Schwefelsäure blau bis violett)
D-Penicillamin (blau, schnell verblassend)
Rutosid (dunkelgrün, nach Zugabe von 3 N-Natronlauge rotbraun).

Mit 10%iger Eisen(III)-chlorid-Lösung ergibt Benzoesäure einen beigefarbenen Niederschlag. Eine modifizierte Reaktion dient der Unterscheidung von Codein und Ethylmorphin.

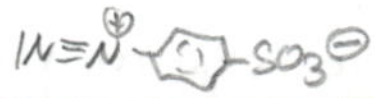

6.10 Kupplungsreaktionen mit diazotierter Sulfanilsäure

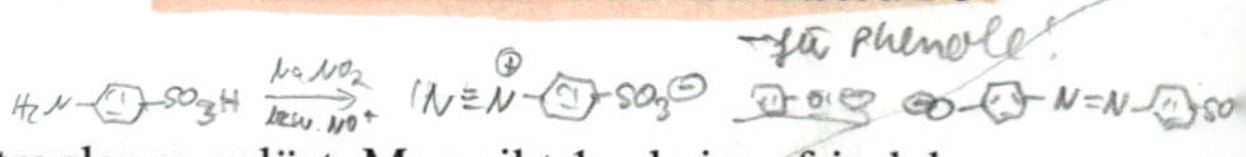

10 mg Substanz werden in 1 ml 3 N-Natronlauge gelöst. Man gibt 1 ml einer frisch bereiteten Mischung aus gleichen Teilen Sulfanilsäure-Lösung und 10%iger Natriumnitrit-Lösung hinzu. Es entstehen orange bis rote Färbungen bei kupplungsfähigen Substanzen wie z. B. Phenolen oder Imidazolen.

z.B. bei Theophyllidin-Reakt.:

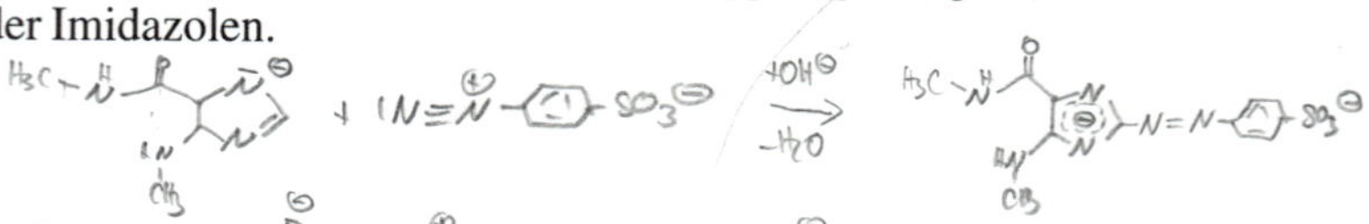

oder bei Pauly-Reakt. => Histamin-Ident.

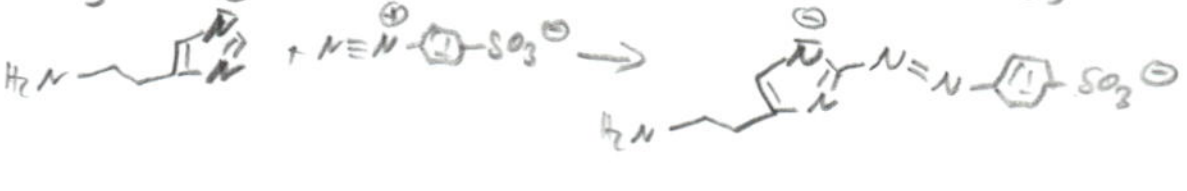

Allopurinol (orangebraun)
p-Aminosalicylsäure (rot)
Carbocromen (orange)
Cimetidin (orange)
Ethacridin (kirschrot)
L-Histidin (rot)
Isoprenalin (rot)
Levodopa (orange)
Neostigminbromid (nach alkalischer Hydrolyse und Schmelzen dunkelrot)
Niclosamid (orange)
Orciprenalin (rotorange)
Oxymetazolin (orange)
Oxyphenbutazon (orange)
Paracetamol (rot)
Pyridoxin (gelborange, nach Zugabe von 3 N-Essigsäure rot)
Tetracyclin (dunkelrot)
Theophyllin (nach Erhitzen mit 3 N-Natronlauge und Abkühlen rotviolett)
Thiaminsalze (orangerot)
Warfarin (orange).

Die Reaktion ist negativ mit Pilocarpin!

7 Spezielle Reaktionen

7.1 Murexid-Reaktion

10 mg Substanz werden mit 1,5 ml 10%iger Wasserstoffperoxid-Lösung und 5 Tropfen konz. Salzsäure auf dem Wasserbad zur Trockne eingedampft. Der Rückstand wird mit einigen Tropfen 6 N-Ammoniak befeuchtet. In Gegenwart von Purinen (Coffein, Etofyllin, Theobromin, Theophyllin) tritt Rotviolett-Färbung auf oder es wird eine bereits beim Eindampfen nach der Oxidation entstandene Färbung intensiviert.

7.2 Zwikker-Reaktion

Zwikker Reagenz I 1,0 g Cobaltnitrat / 100 ml MeOH
II 10,0 g Piperidin / 100 ml MeOH

Auf einer Tüpfelplatte werden 10 mg Substanz mit 10 Tropfen Zwikker-Reagenz I versetzt. Nach Zugabe von 2 Tropfen Zwikker-Reagenz II entsteht bei positivem Verlauf eine ***bleibende*** Violettfärbung.
Isoniazid und einige andere Substanzen verhindern die Reaktion. Ist ist daher von Vorteil, ausgeschüttelte Substanzen zu verwenden.

Zwikker-positiv reagieren:
Barbitursäure-Derivate (Hexobarbital, Phenobarbital), einige Sulfonamide, Hydantoine (Phenytoin), Primidon, Propylthiouracil und Purine.
Die Hydrochloride oder Phosphate von einigen Basen geben mit Zwikker-Reagenz I eine türkisartige Färbung, die nach Zugabe von Zwikker-Reagenz II dunkelblau oder violett wird.
Außerdem erhält man positive Reaktionen bei:

L-Ascorbinsäure (schwach violett)
Flufenaminsäure (schwach violett)
Furosemid (blau)
Isoprenalin (graublau → braun)
Mefenaminsäure (schwach violett)
Mefrusid (blau)
Methylparaben (blau)
Naphazolin (blau)
Saccharin (schwach violett)
Sulfasalazin (orangebraun);

Graublau bis schwach violett färben sich folgende Zucker: Fructose, Glucose und Lactose.

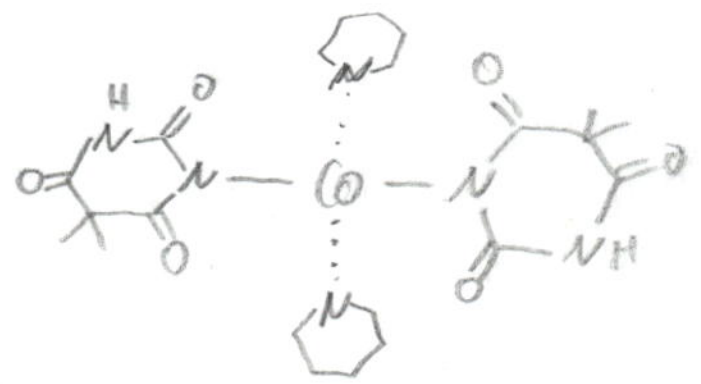

Co(Barb)$_2$ · X$_2$

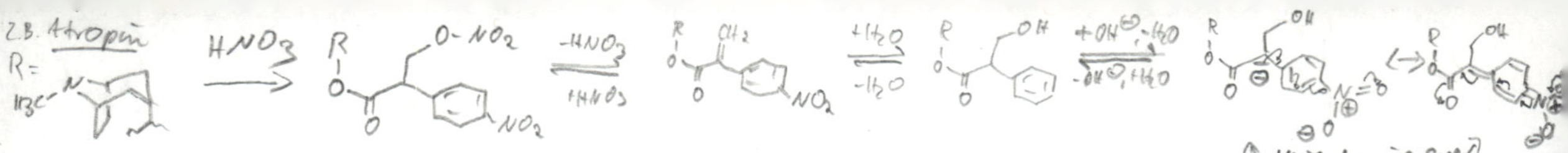

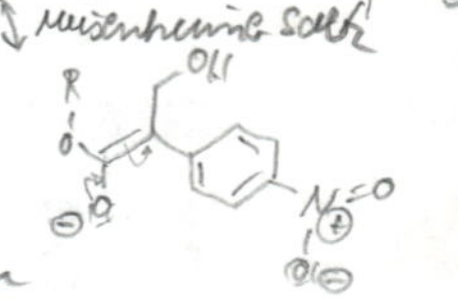

7.3 Vitali-Morin-Reaktion[10]

5 mg Substanz werden mit 0,5 ml rauchender Salpetersäure auf dem Wasserbad zur Trockne eingedampft. Nach dem Erkalten löst man den gelblichen Rückstand in 5 ml Aceton und tropft bis zur Färbung etwa 1 ml 0,1 N-ethanol. KOH zu (Tab. 7–1).

Tab. 7-1: Mit Vitali-Morin anfärbbare Substanzen.

Färbung nach KOH-Zugabe	Substanz
blauviolett	Atropin, Homatropin (modifiziert), Hyoscinbutylbromid
rotviolett	Amitryptilin, Primidon, Tetracain
blutrot	Acenocoumarol, Bamipin, Clobazam, Imipramin, Mefenaminsäure, Naphazolin
rot	Benzylpenicillin, Desipramin, Diclofenac, Niclosamid, Phenprocoumon, Propyphenazon, Tilidin
rotbraun	Alprenolol (vorübergehend), Ambroxol, Bromhexin, Metoclopramid, Metoprolol, Phenazon, Procain, Trihexylphenidyl, Trimethoprim, Verapamil, Warfarin
rosa (nach einigen Minuten)	Tolbutamid
rotorange	Levomepromazin, Omeprazol, Perazin, Physostigmin
rotoranger Niederschlag	Salicylsäure und Salicylate
orange	Bromazepam (nach 5 Minuten brauner Niederschlag), Brotizolam, Carbocromen, Celiprolol, Chlorpromazin, Clobutinol, Fomocain, Glibenclamid, Naftifin, Oxyphenbutazon, Pentazocin, Prednisolon, Promethazin
orangebrauner Niederschlag	Carbamazepin, Phenoxymethylpenicillin, Sulfasalazin
braun mit roten Tröpfchen	Nimodipin
grün	Betamethason, Lidocain, Orciprenalin
purpur → grün → orange	Propranolol
gelb	Pyrimethamin
gelb → orange	Naloxon

7.4 Analoge Helch-Reaktion

Man versetzt eine Lösung von 10 mg Substanz in 5 ml Wasser mit 5 Tropfen 3 N-Schwefelsäure, 1 ml 3%ige Wasserstoffperoxid-Lösung, 0,5-1,0 ml 0,1 N-Kaliumdichromat-Lösung und 1 ml Toluol. Beim Schütteln färbt sich die Toluolschicht blau bis violett in Gegenwart von:

[10] Vgl. K.-A. Kovar, I. Schlecht, R. Weber, A. Guarnieri, L. Varoli. Nitrierungsprodukte von Antazolin und Bamipin und deren Meisenheimer Verbindungen mit Aceton und Basen. Arch Pharm. 1985; *318*, 149–157.

Amitryptilin, Bromazepam, Brotizolam, Clotrimazol, Omeprazol, Phenazon, Pilocarpin und Propyphenazon.

Cave: Bei der Reaktion entsteht das potentiell cancerogene Chrompentoxid!

7.5 Farbkomplexe mit Kupfersulfat-Lösung im natronalkalischen Milieu Chen-Kao-Reakt.

10 mg Substanz werden in 1 ml Wasser und 3 Tropfen 3 N-HCl gelöst. Man gibt 5 Tropfen 2%ige Kupfer(II)sulfat-Lösung und 1-2 ml 3 N-NaOH bis zur alkalischen Reaktion hinzu. Der Ansatz färbt sich in Gegenwart von Ethanolaminen und Aminosäuren blau bis violett. Einen positiven Ausfall ergeben:
Allopurinol (grünblau), Alprenolol, p-Aminosalicylsäure (blaugrün), Biperiden, Citronensäure, L-Ephedrin, Ethacridinlactat (grüne Fluoreszenz), Glibenclamid, L-Glutaminsäure, L-Histidin, Lidocain, DL-Methionin, Norephedrin, D-Norpseudoephedrin, Noscapin, Omeprazol, Orciprenalin, Oxedrin, Papaverin, Perazin, Procain, Promethazin, Propranolol, Pyridoxin, Streptomycin, Warfarin, L-Weinsäure und Tartrate.
Mit Nicotinsäure entsteht ein hellblauer Niederschlag.
Bei L-Ephedrin färbt sich nach Schütteln mit 1 ml Ether die etherische Schicht rot, die wäßrige Schicht bleibt blau (Chen-Kao-Reaktion). Bei Norephedrin und D-Norpseudo ephedrin kann man die Farbe auch in n-Butanol ausschütteln.

7.6 Steroid-Nachweis (Liebermann-Burchard-Reaktion)

Man löst einige mg Substanz in 2-3 ml Dichlormethan und setzt 10 Tropfen Acetanhydrid und 2-3 Tropfen konz. Schwefelsäure hinzu. Es treten blaue bis grüne Färbungen auf.
Färbungen ergeben: Alprenolol, Cholesterol, Desipramin, Mefenaminsäure und Propranolol.

Wahl nach
Fröhde: Schwefelsäure / Ammoniummolybdat
Husemann: " / Salpetersäure
Mandelin: " / Ammoniumvanadat
Pellagri: " Neutralisation / Zugabe von Jod
⇒ Apomorphin-Umlagerung

8 Dünnschichtchromatographie

8.1 Allgemeine Bedingungen

Die nach dem Analysengang (vgl. 4.2) erhaltenen Fraktionen werden dünnschichtchromatographisch weiter untersucht.
Die Analysensubstanz wird in einem geeigneten Lösungsmittel (z. B. Ethanol, Aceton, Dichlormethan, evtl. auch Ether oder Wasser) oder im vorgeschriebenen DC-Fließmittel gelöst. Die Auftragemenge soll zwischen 10 und 50 µg liegen, das entspricht 1–5 µl einer 1%igen Lösung (10 mg/ml). Die Startpunkte, die einen Durchmesser von höchstens 5 mm haben dürfen, werden mit einem ausgezogenen Kapillarröhrchen oder einer Mikropipette 15 mm von der Unterkante der DC-Platte entfernt aufgetragen. Wenn nichts anderes angegeben ist, wird als Sorptionsmittel Kieselgel mit Fluoreszenzindikator-Zusatz (254 nm) entsprechend den Arzneibuchanforderungen verwendet. Die dargestellten Chromatogramme wurden mit DC-Fertigplatten Kieselgel 60 F_{254} oder Kieselgel 60/Kieselgur F_{254} schnelllaufend *Merck* angefertigt. Die Schichtdicke beträgt 250 µm. Die Schnelllaufplatten dürfen nicht durch normale Kieselgelplatten oder umgekehrt ersetzt werden, wenn das Ergebnis der DC-Dokumentation im vorliegenden Buch entsprechen soll. Die DC-Platten werden vor Laborluft geschützt aufbewahrt und müssen nicht bei 100–105 °C aktiviert werden. Eine Aufbewahrung der im Trockenschrank aktivierten Platten über Silikagel R bewirkt, daß nicht diese durch das Silikagel getrocknet werden, sondern daß die aktivierten Platten unter Umständen das Silikagel trocknen. Die Aktivität der Platten stellt sich innerhalb weniger Minuten auf die Umgebungsfeuchte ein:

$$\%\ \text{relative Feuchte} = \frac{\text{Absolutfeuchte} \cdot 100}{\text{Sättigungsfeuchte}}$$

In der Absorptionschromatographie besitzt die Aktivität des Sorbens nach dem Fließmittel den größten Einfluß auf das chromatographische Ergebnis. Steigt die Aktivität durch geringere relative Luftfeuchte, so reduzieren sich die Wanderungsstrecken der zu trennenden Substanzen, und zwei Analysensubstanzen können sogar bezüglich ihrer relativen R_f-Werte die Plätze tauschen. Aus diesem Grund wurde bei nichtwäßrigen Fließmitteln in der Chromatographiekammer eine relative Feuchte von 50 ± 5% durch eine 44%ige Schwefelsäure (d = 1,340) eingestellt und die beschickten Platten 30 Minuten über derselben Schwefelsäurekonzentration in einer *Camag*-Vario-KS-Kammer aktiviert bzw. desaktiviert. Da nicht alle Bedingungen vom Nachvollzieher immer eingehalten werden können, wird auf das Prinzip der Relativierung der R_f-Werte durch mindestens zwei Testsubstanzen zurückgegriffen (vgl. Abb. 1–1). Die entwickelten Platten werden nach dem Markieren der einzelnen Flecke neben die abgebildeten Chromatogramme auf Höhe der Testsubstanzen gelegt und die relative Lage der DC-Flecke verglichen.

Entwickelt wird in sogenannten Normalkammern (mit oder ohne Trogeinsätzen) unter Kammersättigung. In die mit Filterpapier ausgegleitete Kammer wird soviel Fließmittel eingebracht, daß das Papier mit Flüsssigkeit getränkt und der Kammerboden ungefähr 1 cm hoch mit Flüssigkeit bedeckt ist. In einer Normalkammer ohne Trogeinsätze werden etwa 100 ml Fließmittel benötigt. Für die Fließmittelgemische werden Lösungsmittel in der Reinheitsanforderung des Arzneibuches verwendet mit Ausnahme von Ethanol, das mit Petrolether vergällt ist. Fließmittelkombinationen dürfen nur einmal verwendet werden, da sie sich während der Chromatographie verändern. Die Kammer bleibt 30 Minuten bei Raumtemperatur verschlossen stehen. Danach wird die beschickte DC-Platte in die gesättigte Kammer vertikal eingestellt und diese sofort wieder verschlossen (Deckel nicht einfetten!). Die Kammer darf während der Entwicklung nicht mehr geöffnet werden und ist vor seitlicher Wärme- und Sonneneinstrahlung geschützt an einen zugfreien Ort aufzustellen. Geringe Temperaturschwankungen haben keinen entscheidenden Einfluß auf das Trennergebnis. Wenn die mobile Phase die 15 cm-Trennmarke vom Startpunkt der Substanzen aus erreicht hat, wird die Platte aus der Kammer genommen und an der Luft unter dem Abzug getrocknet.

Das Erkennen farbloser Substanzen auf den Chromatogramen erfolgt unter der UV-Lampe (254 und 366 nm) durch Fluoreszenzlöschung oder -anregung. Zur Sichtbarmachung von Substanzen, die gar nicht oder nur schwach im UV-Licht zu sehen sind, und zur Voridentifizierung werden die angegebenen Sprühreagenzien benutzt.

8.2 TAV-Schema

Nach dem TAV-Schema werden (ausgeschüttelte) Analysensubstanz(en) und die vermuteten Substanzen (Vergleichssubstanzen) neben- und übereinander auf eine DC-Platte zwischen den Testsubstanzen aufgetragen und entwickelt (Abb. 8–1). Im allgemeinen entmischen sich zwei nicht identische Verbindungen während des Chromatographievorganges, auch wenn sie ähnliche R_f-Werte aufweisen.

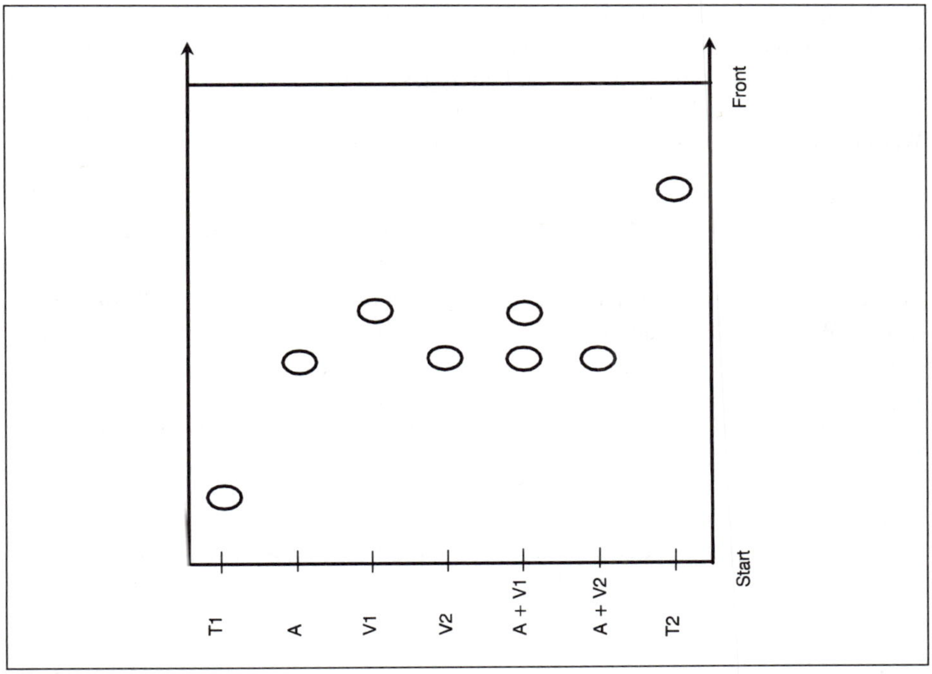

Abb. 8-1: Nach dem TAV-Schema entwickelte DC; T_1 und T_2 = untere und obere Testsubstanz; A = (ausgeschüttelte) Analysensubstanz; V_1 und V_2 = Vergleichssubstanzen (vermutete Substanzen).

Im vorliegenden Fall ist die Analysensubstanz mit der zweiten Vergleichssubstanz (V_2) identisch.

8.3 Korrigierte hR_f-Werte (= hR_{f0}-Werte)[11]

Um einen Substanzfleck unabhängig von der chromatographierten Strecke beurteilen zu können, wird seine Lage in bezug zur Fließmittelfront angegeben:

$$R_f = \frac{\text{Distanz Start-Fleck}}{\text{Distanz Start-Front}}$$

Der hR_f-Wert ist der mit 100 multiplizierte R_f-Wert.

Da die Faktoren, die den R_f-Wert beeinflussen können, in die Dutzende gehen (z. B. relative Luftfeuchte, Kammersättigung oder die Aktivität des Sorbens), hat man zur besse-

[11] Vgl. H.-P. Frey, K. Zieloff. Qualitative und quantitative Dünnschichtchromatographie. Grundlagen und Praxis. VCH Verlagsgesellschaft, Weinheim, 1993.

ren Reproduzierbarkeit der erhaltenen Ergebnisse ein Verfahren mit zwei Referenzsubstanzen (Marker) entwickelt. Diese werden in zwei definierten Systemen (willkürlich festgesetztes Referenzsystem und ein beliebiges zweites System) chromatographiert, wobei sich die Werte R_{f1} und R_{f2} bzw. R_{f1}' und R_{f2}' ergeben. Ausgehend von diesen vier Werten lassen sich die sogenannten Übertragungsfaktoren a und b ermitteln:

$$a = \frac{R_{f1}' - R_{f2}'}{R_{f1} - R_{f2}} \quad ; \quad b = R_{f1}' - a\,R_{f1}$$

Mit diesen beiden Faktoren a und b läßt sich nun der in einem beliebigen System erhaltene R_f-Wert einer Substanz i in den korrigierten R_{f0}-Wert im Referenzsystem überführen.

$$(R_{f0})_i = a\,(R_f)_i + b \qquad \text{(nach Galanos und Kapoulas)}$$

bzw.

$$(R_{f0})_i = \frac{(R_f)_i}{a + b\,(R_f)_i} \qquad \text{(nach van Wedel de Joode)}$$

8.4 Sprühreagenzien für die DC

Dragendorffs Reagenz (nach Munier; für Alkaloide und andere Stickstoff-haltige Verbindungen)
Lösung a: 0,85 g basisches Bismutoxidnitrat werden in 50 ml 20%iger Essigsäure gelöst.
Lösung b: 8 g Kaliumiodid werden in 20 ml Wasser gelöst.
Sprühlösung: Jeweils 5 ml der Lösungen a und b werden gemischt und mit 90 ml 20%iger Essigsäure versetzt. Nachbehandlung: Nachsprühen mit 2 N-Schwefelsäure, evtl. die besprühte Platte bei 105 °C erhitzen.

Ehrlichs Reagenz (für primäre Amine)
1 g 4-Dimethylaminobenzaldehyd werden in einer Mischung aus 25 ml konz. Salzsäure und 75 ml Methanol gelöst.
Nachbehandlung: Evtl. die besprühte Platte bei 105 °C erhitzen.

Eisen(III)-chlorid-Reagenz (für Phenole und Hydroxamsäuren)
1%ige wäßrige Lösung; bei Bedarf frisch herstellen.

Eisen(III)-chlorid-Iod-Reagenz (für Xanthinderivate)
5 g Eisen(III)-chlorid und 2 g Iod werden in einer Mischung aus 50 ml Aceton und 50 ml 20%iger wäßriger Weinsäure-Lösung gelöst.

Eisen(III)-chlorid-Kaliumhexacyanoferrat(III)-Reagenz (für reduzierende Verbindungen, Phenole, Amine)
Lösung a: 1%ige wäßrige Kaliumhexacyanoferrat(III)-Lösung.
Lösung b: 2%ige wäßrige Eisen(III)-chlorid-Lösung.
Sprühlösung: Lösungen a und b werden zu gleichen Volumina gemischt.
Nachbehandlung: Zur Farbintensivierung wird mit 2 N-Salzsäure nachgesprüht.

Gallussäure-Reagenz
0,5 g Gallussäure werden in 100 ml konz. Schwefelsäure gelöst.

Kaliumhydroxid-Lösung
10%ige methanolische Lösung.

Kaliumpermanganat-Schwefelsäure-Reagenz
0,5 g Kaliumpermanganat werden in 15 ml 6 N-Schwefelsäure unter Kühlung gelöst. Vorsicht bei Verwendung von konz. Schwefelsäure: Explosionsgefahr ! (Manganheptoxid)

Ninhydrin-Reagenz (für Aminosäuren, Amine und Aminozucker)
0,3 g Ninhydrin werden in 100 ml n-Butanol gelöst und mit 3 ml Eisessig versetzt.
Nachbehandlung: Zur optimalen Farbentwicklung 15-20 Minuten bei 105 °C erhitzen.

Schwefelsäure, methanolische
Gleiche Volumina Methanol und konz. Schwefelsäure werden unter Kühlung gemischt.

Vanillin-Schwefelsäure-Reagenz (für höhere Alkohole, Phenole, Steroide und etherische Öle)
0,5 g Vanillin werden in 100 ml einer Schwefelsäure-Ethanol-Mischung (4+1) gelöst.
Nachbehandlung: Zur optimalen Farbintensivierung die besprühte Platte bei 105 °C erhitzen.

8.5 Systematische Dünnschichtchromatographie

8.5.1 I: Etherauszug aus schwefelsaurem Milieu

8.5.1.1 IA: Säuren, Phenole, Ureide

Fließmittel: Toluol + Isopropanol + NH_3 (25%) = 30 + 60 + 10 (ml)
Laufstrecke: 15 cm in 110 min

Sorbens: DC-Fertigplatte Kieselgel 60/ Kieselgur F_{254} „Merck"

Detektion: s. 8.6.1.1

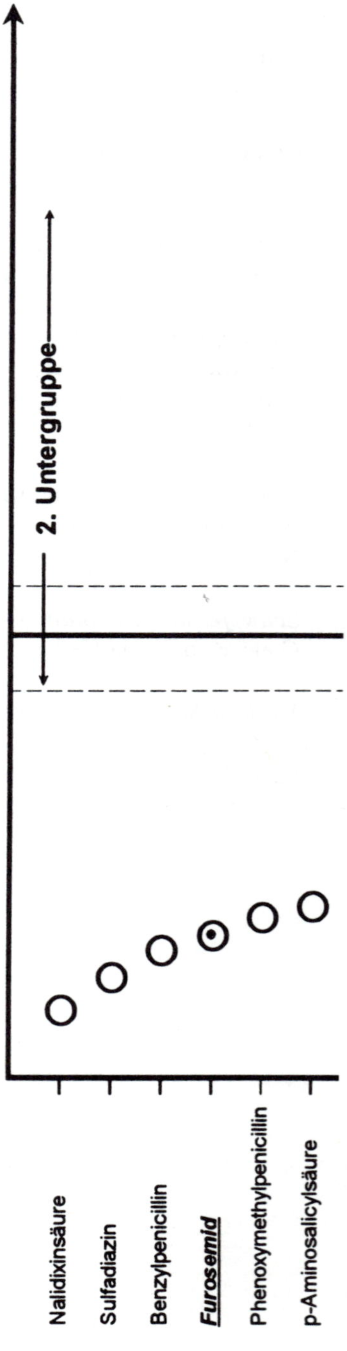

IA-Fortsetzung

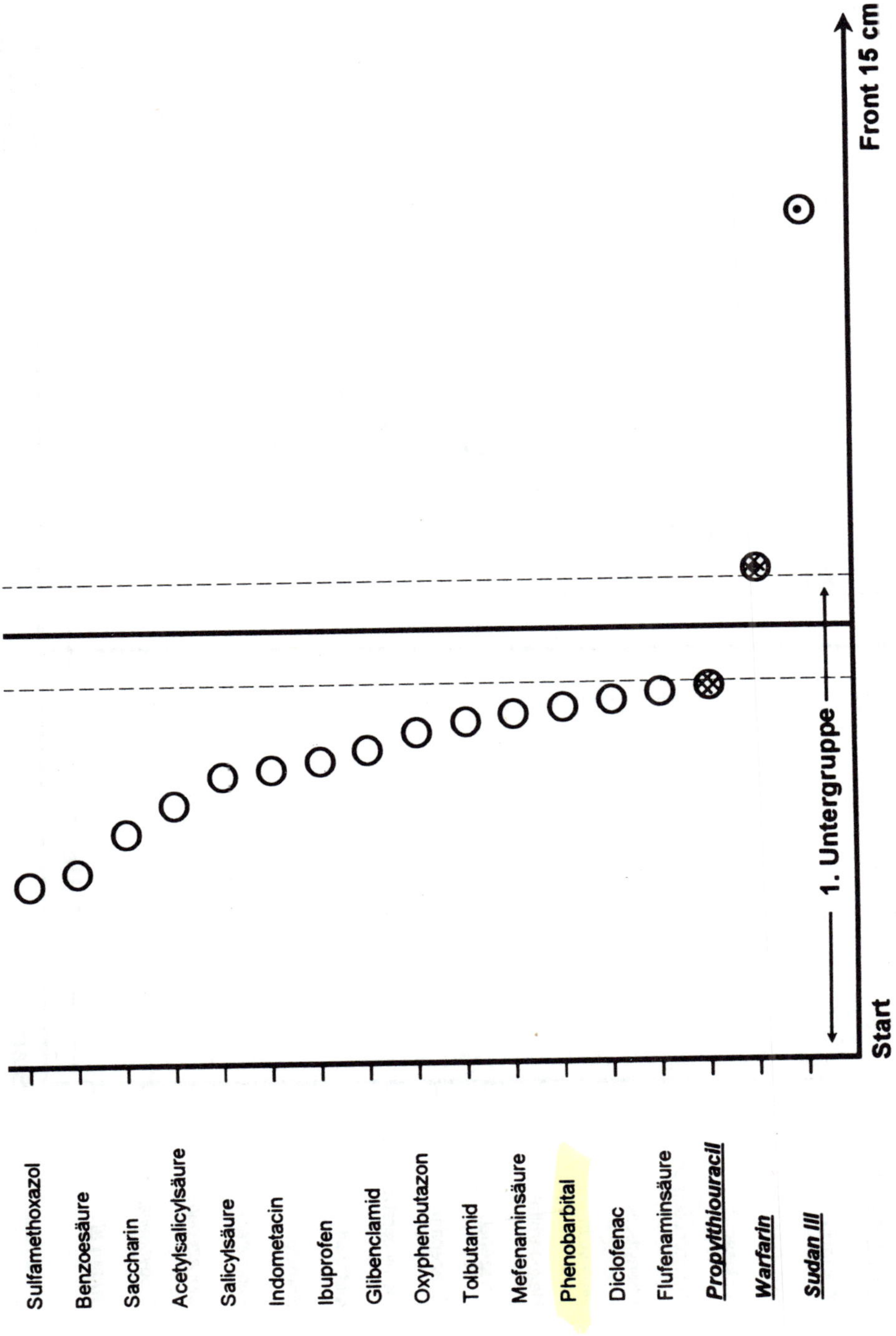

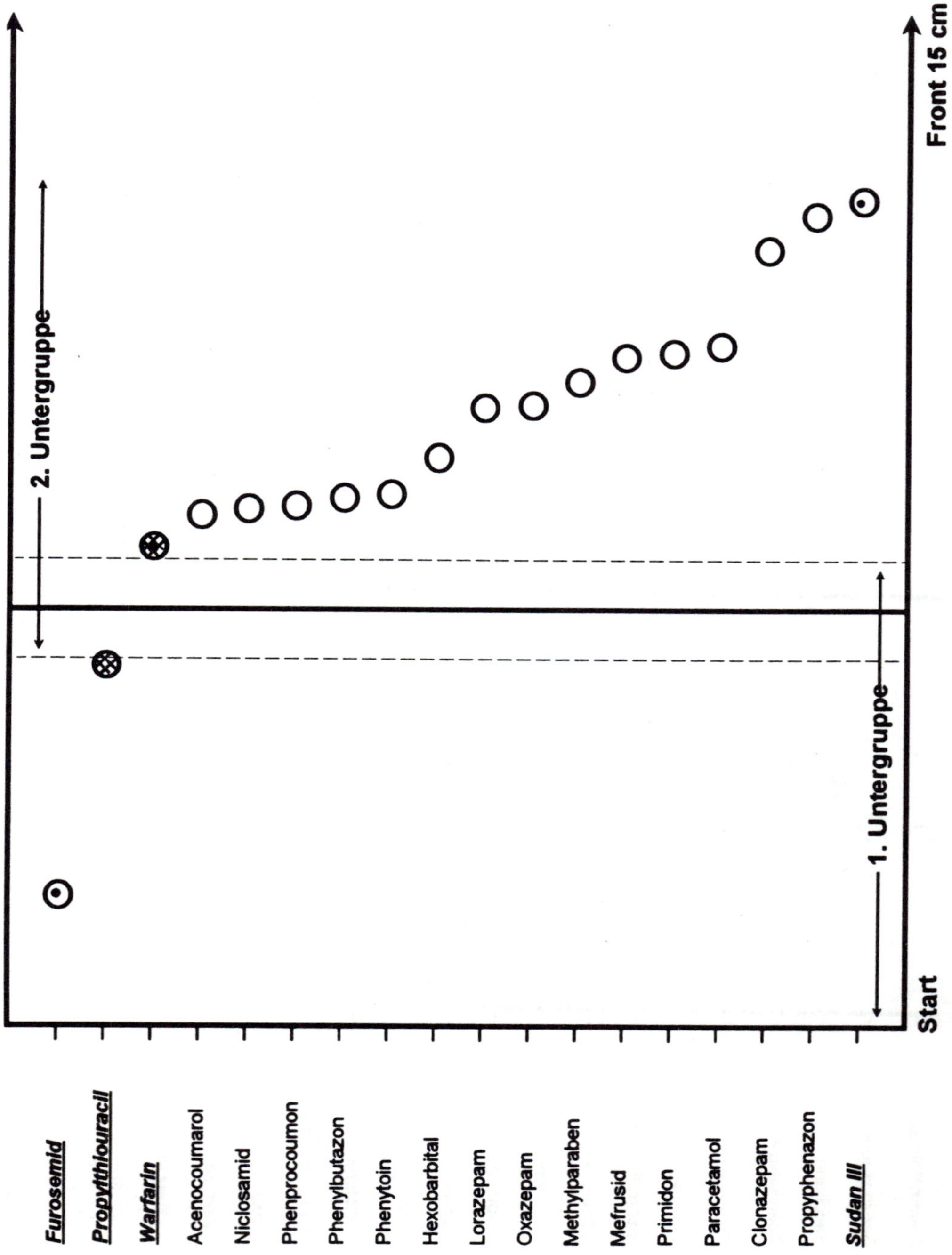
Front 15 cm
Start
1. Untergruppe
2. Untergruppe
Furosemid
Propylthiouracil
Warfarin
Acenocoumarol
Niclosamid
Phenprocoumon
Phenylbutazon
Phenytoin
Hexobarbital
Lorazepam
Oxazepam
Methylparaben
Mefrusid
Primidon
Paracetamol
Clonazepam
Propyphenazon
Sudan III

IA: 1. Untergruppe

Fließmittel: Toluol + Aceton + HCOOH
= 60 + 39 + 1 (ml)
Laufstrecke: 15 cm in 40 min

Detektion: s. 8.6.1.1

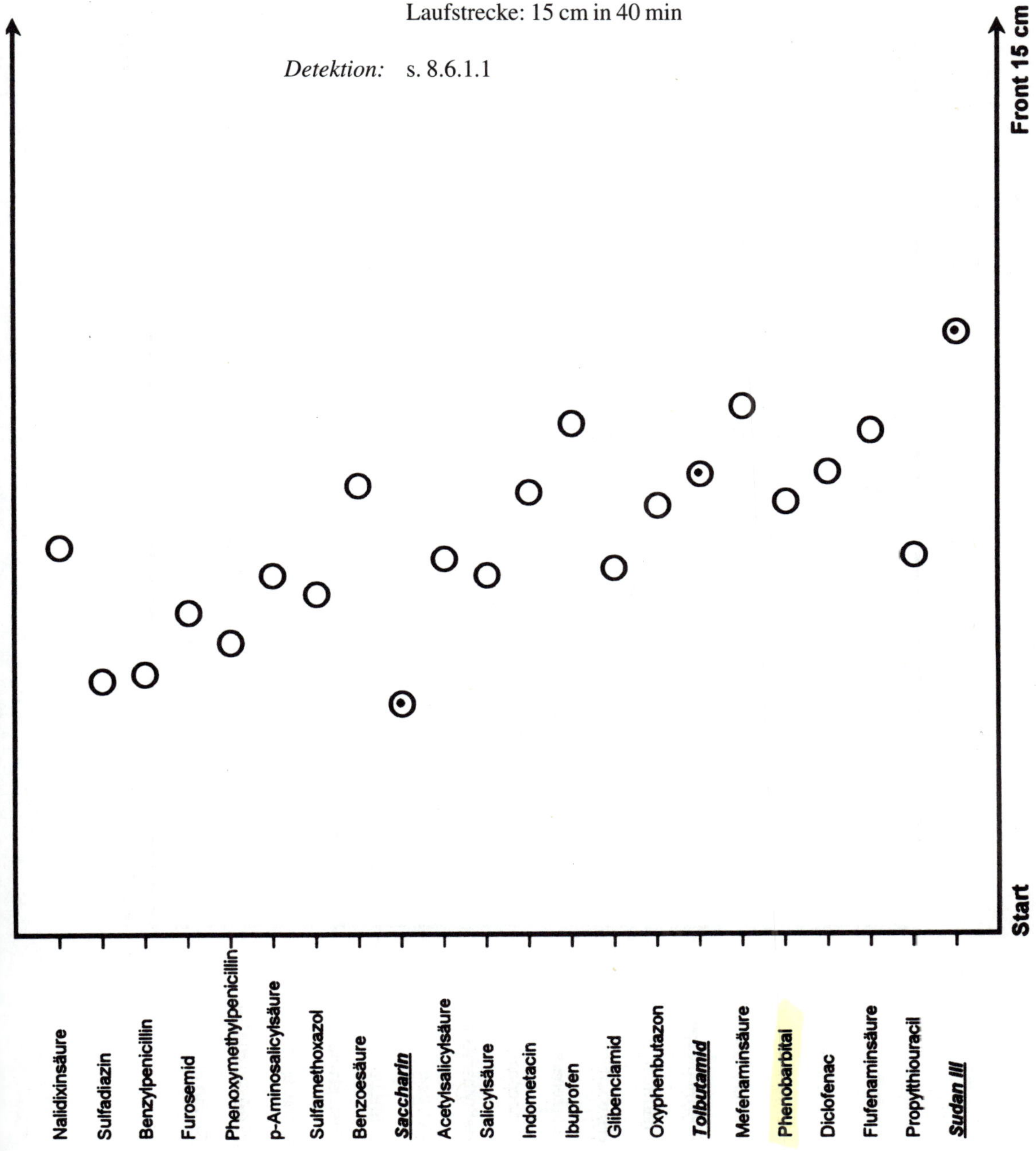

IA: 2. Untergruppe

Fließmittel: Toluol + Dioxan + HCOOH
= 70 + 29 + 1 (ml)
Laufstrecke: 15 cm in 60 min

Detektion: s. 8.6.1.1

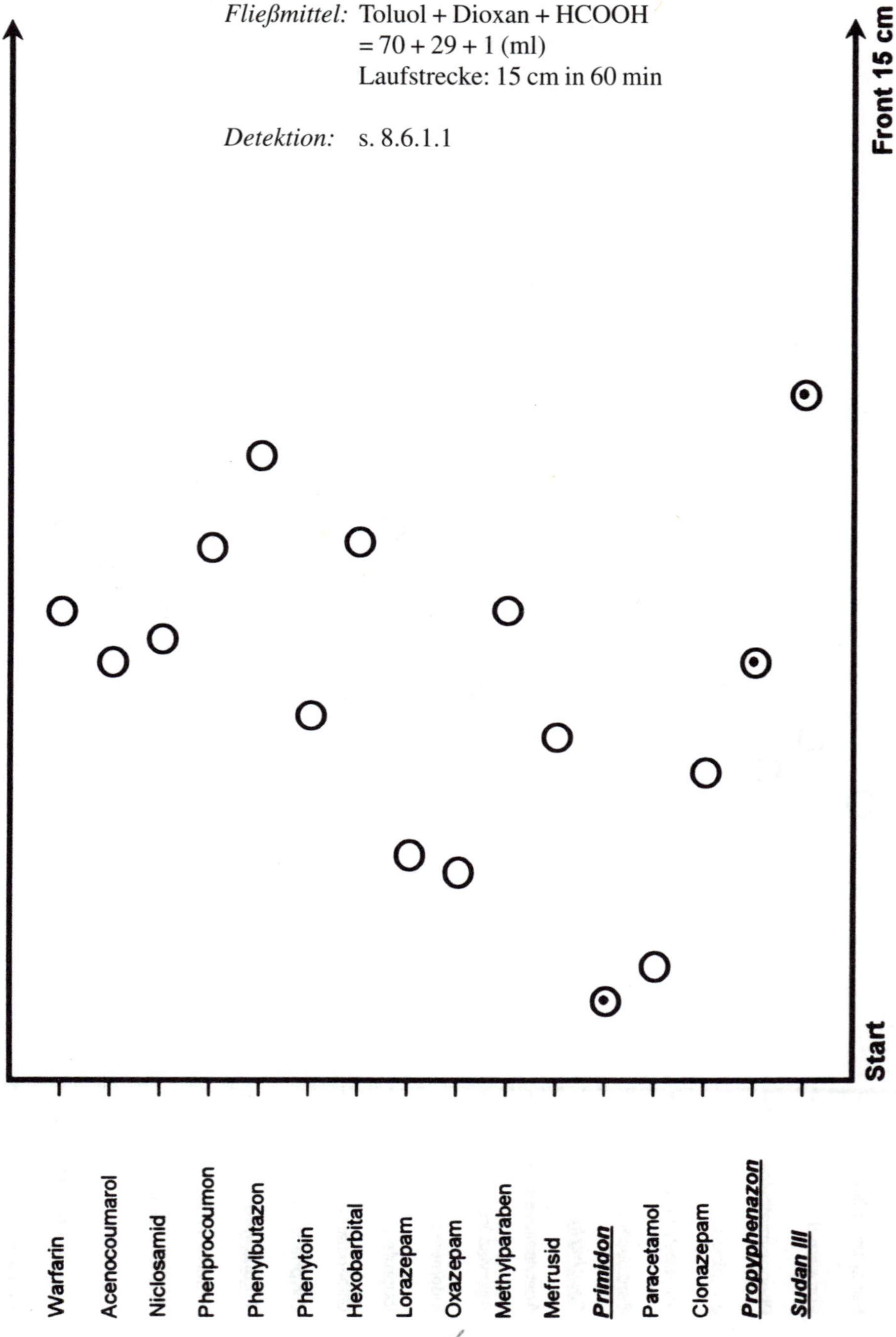

8.5.1.2 IB: Neutralstoffe

Fließmittel: Toluol + Methanol
= 80 + 20 (ml)
Laufstrecke: 15 cm in 35 min

Detektion: s. 8.6.1.2

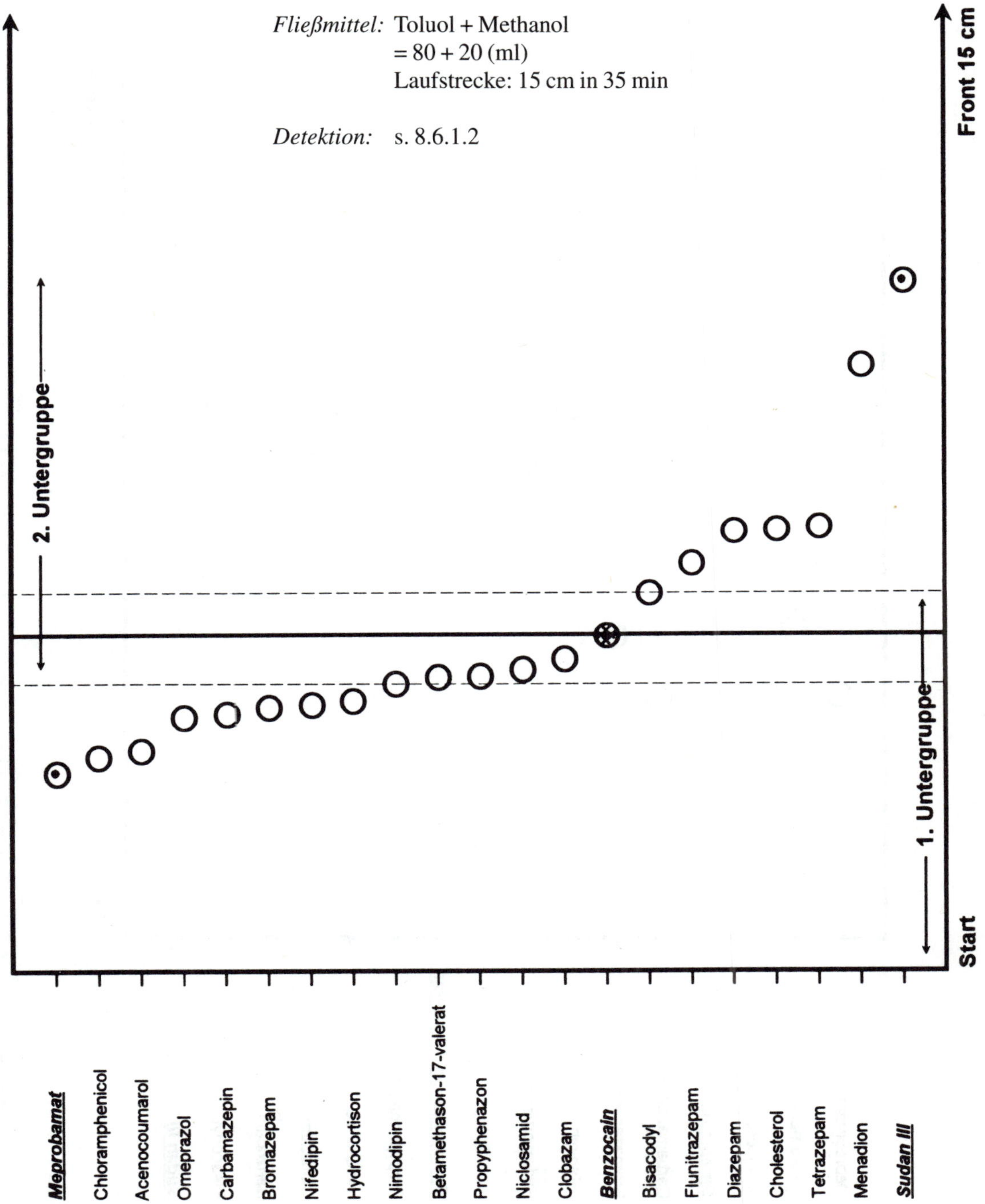

IB: 1. Untergruppe

Fließmittel: Toluol + Aceton
= 60 + 40 (ml)
Laufstrecke: 15 cm in 30 min

Detektion: s. 8.6.1.2

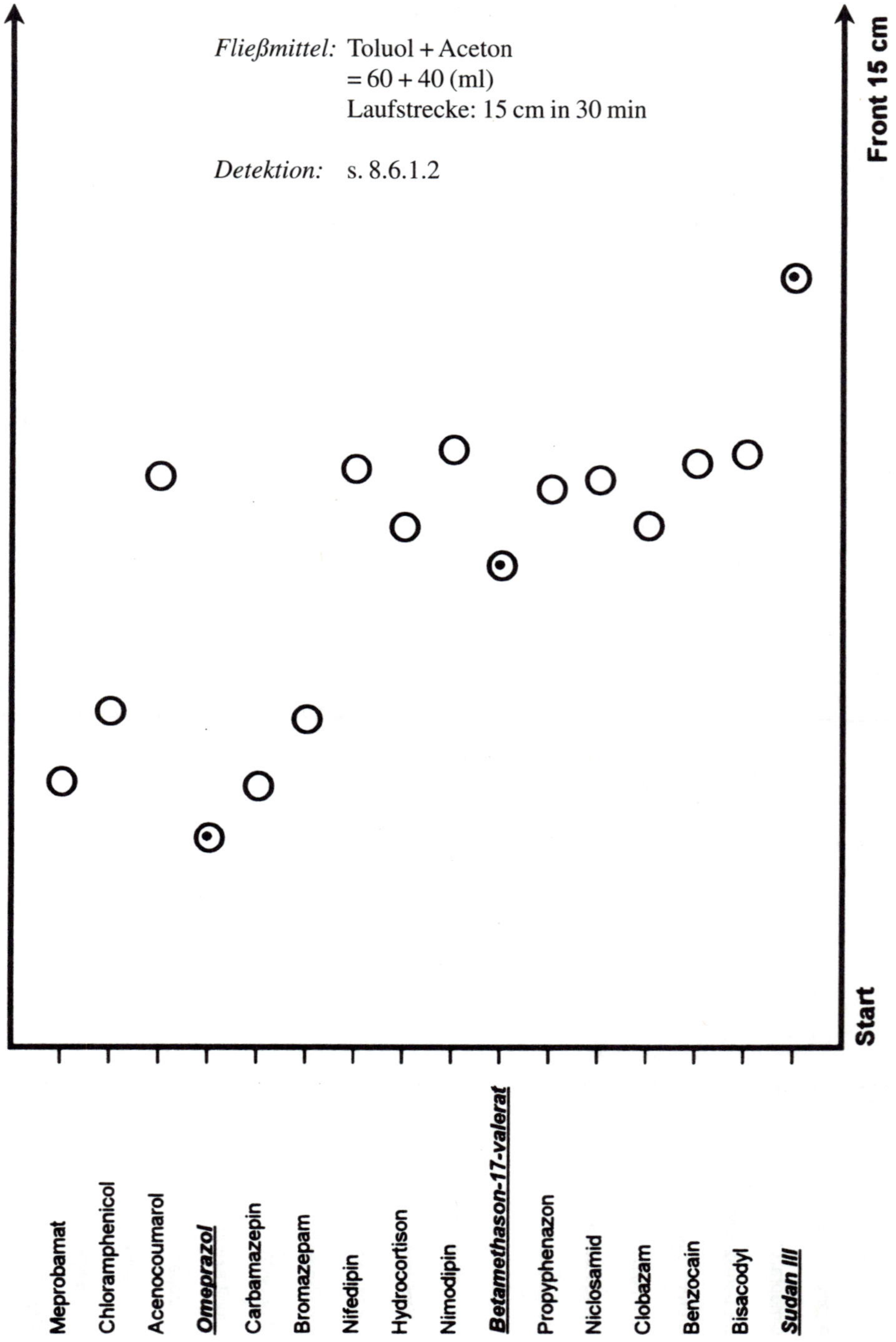

IB: 2. Untergruppe

Fließmittel: Cyclohexan + Aceton
= 70 + 30 (ml)
Laufstrecke: 15 cm in 35 min

Detektion: s. 8.6.1.2

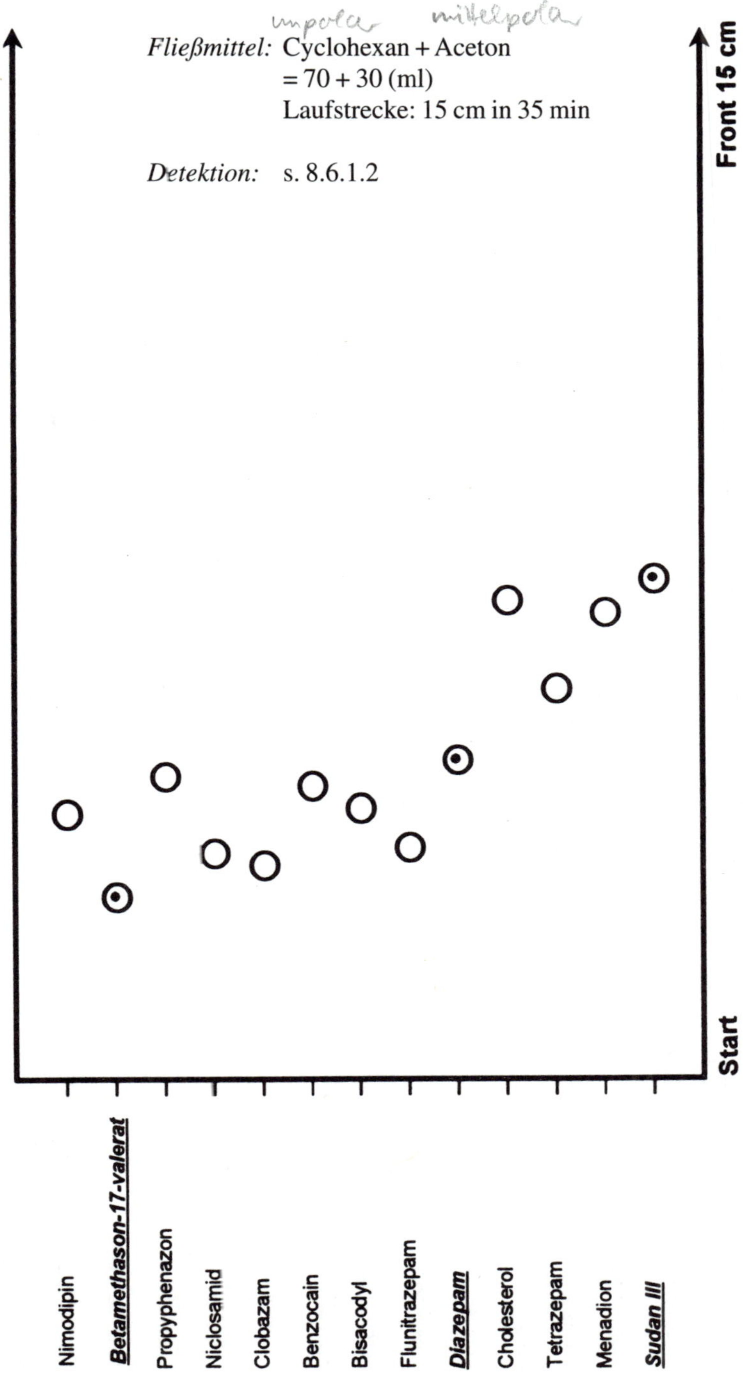

8.5.2 II: IBMK-Auszug aus weinsaurem Milieu

Fließmittel: Ethylacetat + Methanol + NH_3 (25%)
= 85 + 10 + 5 (ml)
Laufstrecke: 15 cm in 40 min

Detektion: s. 8.6.2

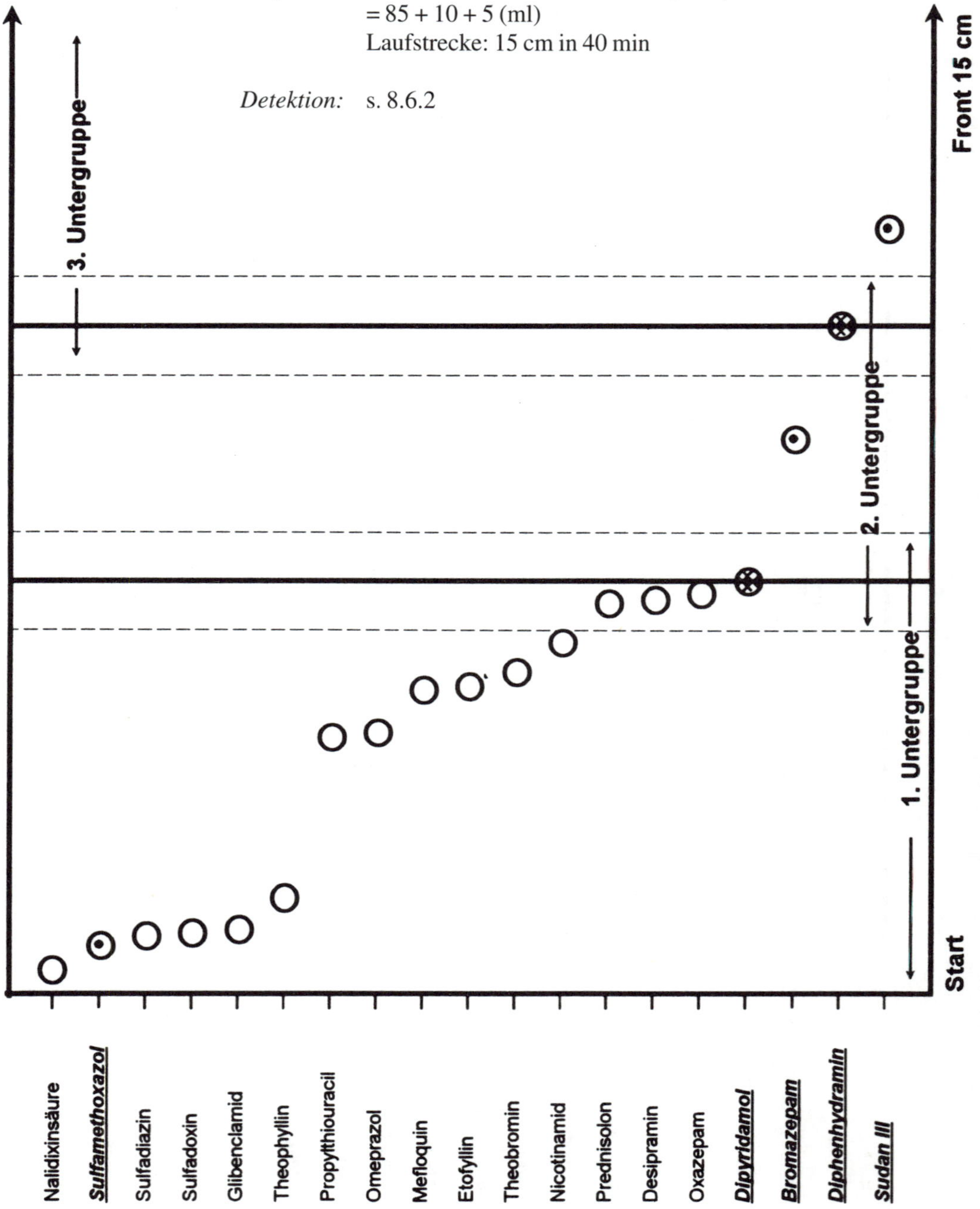

II – 1. Fortsetzung

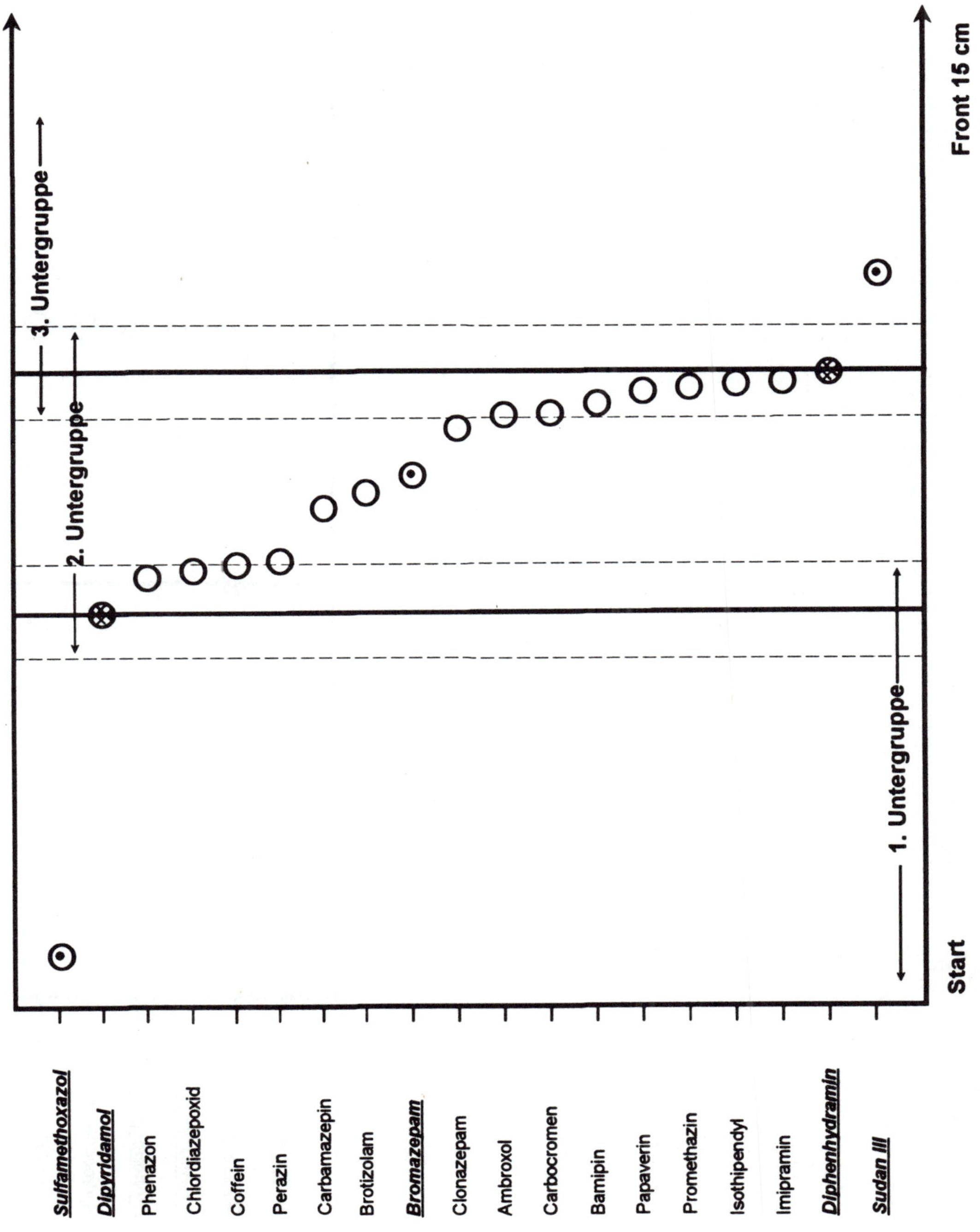

II – 2. Fortsetzung

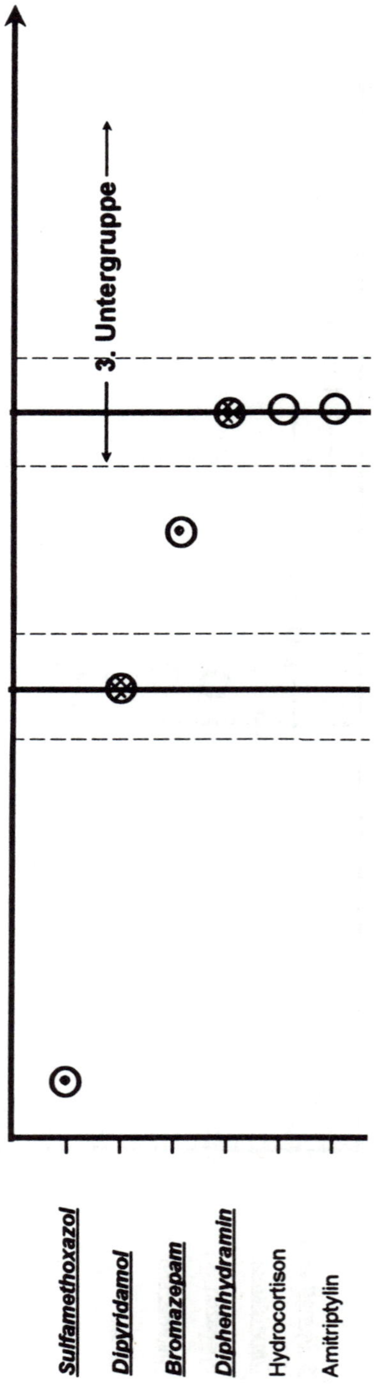

II – 2. Fortsetzung

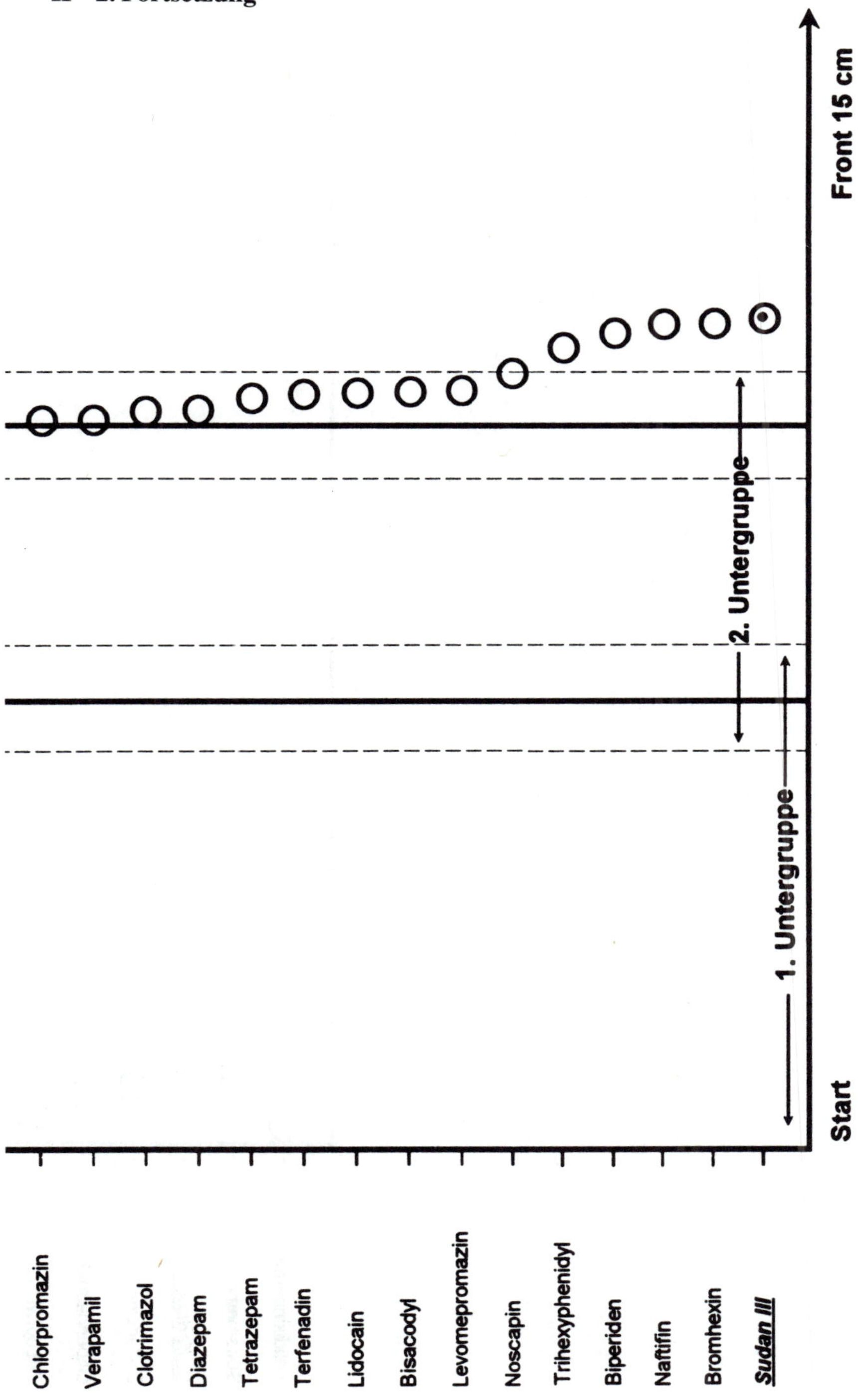

II: 1. Untergruppe

Fließmittel: Toluol + Aceton + Diethylamin
= 35 + 60 + 5 (ml)
Laufstrecke: 15 cm in 30 min

Detektion: s. 8.6.2

II: 1. Untergruppe Fortsetzung

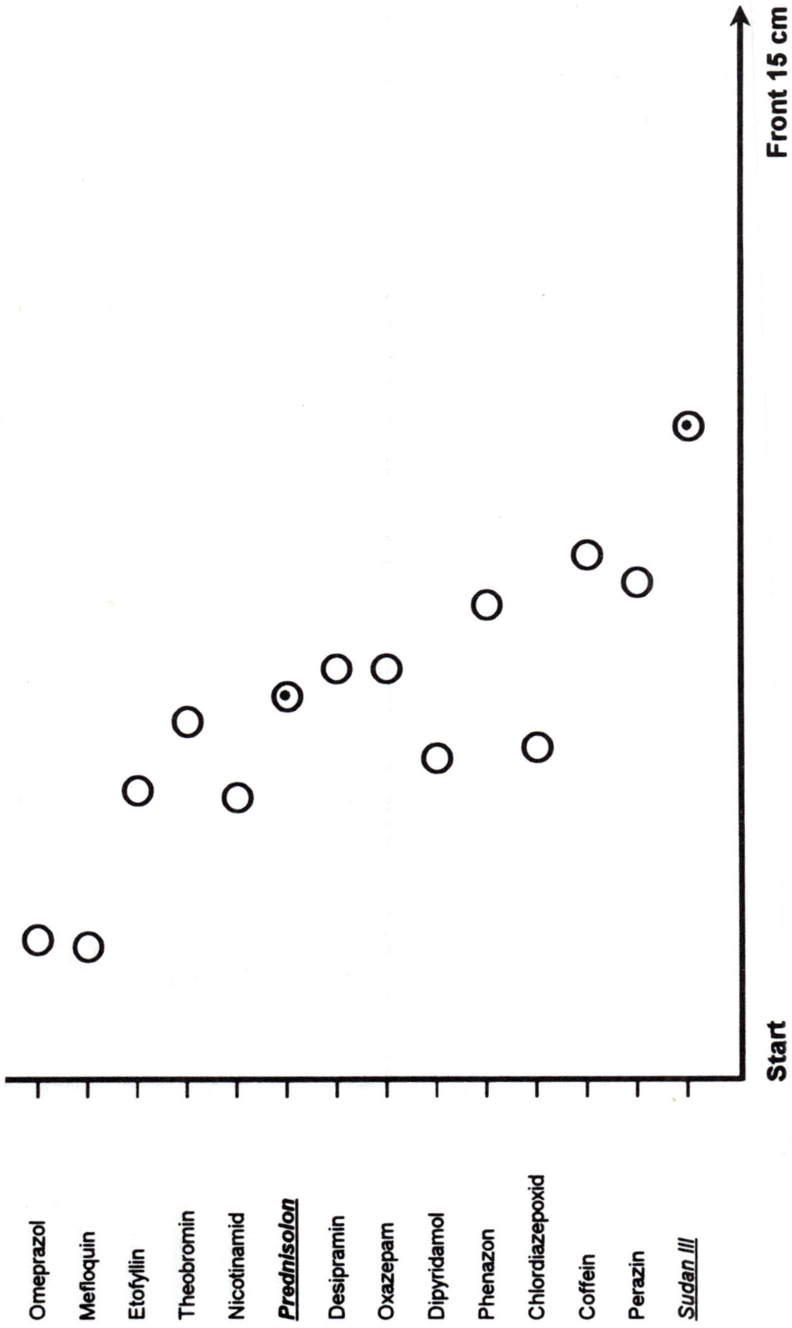

II: 2. Untergruppe

Fließmittel: Toluol + Aceton + Diethylamin
= 65 + 30 + 5 (ml)
Laufstrecke: 15 cm in 30 min

Detektion: s. 8.6.2

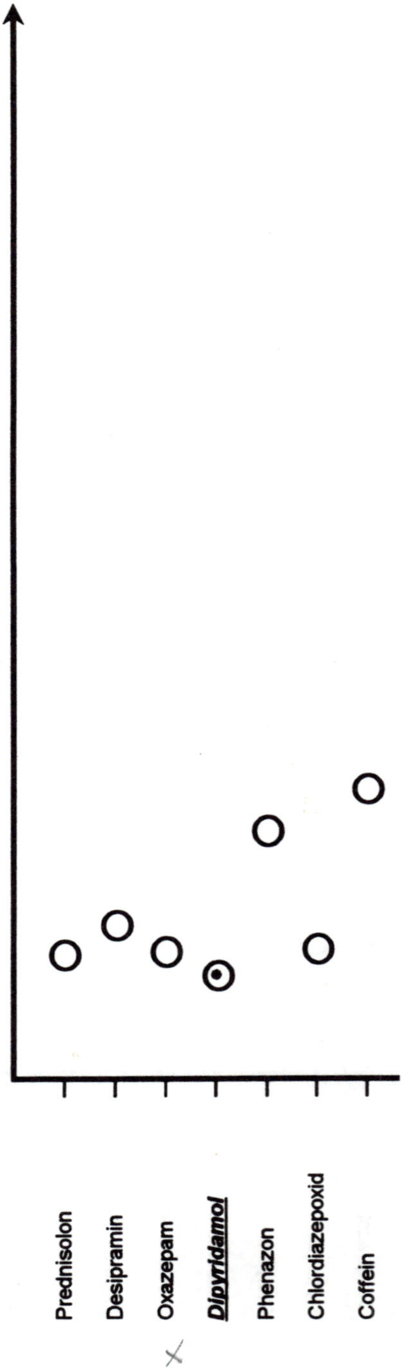

II: 2. Untergruppe Fortsetzung

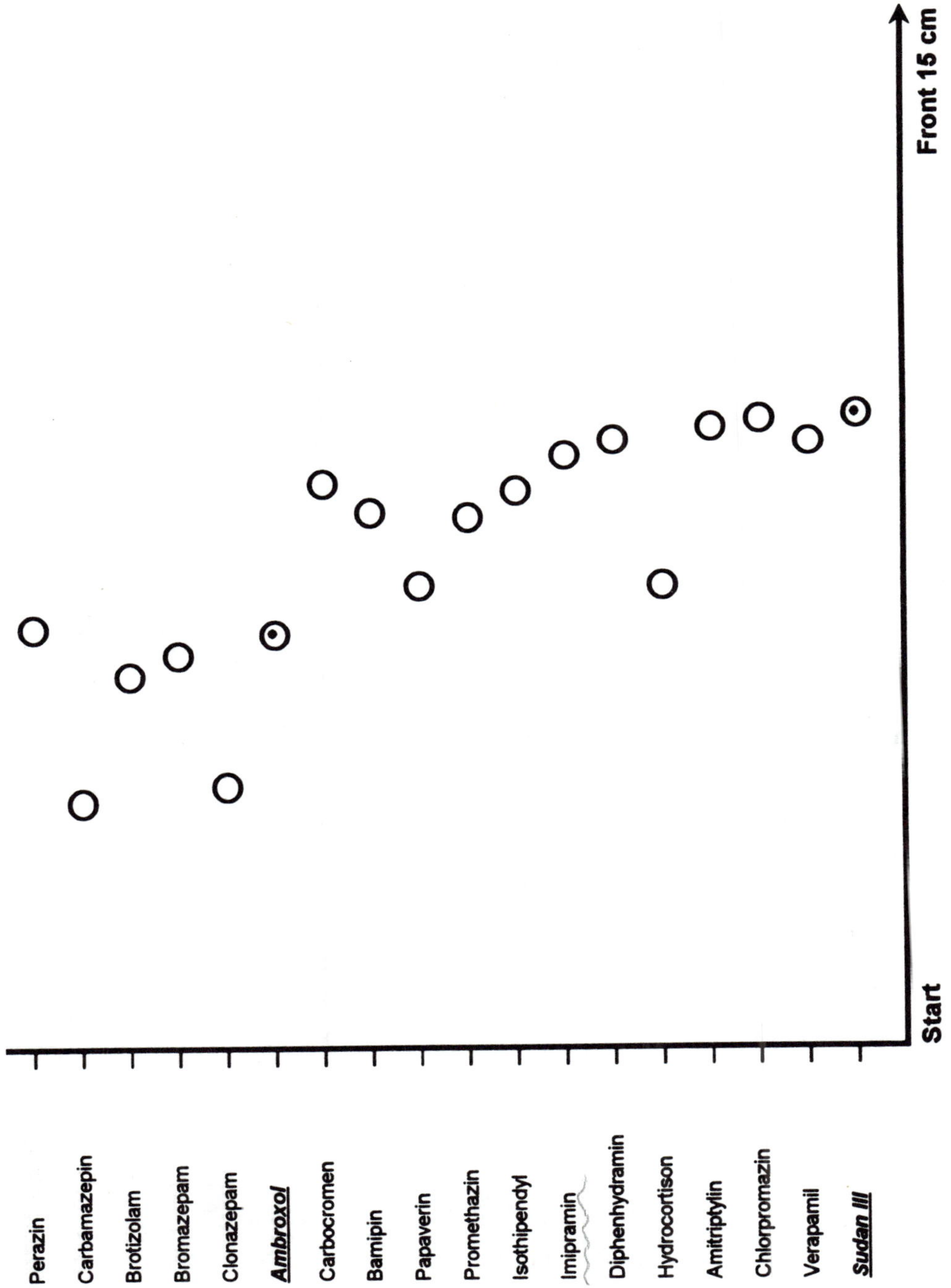

II: 3. Untergruppe

Fließmittel: Toluol + Aceton + Diethylamin
= 80 + 15 + 5 (ml)
Laufstrecke: 15 cm in 30 min

Detektion: s. 8.6.2

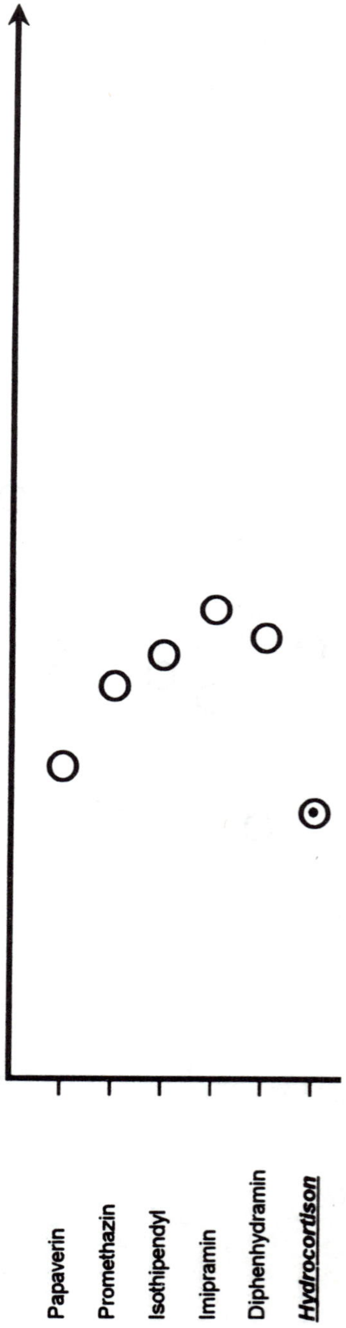

II: 3. Untergruppe Fortsetzung

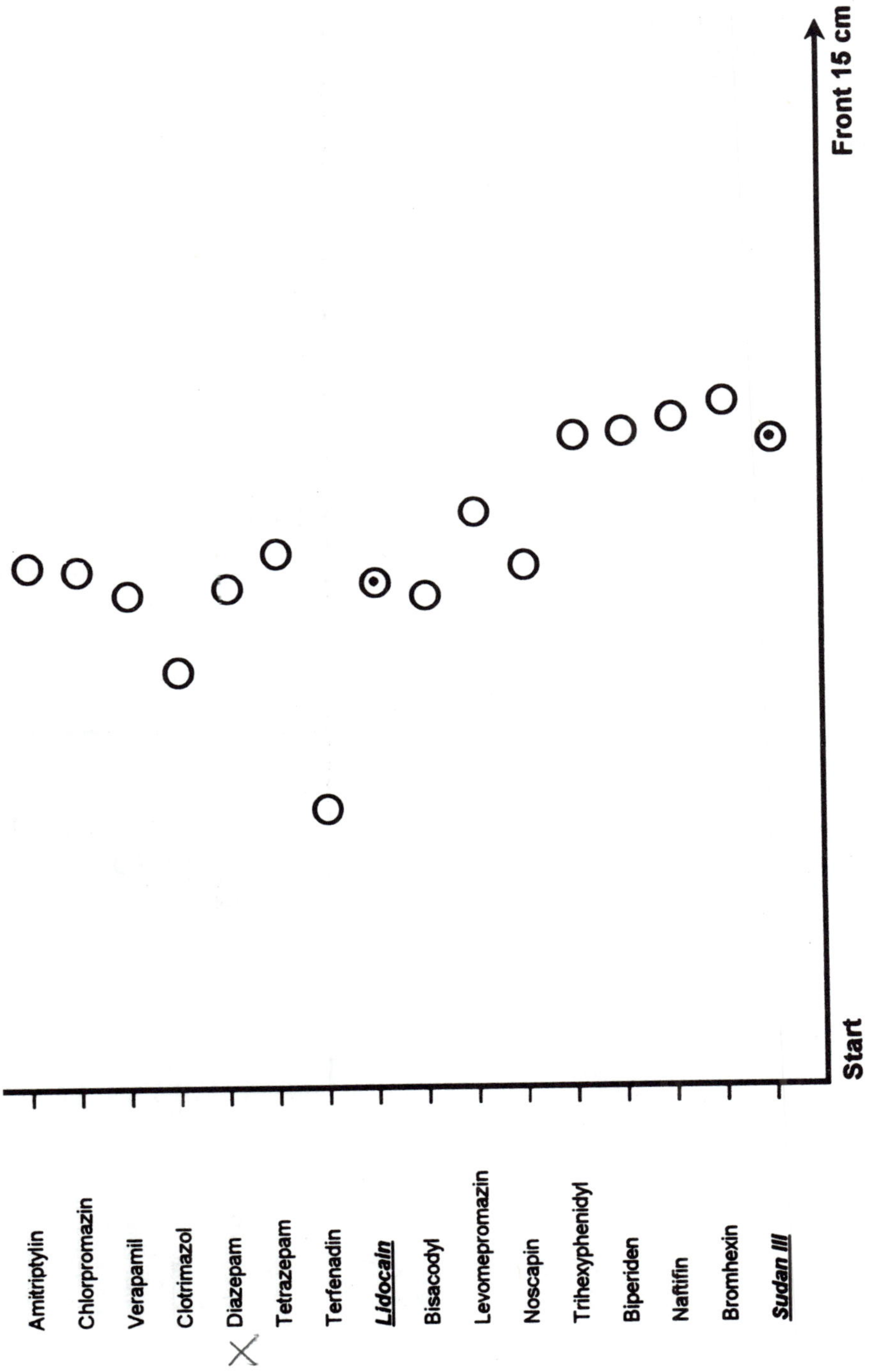

8.5.3 III: Etherauszug aus natronalkalischem Milieu

Fließmittel: Ethylacetat + Methanol + NH_3 (25%)
= 85 + 10 + 5 (ml)
Laufstrecke: 15 cm in 40 min

Detektion: s. 8.6.3

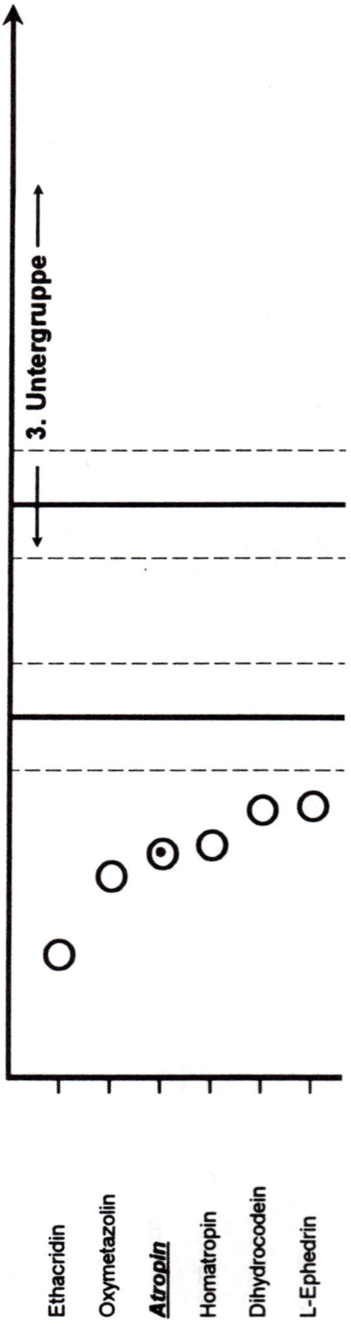

III-Fortsetzung

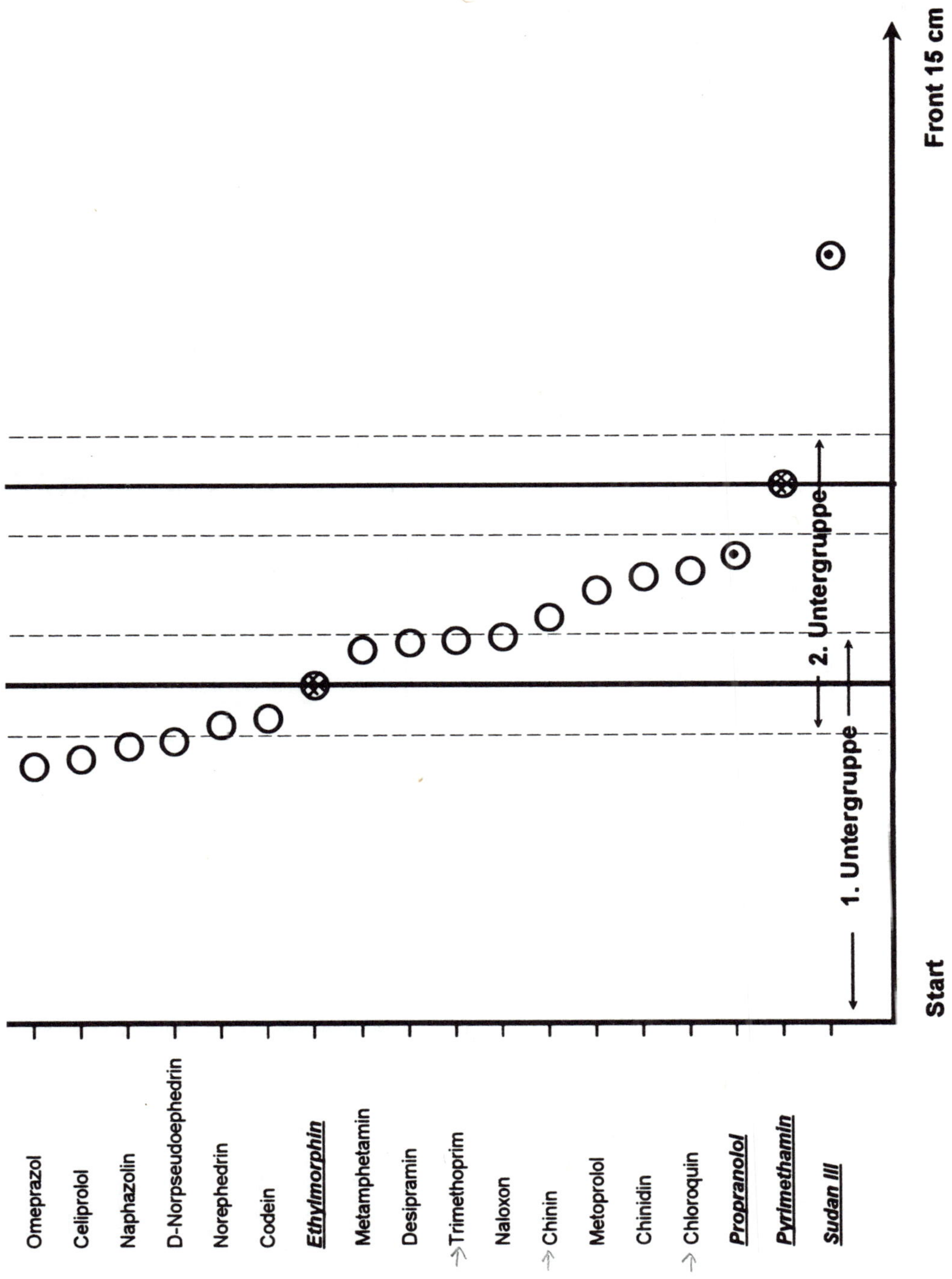

III-Fortsetzung

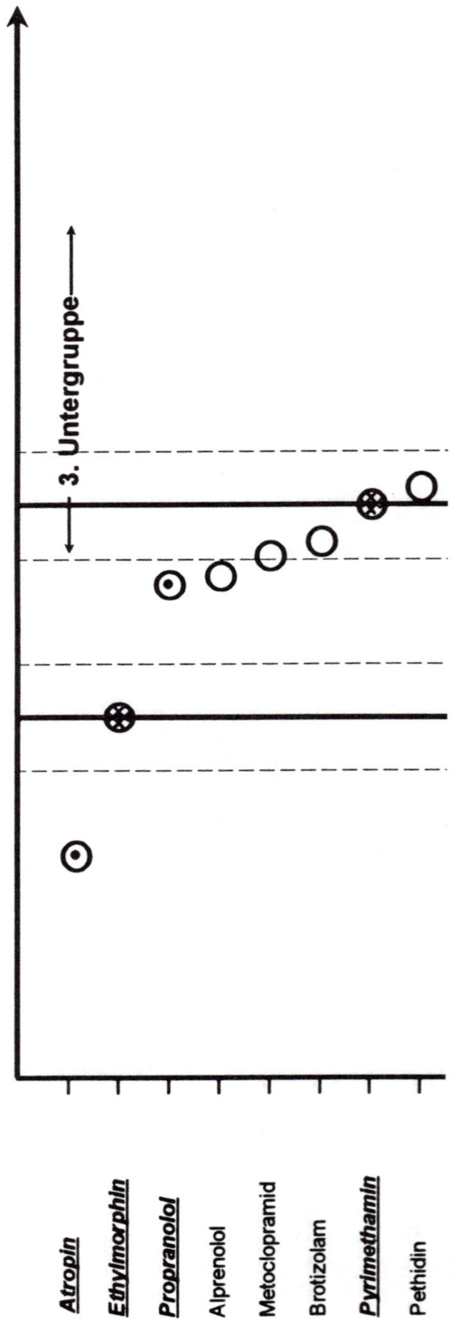

III-Fortsetzung

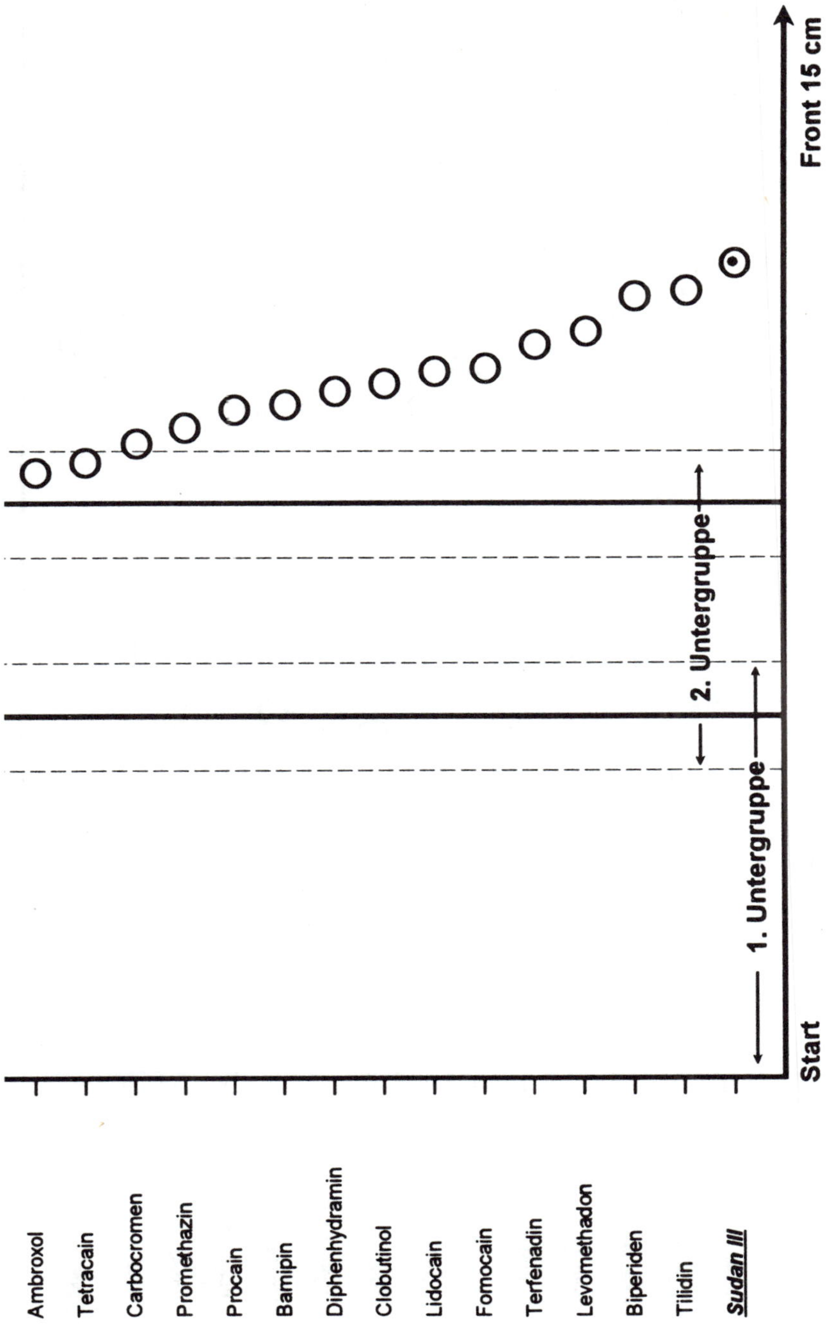

III: 1. Untergruppe

Fließmittel: Aceton + NH_3 (25%)
= 96 + 4 (ml)
Laufstrecke: 15 cm in 30 min

Detektion: s. 8.6.3

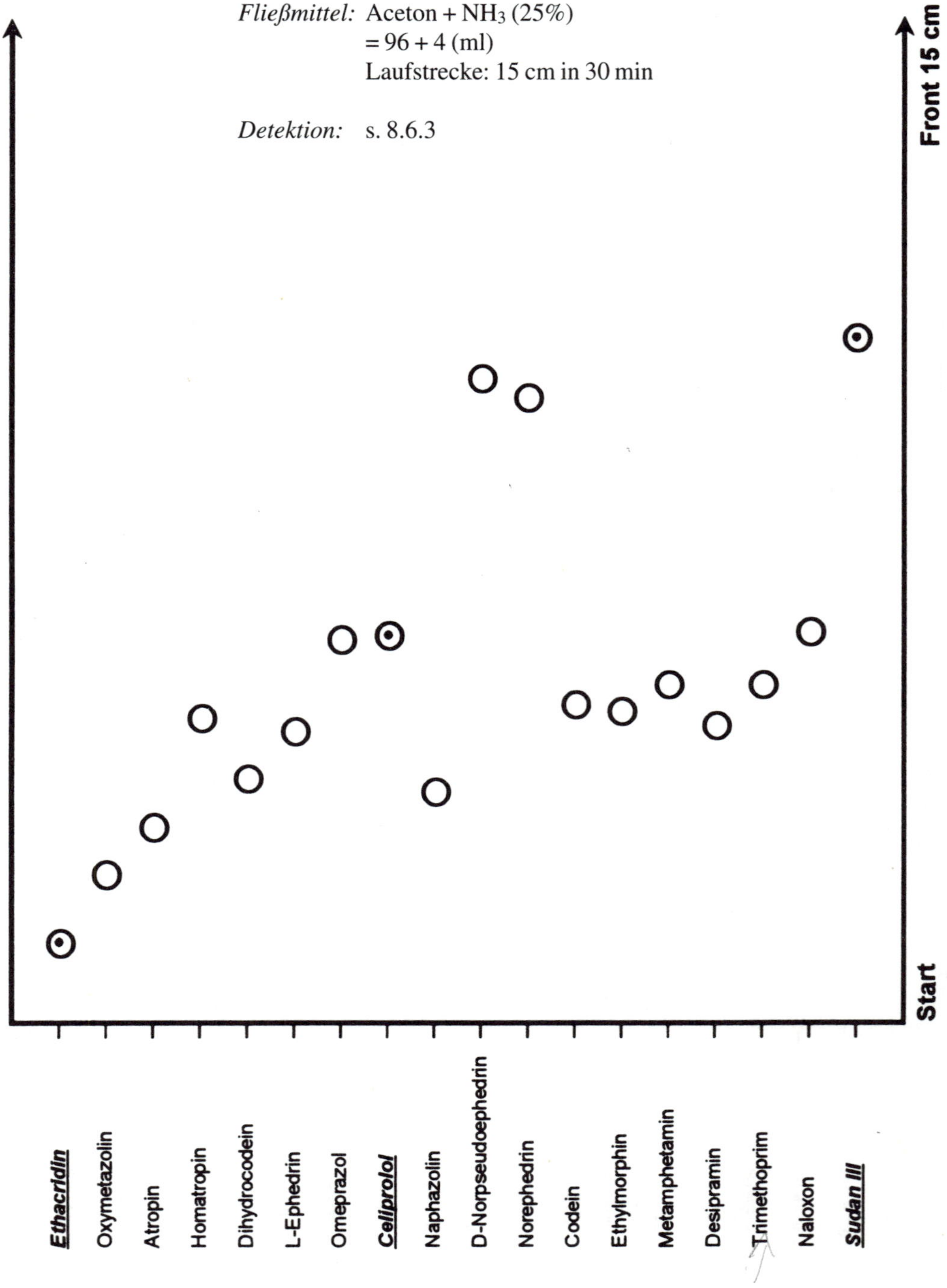

III: 2. Untergruppe

Fließmittel: Aceton + Methanol + NH_3 (25%)
= 80 + 20 + 2 (ml)
Laufstrecke: 15 cm in 30 min

Detektion: s. 8.6.3

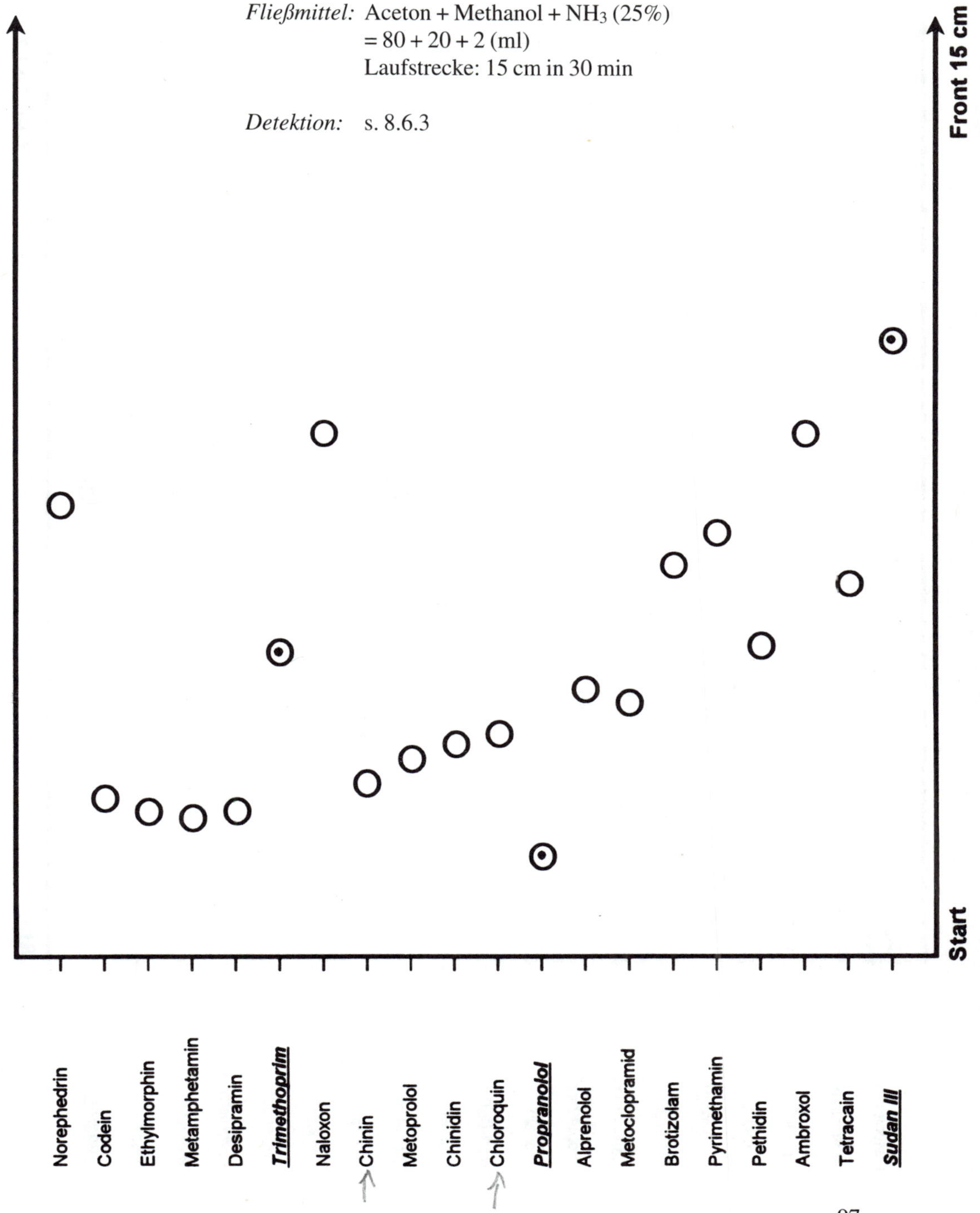

III: 3. Untergruppe

Fließmittel: Clyclohexan + Toluol + Diethylamin
= 70 + 25 + 5 (ml)
Laufstrecke: 15 cm in 45 min

Detektion: s. 8.6.3

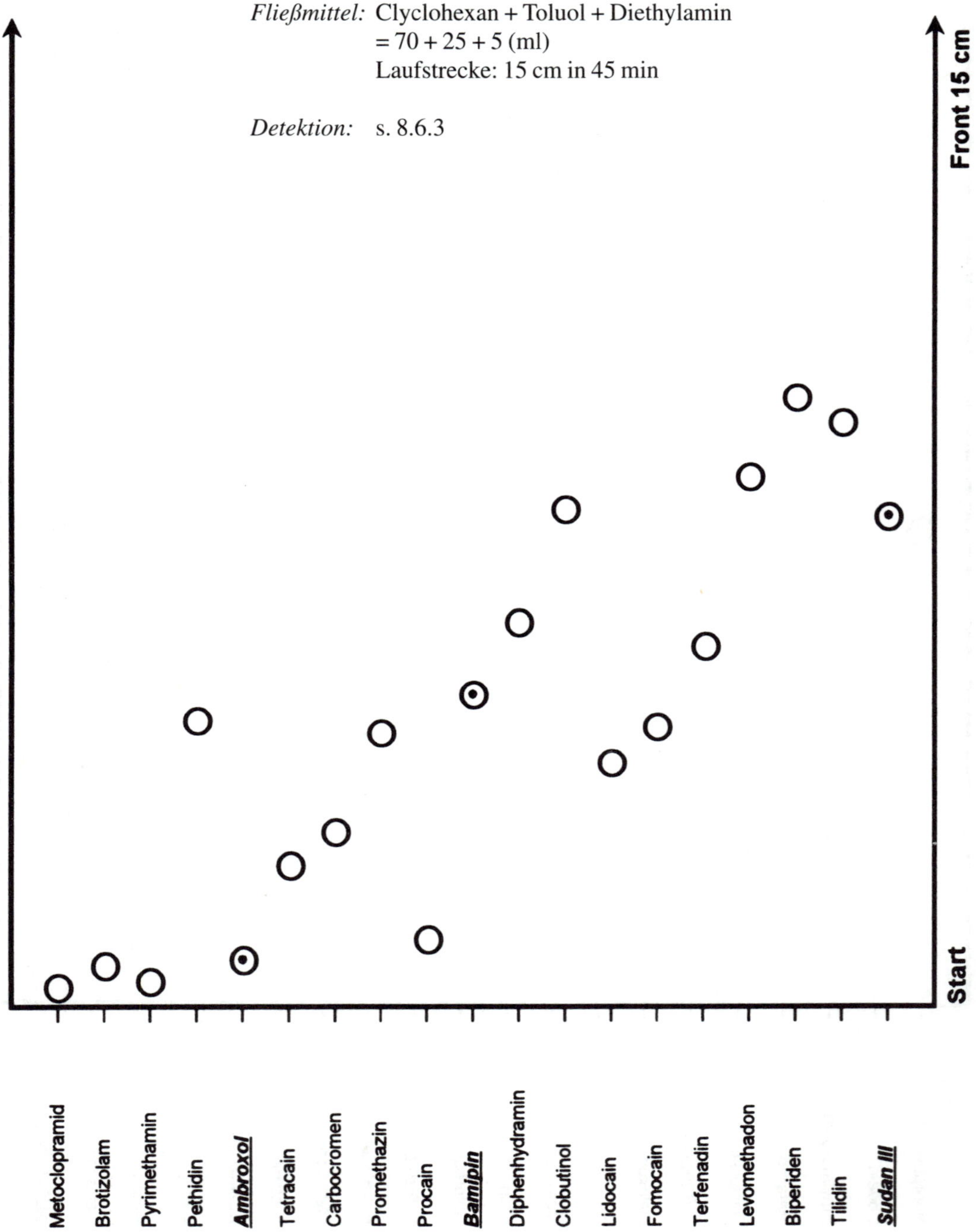

8.5.4 IV: IBMK-Isopropanol-Auszug aus ammoniakalischem Milieu

Fließmittel: Ethylacetat + Aceton + Diethylamin = 55 + 25 + 20 (ml)
Laufstrecke: 15 cm in 35 min

Detektion: s. 8.6.3

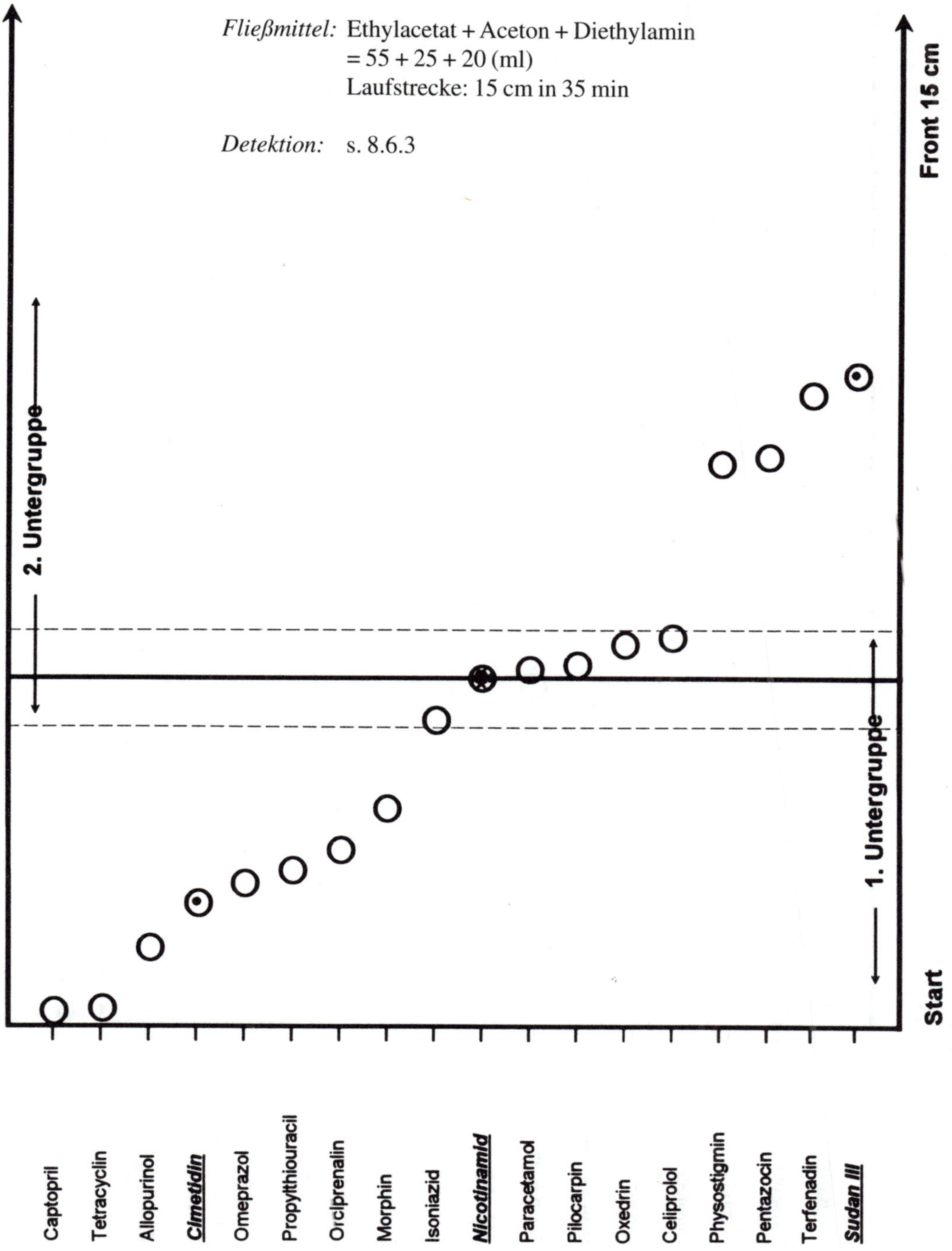

VI: 1. Untergruppe

Fließmittel: Toluol + 2-Propanol + NH_3 (25%)
= 30 + 60 + 10 (ml)
Laufstrecke: 15 cm in 70 min

Sorbens: DC-Fertigplatte Kieselgel 60/
Kieselgur F_{254} „Merck“

Detektion: s. 8.6.4

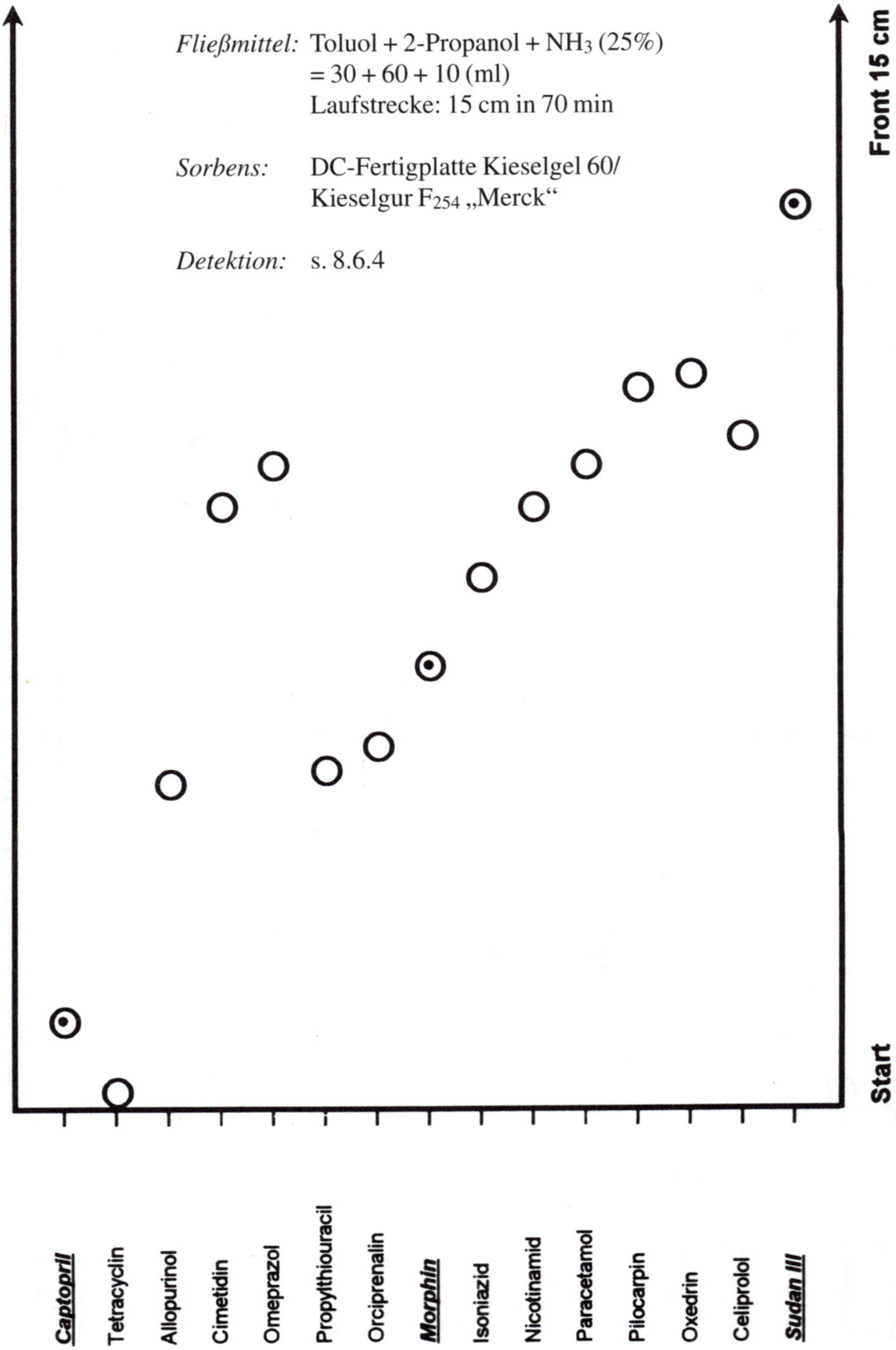

VI: 2. Untergruppe

Fließmittel: Toluol + 2-Propanol + Diethylamin
= 70 + 20 + 10 (ml)
Laufstrecke: 15 cm in 70 min

Sorbens: Kieselgel 60/Kieselgur F_{254}

Detektion: s. 8.6.4

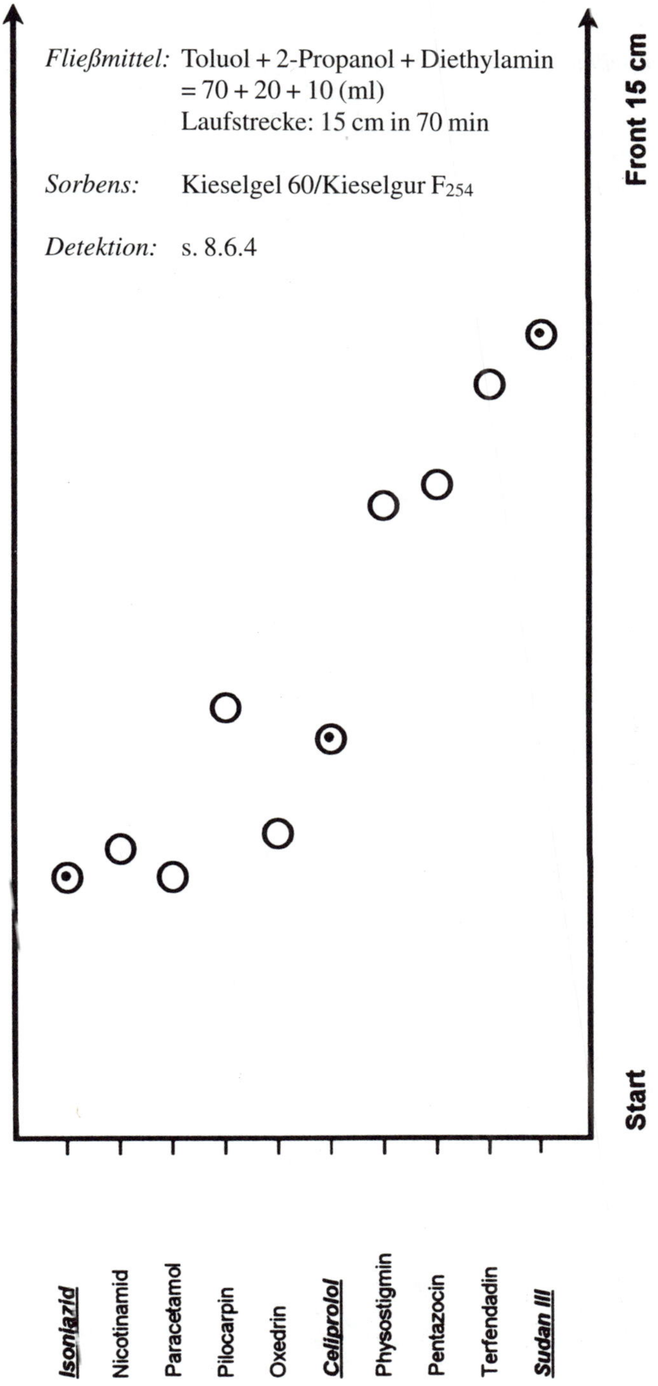

8.5.5 V: Nichtausschüttelbare Substanzen

Fließmittel: Toluol + Ethanol + Essigsäure
= 50 + 40 + 10 (ml)
Laufstrecke: 15 cm in 70 min

Detektion: s. 8.6.5

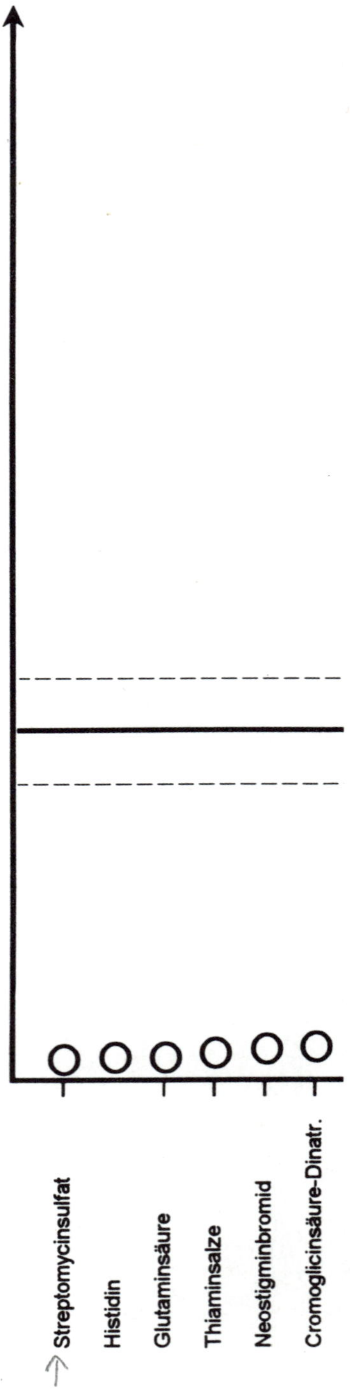

V-Fortsetzung

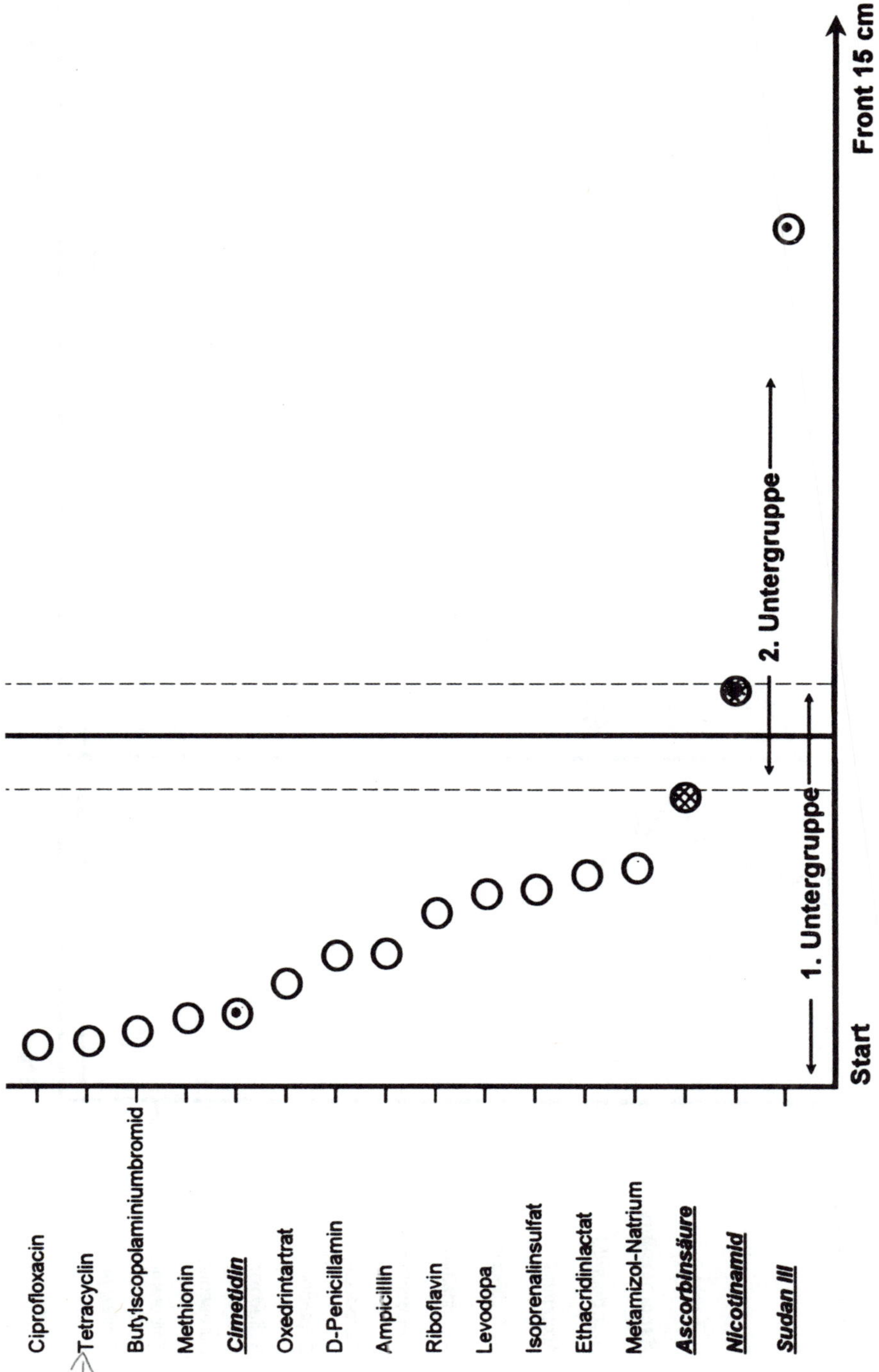

V-Fortsetzung

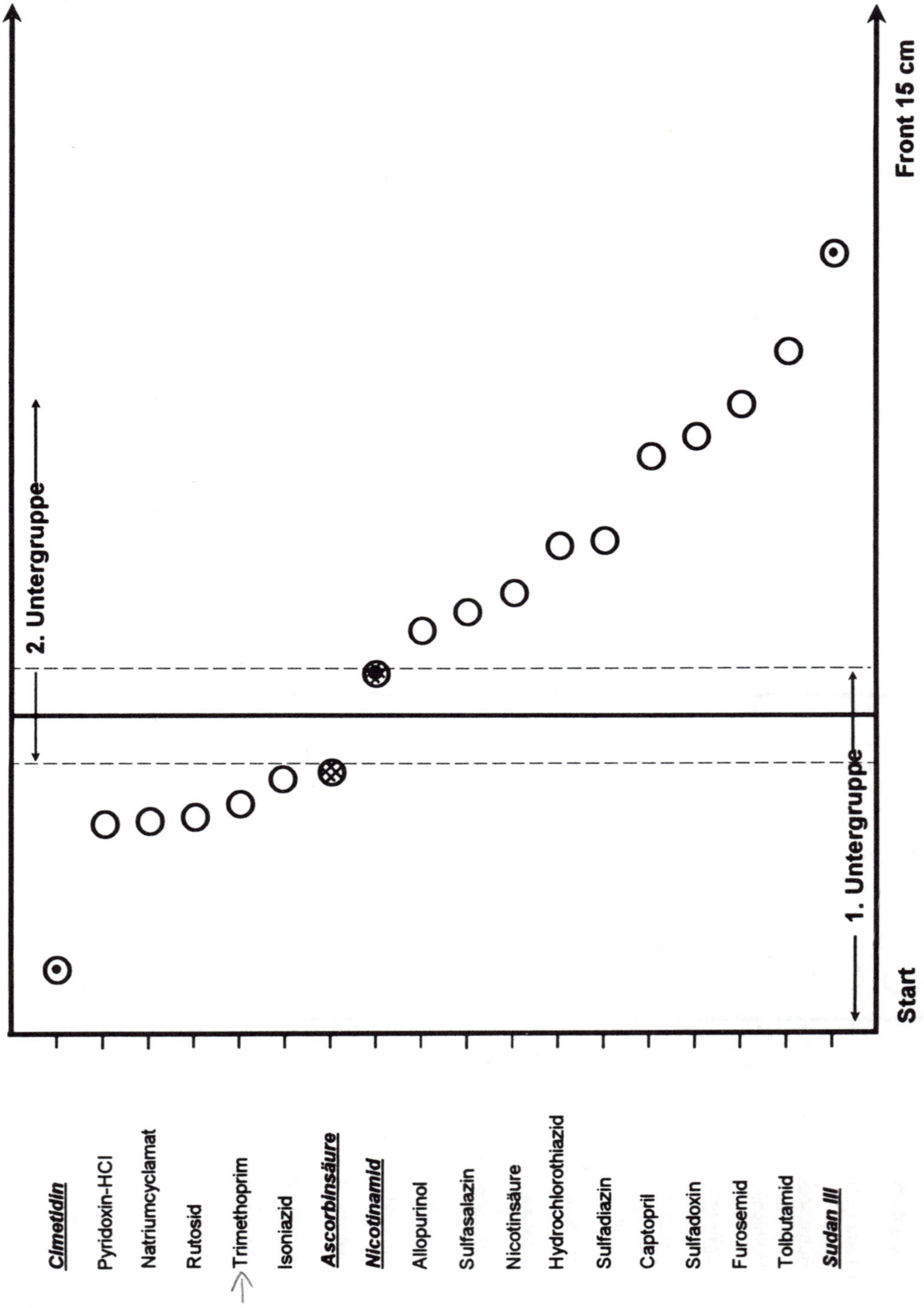

V: 1. Untergruppe

Fließmittel:	n-Butanol + Eisessig + Wasser = 70 + 15 + 15 (ml) Laufstrecke: 15 cm in 90 min
Sorbens:	Kieselgel 60/Kieselgur F_{254}
Detektion:	s. 8.6.5

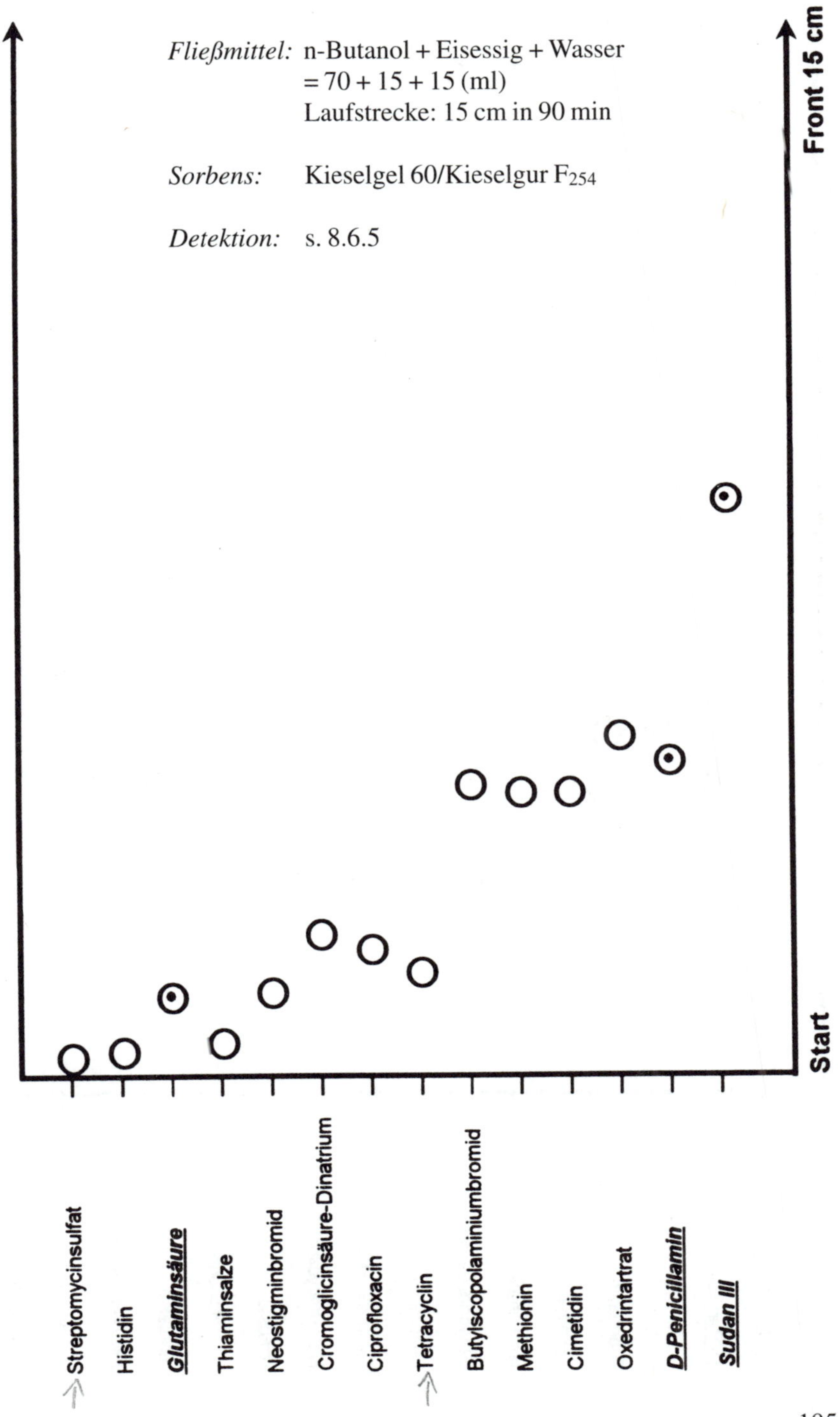

V: 1. Untergruppe – Fortsetzung

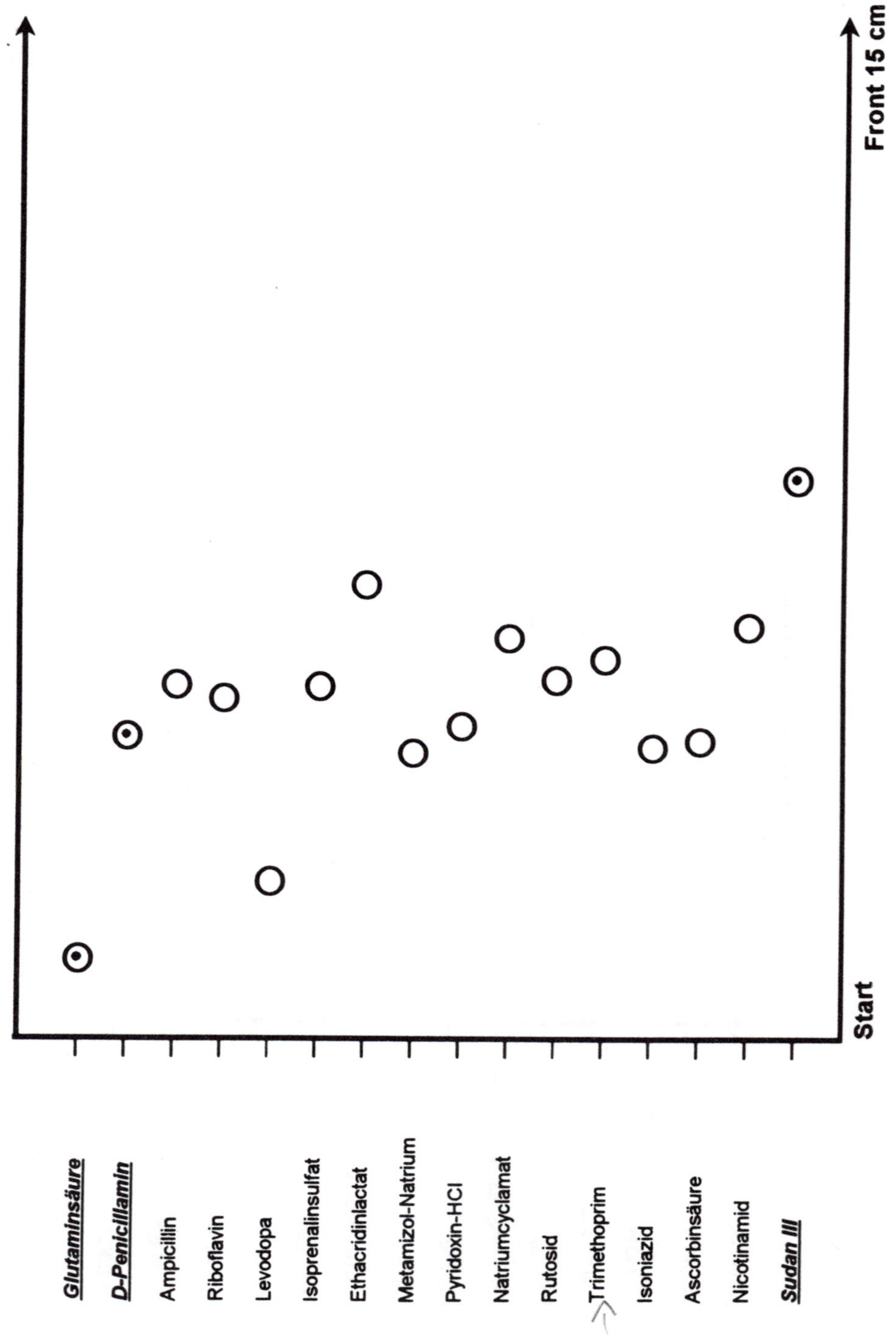

V: 2. Untergruppe

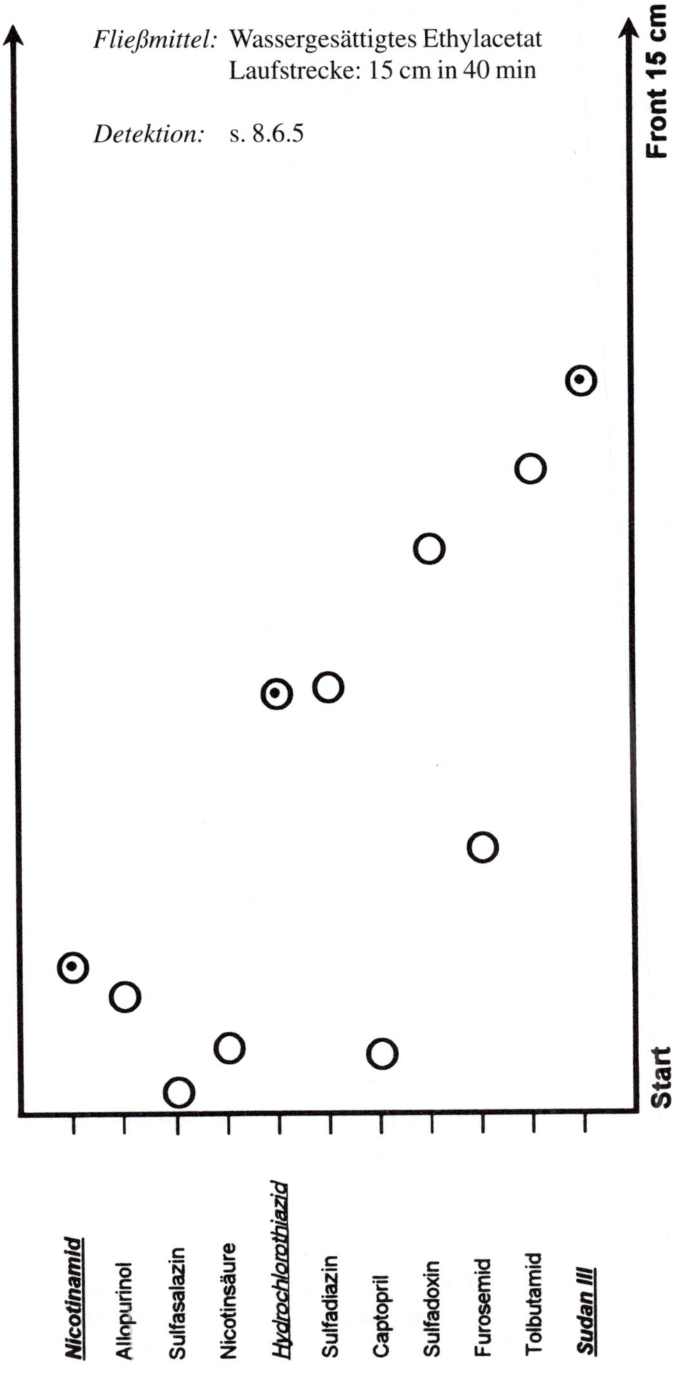

8.6 Detektion der Flecke nach dünnschichtchromatographischer Entwicklung

8.6.1.1 Fraktion IA: Etherauszug aus saurem Milieu (Säuren, Phenole, Ureide)

Eigenfarbe

gelb	Niclosamid	
gelbbraun	Furosemid	
braun	p-Aminosalicylsäure	Flufenaminsäure
olivbraun	Mefenaminsäure.	

UV

alle, schwach zu sehen ist Primidon.

Dragendorffs Reagenz

gelb	Saccharin	
gelb → braun	Oxazepam	Oxyphenbutazon
	Phenprocoumon	Phenylbutazon
	Propyphenazon	
orange	Clonazepam	Lorazepam
grün → violett	Mefenaminsäure.	

Ehrlichs Reagenz

gelb	Clonazepam	Lorazepam
	Paracetamol	
gelborange	Phenylbutazon	Sulfamethoxazol
rosa	Diclofenac (schwach)	
braun	p-Aminosalicylsäure	Furosemid
	Oxazepam	
oliv/blaugrün	Oxyphenbutazon	Warfarin.

Eisen(III)-chlorid-Reagenz

gelb	Acetylsalicylsäure	Diclofenac
	Ibuprofen	Nalidixinsäure
	Phenprocoumon	
orange	Furosemid	Mefenaminsäure
braunviolett	p-Aminosalicylsäure	Flufenaminsäure
violett	Salicylsäure.	

Eisen(III)-chlorid-Kaliumhexacyanoferrat(III)-Reagenz

gelb	Nalidixinsäure	Niclosamid
	Oxyphenbutazon	Paracetamol
	Phenylbutazon	

orange	Flufenaminsäure	Ibuprofen
	Mefenaminsäure	
blauviolett	Acetylsalicylsäure	p-Aminosalicylsäure
	Salicylsäure	Sulfamethoxazol
	Warfarin	
türkis	Benzylpenicillin	Diclofenac
	Propylthiouracil.	

Ninhydrin-Reagenz

gelb	Clonazepam	Diclofenac
	Lorazepam	
rosa	Benzylpenicillin	Phenoxymethylpenicillin
	Sulfamethoxazol	Tolbutamid
violett	Oxyphenbutazon	
graugrün	Mefenaminsäure.	

Vanillin-Schwefelsäure

gelb	Clonazepam	Lorazepam
rosa	Diclofenac	
braun	Acenocoumarol	p-Aminosalicylsäure
	Flufenaminsäure	Furosemid
	Hexobarbital	Indometacin
	Mefenaminsäure	Mefrusid
	Nalidixinsäure	
ocker	Oxazepam	
türkis	Phenoxymethylpenicillin	Salicylsäure
	Warfarin.	

8.6.1.2 Fraktion IB: Etherauszug aus saurem Milieu (Neutralstoffe)

Eigenfarbe

gelb	Benzocain	Menadion.

UV

alle, außer Cholesterol und Meprobamat.

Dragendorffs Reagenz

orange	Betamethason	Bisacodyl
	Bromazepam	Carbamazepin
	Clobazam	Clonazepam
	Diazepam	Flunitrazepam
	Hydrocortison	Menadion
	Omeprazol	Propyphenazon
ocker	Nifedipin	Nimodipin
braun → schwarz	Chloramphenicol.	

Ehrlichs Reagenz

gelb	Clonazepam	
gelb-orange	Benzocain	Bromazepam
	Meprobamat	
violett	Cholesterol.	

Eisen(III)-chlorid-Kaliumhexacyanoferrat(III)-Reagenz

gelb	Niclosamid	
blau	Benzocain	Omeprazol
	Propyphenazon	
türkis	Bisacodyl	Nifedipin
	Nimodipin	
graugrün	Hydrocortison	
grün	Menadion.	

Ninhydrin-Reagenz

gelb	Clonazepam	
orange	Nimodipin	
rosa	Benzocain	
violett	Chloramphenicol	
ocker	Bromazepam	Hydrocortison
	Nifedipin	Omeprazol
	Tetrazepam	
braun	Cholesterol.	

Vanillin-Schwefelsäure-Reagenz

gelb	Benzocain	Bromazepam
	Clonazepam	Meprobamat
braunorange	Hydrocortison	Nifedipin
	Nimodipin	
braun	Carbamazepin	Propyphenazon
rotviolett	Cholesterol	
violett	Bisacodyl	Flunitrazepam
	Menadion	Tetrazepam
grau	Betamethason	Clobazam
	Omeprazol.	

8.6.2 Fraktion II: Isobutylmethylketon-Auszug aus weinsaurem Milieu

Eigenfarbe

gelb	Dipyramidol.

UV

alle, außer Diphenhydramin und Lidocain (schwach).

Dragendorffs Reagenz
alle orange, außer Captopril, Etophyllin, Nalidixinsäure, Nicotinamid, Paracetamol, Propylthiouracil, Sulfadoxin, Sulfamethoxazol, Theobromin, Theophyllin und Verapamil.

Ehrlichs Reagenz

gelb	Ambroxol	Metoclopramid
	Omeprazol	
gelb → orange	Bromazepam	Bromhexin
	Captopril	Chlordiazepoxid
	Chlorpromazin	Clotrimazol
	Phenazon	Sulfamethoxazol
	Tetrazepam	
braun	Oxazepam	
blau	Levomepromazin	Promethazin
grün	Desipramin	Imipramin
	Perazin.	

Eisen(III)-chlorid-Iod-Reagenz

grau → graublau	Theobromin	Theophyllin
braunrot	Coffein	

die restlichen ocker braun; außer Hydrocortison, Nicotinamid und Sulfadoxin.

Eisen(III)-chlorid-Kaliumhexacyanoferrat(III)-Reagenz

gelb	Paracetamol	
blau	Desipramin	Omeprazol
	Sulfamethoxazol	
türkis	Bisacodyl	Propylthiouracil
grau-grün	Hydrocortison	
violett	Captopril.	

Ninhydrin-Reagenz

gelb	Noscapin	Papaverin
orange	Brotizolam	
rosa → violett	Ambroxol	Biperiden
	Chlordiazepoxid	Desipramin
	Glibenclamid	Lidocain
	Promethazin	Sulfamethoxazol
violett	Mefloquin	Omeprazol
blauviolett	Terfenadin	
ocker	Bromazepam.	

Schwefelsäure, methanolisch

gelb	Bromazepam	Clotrimazol
	Dipyramidol	Isothipendyl
	Tetrazepam	

rosa	Perazin	
violett	Bisacodyl	Chlorpromazin
	Levomepromazin	Promethazin
blau	Desipramin	Imipramin
türkis	Biperiden.	

Vanillin-Schwefelsäure-Reagenz

gelb	Ambroxol	Clotrimazol
	Diphenhydramin	Dipyramidol
	Metoclopramid	Sulfamethoxazol
orange	Hydrocortison	
rot	Chlorpromazin	Perazin
	Promethazin	
braun	Carbamazepin	Isothipendyl
	Nalidixinsäure	Tetrazepam
ocker	Oxazepam	
violett	Bisacodyl	Promazin
	Trihexylphenidyl	Verapamil
blauviolett	Levomepromazin	
türkis	Desipramin	Imipramin
grün	Captopril	Omeprazol
grauschwarz	Biperiden.	

8.6.3 Fraktion III: Etherauszug aus natronalkalischem Milieu

Eigenfarbe

gelb	Ethacridin.

UV

alle, außer Alprenolol, L-Ephedrin, Ethacridin und Etophyllin. D-Norpseudoephedrin und Propranolol sind nur schwach sichtbar.

Dragendorffs Reagenz

alle orange, außer Captopril, Norephedrin und D-Norpseudoephedrin.

Ehrlichs Reagenz

gelb	Ambroxol	Captopril
	Celiprolol	Metoclopramid
	Omeprazol	
gelb-orange	Procain	Tetracain
rot	Ethacridin	
blau	Promethazin	
grün	Desipramin.	

Eisen(III)-chlorid-Kaliumhexacyanoferrat(III)-Reagenz

grün-blau	Desipramin	Ethacridin
	Ethylmorphin	Norephedrin
	Omeprazol	Oxymetazolin
	Procain	Promethazin
	Propranolol	Tetracain
	Tilidin	
violett	Captopril.	

Gallussäure-Reagenz

gelb	Brotizolam	Celiprolol
	L-Ephedrin	Norephedrin
	D-Norpseudoephedrin	
orange	Fomocain	
rötlich	Metoclopramid	
pink	Promethazin	
violett	Alprenolol	
ocker	Diphenhydramin	
grünbraun	Biperiden	
grün	Naloxon	
hellblau	Desipramin	Propranolol.

Ninhydrin-Reagenz

orange	Brotizolam	
rot	Metoprolol (schwach)	
rosa-violett	Ambroxol	Biperiden
	Chinidin	Chinin
	Desipramin	L-Ephedrin
	Lidocain	Methamphetamin
	Norephedrin	D-Norpseudoephedrin
	Omeprazol	Procain
	Promethazin	Trimethoprim
blau-violett	Terfenadin	
braun	Tilidin.	

Vanillin-Schwefelsäure-Reagenz

gelb	Ambroxol	Diphenhydramin
	Metoclopramid	
rot	Promethazin	
violett	Codein	Dihydrocodein
	Trimethoprim	
blau	Propranolol	
türkis	Desipramin	
grün	Captopril	Metoprolol
grau	Omeprazol	

grauschwarz	Biperiden
braun	Isothipendyl (mit methanol. Schwefelsäure gelb).

8.6.4 Fraktion IV: Isobutylmethylketon-Isopropanol-Auszug aus ammoniakalischem Milieu

Eigenfarbe

braun	Tetracyclin.

UV

alle, außer Pilocarpin. Schwach sichtbar sind Captopril, Cimetidin, Oxedrin, Propylthiouracil und Terfenadin.

Dragendorffs Reagenz

alle orange, außer Allopurinol, Nicotinamid, Oxedrin, Paracetamol, Tetracyclin und Theobromin.

Ehrlichs Reagenz

gelb	Celiprolol	Metoclopramid
	Omeprazol	
gelb-orange	Isoniazid	Morphin
	Paracetamol	
braun	Tetracyclin	
violett	Orciprenalin	
grün	Oxedrin.	

Eisen(III)-chlorid-Kaliumhexacyanoferrat(III)-Reagenz

grün-blau	Allopurinol	Captopril
	Celiprolol	Cimetidin
	Isoniazid	Morphin
	Omeprazol	Orciprenalin
	Oxedrin	Paracetamol
	Pentazocin	Physostigmin
	Propylthiouracil	
violett	Nicotinamid.	

Ninhydrin-Reagenz

gelb	Captopril	Isoniazid
ocker	Orciprenalin	Physostigmin
hellblau	Pilocarpin	
blau-violett	Terfenadin	
violett	Celiprolol	Morphin
	Omeprazol	Oxedrin.

Vanillin-Schwefelsäure-Reagenz

gelb	Celiprolol	Isoniazid
	Metoclopramid	Omeprazol
	Tetracyclin	
braun	Orciprenalin	
rosa	Morphin	Physostigmin
violett	Pentazocin.	

8.6.5 Fraktion V: Nichtausschüttelbare Substanzen

Eigenfarbe

hellgelb	Ciprofloxazin	
gelb	Ethacridinlactat	Riboflavin
	Rutosid	Sulfasalazin
ocker	Tetracyclin.	

UV

alle, außer Captopril, L-Histidin, Levodopa und DL-Methionin. Schwach sichtbar sind: L-Glutaminsäure, Natriumcyclamat, D-Penicillamin und Sterptomycinsulfat.

Dragendorffs Reagenz

orange	Ciprofloxazin	Ethacridinlactat
	Hyoscinbutylbromid	Isoniazid
	Metamizol-Natrium	Neostigminbromid
	Oxedrin	Pyridoxin
	Thiaminsalze	Trimethoprim
hellbraun	Sulfasalazin	
Entfärbung	Captopril.	

Ehrlichs Reagenz

gelb	Captopril	Ciprofloxazin
	Sulfasalazin	
gelb-orange	Ethacridinlactat	Isoniazid
	Metamizol-Natrium	Sulfadiazin
braun	Furosemid	
grau-grün	Oxedrin.	

Ninhydrin-Reagenz

gelb	Ciprofloxazin	Isoniazid
	D-Penicillamin	Thiaminsalze
rot	Furosemid	
rotbraun	Ampicillin	
rosa	DL-Methionin	Tolbutamid

violett	L-Ascorbinsäure L-Histidin Oxedrin.	L-Glutaminsäure Metamizol-Natrium

Vanillin-Schwefelsäure-Reagenz

hellgelb	Captopril	Ciprofloxazin
gelb	Isoniazid	D-Penicillamin
orange	L-Ascorbinsäure Streptomycinsulfat	Ethacridinlactat Sulfasalazin
braun	Furosemid	Natriumcyclamat
violett	Trimethoprim	
schwarz	Tetracyclin.	

8.7 Detektion durch DC-UV-Kopplung[12]

Im folgenden sind die direkt von Dünnschichtchromatogrammen erhaltenen UV-Spektren der Substanzen alphabetisch aufgeführt. Nicht enthalten sind UV-inaktive Verbindungen, die lediglich eine Endabsorption zeigen: Captopril, Cholesterol, Citronensäure, L-Glutaminsäure, L-Histidin, Meprobamat, DL-Methionin, Natriumcyclamat, Oxalsäure, D-Penicillamin, Streptomycin sowie L-Weinsäure. L-Ascorbinsäure ergeben infolge ihrer Instabilität auf der DC-Platte keine einheitlichen Spektren.

[12] Vgl. W. Pisternick, K.-A. Kovar. Identifizierung von Arznei- und Suchtstoffen mit Hilfe der DC-UV-Kopplung. Krankenhauspharmazie. 1996; *17*, 541–545.

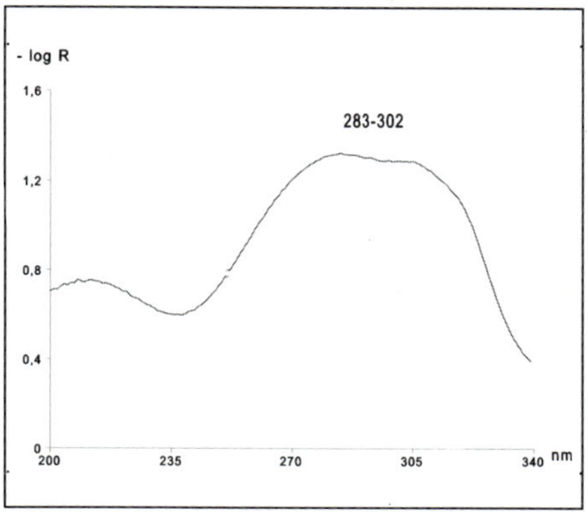

Acenocoumarol

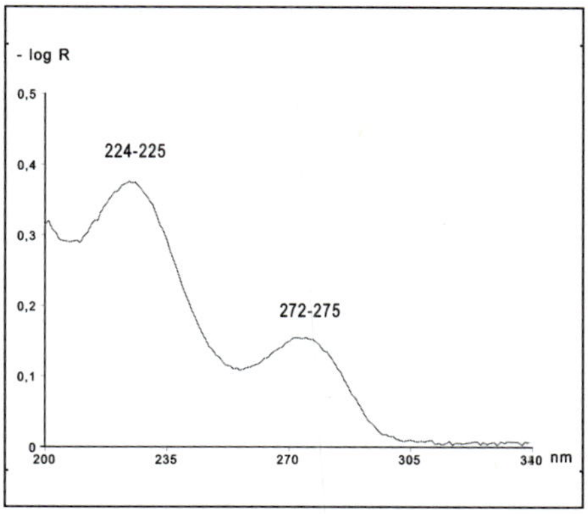

Acetylsalicylsäure

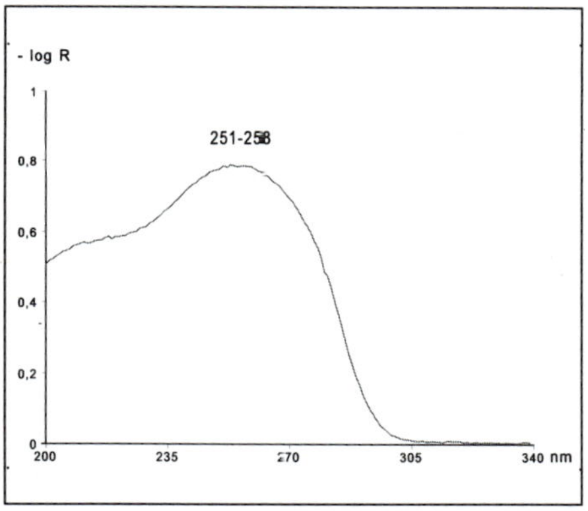

Allopurinol

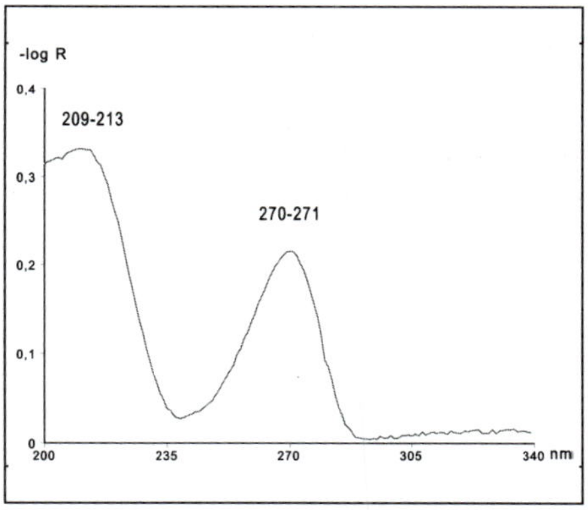

Alprenolol

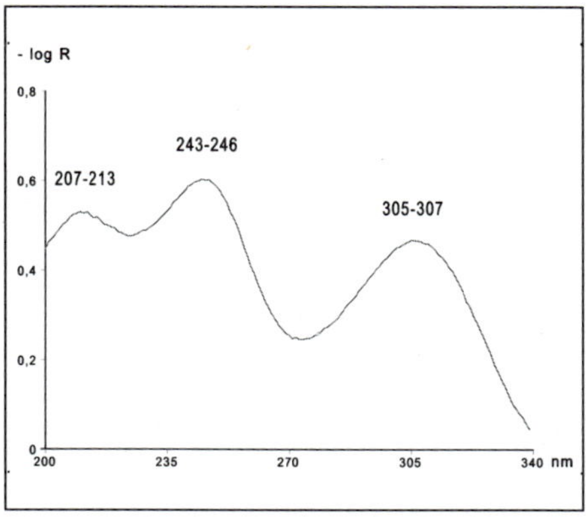

Ambroxol

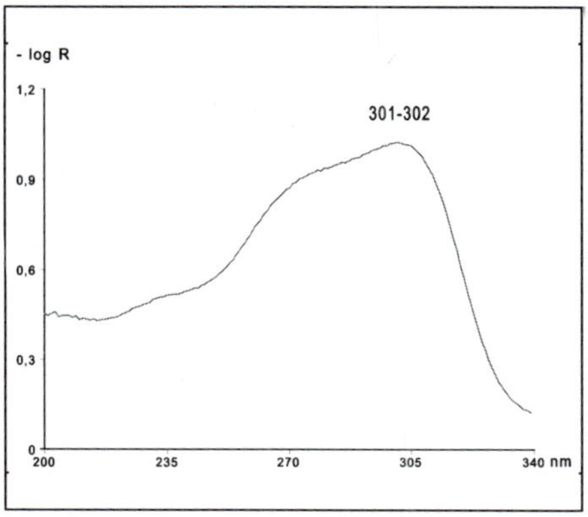

p-Aminosalicylsäure

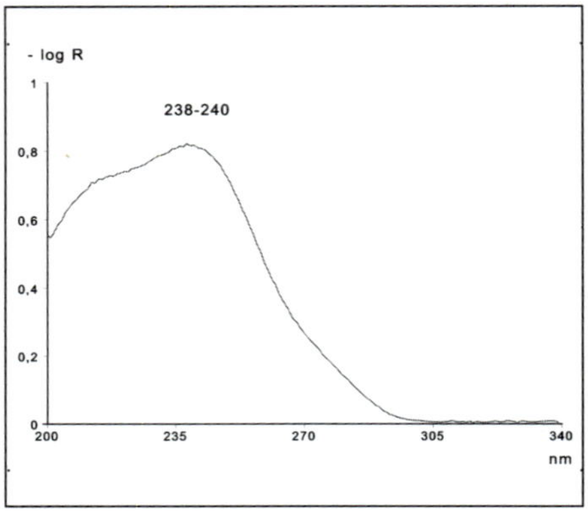

Amitryptilin

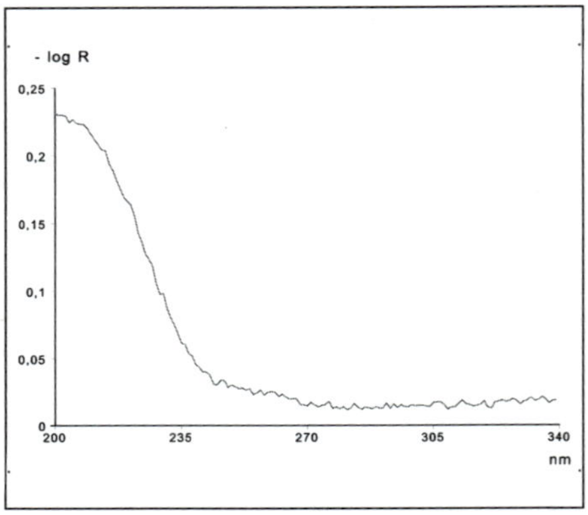

Ampicillin

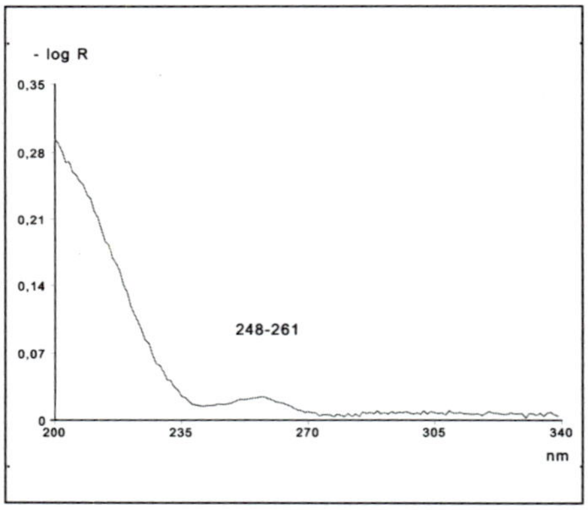

Atropin

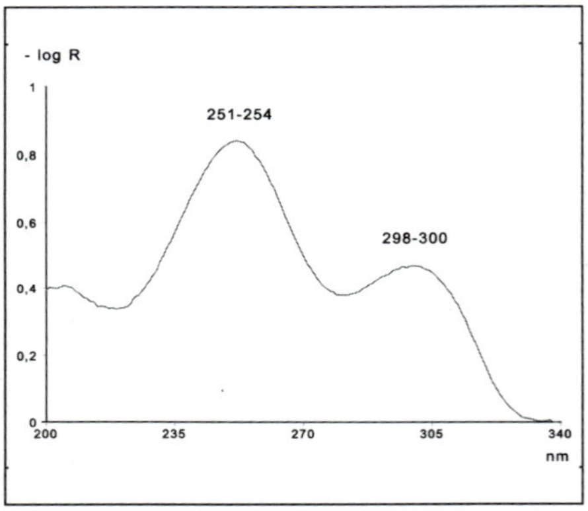

Bamipin

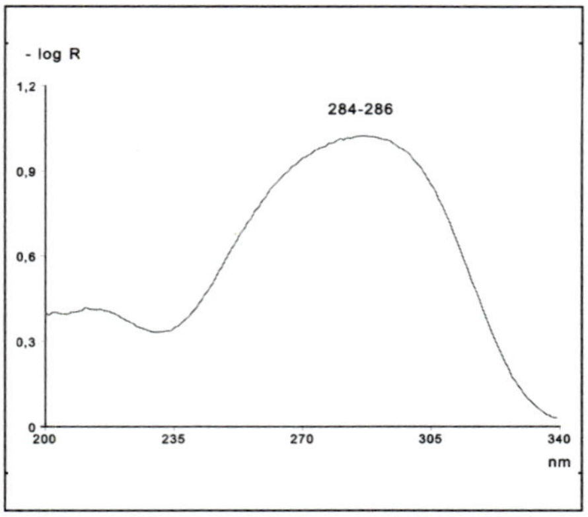

Benzocain

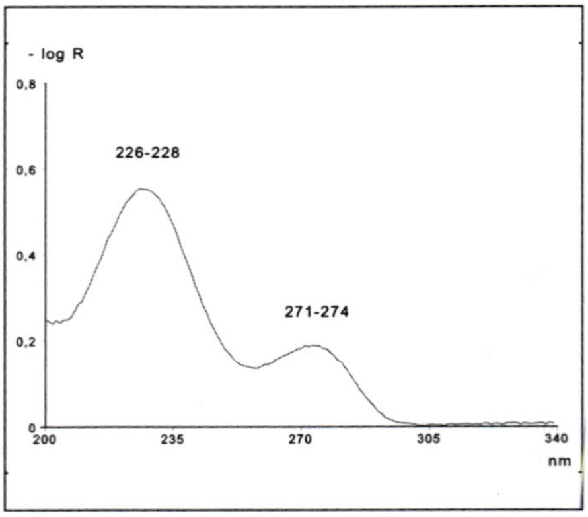

Benzoesäure

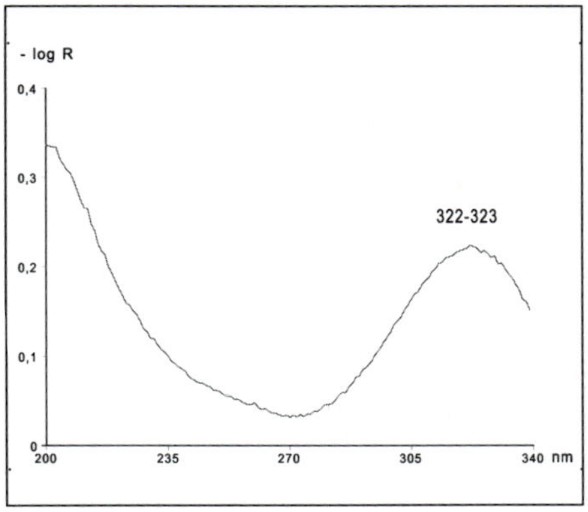

Benzylpenillsäure

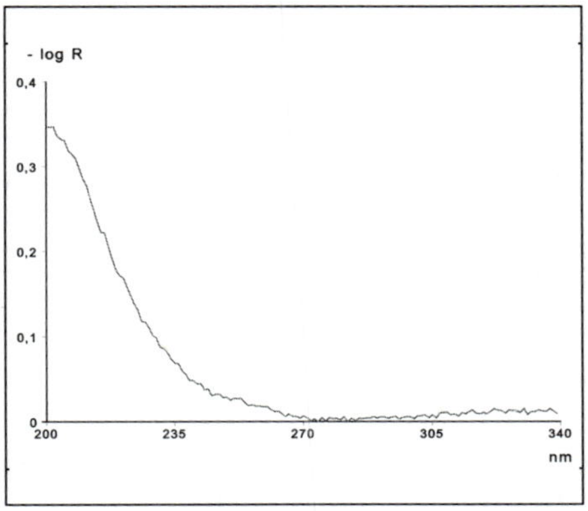

Benzylpenicillin (ohne saure Entwicklung)

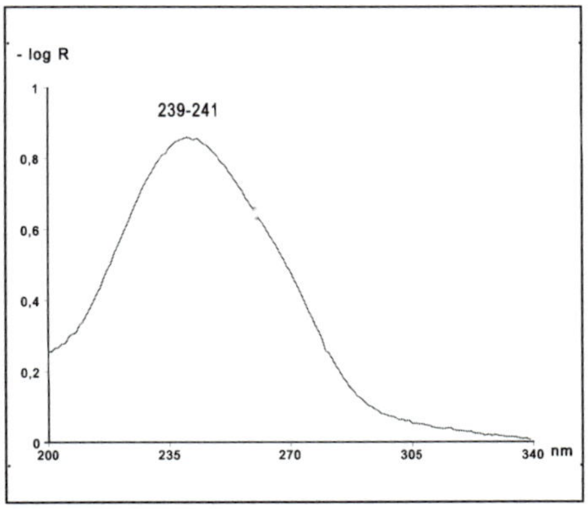

Betamethason

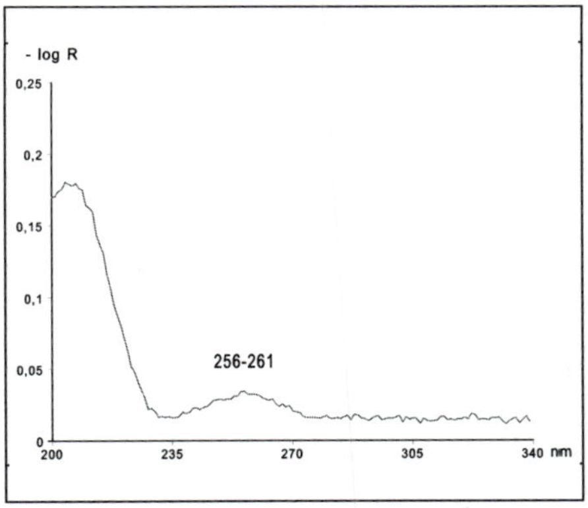

Biperiden

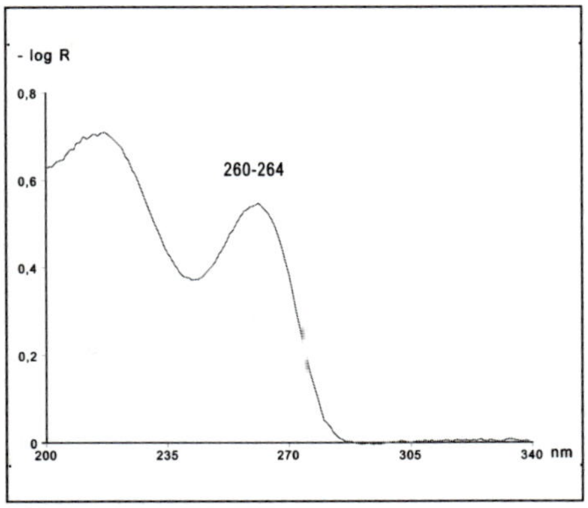

Bisacodyl

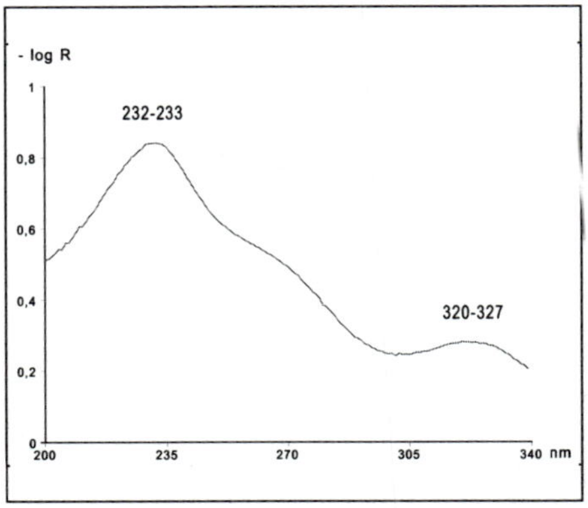

Bromazepam

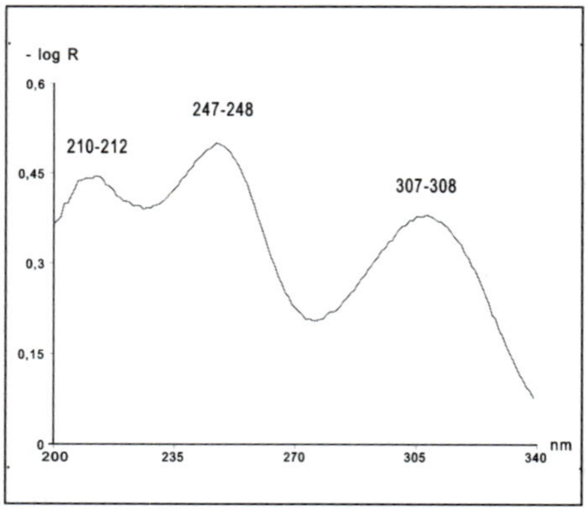

Bromhexin

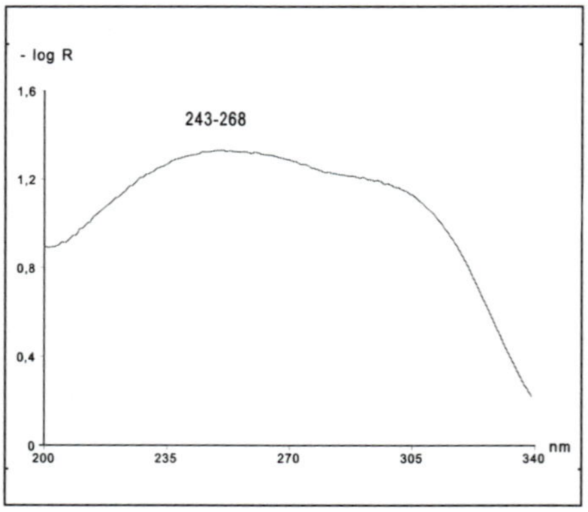

Brotizolam

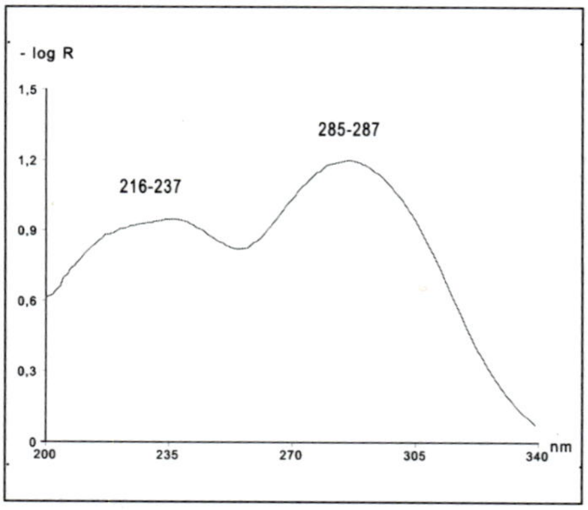

Carbamazepin

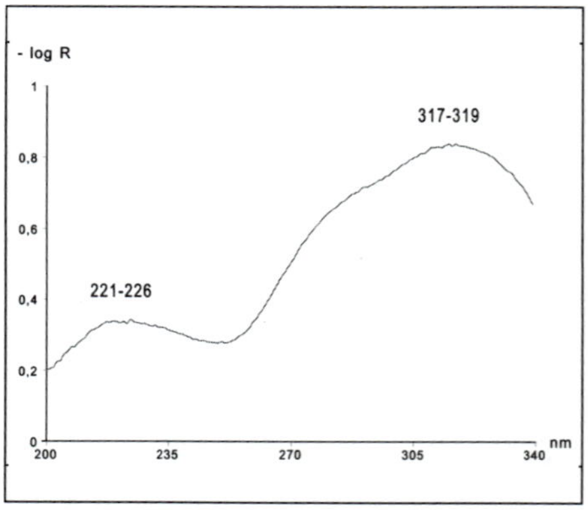

Carbocromen

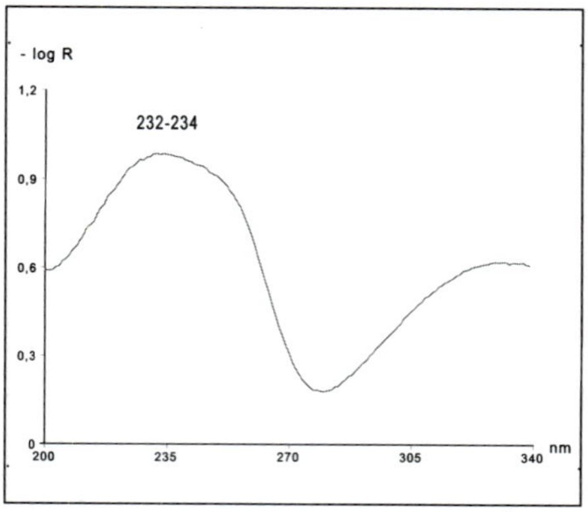

Celiprolol

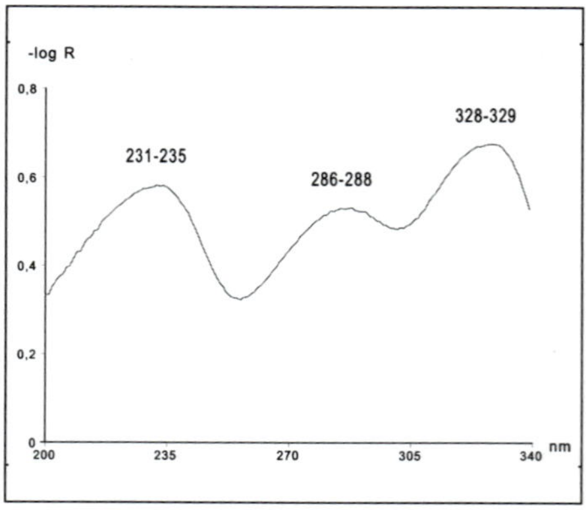

Chinidin

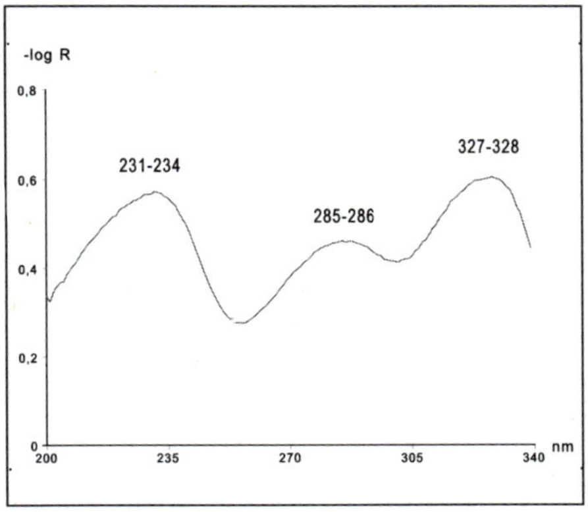

Chinin

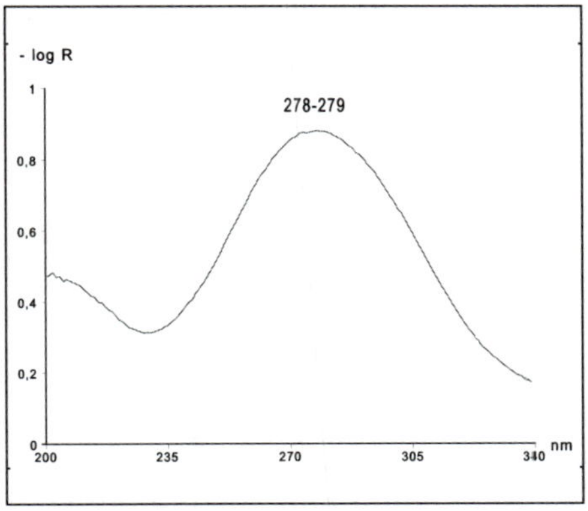

Chloramphenicol

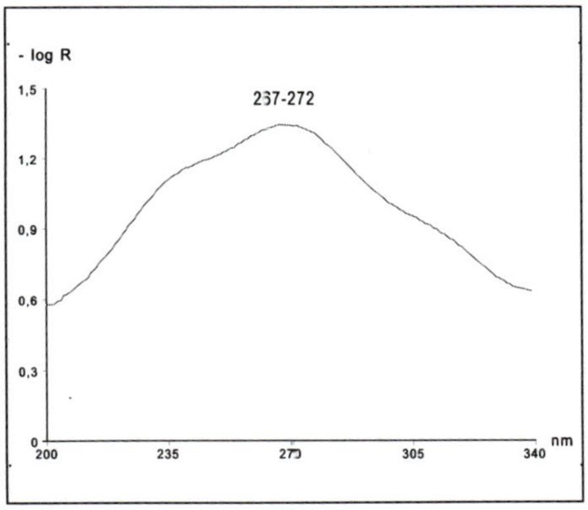

Chlordiazepoxid

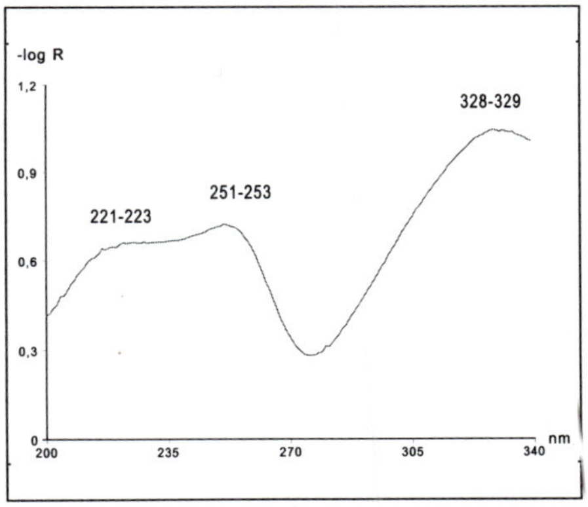

Chloroquin

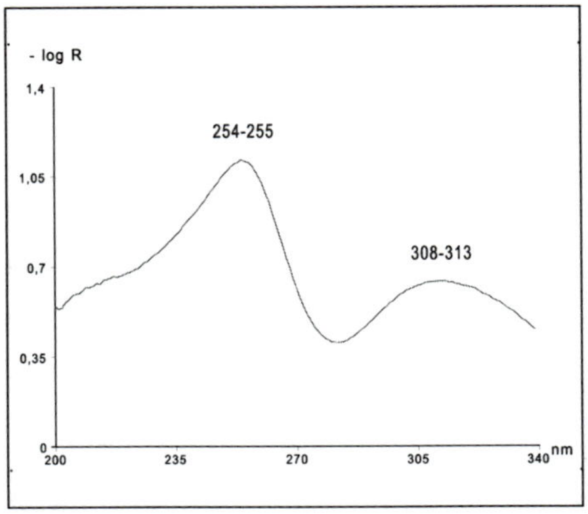

Chlorpromazin

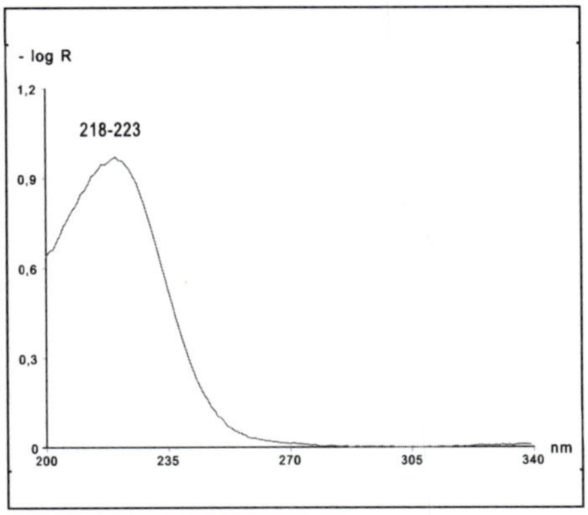

Cimetidin

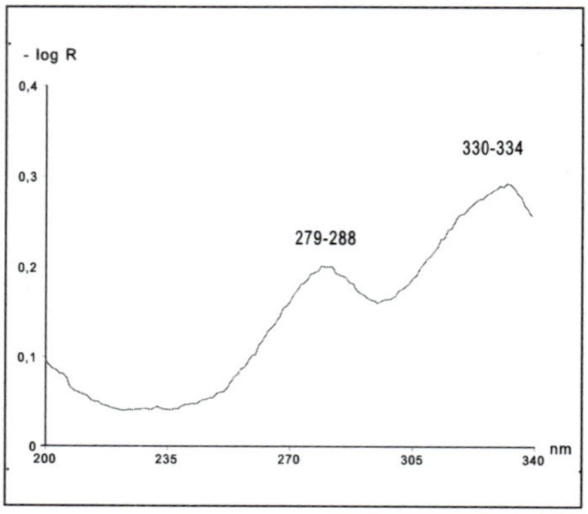

Ciprofloxazin

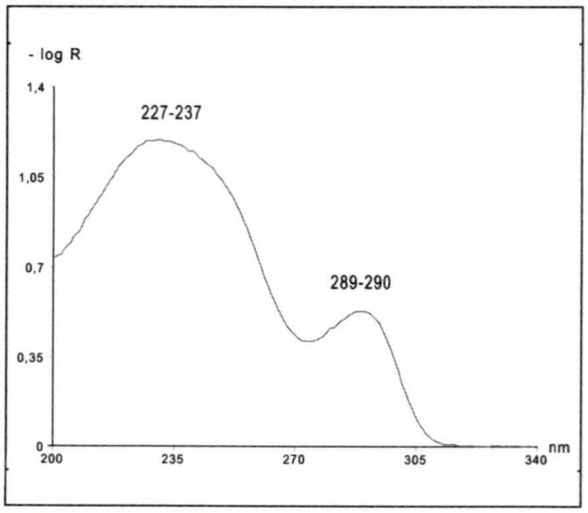

Clobazam

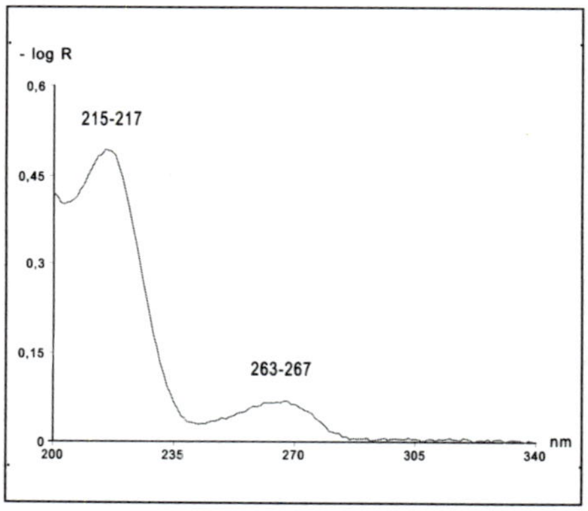

Clobutinol

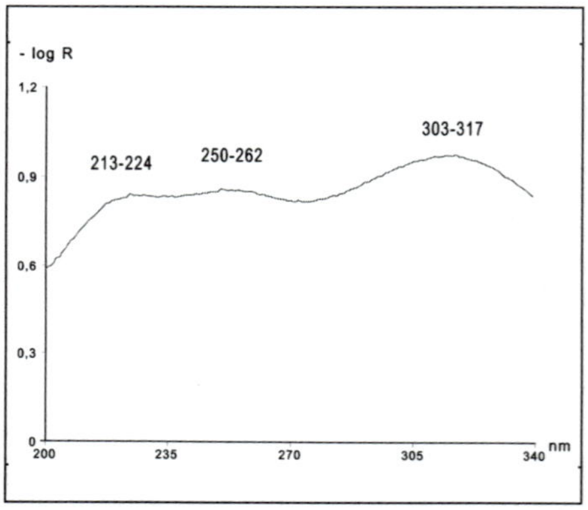

Clonazepam

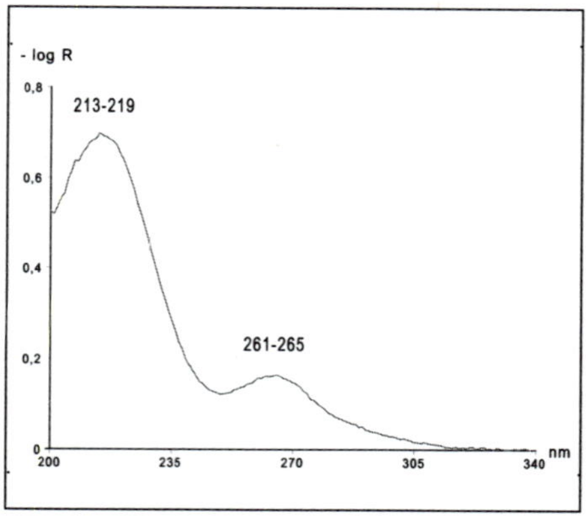

Clotrimazol

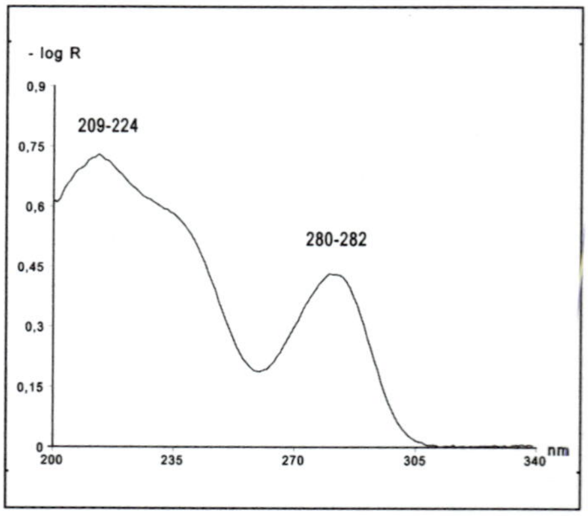

Codein

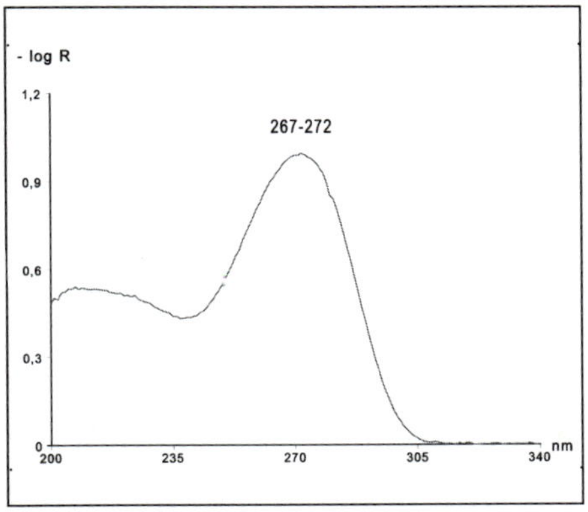

Coffein

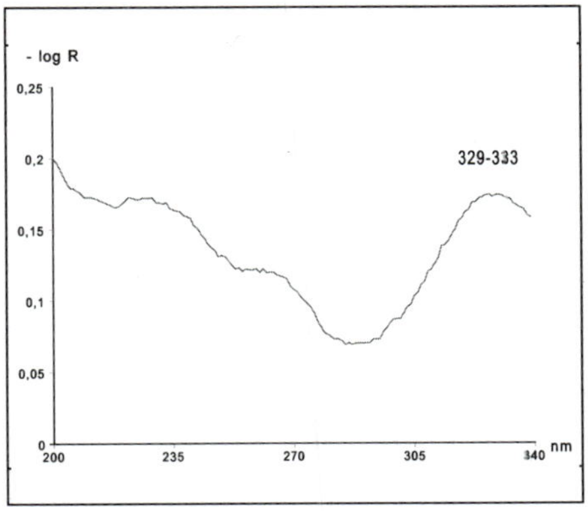

Cromoglicinsäure

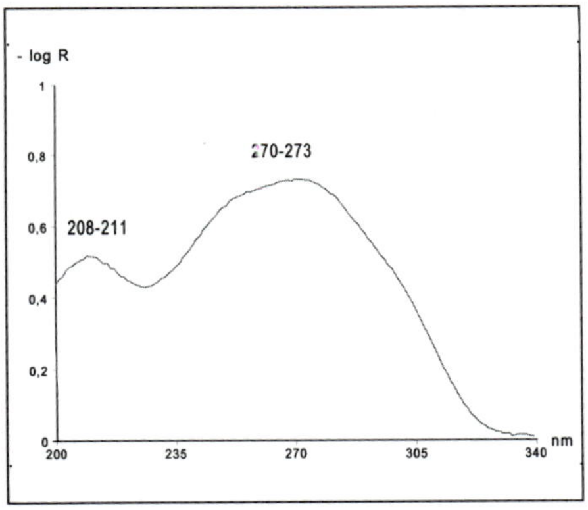

Desipramin

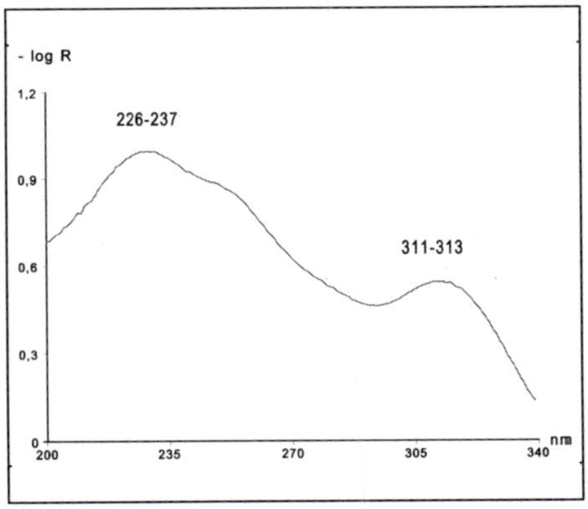

Diazepam

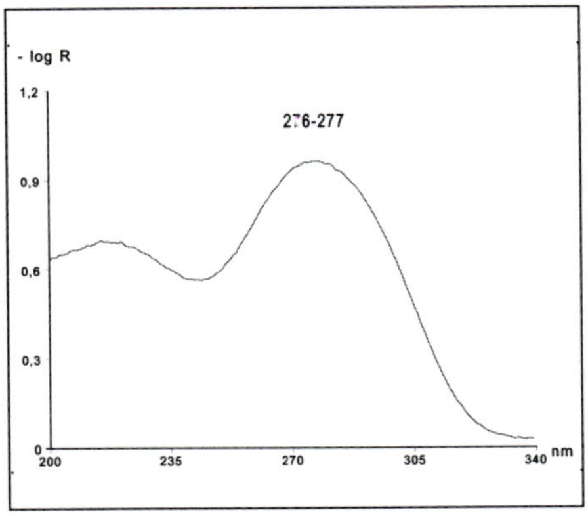

Diclofenac

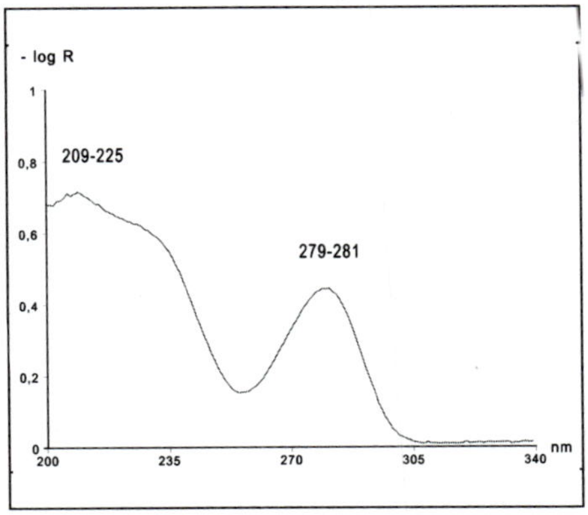

Dihydrocodein

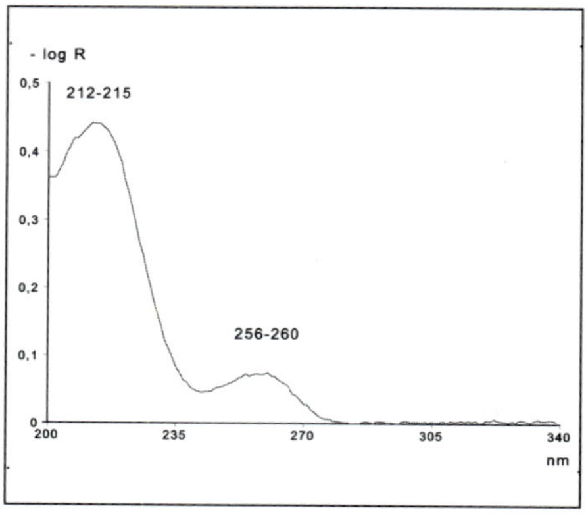

Diphenhydramin

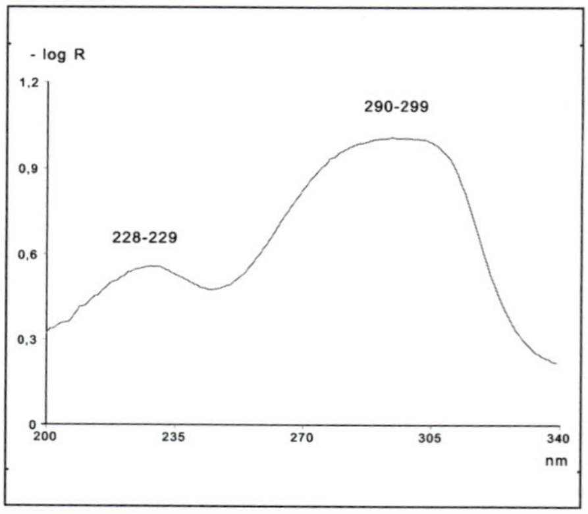

Dipyramidol

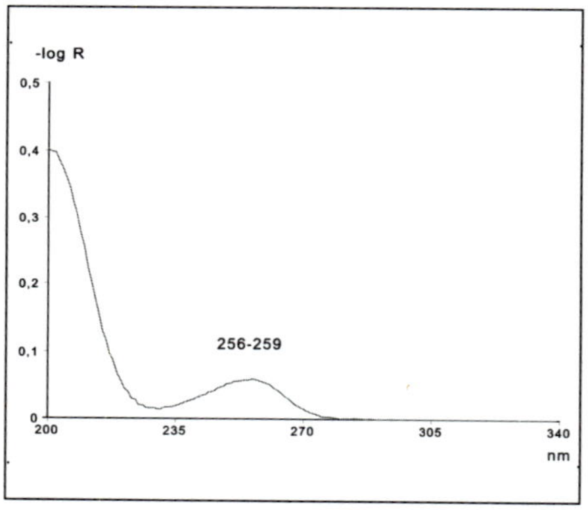

L-Ephedrin

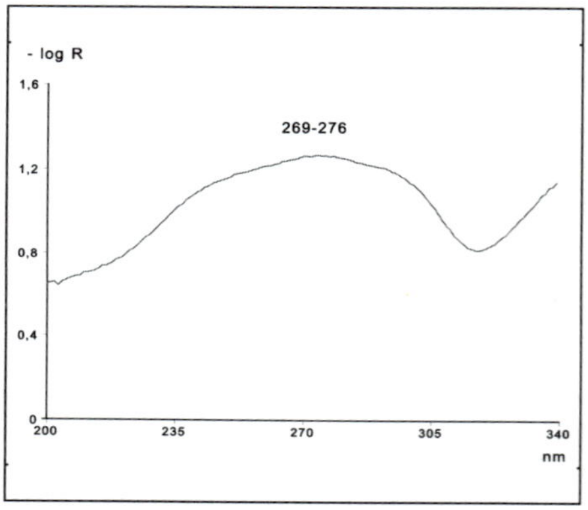

Ethacridin

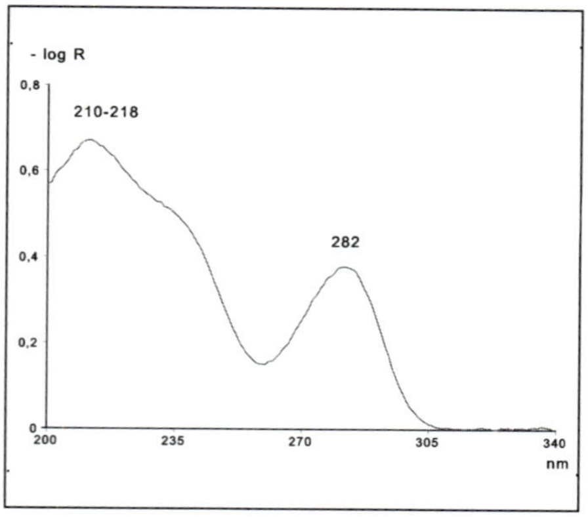

Ethylmorphin

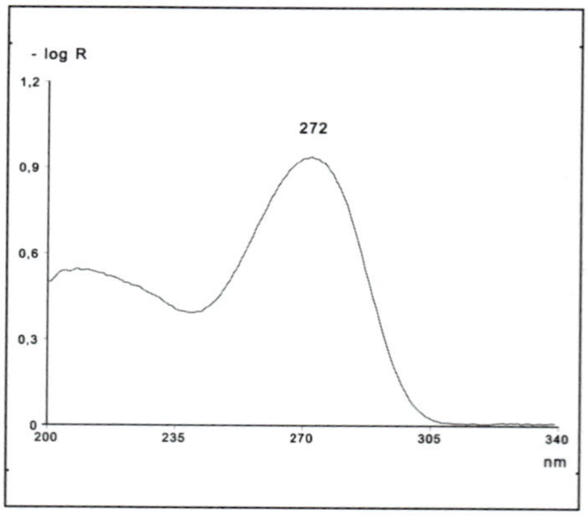

Etofyllin

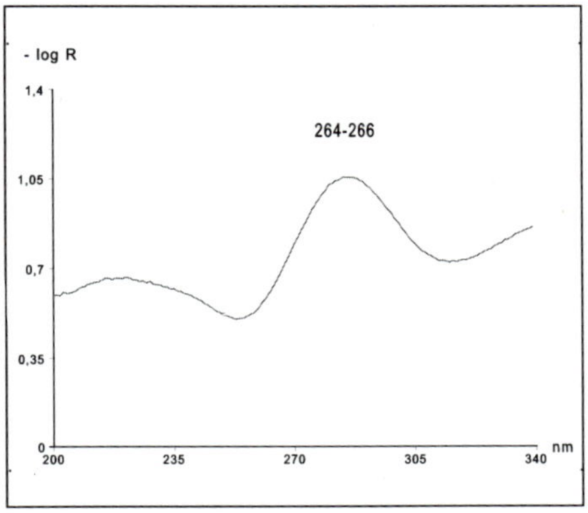

Flufenaminsäure

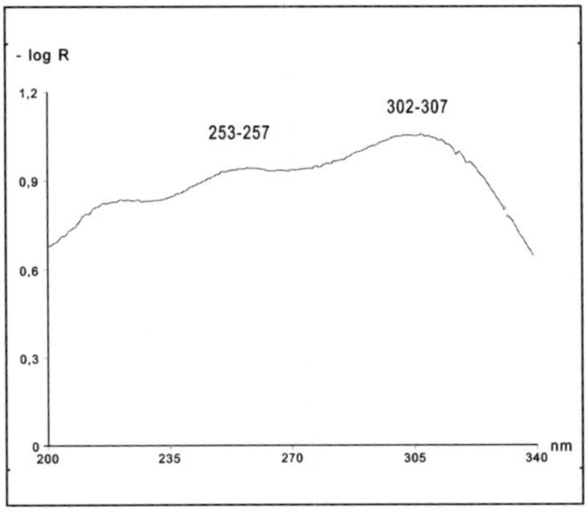

Flunitrazepam

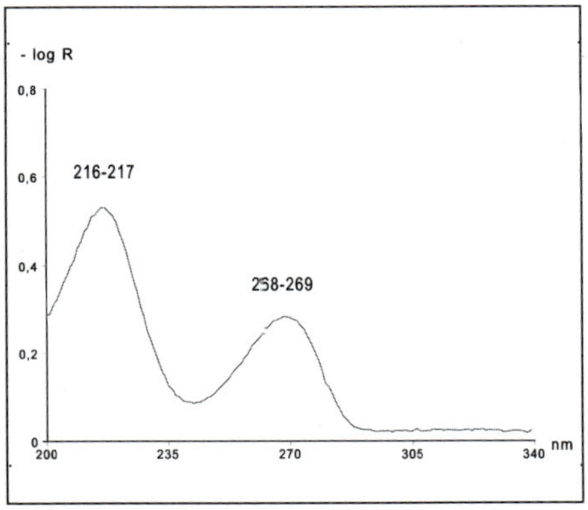

Fomocain

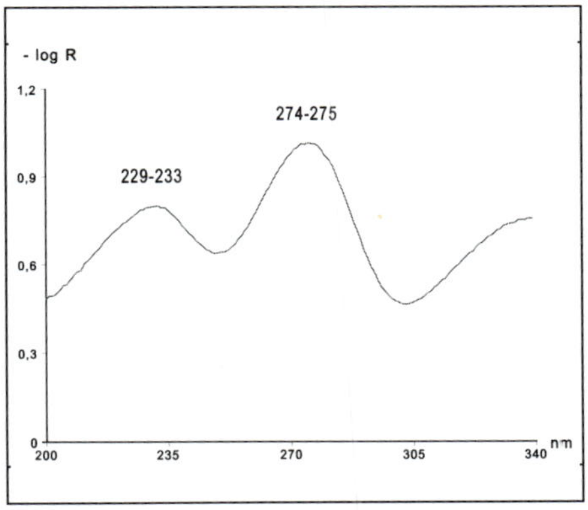

Furosemid

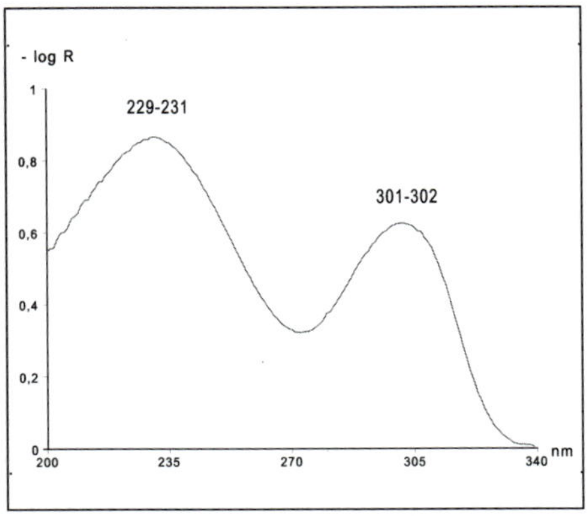

Glibenclamid

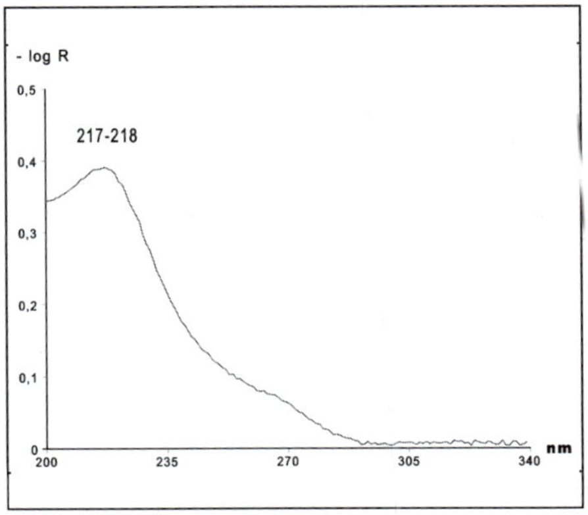

Hexobarbital

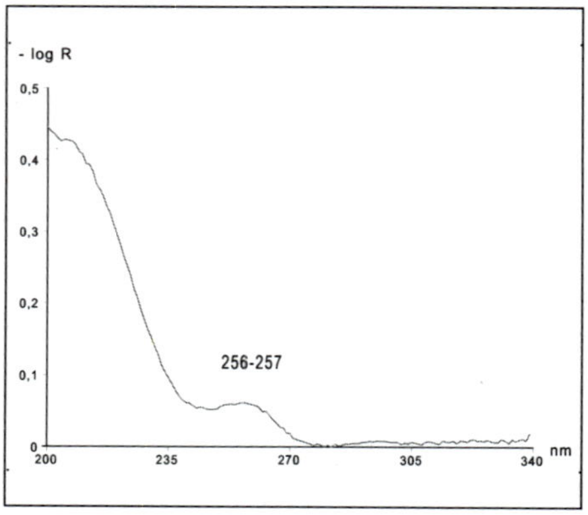

Homatropin

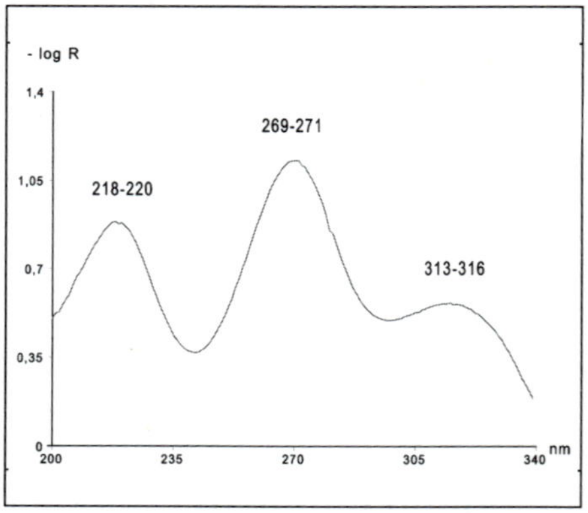

Hydrochlorothiazid

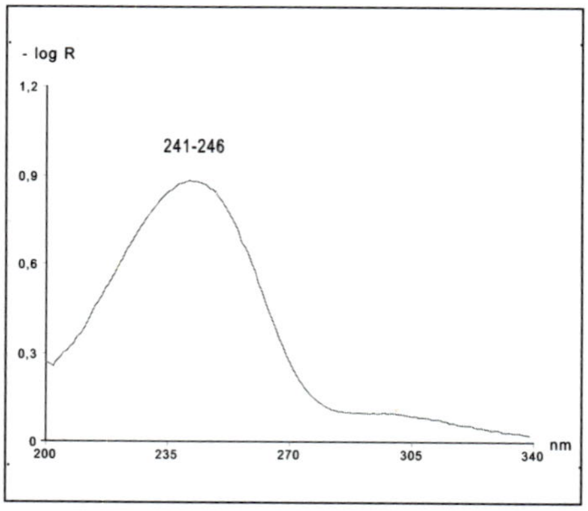

Hydrocortison

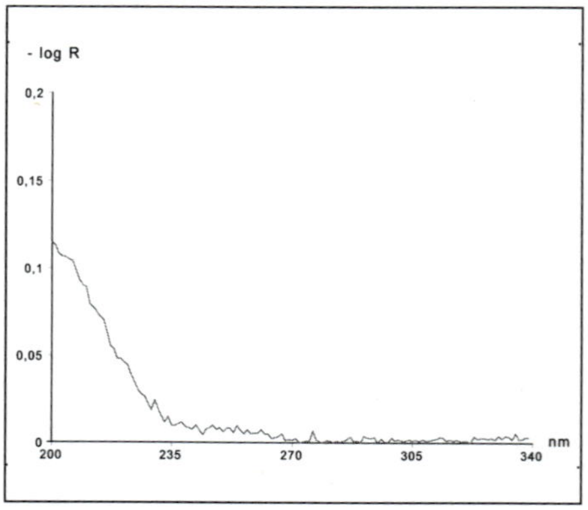

Hyoscinbutylbromid

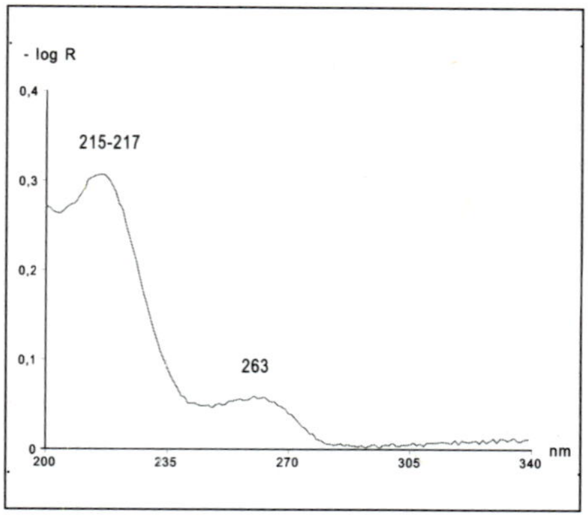

Ibuprofen

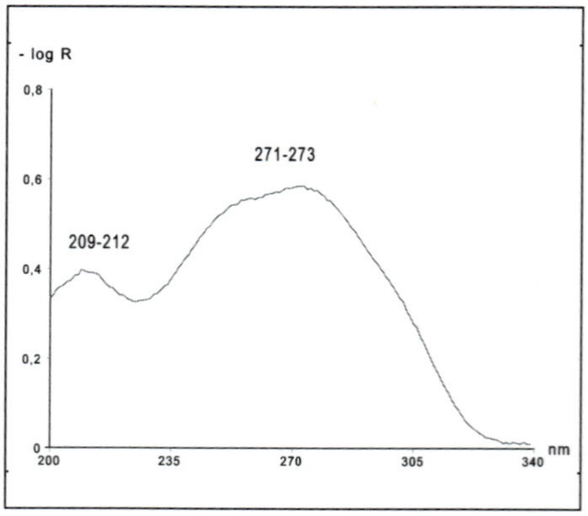

Imipramin

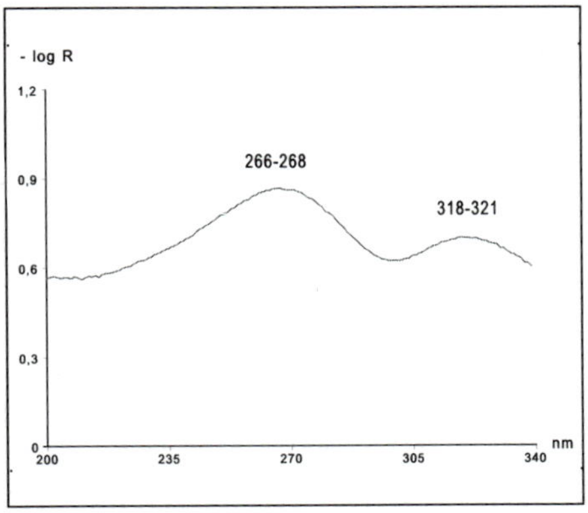

Indometacin

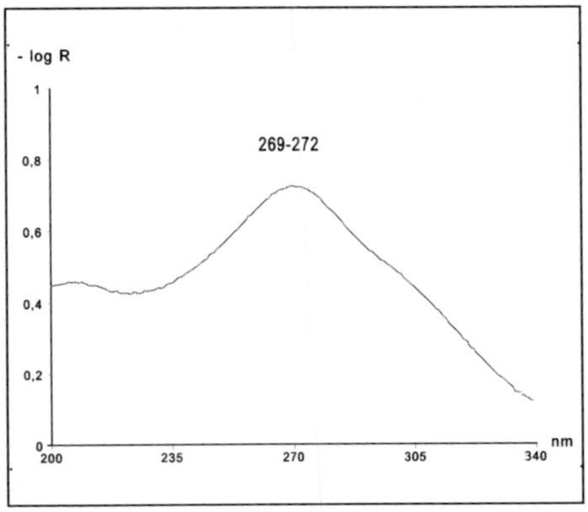

Isoniazid

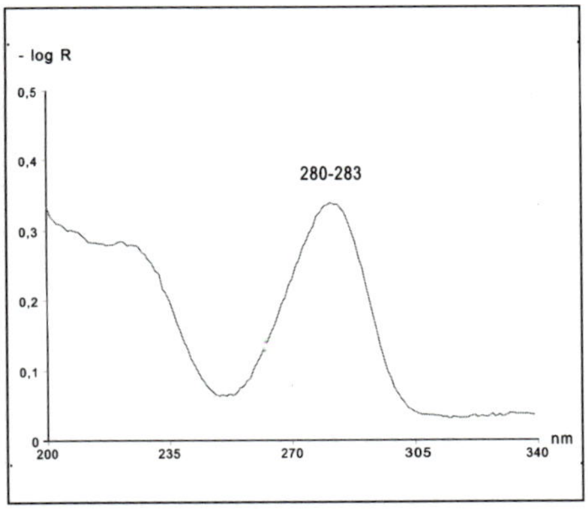

Isoprenalin

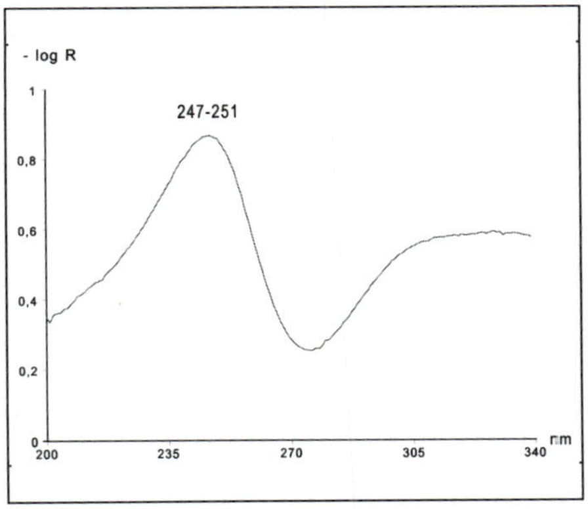

Isothipendyl

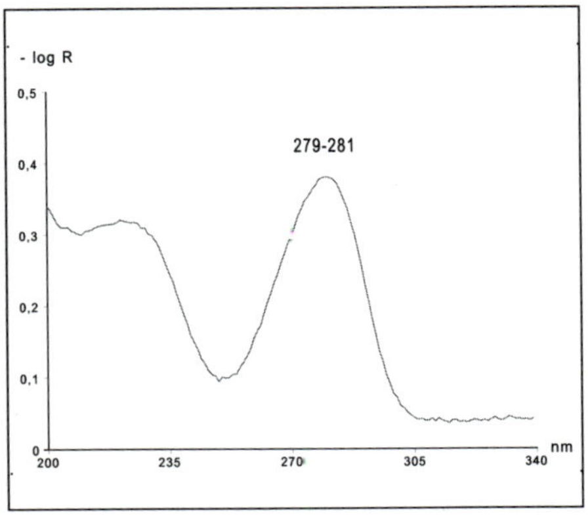

Levodopa

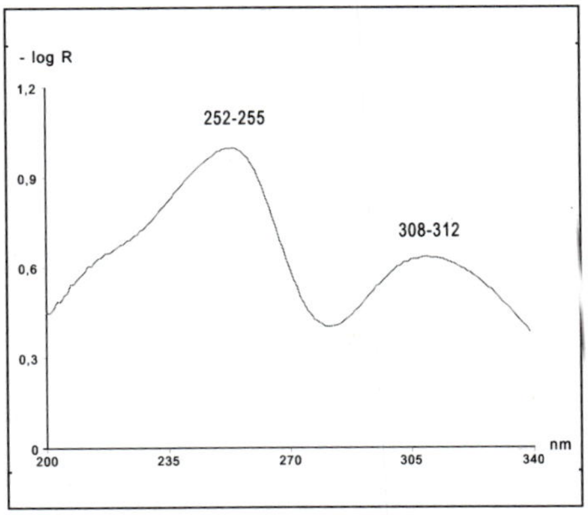

Levomepromazin

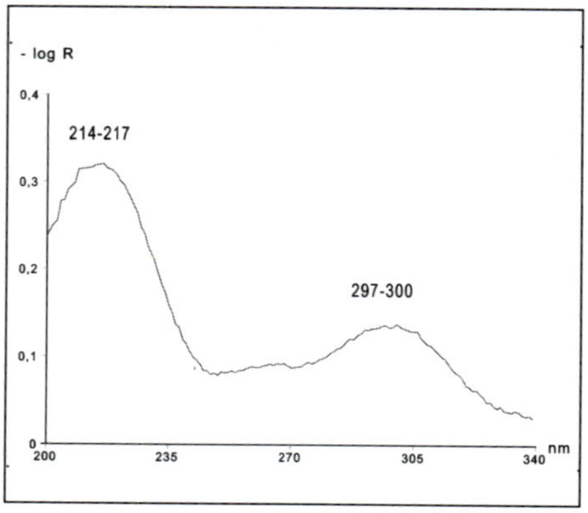

Levomethadon

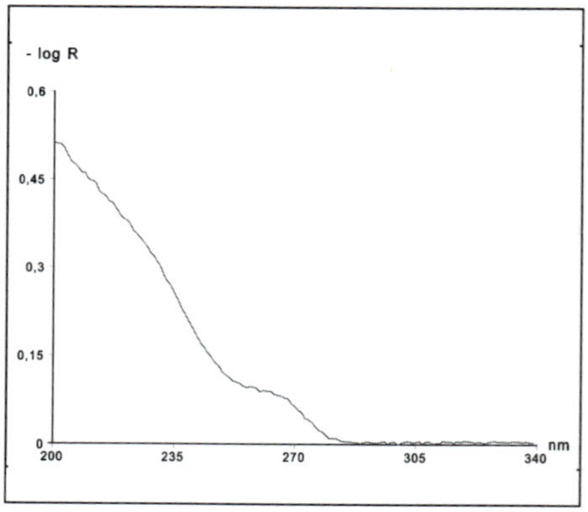

Lidocain

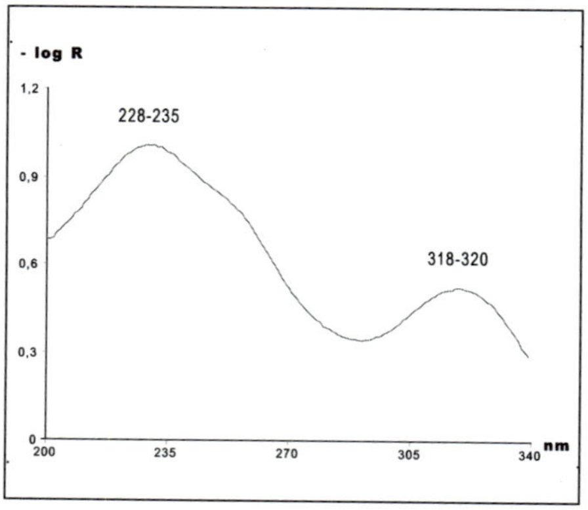

Lorazepam

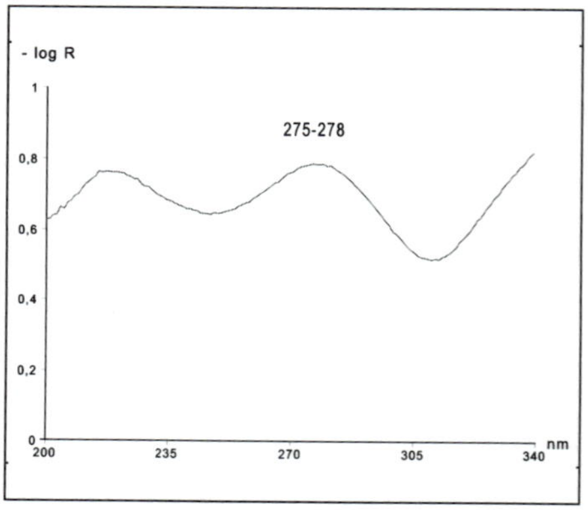

Mefenaminsäure

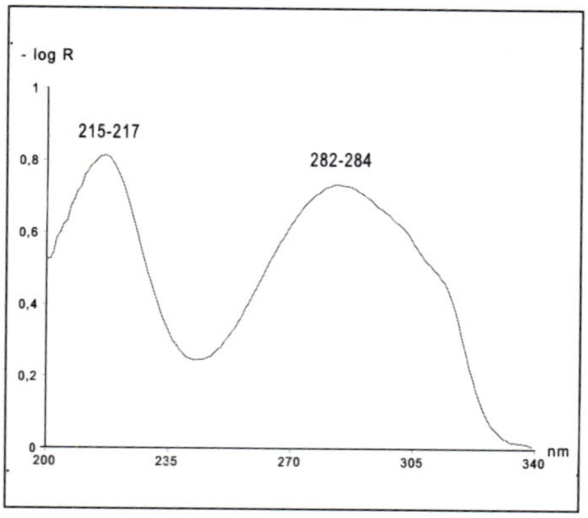

Mefloquin

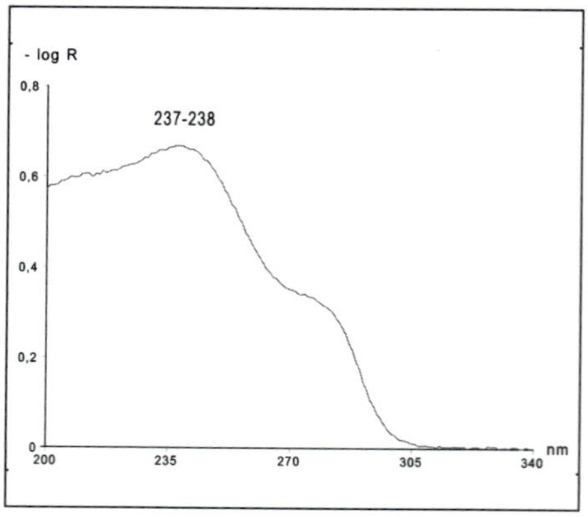

Mefrusid

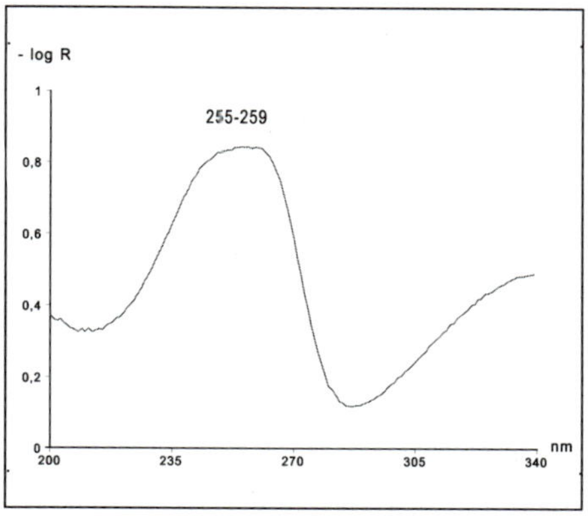

Menadion

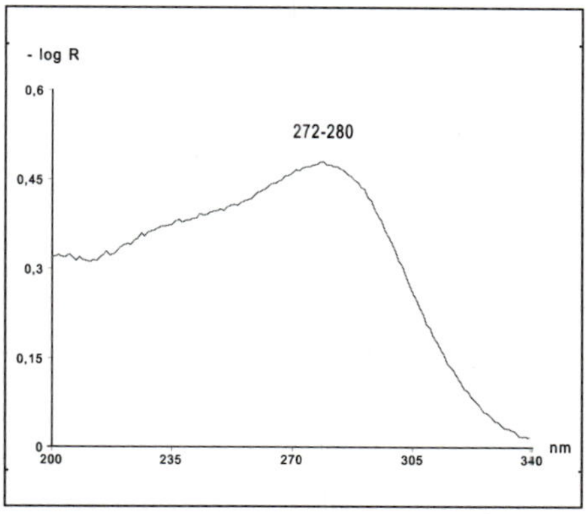

Metamizol-Natrium

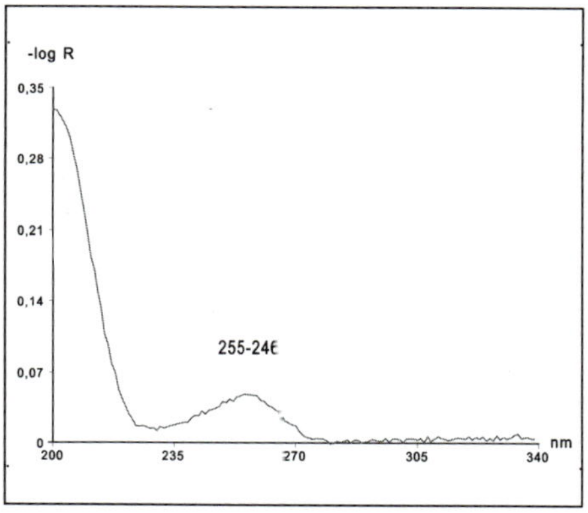

Methamphetamin

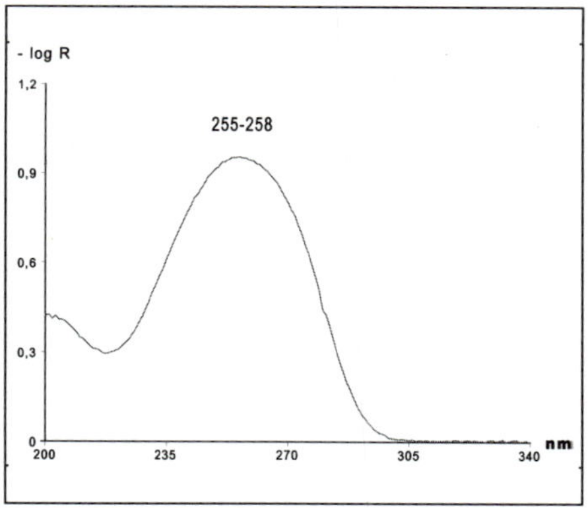

Methylparaben

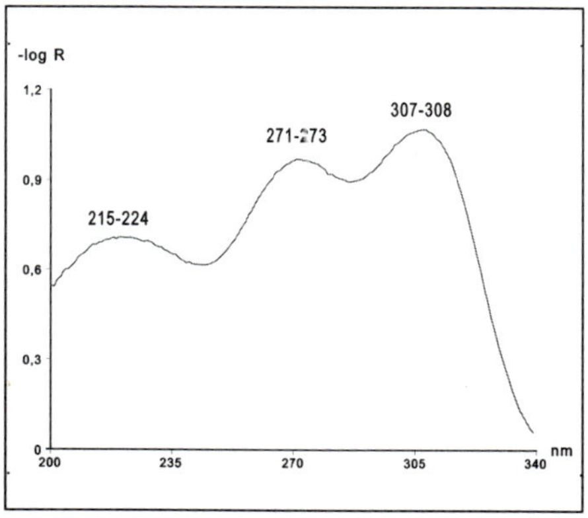

Metoclopramid

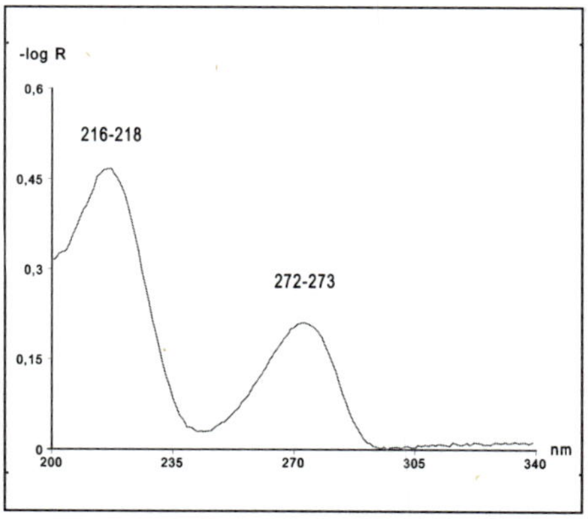

Metoprolol

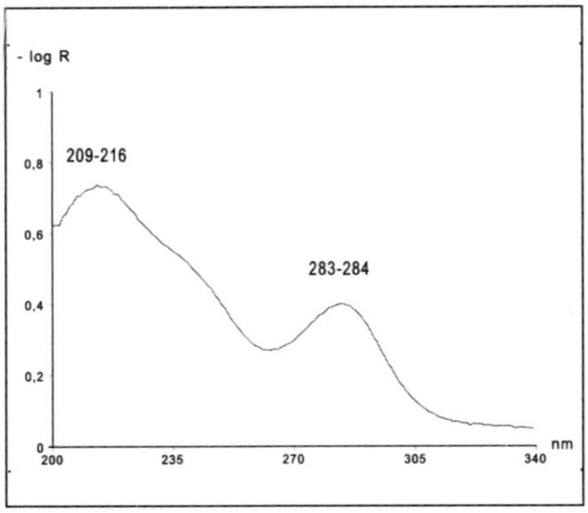

Morphin

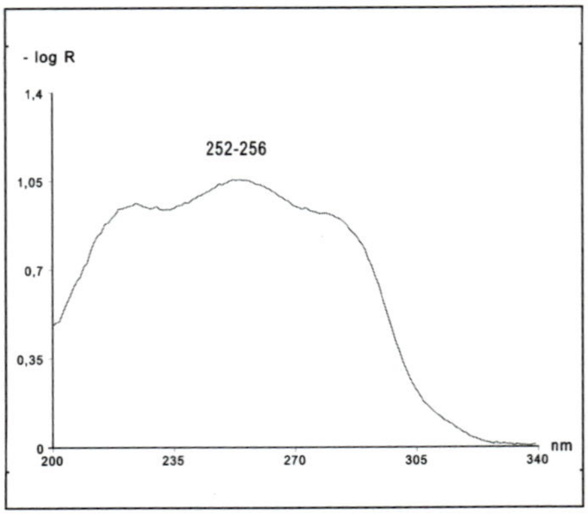

Naftifin

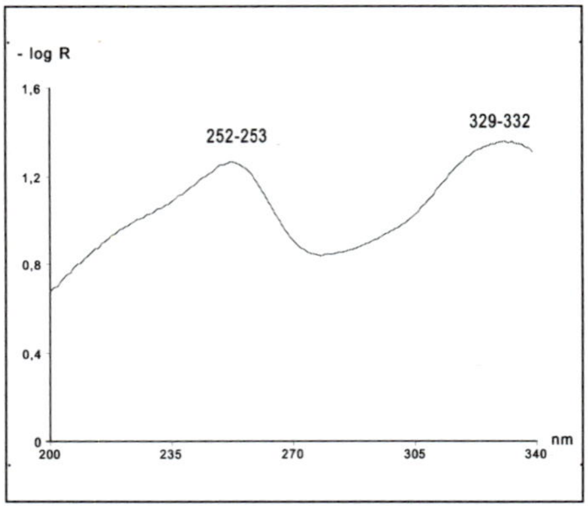

Nalidixinsäure

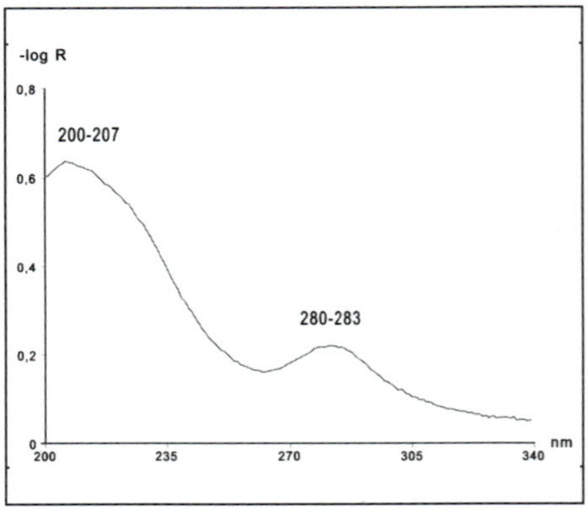

Naloxon

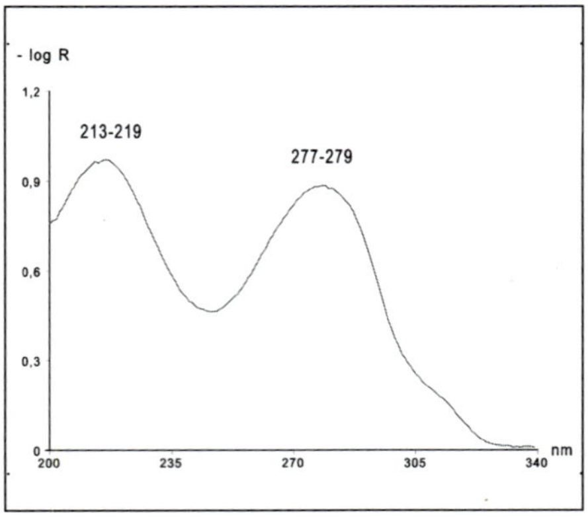

Naphazolin

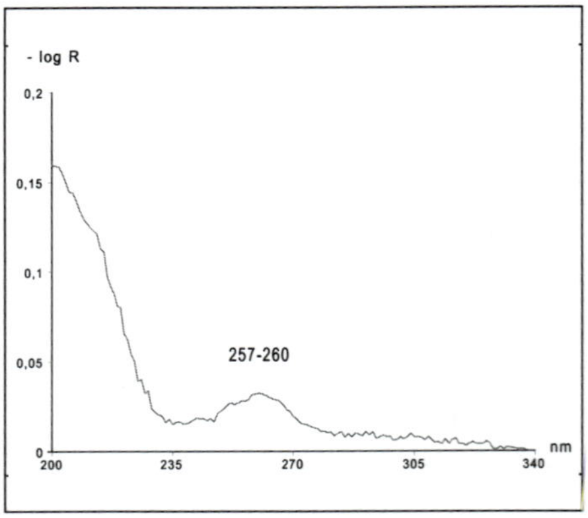

Neostigminbromid

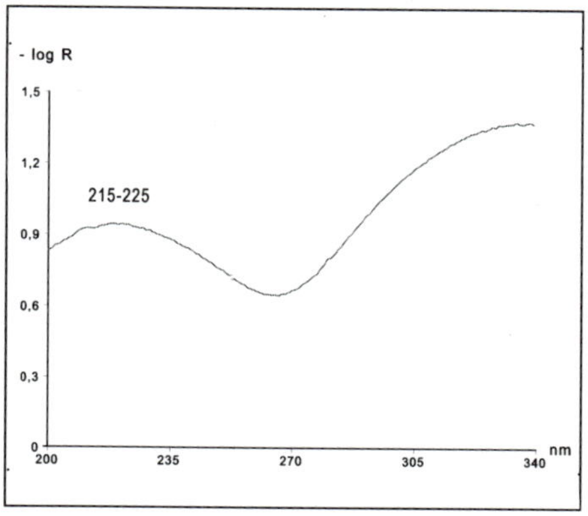

Niclosamid

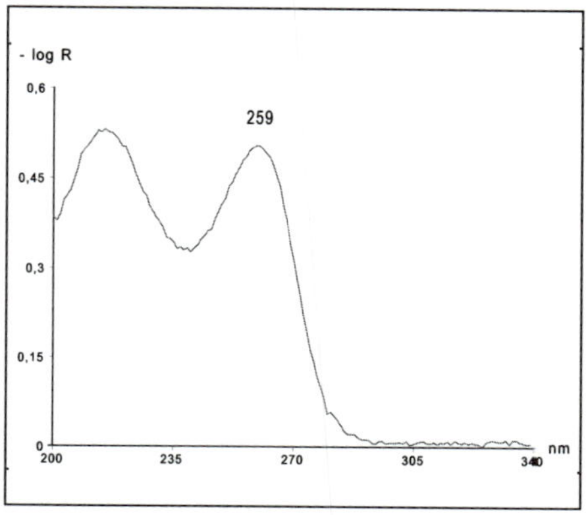

Nicotinamid

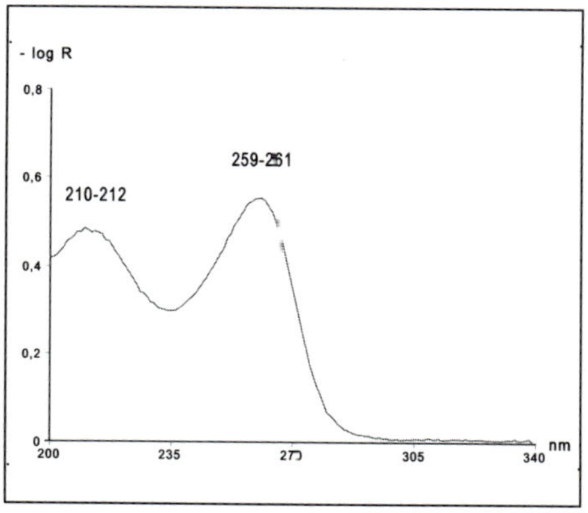

Nicotinsäure

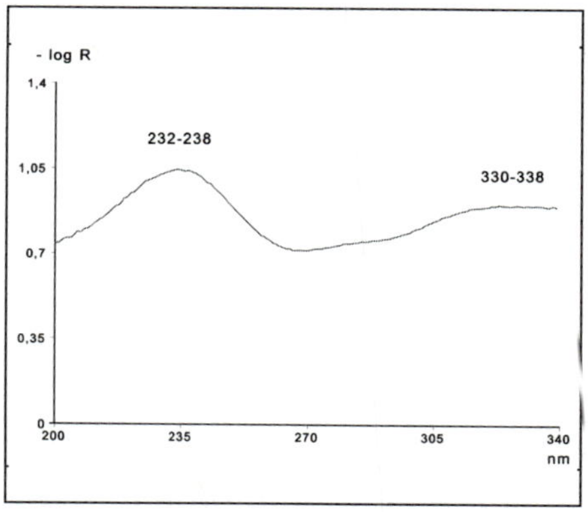

Nifedipin

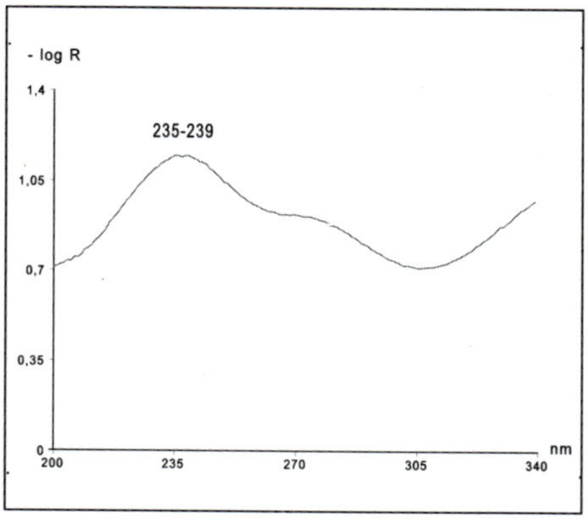

Nimodipin

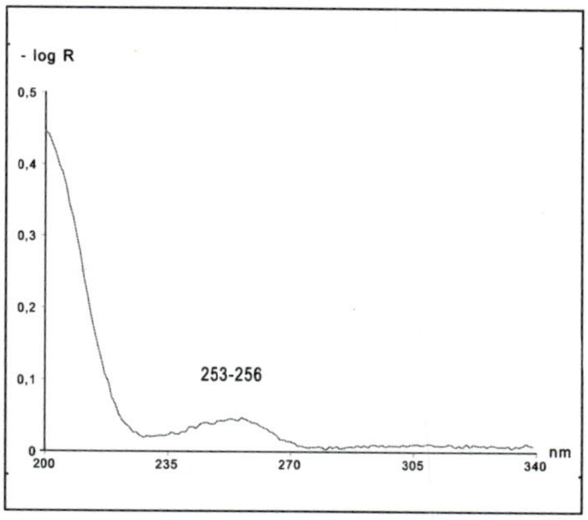

Norephedrin

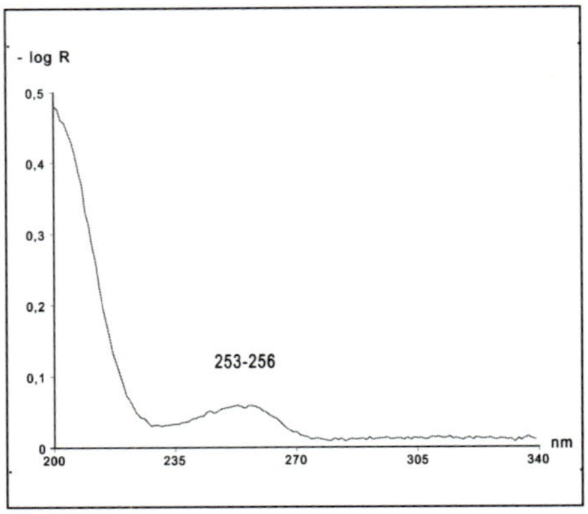

D-Norpseudoephedrin

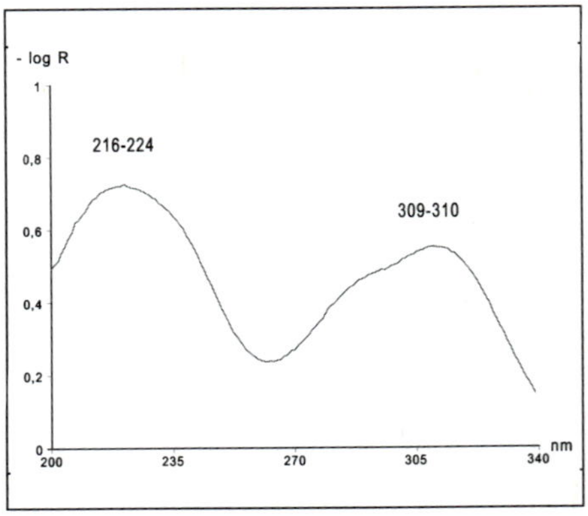

Noscapin

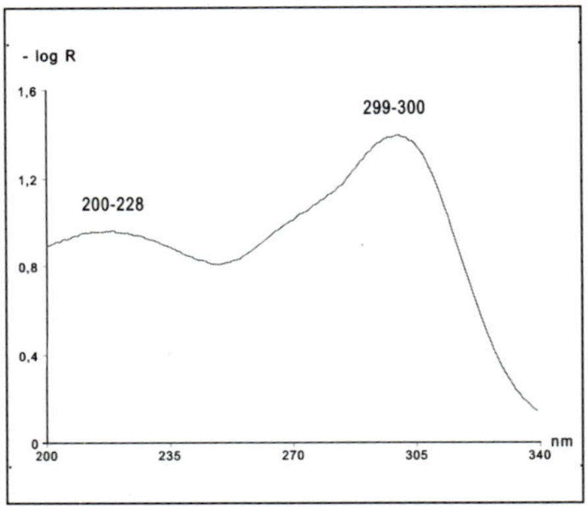

Omeprazol

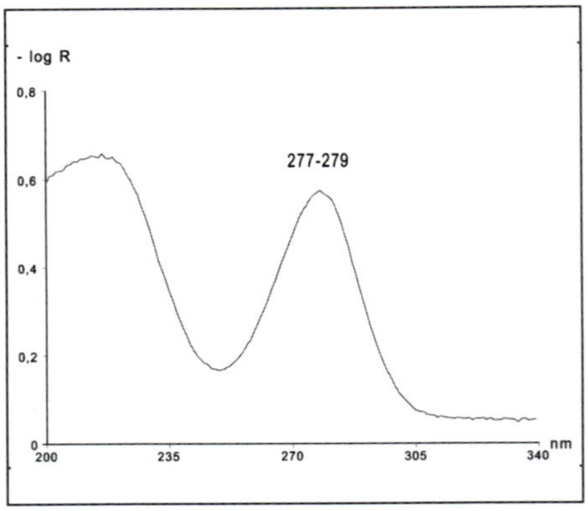

Orciprenalin

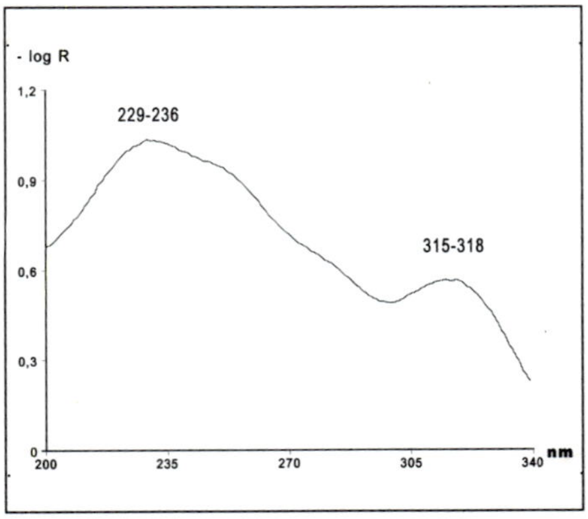

Oxazepam

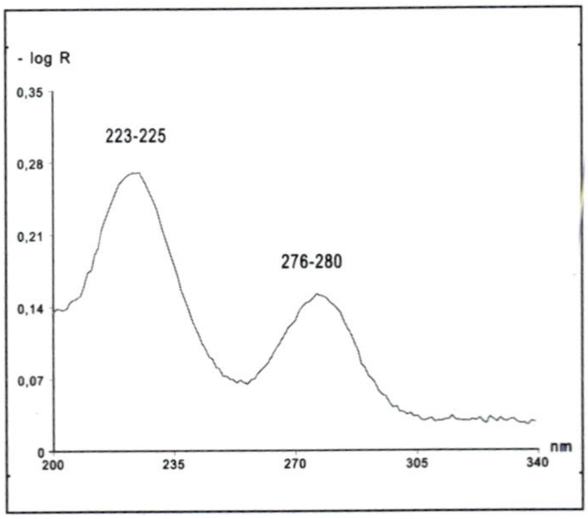

Oxedrin

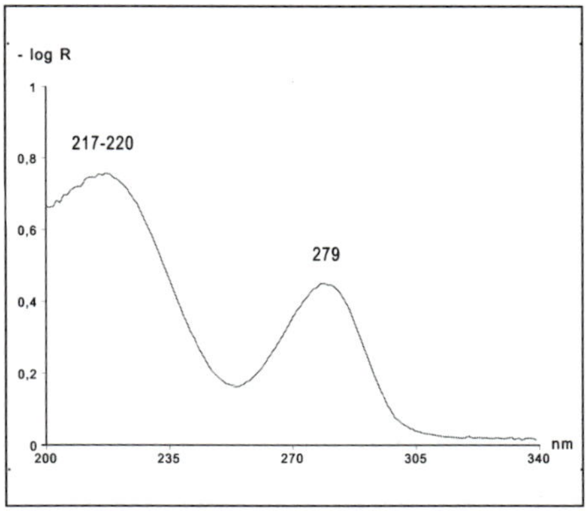

Oxymetazolin

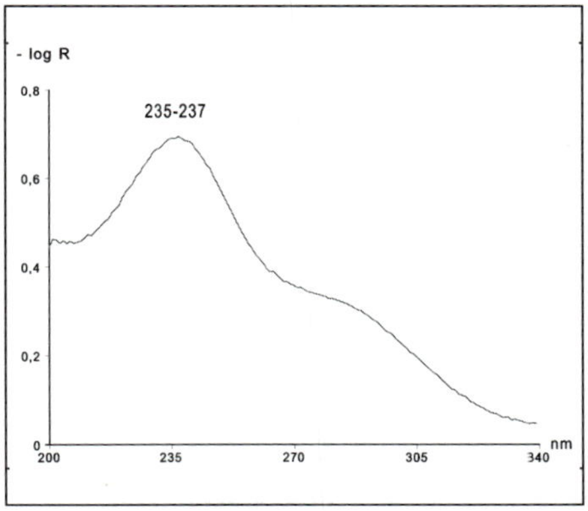

Oxyphenbutazon

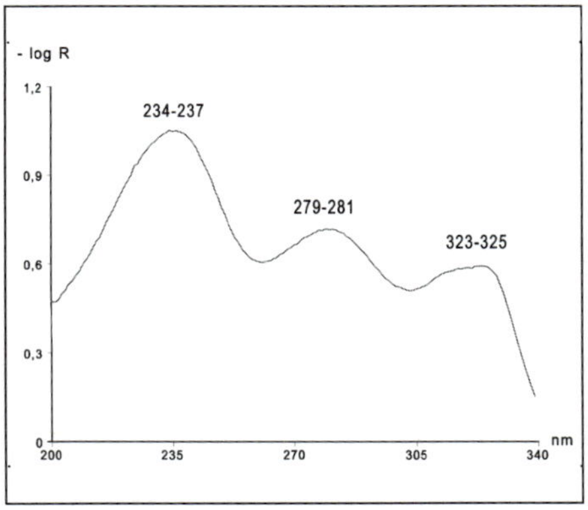

Papaverin

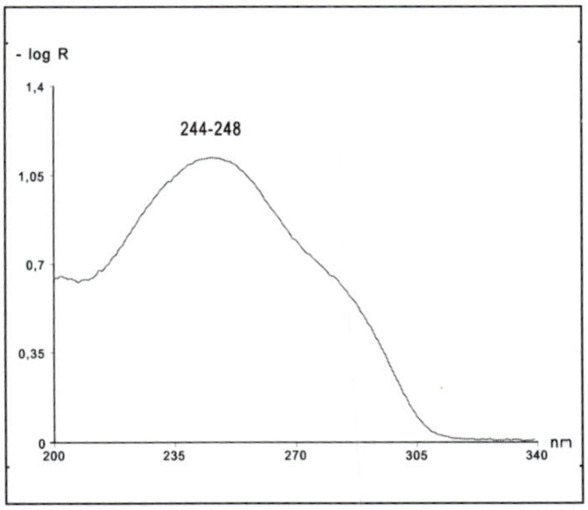

Paracetamol

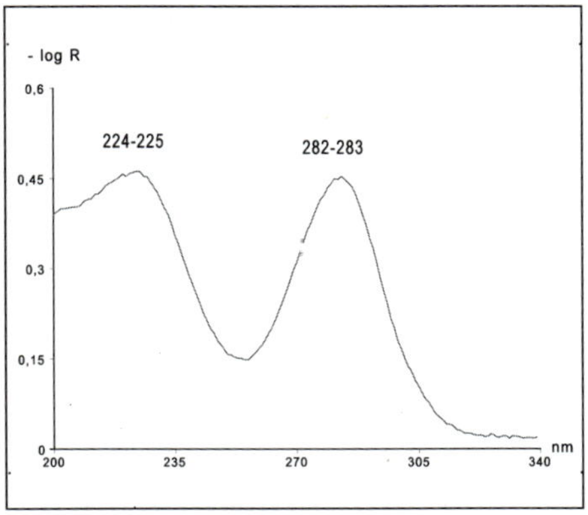

Pentazocin

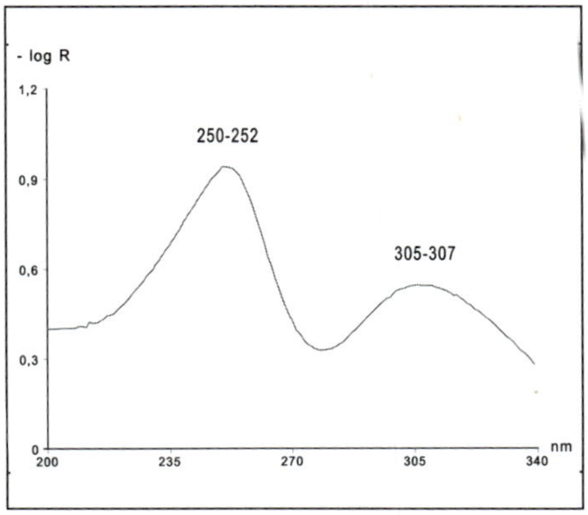

Perazin

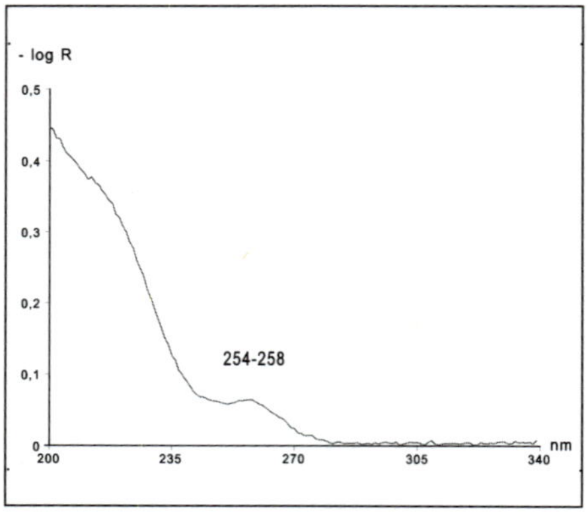

Pethidin

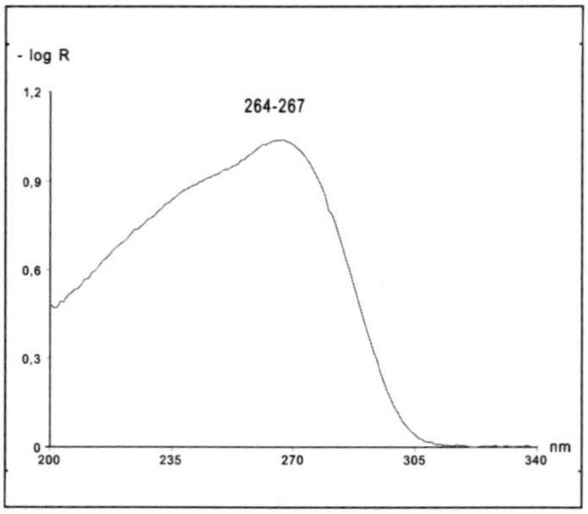

Phenazon

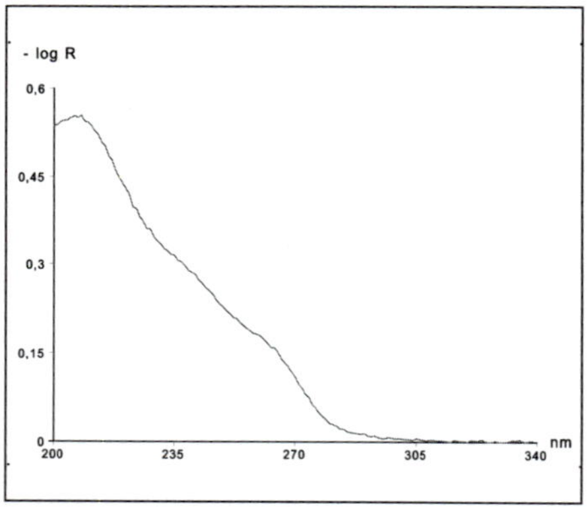

Phenobarbital

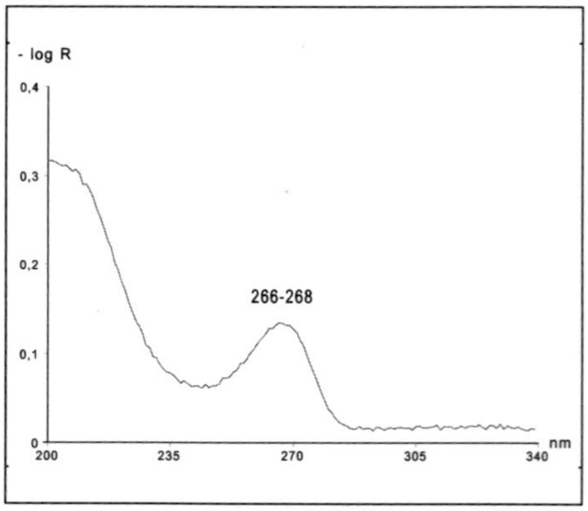

Phenoxymethylpenicillin

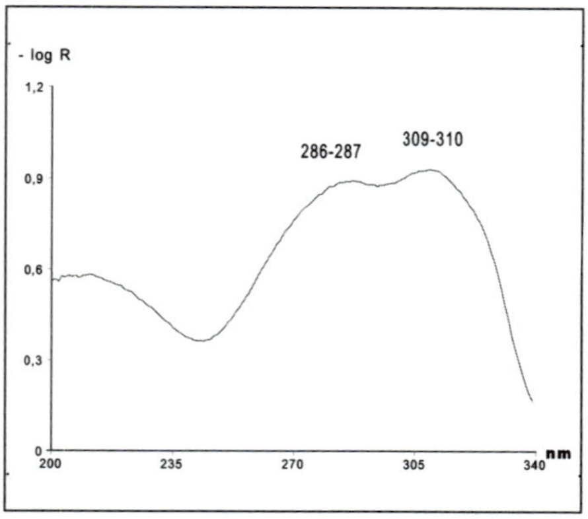

Phenprocoumon

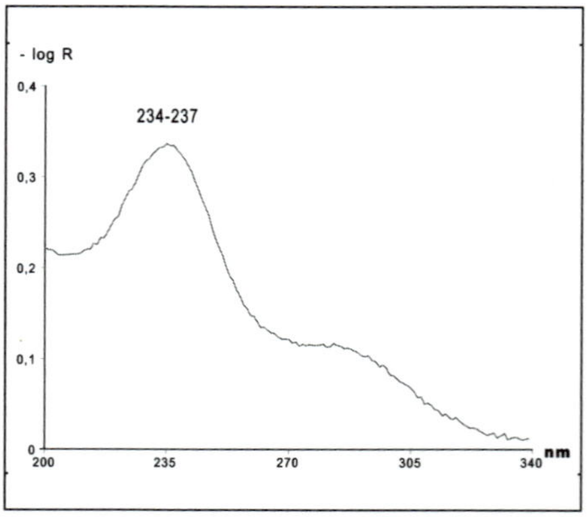

Phenylbutazon

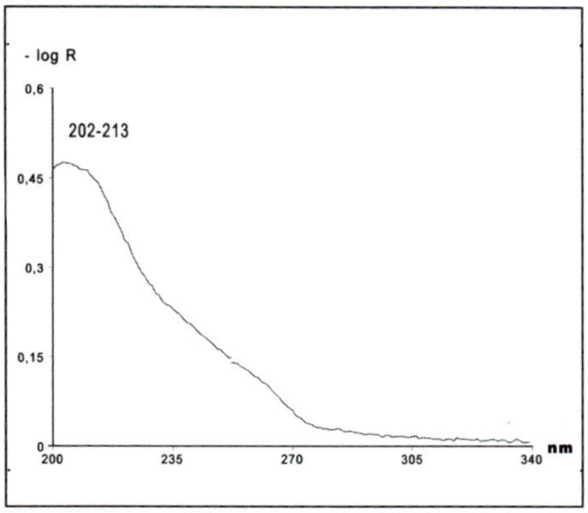

Phenytoin

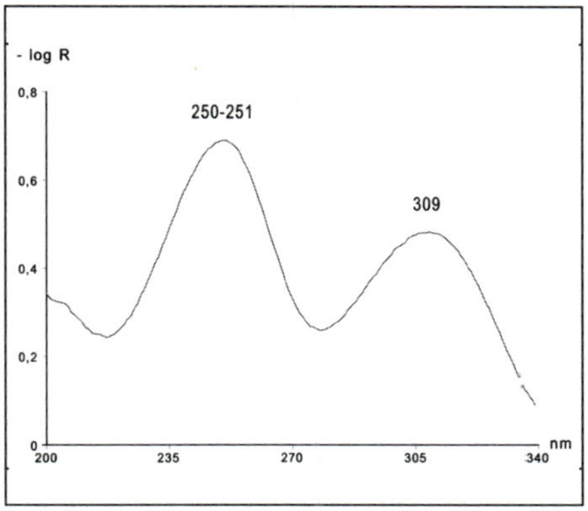

Physostigmin

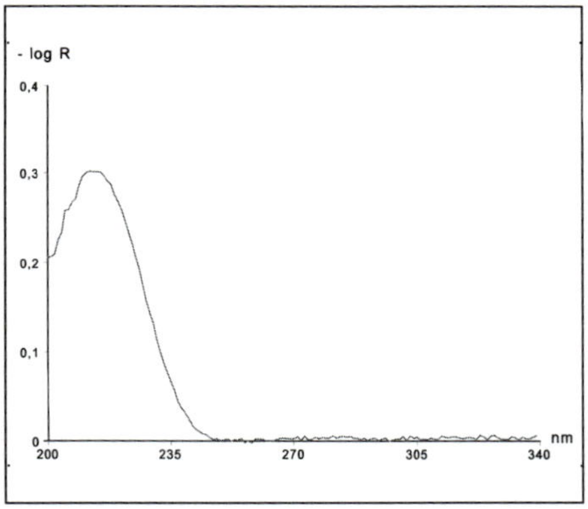

Pilocarpin

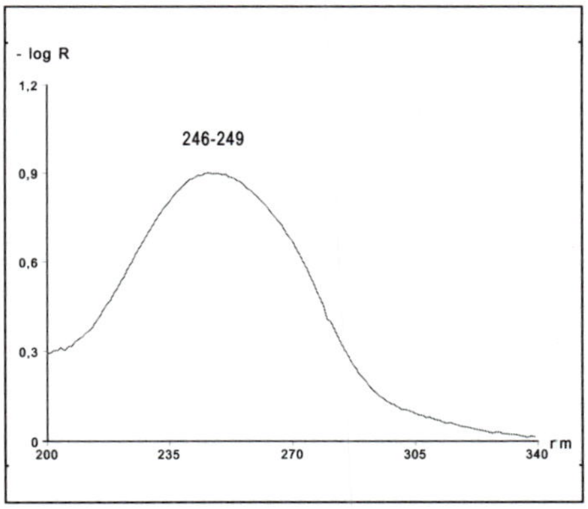

Prednisolon

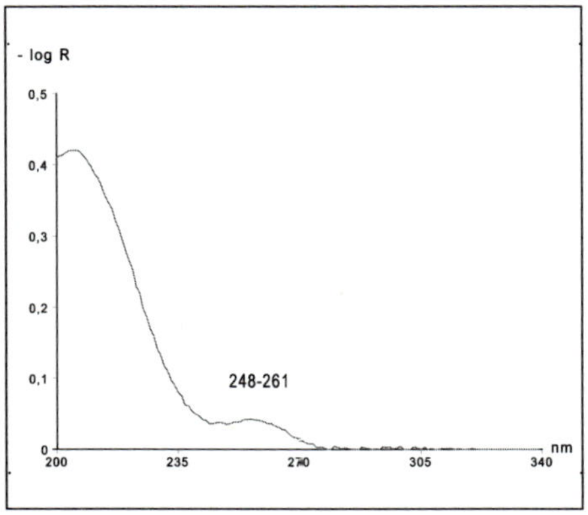

Primidon

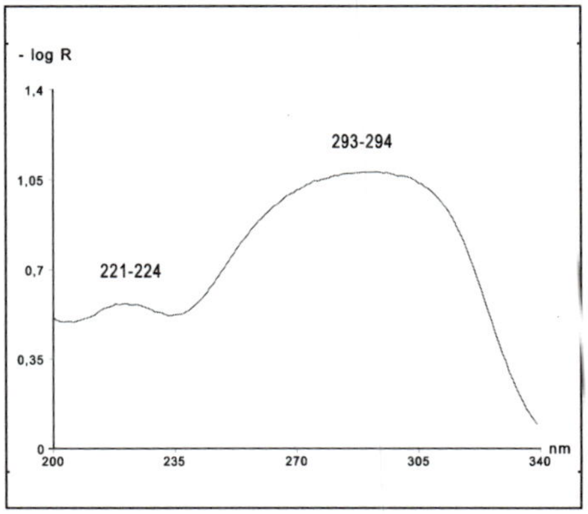

Procain

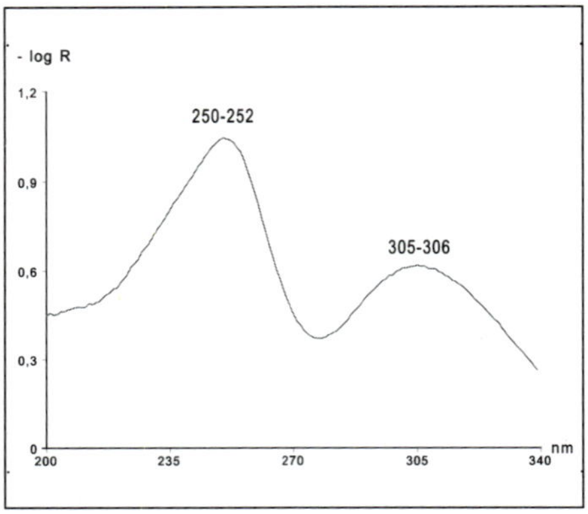

Promethazin

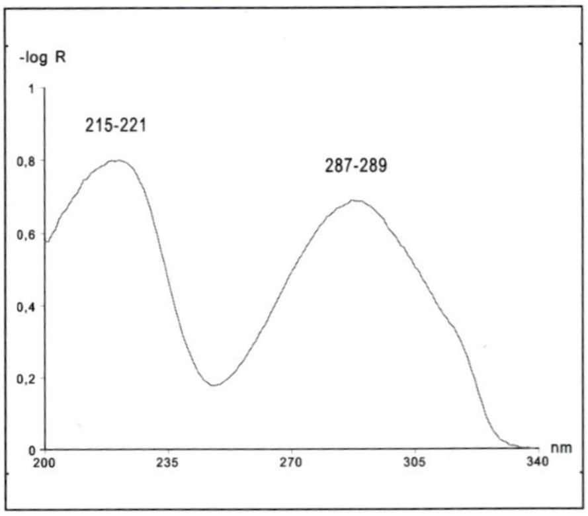

Propranolol

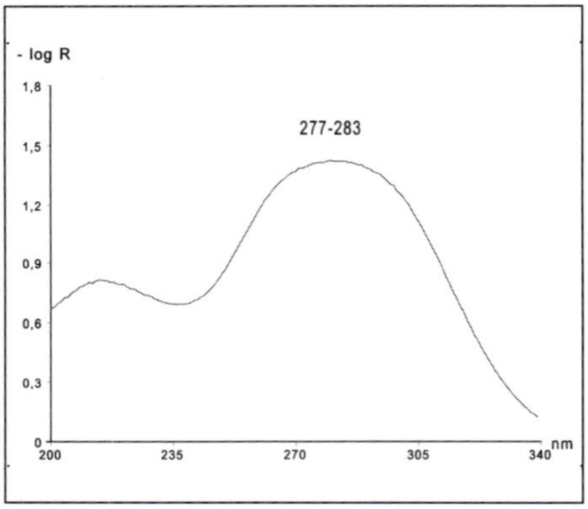

Propylthiouracil

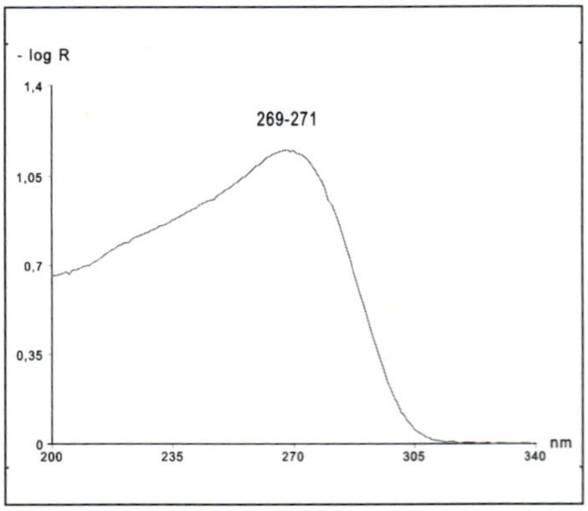

Propyphenazon

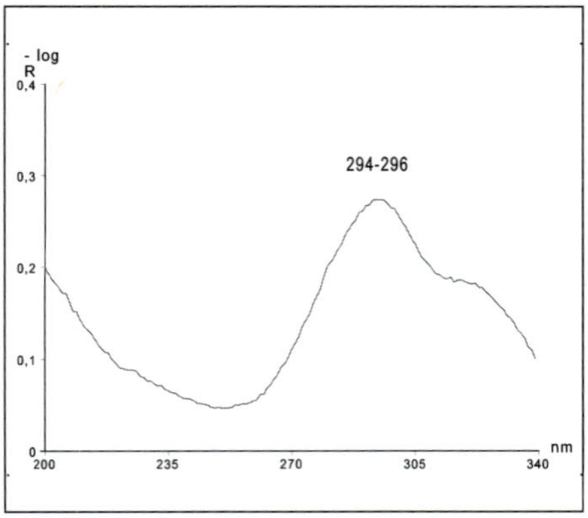

Pyridoxin

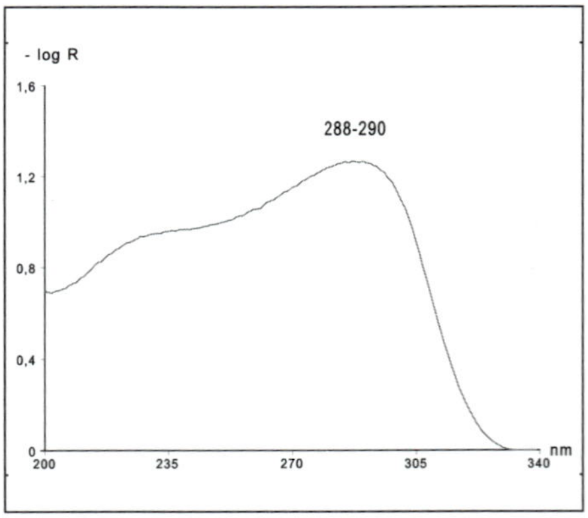

Pyrimethamin

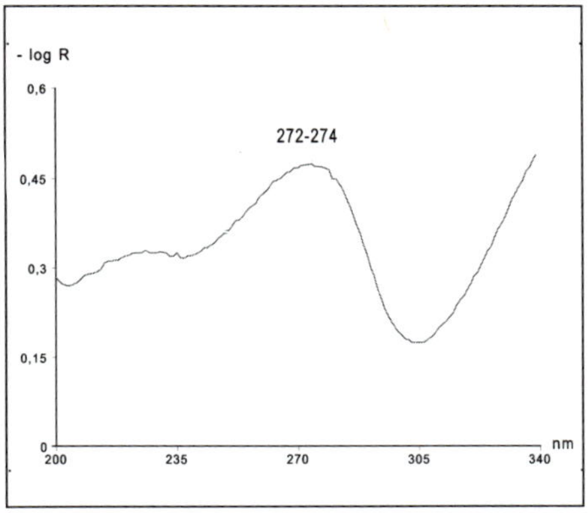

Riboflavin

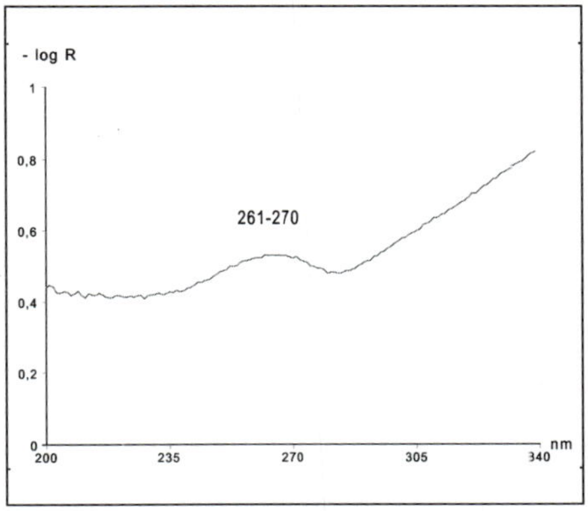

Rutosid

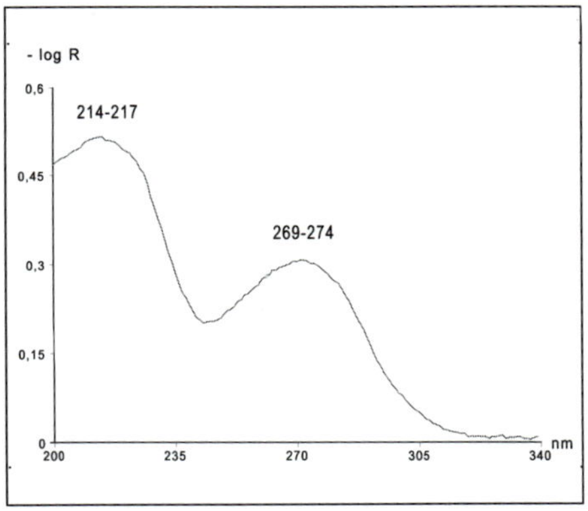

Saccharin

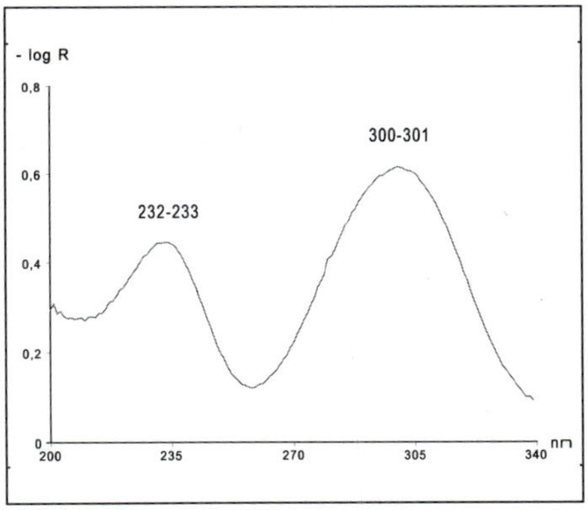

Salicylsäure

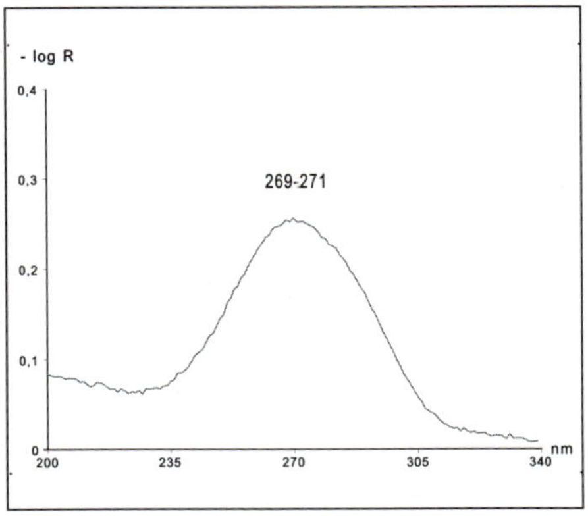

Sulfadiazin

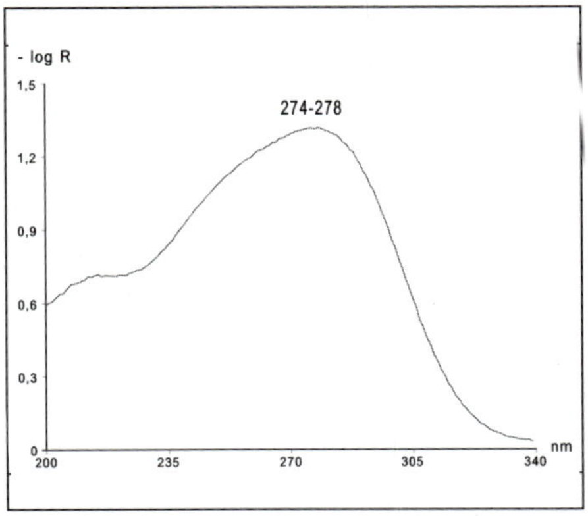

Sulfadoxin

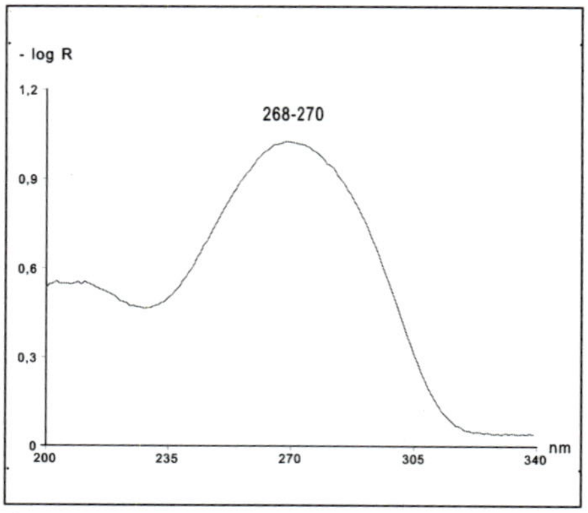

Sulfamethoxazol

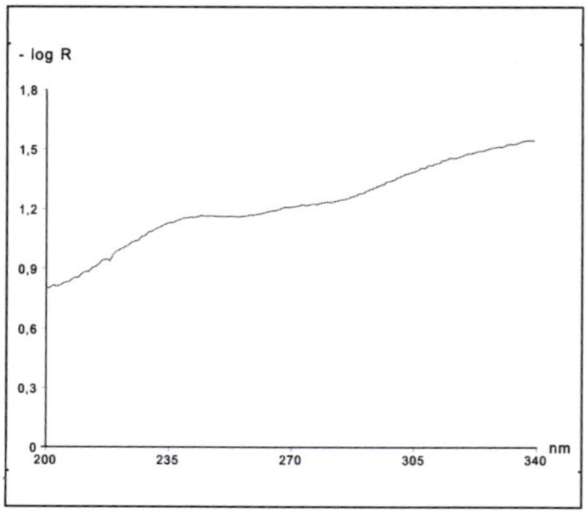

Sulfasalazin

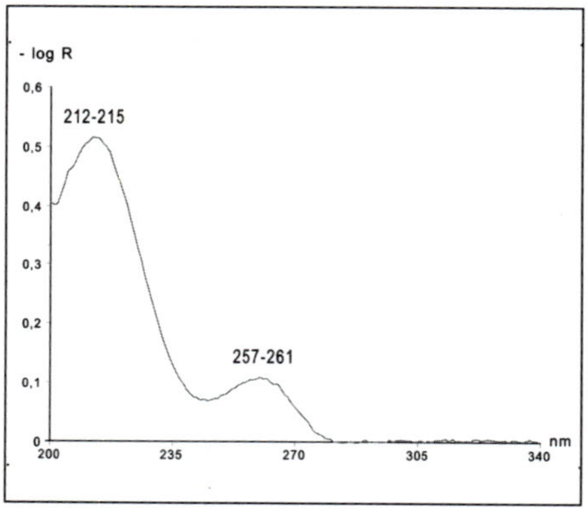

Terfenadin

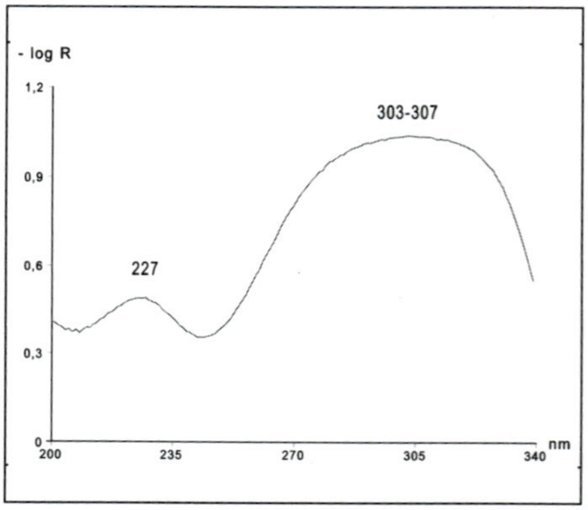

Tetracain

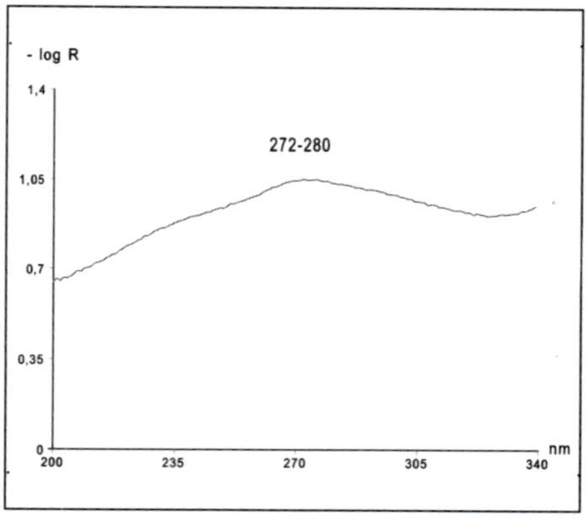

Tetracyclin

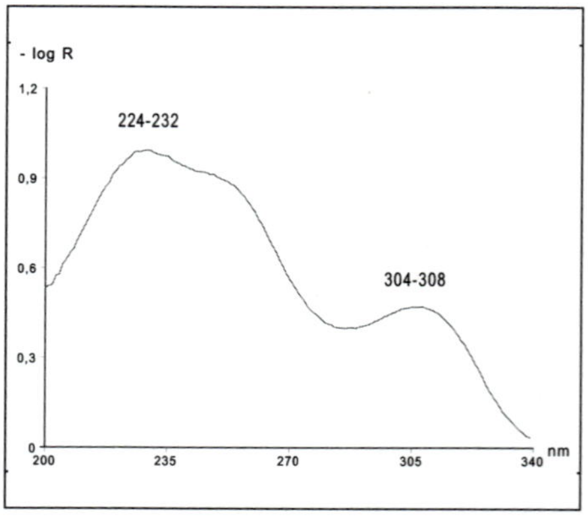

Tetrazepam

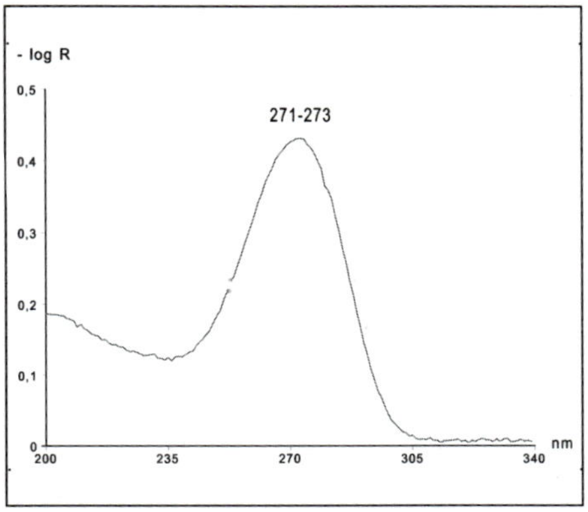

Theobromin

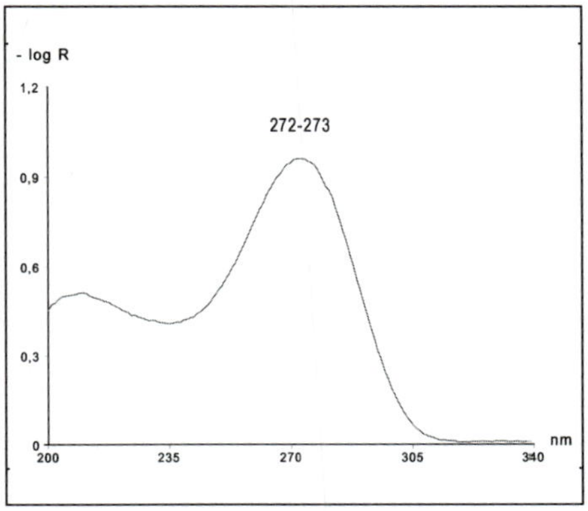

Theophyllin

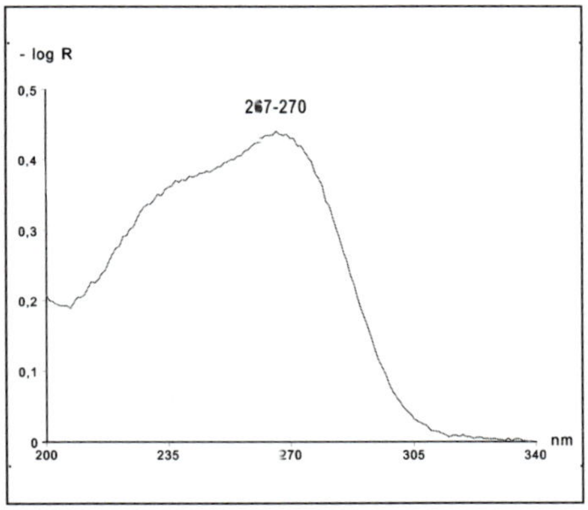

Thiaminchlorid

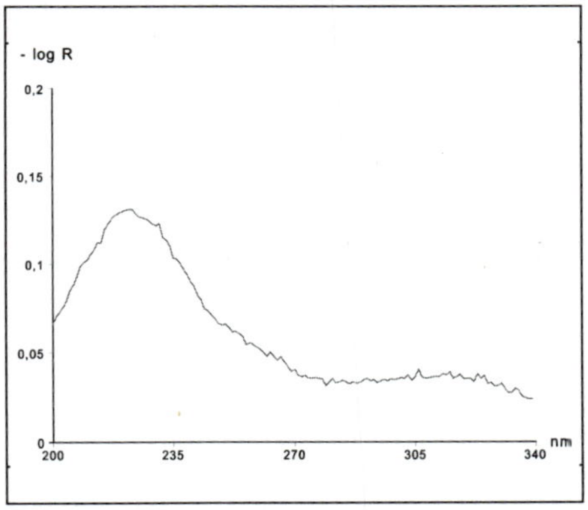

Tilidin

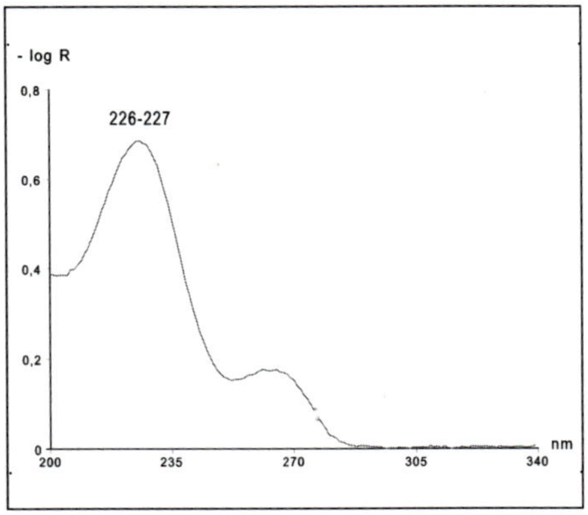

Tolbutamid

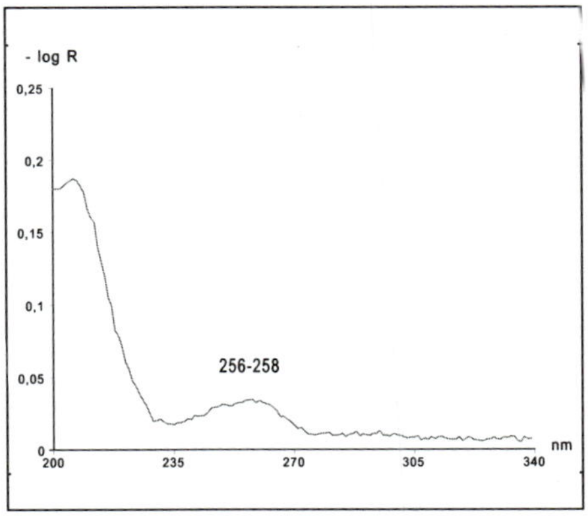

Trihexylphenidyl

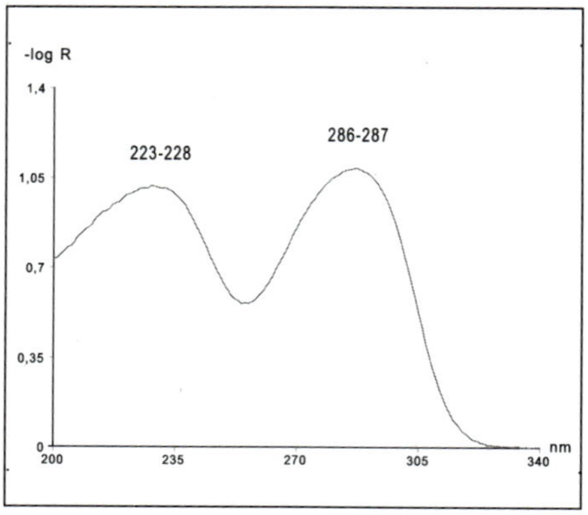

Trimethoprim

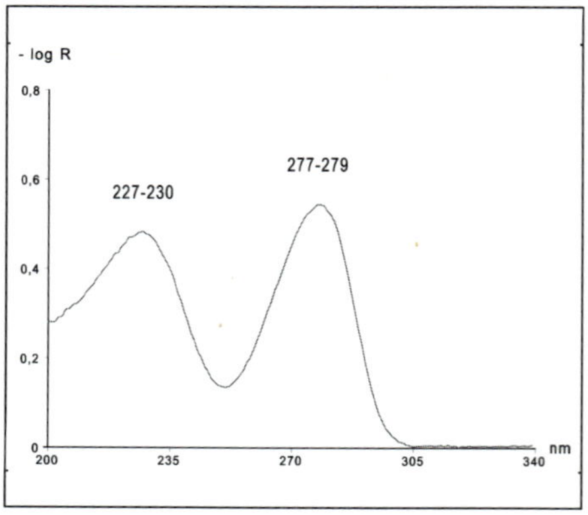

Verapamil

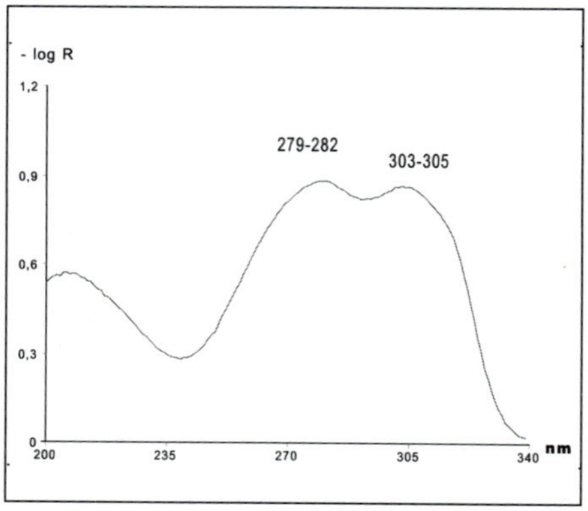

Warfarin

9 Angaben zur quantitativen Bestimmung

9.1 Allgemeine Hinweise

9.1.1 Methodenauswahl

Die quantitative Bestimmung von Einzelsubstanzen stellt in der Regel kein Problem dar, da geeignete Bestimmungsmethoden in den jeweiligen Monographien der Arzneibücher beschrieben sind. Liegt jedoch ein Arzneistoff-Gemisch vor, so muß eine Methode ausgewählt werden, die eine selektive Erfassung der einzelnen Substanzen erlaubt. In Frage kommen neben zahlreichen Titrationsverfahren (Säure-Base-Titrationen, Redox-Titrationen, Fällungstitrationen, wasserfreie Titrationen etc.) vor allem photometrische (siehe 9.3) und chromatographische Methoden (DC-UV, HPLC, GC etc.). Durch geschickte Wahl der Endpunktserkennung (Indikatorwahl!) ist häufig auch mit Titrationen eine parallele Bestimmung mehrerer Substanzen möglich. Entsprechende Vorschriften und Hinweise zur Durchführung finden sich in den Lehrbüchern der Pharmazeutischen Analytik[13, 14] und dem Kommentar zum DAB.

9.1.2 Hinweise zur Durchführung

Auf ein Einstellen der Maßlösungen kann man verzichten, wenn zuvor in einem Referenzversuch die reinen Standardsubstanzen titriert werden. Referenz- und Hauptversuche sollten unter gleichen Bedingungen durchgeführt werden. Liegen Arzneistoff-Gemische vor, so müssen bei der Referenz-Titration daher alle Komponenten der Analysenmischung enthalten sein. Es können sonst im Gegensatz zur Bestimmung von Reinsubstanzen veränderte Indikatorumschläge auftreten (z. B. aufgrund von Adsorptionseffekten oder farbigen Lösungen), die zu falschen Ergebnissen führen.
Die Einwaage der Substanz ist nach Möglichkeit so zu wählen, daß mindestens 5 ml Normallösung verbraucht werden.

---

[13] Vgl. G. Jander und K. F. Jahr. Maßanalyse. Walter de Gruyter, Berlin 1989.
[14] Vgl. H. J. Roth und G Blaschke. Pharmazeutische Analytik. Georg Thieme Verlag, Stuttgart, 1989.

9.2 Vorschriften für die wasserfreie Titration

9.2.1 Vorbemerkung

Bei Titrationen im wasserfreien Medium ist vor allem auf gleichbleibende Temperaturen bei Referenz- und Hauptversuch zu achten.
Volumen-Korrektur bei unterschiedlicher Temperatur in Referenz- und Hauptversuch:

$$V_c = V\,[1 + (t_1 - t_2)\,0{,}0011]$$

V_c = korrigiertes Volumen
V = abgelesenes Volumen
t_1 = Temperatur beim Referenzversuch
t_2 = Temperatur beim Hauptversuch.

9.2.2 Basentitration

Eine entsprechende Menge der zu bestimmenden Substanz (>5 Milliäquivalente) wird im angegebenen Lösungsmittel, wenn nötig unter vorsichtigem Erwärmen, gelöst. Nach Zugabe der vorgeschriebenen Indikatorlösung wird mit 0,05 N- bzw. 0,1 N-Trifluormethansulfonsäure-Lösung bei Raumtemperatur titriert. Es muß auf jeden Fall ein Blind- bzw. Referenzversuch durchgeführt werden.

9.2.3 Säuretitration

Eine entsprechende Menge (> 5 Milliäquivalente) der zu bestimmenden Substanz wird im vorgeschriebenen Lösungsmittel gelöst und wie angegeben gegen einen Indikator mit 0,1 N-NaOH oder 0,1 N-TBAH-Lösung (= Tetrabutylammoniumhydroxid) titriert (Blind- bzw. Referenzversuch).

Tab. 9-1: Indikator-Lösungen und Farbumschlag in der wasserfreien Titration.

Indikator	**g/100 ml Lösungsmittel**	**Farbumschlag alkal./sauer**
Chinaldinrot	0,1 in Eisessig	rot/farblos
Kristallviolett	0,5 in Eisessig	violett/blau grün gelb
Metanilgelb	0,1 in Methanol	gelb/violett
Methylorange	gesättigte Lösung in Aceton	gelb/rot
Methylrot	0,25 + 2,0 g Phenol in Chloroform	gelb/violett
Methylviolett	0,1 in Ethanol	gelb/blau
Naphtholbenzein	1,0 in Eisessig	gelb/grün
Oracetblau B	0,5 in Eisessig	blau/rot
Sudan III	0,5 in Eisessig	rot/violett
Sudan IV (= Scharlachrot)	0,5 in Chloroform	rot/grauviolett blau
		Farbumschlag sauer/alkal.
Bromthymolblau	0,1 in Ethanol	gelb/blau
Thymolblau	0,1 in Isopropanol	farblos/stahlblau
Thymolphthalein	0,5 in Ethanol	farblos/blau

9.2.4 Bestimmung von Halogeniden Stickstoff-haltiger Basen

In Acetanhydrid können viele Halogenide mit 0,1 N-Trifluormethansulfonsäure-Lösung ohne Quecksilber(II)-acetat-Zusatz gegen einen Indikator titriert werden. Salze von primären und sekundären Aminen dürfen i.a. wegen Acetylierung durch Acetanhydrid nach dieser Methode nicht bestimmt werden.

9.3 UV-Spektroskopie

Es wird die spezifische Extinktion $E_{1\,cm}^{1\,\%}$ im Absorptionsmaximum angegeben.

Beispiel: $E_{1\,cm}^{1\,\%} = 500$. Dies bedeutet, dass bei einer Konzentration von 1 mg/100 ml und einer Schichtdicke d von 1 cm die Extinktion E mit 0,50 gemessen wird:

$E = E_{1\,cm}^{1\%} \cdot c \cdot d$
$E = 500 \cdot 0{,}001 \cdot 1 = 0{,}50$

$$E_{1\,cm}^{1\,\%} = \frac{E}{c \cdot d} \quad \text{bzw.} \quad c \cdot d = \frac{E}{E_{1\,cm}^{1\,\%}}$$

$E_{1\,cm}^{1\,\%}$ -Angaben haben etwa einen Fehler von ± 10%; die angegebenen Zahlen sind nur als Richtwerte zu betrachten. Wegen der gerätespezifischen Fehler empfiehlt es sich bei quantitativen Bestimmungen eine Kalibriergerade aufzustellen oder E_c unmittelbar vorher neu zu bestimmen.
Als Lösungsmittel werden vorzugsweise Lösungen in verdünnten Säuren (bei Basen), in verdünnten Basen (bei Säuren) oder in Wasser (bei wasserlöslichen Substanzen bzw. Salzen) verwendet.

9.4 Quantitative DC-UV-Spektroskopie

9.4.1 Grundlagen

Die wichtigste Voraussetzung für den Erfolg einer quantitativen Bestimmung ist eine gute chromatographische Trennung. Dazu müssen das Sorbens, das Fließmittel und die Laufstrecke sorgfältig ausgewählt und optimiert werden. Für quantitative DC-Messungen sollten HPTLC-Platten verwendet werden, die sich im Gegensatz zur konventionellen DC durch eine einheitliche Partikelgröße von 5 µm auszeichnen und eine höhere Trennleistung erreichen. Weitere Vorteile liegen in der Verminderung des Untergrundsignals (Rauschen) bei der Messung, einer verkürzten Laufstrecke von ca. 6 cm, einer hohen Probenzahl pro Platte und bei geringerem Lösungsmittelverbrauch.

Die Platten sollten in dem verwendeten Fließmittel oder Methanol vorgewaschen werden. Eventuell adsorbierte Verunreinigungen, die die Auswertung stören könnten, werden somit eluiert. Zur Aktivierung des Sorbens wird die Platte etwa 10 Minuten bei 160 °C erhitzt. Die fertig vorbereiteten Platten können im Exsiccator über Blaugel gelagert werden.
Zum Auftragen der Substanzen haben sich automatisierte Aufsprühverfahren bewährt. Sie gewährleisten eine genaue Positionierung und eine reproduzierbare Dosierung. Im Gegensatz zur manuellen Auftragetechnik, bei der zur Erstellung der Kalibriergerade verschiedene Konzentrationen in gleichen Volumina aufgetragen werden müssen, wird hier die Volumeneichung ermöglicht. Das Auftragen von verschiedenen Volumina einer Standardlösung bedeutet einen erheblichen Zeitgewinn. Das bandenförmige Aufsprühen ergibt meist eine bessere Trennung. Bei der anschließenden densitometrischen Messung wird zudem durch Einstellung einer Spaltbreite, die kleiner als die aufgetragene Substanzbande ist, nur der homogene Mittelteil erfaßt und somit eine Verbesserung des Signal-Rausch-Verhältnisses erreicht.
Zur Erstellung der Kalibriergerade werden entweder die Peakhöhen oder die Peakflächen über der Konzentration aufgetragen. Die Flächenmessung ist meist der Höhenmessung überlegen, mit Ausnahme von überlappenden Peaks oder geringen Konzentrationen. Durch Einsetzen der Proben-Meßdaten in die Umkehrfunktion der Kalibriergeraden wird dann die gesuchte Konzentration errechnet. Dabei ist darauf zu achten, daß die Meßwerte nicht außerhalb des Kalibrierbereichs (Arbeitsbereich) liegen. Die Auswertung erfolgt manuell, mit Integratoren oder mit Hilfe von PC-Programmen.

9.4.2 Vorgehensweise

9.4.2.1 Chromatogramm-Aufnahme

Zur Auswahl der Meßwellenlänge werden zunächst die Spektren der Standards aufgenommen, bzw. auf die Spektren in der Bibliothek zurückgegriffen. Die Meßwellenlänge sollte möglichst der des Absorptionsmaximums entsprechen, um möglichst intensive Signale zu erhalten. Bei mehreren Substanzen wird ein Kompromiß eingegangen und die Wellenlänge ausgewählt, bei der noch alle Substanzen ausreichend absorbieren. Das DC-Chromatogramm der drei Komponenten (Phenazon, Paracetamol und Coffein) einer Spalt® N-Tablette wird beispielsweise bei einer Wellenlänge von 258 nm aufgenommen (Abb. 9-1 und 9-2).

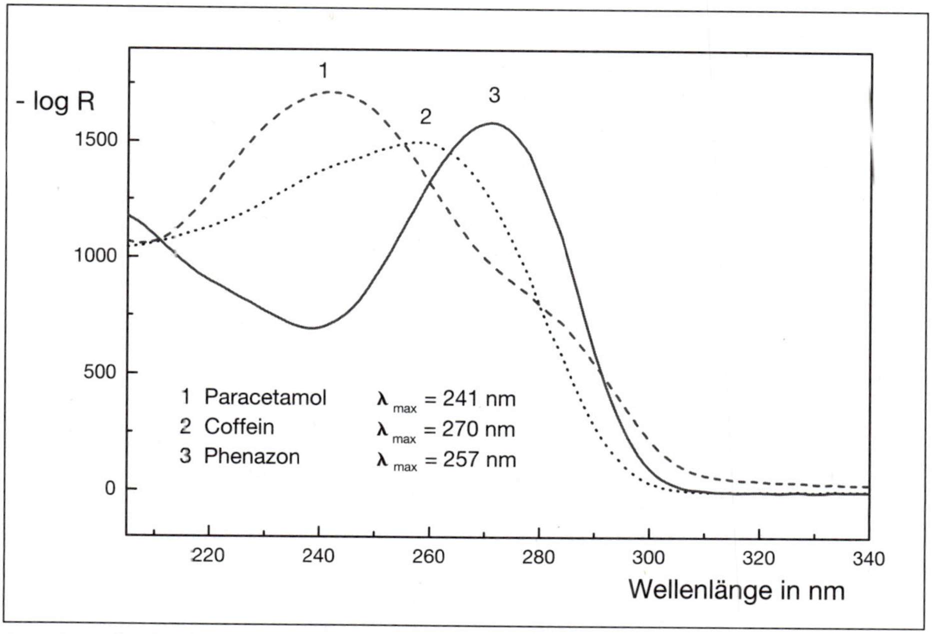

Abb. 9-1: Ermittlung der optimalen Wellenlänge.

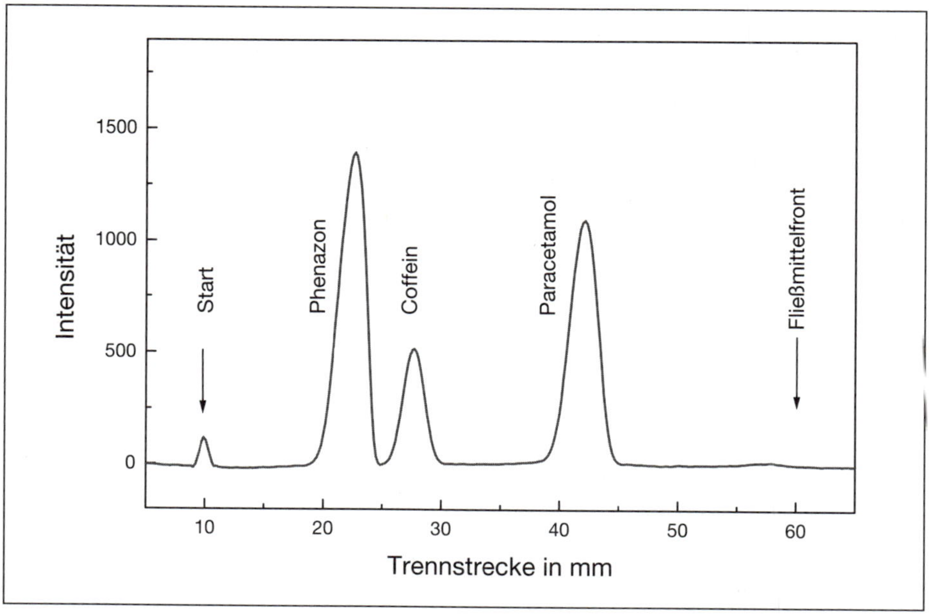

Abb. 9-2: Chromatogramm der Spalt®N-Tabletten-Komponenten bei 258 nm (Fließmittel Ethylacetat - Methanol 10+1, HPTLC-Kieselgel-60-F_{254}-Platten, Entwicklung in Trogkammer mit Kammersättigung).

9.4.2.2 Erstellen einer Kalibriergerade mit Standardsubstanzen

Zwischen fünf und zehn äquidistante Standardkonzentrationen werden zur Kalibrierung benötigt (Abb. 9–3). Bevor eine quantitative Auswertung erfolgen kann, wird ein Arbeitsbereich festgelegt und dieser durch Bestimmung statistischer Daten validiert. Dazu gehören u. a. die Bestimmung der Linearität, der Richtigkeit und Präzision sowie der Varianzhomogenität an der unteren und oberen Grenze des Arbeitsbereichs. Zum Vergleich mit anderen Methoden wird die relative Verfahrenstandardabweichung angegeben. Wenn alle ermittelten Werte unterhalb den tabellierten Grenzwerten liegen und damit den Anforderungen genügen, gilt die Methode als validiert. Die Ergebnisse werden einschließlich des Prognoseintervalls angegeben. An dieser Stelle sei auf entsprechende Spezialliteratur[15, 16] und Lehrbücher der Statistik[17] verwiesen. In der Regel bietet bereits die Densitometer-Software verschiedene Möglichkeiten zur Erstellung von Kalibrierfunktionen und Methodenvalidierung.
Die Standardkonzentrationen für die Kalibrierung müssen grundsätzlich auf der gleichen Platte wie die Proben entwickelt und vermessen werden. Im Gegensatz zur Absorptionsmessung in der Photometrie besteht bei DC-UV-Messungen zwischen Substanzkonzentration und Peakfläche bzw. -höhe häufig kein linearer Zusammenhang. Man erhält daher meist quadratische Kalibrierfunktionen (Polynom 2. Grades) (Abb. 9–4).

Auftragemengen	Phenazon	Coffein	Paracetamol
3 µl	1,743 µg	1,660 µg	1,446 µg
4 µl	2,324 µg	2,216 µg	1,928 µg
5 µl	2,905 µg	2,770 µg	2,410 µg
6 µl	3,486 µg	3,324 µg	2,892 µg
7 µl	4,067 µg	3,878 µg	3,374 µg
8 µl	4,648 µg	4,432 µg	3,856 µg

---

[15] Vgl. B. Renger, H. Jehle, M. Fischer, W. Funk. Validation of Analytical Procedure in Pharmaceutical Analytical Chemistry: HPTLC Assay of Theophyllin in an Effervescent Tablet. J Planar Chromatogr. 1995; *8*, 269–278.

[16] Vgl. S. Ebel. Quantitative Analysis in TLC and HPTLC. J Planar Chromatogr. 1996, *9*, 4–15.

[17] Vgl. W. Funk, V. Damann, C. Vonderheid, G. Oehlmann. Statistische Methoden in der Wasseranalytik. VCH Verlagsgesellschaft, Weinheim, 1985.

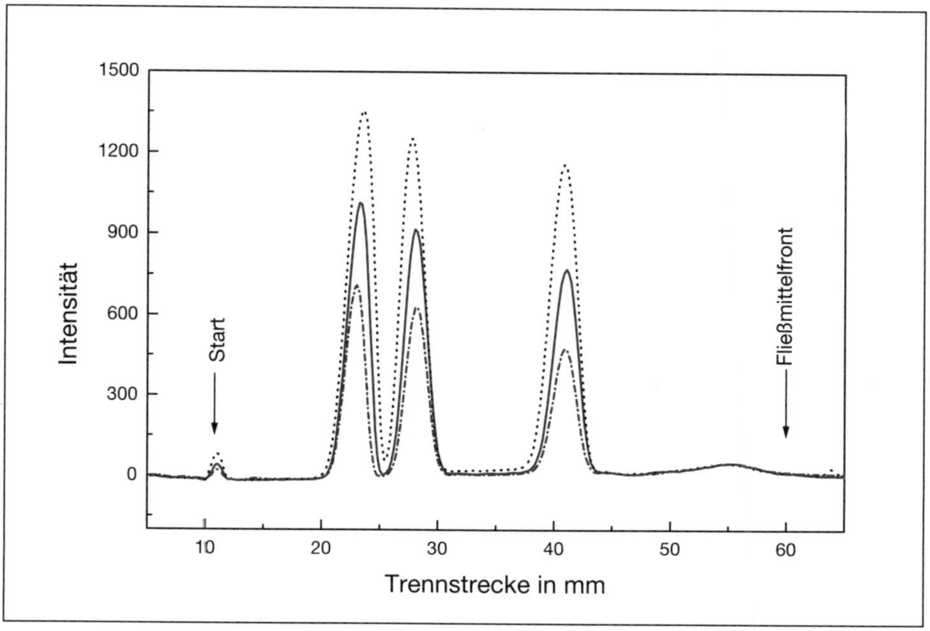

Abb. 9-3: Äquidistante, aufsteigende Auftragemengen zur Erstellung der Kalibrierkurve.

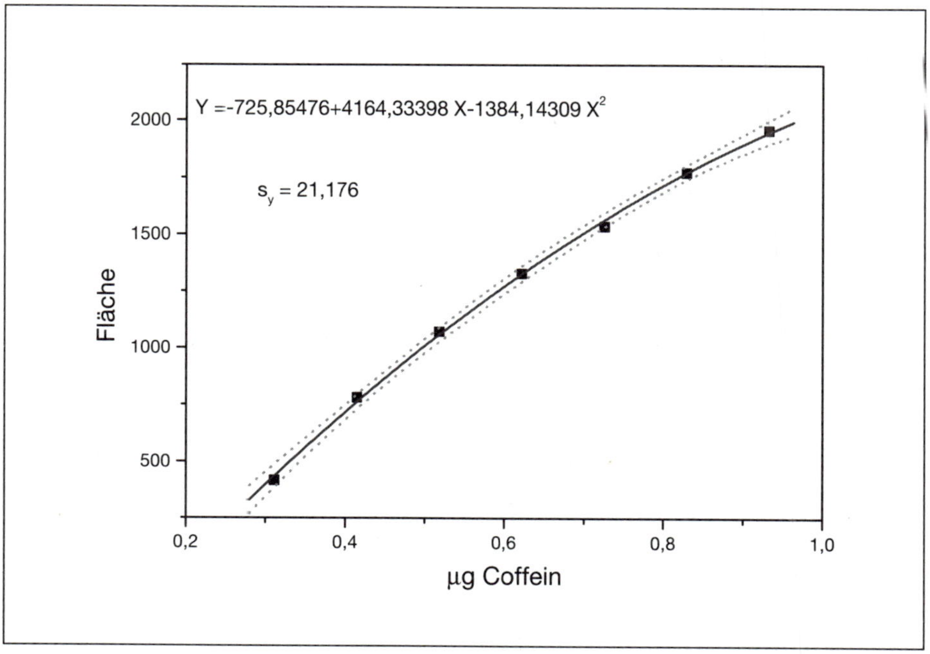

Abb. 9-4: Kalibrierkurve für Coffein für den Arbeitsbereich 311–932 ng unter Angabe der quadratischen Kalibrierfunktion und der Reststandardabweichung s_y.

10 Beschreibungen der Arzneistoffe

In den folgenden Beschreibungen werden von den im Analysengang berücksichtigten Substanzen die Strukturformeln und physikalischen Eigenschaften angegeben. Die Schmelzpunkte wurden im Schmelzpunktröhrchen ermittelt, die Löslichkeitsangaben beziehen sich auf Gramm in Millilitern. Bei der Zusammenstellung besonders geeigneter Identitätsreaktionen wird der Text des Arzneibuchs nicht wiederholt; auf einige Verwechslungen wird hingewiesen. Bei den quantitativen Bestimmungen wird nach Möglichkeit ein Verfahren zur Titration im wasserfreien Medium beschrieben. Der Text des Arzneibuchs wird auch hier nicht wiederholt.
Für die quantitative Bestimmung wird der Einsatz der UV-Spektroskopie empfohlen, um kleinere Mengen zu erfassen und um die Schadstoffbelastung (z. B. Quecksilbersalze in der wasserfreien Titration von Halogeniden) zu vermeiden.

Acenocoumarol

(RS)-4-Hydroxy-3-[1-(4-nitrophenyl)-3-oxobutyl]-2*H*-chromen-2-on
Sintrom®

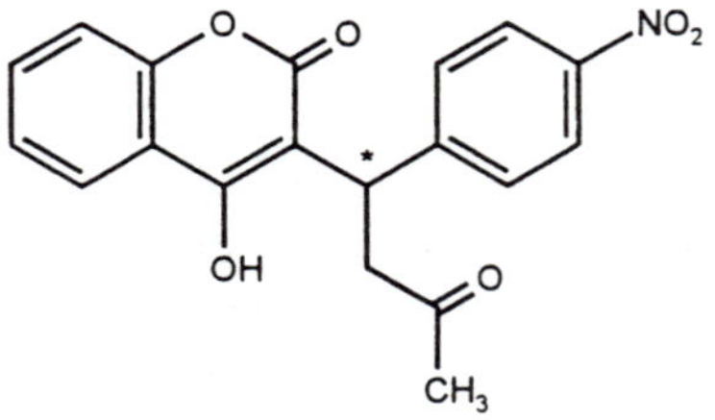

$C_{19}H_{15}NO_6$ (353,3)
Smp. 196–199 °C

Analysenanfall
IA, IB

Weißes, geruchloses Pulver.

Löslich in	Wasser	Ethanol	Aceton	Ether	Dichlormethan
	1 +> 1000	1 + 400	1 + 80	1 +> 1000	1 + 250

Nachweise

- Nachweis aromatischer Nitroverbindungen (6.1.1): Orange.
- Iodoform-Reaktion (6.8): Positiv.
- Vitali-Morin-Reaktion (7.3): Blutrot.
- 3 N-NaOH: Gelb.
- Mandelin-Reaktion: Grau.

Quantitative Bestimmung

- $E^{1\%}_{1cm}$ in 0,1 N-NaOH: 600 bei 300 nm.

Acetylsalicylsäure

2-Acetoxybenzoesäure
Aspirin®, Colfarit®

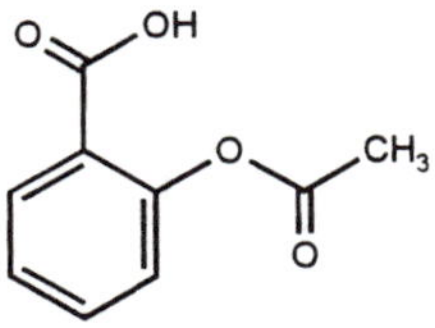

$C_9H_8O_4$ (180,2)
Smp. 140–142 °C

Analysenanfall
IA (fällt auch als Salicylsäure an)

Farblose Kristalle oder weißes, kristallines Pulver.

Löslich in	Wasser	Ethanol	Aceton	Ether	Dichlormethan
	1+ 300	1+ 7	1 + 10	1 + 20	1 + 25

Nachweise

- Nachweis organischer Säuren (6.3): Violett.
- Eisen(III)-chlorid-Reaktion (6.9): Die wäßrige Lösung der Substanz wird erst nach kurzem Aufkochen und Wiedererkalten mit dem Reagenz versetzt: Violettfärbung.
- Konz. H_2SO_4: Hellgelb.
- Froehde-Reaktion: Blauviolett.
- Mandelin-Reaktion: Olivgrün.
- Marquis-Reaktion: Rosarot.
- Beim Erwärmen mit 2 ml Ethanol und 2 ml konz. Schwefelsäure tritt der Geruch nach Ethylacetat auf.

Quantitative Bestimmung

- 100 mg Substanz werden in 30 ml Aceton (unter Erwärmen) gelöst. Nach Zugabe von 10 Tropfen Phenolrot-Lösung wird mit 0,1 N-NaOH bis zum Farbumschlag nach Rot titriert. Bei Bestimmung neben Coffein führt man die Titration in 10-25 ml Ethanol 60% durch.
- $E^{1\%}_{1cm}$ in 0,1 N-HCl: 485 bei 228 nm und 65 bei 275 nm.

Allopurinol

1*H*-Pyrazolo[3,4-d]pyrimidin-4(5*H*)-on
Zyloric®

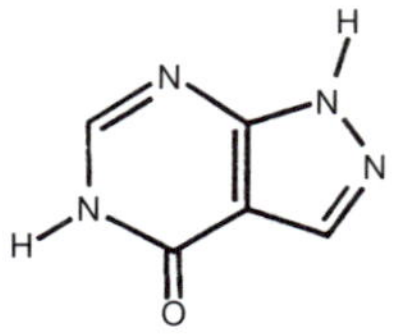

$C_5H_4N_4O$ (136,1)
Smp. >330 °C (Z)

Analysenanfall
V (IV)

Weißes Pulver.

Löslich in	Wasser	Ethanol	Aceton	Ether	Dichlormethan
	1 +> 1000	1+> 1000	1+> 1000	1 +> 1000	1 +> 1000
Löslich in 3 N-NaOH und 3 N-H_2SO_4.					

Nachweise

- Kupplungsreaktion mit diazotierter Sulfanilsäure (6.10): Orangebraun (>100 mg).
- Farbkomplex mit Kupfersulfat-Lösung (7.5): Grünblau.

Quantitative Bestimmung

- 200 mg Substanz werden in 50 ml Dimethylformamid mit 0,1 N-ethanol. NaOH gegen Thymolblau bis zum Farbumschlag nach Blau titriert.
- $E_{1cm}^{1\%}$ in 0,1 N-HCl: 560 bei 250 nm.

Alprenolol

(RS)-1-Isopropylamino-3-[2-(2-propenyl)-phenoxy]-2-propanol

Aptin®

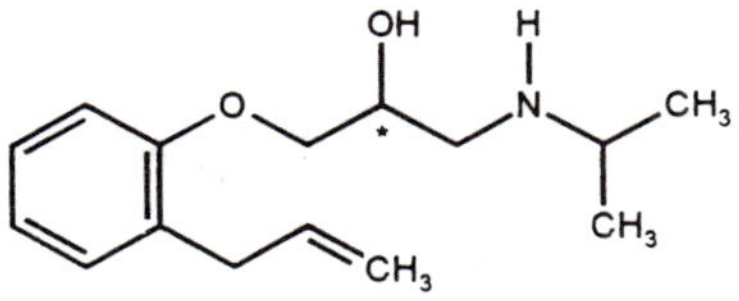

Base	**Hydrochlorid**	**Analysenanfall**
$C_{15}H_{23}NO_2$ (249,3)	$C_{15}H_{24}ClNO_2$ (285,8)	III
Smp. 57–59 °C	Smp. 114–116 °C	

Das Hydrochlorid ist ein weißes, kristallines Pulver.

Löslich in	Wasser	Ethanol	Aceton	Ether	Dichlormethan
Base Hydrochlorid	1 +> 1000 1+ 1	1 + 5 1+ 2	1 + 5 1+ 25	1 + 10 1+> 1000	1 + 10 1+ 2

Nachweise

- Vitali-Morin-Reaktion (7.3): Vorübergehend rotbraun.
- Farbkomplex mit Kupfersulfat-Lösung (7.5): Blau.
- Liebermann-Burchard-Reaktion (7.6): Blaugrün.
- Konz. H_2SO_4: Orange.
- Konz. HNO_3: Nach 3 Minuten blauviolett.
- Mandelin-Reaktion: Braunschwarz.
- Marquis-Reaktion: Orangerot.

Quantitative Bestimmung

- Base: Titration in Eisessig gegen Kristallviolett mit 0,1 N-Trifluormethansulfonsäure.
- Hydrochlorid: Titration in Acetanhydrid gegen Kristallviolett mit 0,1 N-Trifluormethansulfonsäure.
- $E^{1\,\%}_{1\,cm}$ in 0,1 N-HCl: 60 bei 270 nm und 55 bei 275 nm.

Ambroxol

trans-4-(2-Amino-3,5-dibrombenzylamino)-cyclohexanol
Mucosolvan®

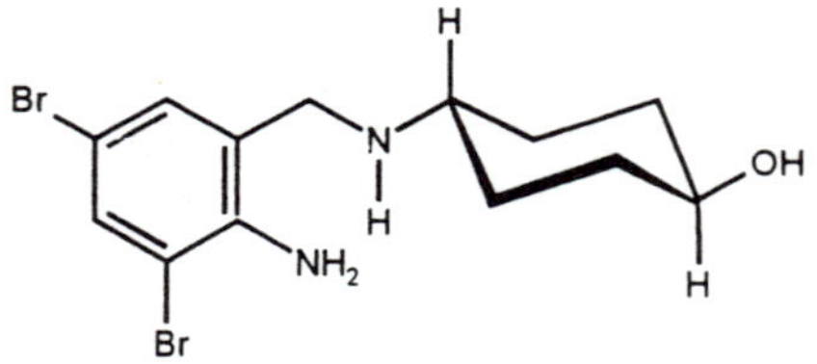

Base
$C_{13}H_{18}Br_2N_2O$ (378,1)
Smp. 93–95 °C

Hydrochlorid
$C_{13}H_{19}Br_2ClN_2O$ (414,5)
Smp. 233–235 °C (Z)

Analysenanfall
II, III

Das Hydrochlorid ist ein weißes, kristallines Pulver.

Löslich in	Wasser	Ethanol	Aceton	Ether	Dichlormethan
Hydrochlorid	1 + 100	1+> 1000	1+> 1000	1 +> 1000	1+> 1000

Nachweise

- Diazo-Kupplungsreaktion (6.1.3): Gelber Niederschlag und rotbraune Lösung.
- Nachweis von Aldehyden (6.5): Rosa.
- Vitali-Morin-Reaktion (7.3): Rotbraun.
- Konz. HNO_3: Gelb.
- Mandelin-Reaktion: Orangebraun, verblassend.

Quantitative Bestimmung

- Titration mit 0,1 M-Natriumnitrit-Lösung gegen 1 ml Tropaeolin 00.
- $E^{1\%}_{1cm}$ in Methanol: 241 bei 248 nm; in 0,1 N-HCl: 241 bei 282 nm.

p-Aminosalicylsäure

4-Amino-2-hydroxybenzoesäure / PAS

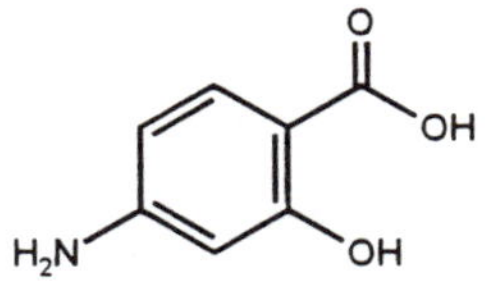

Säure	**Natriumsalz**	**Calciumsalz**	**Analysenanfall**
$C_7H_7NO_3$	$C_7H_6NNaO_3 \cdot 2H_2O$	$C_{14}H_{12}CaN_2O_6 \cdot 3H_2O$	IA (bs)
(153,1)	(211,2)	(398,4)	
Smp. 144 °C (Z)	Smp. 252 °C		

Weißes, voluminöses, geruchloses Pulver.

Löslich in	Wasser	Ethanol	Aceton	Ether	Dichlormethan
Säure	1 + 700	1 + 20	1 + 6	1 + 250	1+> 1000
Natriumsalz	1+ 2	1+ 30	1 + 100	1+> 1000	1+> 1000
Calciumsalz	1+ 10				

Nachweise

- Iod-Azid-Reaktion (2.4.2): Positiv.
- Diazo-Kupplungsreaktion (6.1.3): Orange.
- Eisen(III)-chlorid-Reaktion (6.9): In wäßriger Lösung rotviolett, in Ethanol blauviolett.
- Kupplungsreaktion mit diazotierter Sulfanilsäure (6.10): Rot.
- Farbkomplex mit Kupfersulfat-Lösung (7.5): Blaugrün.
- Froehde-Reaktion: Säure: Grau; Natriumsalz: Grauviolett; Calciumsalz: Violett.
- Mandelin-Reaktion: Blaugrün.
- Versetzt man eine Lösung von einigen mg Substanz in 1–2 ml Wasser mit 1–3 Tropfen 30%iger Natronlauge und 10 Tropfen 2%iger Kaliumhexacyanoferrat(III)-Lösung, so tritt sofort eine intensive Blaufärbung auf, die bei einer Konzentration von über 1 % eine kirschrote Tönung annimmt.

Quantitative Bestimmung

- Säure: 200 mg werden in 10 ml Methanol gelöst und nach Zusatz von 10 ml Wasser mit 0,1 N-NaOH gegen Bromthymolblau nach Hellgrün titriert.
- Natriumsalz: 100 mg werden in einer Mischung aus 25 ml Eisessig und 5 ml Acetanhydrid gegen Kristallviolett mit 0,1 N-Trifluormethansulfonsäure nach Blau titriert.
- $E^{1\%}_{1cm}$ in 0,1 N-HCl: 370 bei 235 nm und 245 bei 300 nm.

Amitryptilin

3-(10,11-Dihydro-5*H*-dibenzo[a,d]cyclohepten-5-yliden)-N,N-dimethylpropanamin
Laroxyl®, Saroten®, Tryptizol®

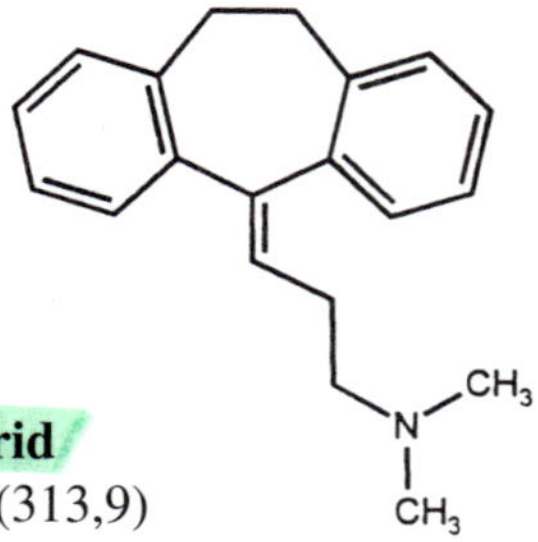

Base
$C_{20}H_{23}N$ (277,4)
ölig

Hydrochlorid
$C_{20}H_{24}ClN$ (313,9)
Smp. 195–198 °C

Analysenanfall
II

Das Hydrochlorid ist ein weißes, kristallines Pulver.

Löslich in	Wasser	Ethanol	Aceton	Ether	Dichlormethan
Hydrochlorid	1 + 1	1 + 2	1 + 50	1 +> 1000	1 + 2

Nachweise

- Baeyersche Probe (6.2.2): Positiv.
- Vitali-Morin-Reaktion (7.3): Rotviolett.
- Analoge Helch-Reaktion (7.4): Blau.
- Konz. H_2SO_4: Orange → rot.
- Konz. HNO_3: Gelbe Tröpfchen.
- Froehde-Reaktion: Orange → rot.
- Marquis-Reaktion: Orange → schwarz.

Quantitative Bestimmung

→ als einwertige Kationsäure mit 0,1 N NaOH in EtOH; potentiometr. Indizierung des ÄP

- Hydrochlorid: In Acetanhydrid mit 0,1 N-Trifluormethansulfonsäure gegen Kristallviolett nach Grün.
- Hydrochlorid: $E^{1\,\%}_{1\,cm}$ in 0,1 N-H_2SO_4 oder 0,1 N-NaOH: 400-500 bei 235-240 nm.
- Base: $E^{1\,\%}_{1\,cm}$ in 0,1 N-H_2SO_4: 500 bei 240 nm.

Ampicillin

(2S,5R,6R)-6-[(R)-2-Amino-2-phenylacetamido]-3,3-dimethyl-7-oxo-4-thia-1-azabicyclo[3.2.0]- heptan-2-carbonsäure
Amblosin®, Binotal®, Cymbi®, Pen-Bristol®

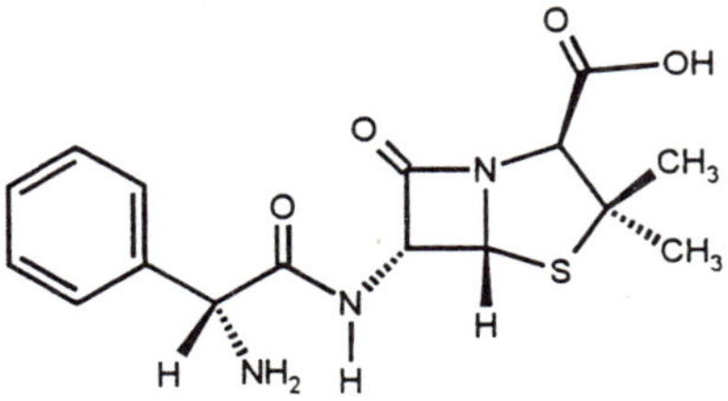

Säure	**Natriumsalz**	**Trihydrat**	**Analysenanfall**
$C_{16}H_{19}N_3O_4S$	$C_{16}H_{18}N_3NaO_4S$	$C_{16}H_{19}N_3O_4S \cdot 3H_2O$	V
(349,4)	(371,4)	(403,4)	
Smp. 202 °C (Z)	Smp. 205 °C (Z)	Smp. 183-185 °C (Z)	

Säure und Natriumsalz sind weiße, feinkristalline, hygroskopische Pulver mit charakteristischem Geruch.

Löslich in	Wasser	Ethanol	Aceton	Ether	Dichlormethan
Natriumsalz Trihydrat	1 + 2 1 +150	kolloidal 1 +> 1000	1 + 50 1 +150	1 +> 1000 1 +> 1000	1 +> 1000 1 +> 1000

Nachweise

- Iod-Azid-Reaktion (2.4.2): Positiv.
- Modifizierte Hydroxamsäurereaktion (6.4): Versetzt man eine Lösung von 15 mg Substanz in 3 ml 3 N- NaOH mit 0,3 g Hydroxylaminhydrochlorid und läßt 5 Minuten stehen, so färbt sich die mit einigen Tropfen 6 N-HCl angesäuerte Mischung auf Zusatz von 1 ml 1%iger Eisen(III)-chlorid-Lösung schmutzig violettrot.
- Zu einer Suspension von 10 mg Substanz in 1 ml Wasser werden 2 ml einer verdünnten Fehlingschen Lösung (2 ml + 6 ml Wasser) gegeben. Es entsteht eine fuchsinviolette Färbung (vgl. 6.2.1).

Quantitative Bestimmung

- Formol-Titration: Eine etwa 15 mg Ampicillin-Trihydrat entsprechende Substanzmenge wird in 10 ml Wasser gelöst und mit 4 ml verd., neutralisierter Formaldehydlösung versetzt. Nach 2 Minuten wird mit 0,02 N-NaOH bis zu einer 30 Sekunden anhaltenden Rosafärbung titriert (1 ml 0,02 N-NaOH entspricht 6,98 mg Ampicillin).

L-Ascorbinsäure

(5R)-5-[(S)-1,2-Dihydroxyethyl]-3,4-dihydroxyfuran-2(5*H*)-on
Cebion®, Cedoxon®, Taxofit®-C, xitix®

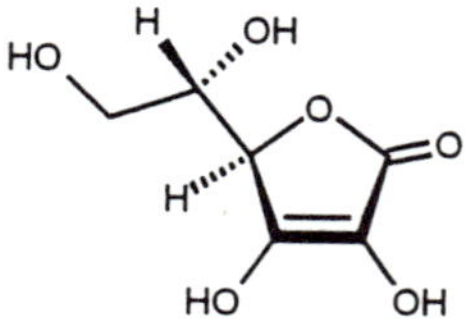

$C_6H_8O_6$ (176,1)
Smp. 190-192 °C (Z)
$[\alpha]_D^{20}$ +22° bis +23° (c = 2,0; W.)

Analysenanfall
V

Farbloses, kristallines Pulver.

Löslich in	Wasser	Ethanol	Aceton	Ether	Dichlormethan
	1 + 4	1 + 25	1 +> 1000	1 +> 1000	1 +> 1000

Nachweise

- Ninhydrin-Reaktion (6.1.5): Schwach rot.
- Eisen(III)-chlorid-Reaktion (6.9): Violett zwischen pH 6 und 8. Eventuell ist ein Zusatz von 1 ml 10%iger methanolischer Pyridinlösung notwendig.
- Zwikker-Reaktion (7.2): Schwach violett.
- Konz. HNO_3: Rot.
- Mandelin-Reaktion: Lindgrün → hellblau.
- Eine Lösung von 5 mg Substanz in 5 ml Wasser entfärbt 10 ml Tillmans Reagenz. Ebenso werden in der Kälte ammoniakalische Silbersalz-Lösung, Fehlingsche Lösung (6.2.1) sowie Kaliumpermanganat-Lösung (6.2.2) reduziert.

Quantitative Bestimmung

- Acidimetrisch.
- Iodometrisch nach Ph. Eur.
- $E_{1cm}^{1\,\%}$ in Wasser: 580 bei 265 nm.

Atropin

(RS)-{(1R,3r,5S,8s)-8-Methyl-8-azabicyclo[3.2.1]oct-3-yl}-3-hydroxy-2-phenylpropanoat

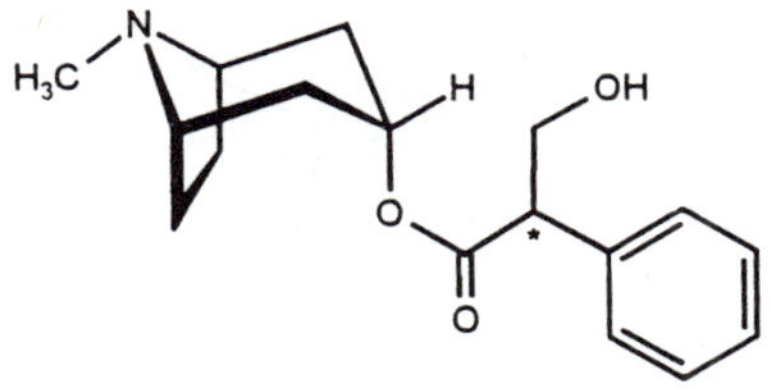

Base
$C_{17}H_{23}NO_3$ (289,4)
Smp. 115–118 °C

Sulfat
$C_{34}H_{48}N_2O_{10}S \cdot H_2O$ (694,8)
Smp. 189–191 °C (Z)

Analysenanfall
III

Das Sulfat ist ein weißes, kristallines Pulver.

Löslich in	Wasser	Ethanol	Aceton	Ether	Dichlormethan
Base	1 + 500	1 + 2	1 + 50	1 + 100	1 +1
Sulfat	1 + 0,5	1 + 4	1 +> 1000	1 +> 1000	1 +> 1000

Nachweise

- Vitali-Morin-Reaktion (7.3): Blauviolett.
- Mandelin-Reaktion: Braun → hellgrün.

Quantitative Bestimmung

- Base und Sulfat: Titration in Eisessig gegen Kristallviolett mit 0,1 N-Trifluormethansulfonsäure.

Bamipin

N-Benzyl-1-methyl-N-phenyl-4-piperidinamin
Soventol®

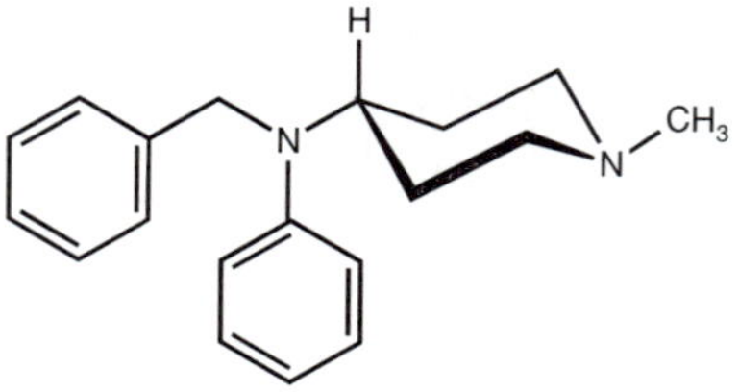

Base	**Dihydrochlorid**	**Lactat**	**Analysenanfall**
$C_{19}H_{24}N_2$ (280,4)	$C_{19}H_{26}Cl_2N_2$ (353,4)	$C_{22}H_{30}N_2O_3$ (370,5)	II, III
Smp. 120 °C	Smp. 210–212 °C	Smp. 88 °C	

Lactat und Dihydrochlorid sind weiße, fast geruchlose Kristallpulver.

Löslich in	Wasser	Ethanol	Aceton	Ether	Dichlormethan
Base	1 +> 1000	1 + 30	1 + 2	1 + 50	1 + 2
Lactat	1 + 10	1 + 50	1 + 4	1 + 300	1 + 6
Dihydrochlorid	1 + 75	1 + 150	1 + 200	1 +> 1000	1 + 50

Nachweise

- Mit Diazo-Regenz I (6.3): Rotfärbung.
- Eisen(III)-chlorid-Reaktion (6.9): Dunkelgelb bei Bamipinlactat.
- Vitali-Morin-Reaktion (7.3): Blutrot.
- 3 N-NaOH: Gelbe Tröpfchen.
- Konz. HNO_3: Rosa → gelb (Dihydrochlorid); rot → orange (Lactat).
- Mandelin-Reaktion: Rotbraun.

Quantitative Bestimmung

- Titration in Eisessig mit 0,1 N-Trifluormethansulfonsäure gegen Kristallviolett nach Blau.

Benzocain

Ethyl-4-aminobenzoat
Anaesthesin®

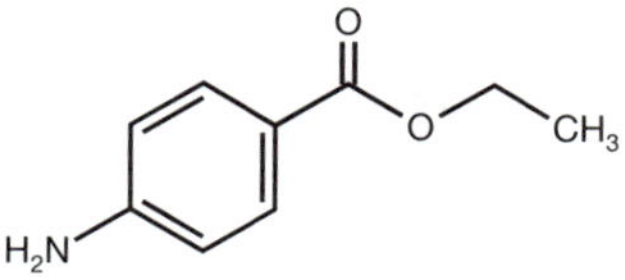

$C_9H_{11}NO_2$ (165,2)
Smp. 89-92 °C

Analysenanfall
IB

Weiße Kristalle.

Löslich in	Wasser	Ethanol	Aceton	Ether	Dichlormethan
	1 +> 1000	1 + 7	1 + 4	1 + 5	1 + 1

Nachweise

- Diazo-Kupplungsreaktion (6.1.3): Rot.
- Hydroxamsäure-Reaktion (6.4): Rot.
- Iodoform-Reaktion (6.8): Positiv.
- Mandelin-Reaktion: Violett → braun → rot.
- Erwärmt man etwa 50 mg Substanz mit 3 Tropfen Eisessig und 5 Tropfen konz. Schwefelsäure, so tritt der Geruch nach Ethylacetat auf.

Quantitative Bestimmung

- Etwa 0,3 g, genau gewogen, werden in 80 ml Wasser und 10 ml 2 N-HCl gelöst. Man kühlt die Lösung auf 15 °C ab und titriert langsam und unter kräftigem Rühren mit 0,1 M-$NaNO_2$. Der Endpunkt der Titration ist erreicht, wenn 1 Tropfen der Lösung 2 Minuten nach der letzten Zugabe von Natriumnitrit beim Tüpfeln auf KI-Stärkepapier sofort Blaufärbung hervorruft. Nitritometrie (Diazotitration)
- $E^{1\%}_{1cm}$ in 0,1 N-HCl: 790 bei 227 nm und 100 bei 272 nm.

Benzoesäure
Benzencarbonsäure

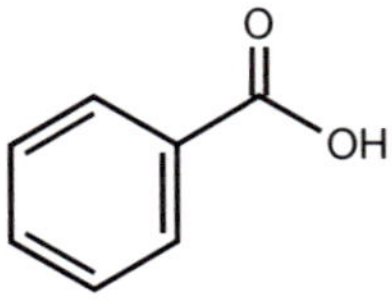

Säure
$C_7H_6O_2$ (122,1)
Smp. 121–123 °C

Natriumsalz
$C_7H_5NaO_2$ (144,1)

Analysenanfall
IA

Benzoesäure: Farblose Kristalle oder weißes, kristallines Pulver.
Natriumbenzoat: Weißes, feinkristallines oder körniges Pulver.

Löslich in	Wasser	Ethanol	Aceton	Ether	Dichlormethan
Säure	1 + 350	1 + 3	1 + 10	1 + 3	1 + 5
Natriumsalz	1 + 2	1 + 90	1 +> 1000	1 +> 1000	1 +> 1000

Nachweise

- Nachweis organischer Säuren (6.3): Rotviolett.
- In neutraler wäßriger Lösung entsteht auf Zusatz von 10%iger Eisen(III)-chlorid-Lösung ein beigefarbener Niederschlag, der sich in Ether rotbraun löst (vgl. 6.9).

Quantitative Bestimmung

- Benzoesäure: Acidimetrische Titration in Ethanol 90% mit 0,1 N-NaOH gegen Phenolrot.
- Natriumbenzoat: Wasserfreie Titration in Eisessig gegen Kristallviolett mit 0,1 N-Trifluormethansulfonsäure nach Blau.
- $E^{1\%}_{1cm}$ in 0,5 N-HCl: 910 bei 230 nm; in 0,5 N-NaOH: 665 bei 225 nm.

Benzylpenicillin

(2S,5R,6R)-3,3-Dimethyl-7-oxo-6-(phenylacetamido)-4-thia-1-azabicyclo[3.2.0]heptan-2-carbonsäure / Penicillin G

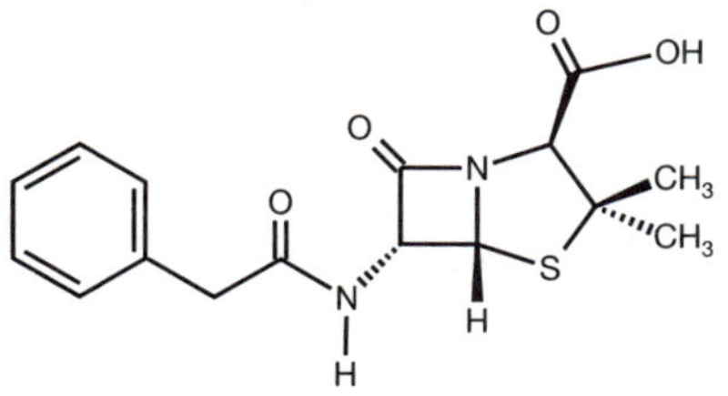

Säure	**Kaliumsalz**	**Natriumsalz**	**Analysenanfall**
$C_{16}H_{18}N_2O_4S$ (334,4)	$C_{16}H_{17}KN_2O_4S$ (372,5)	$C_{16}H_{17}N_2NaO_4S$ (356,4)	IA
ölig	Smp. >350 °C	Smp. 255-265 °C (Z)	
$[\alpha]_D^{20}$+270° (c = 2,0 W.)			

Weiße Kristalle mit charakteristischem Geruch.

Löslich in	Wasser	Ethanol	Aceton	Ether	Dichlormethan
Säure					
Kaliumsalz	1 + 5	1 + 100	1 +> 1000	1 +> 1000	1 +> 1000
Natriumsalz	1 + 5	1 + 100	1 +> 1000	1 +> 1000	1 +> 1000

Nachweise

- Iod-Azid-Reaktion (2.4.2): Positiv.
- Modifizierte Hydroxamsäure-Reaktion (6.4): Rot (vgl. Ampicillin).
- Chromotropsäure-Reaktion (6.6): Gelborange.
- Vitali-Morin-Reaktion (7.3): Rot.
- Konz. HNO_3: Gelb → braun.
- Mandelin-Reaktion: Grüngelb → hellrot.
- Marquis-Reaktion (in der Wärme): Violett, beim Erkalten braunrote Fluoreszenz.

Quantitative Bestimmung

- Iodometrische Titration (Ph. Eur.).

Betamethasonvalerat
(9-Fluor-11β,21-dihydroxy-16β-methyl-3,20-dioxo-pregna-1,4-dien-17α-yl)-pentanoat
Betnesol®, Celestan®

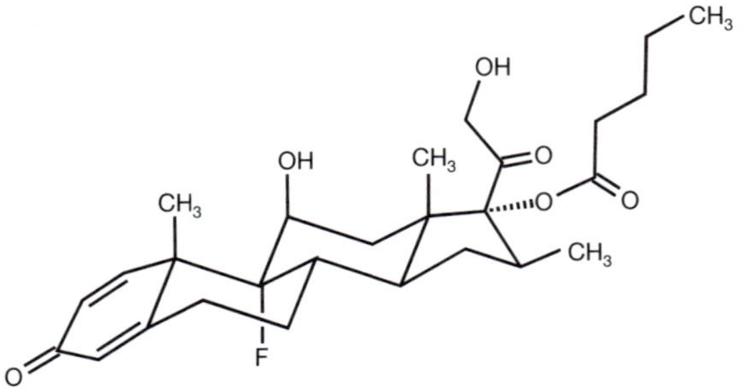

$C_{22}H_{29}FO_5$ (392,5)
Smp. 231–234 °C (Z)

17-Valerat
$C_{27}H_{37}FO_6$ (476,6)
Smp. 183-184 °C

Analysenanfall
IB

Löslich in	Wasser	Ethanol	Aceton	Ether	Dichlormethan
17-Valerat	1 +> 1000	1 + 15	1 + 10	1 +> 1000	1 + 3

Nachweise

- Hydroxamsäure-Reaktion (6.4): Rotviolett.
- Nachweis von Aldehyden (6.5): Rosa.
- Vitali-Morin-Reaktion (7.3): Grün.
- Konz. H_2SO_4: Braunrot → schwarz.
- Mandelin Reaktion: Grün → blau → violett.
- Marquis Reaktion: Rotbraun.
- 1 g Isonicotinsäurehydrazid wird in 100 ml Ethanol gelöst und 500 µl Trifluoressigsäure zugefügt. Ein Tropfen dieser Lösung, zu 10 mg Substanz gegeben, ergibt ein gelbes, fluoreszierendes Hydrazon-Derivat (Umberger-Reaktion).

Quantitative Bestimmung

- Base: $E^{1\%}_{1cm}$ in Ethanol 96%: 385 bei 240 nm.
- 17-Valerat: $E^{1\%}_{1cm}$ in Ethanol 96%: 334 bei 239 nm.

Biperiden

(RS)-1-(Bicyclo[2.2.1]hept-5-en-2-yl)-1-phenyl-3-piperidinopropanol
Akineton®

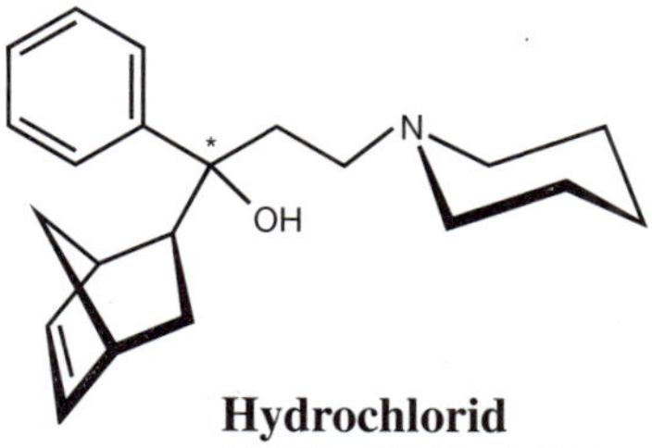

Base
$C_{21}H_{29}NO$ (311,5)
Smp. 112–114 °C

Hydrochlorid
$C_{21}H_{30}ClNO$ (348,0)
Smp. 278–280 °C (Z)

Analysenanfall
II (III)

Das Hydrochlorid ist ein weißes, kristallines Pulver.

Löslich in	Wasser	Ethanol	Aceton	Ether	Dichlormethan
Hydrochlorid	1 + 500	1 + 200	1 +> 1000	1 +> 1000	1 +> 1000

Nachweise

- Farbkomplex mit Kupfersulfat-Lösung (7.5): Blau.
- Konz. HNO_3: Blaugrün.
- Froehde-Reaktion: Braun → schwarz.

Quantitative Bestimmung

- Base und Hydrochlorid: Titration in Acetanhydrid gegen Kristallviolett mit 0,1 N-Trifluormethansulfonsäure nach Grün.

Bisacodyl
(2-Pyridyl)-methylendiphenyl-4,4'-diacetat
Dulcolax®, Stadalax®, Laxagetten®

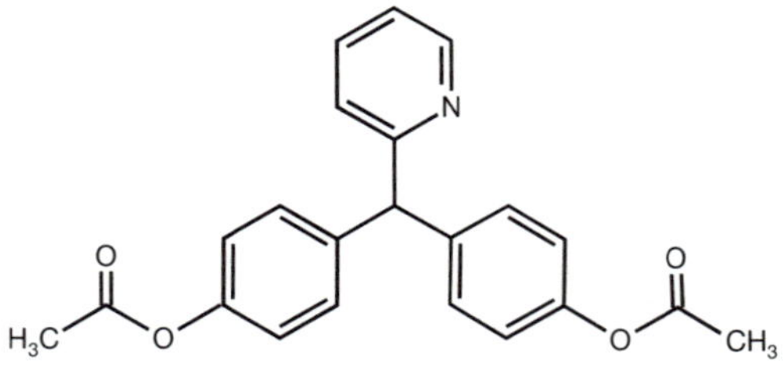

$C_{22}H_{19}NO_4$ (361,4)
Smp. 131–135 °C

Analysenanfall
IB, II

Weißes, geruchloses Pulver.

Löslich in	Wasser	Ethanol	Aceton	Ether	Dichlormethan
	1 +> 1000	1 + 200	1 + 30	1 + 300	1 + 2

Nachweise

- Nachweise auf Pyridinderivate (6.1.6): Positiv.
- Hydroxamsäure-Reaktion (6.4): Rotviolett.
- Konz. H_2SO_4 oder konz. HCl: Violett.
- Konz. HNO_3: Nach 5 Minuten gelb.
- Froehde-Reaktion: Blauviolett.
- Mandelin-Reaktion: Violett.
- Marquis-Reaktion: Violett.
- 50 mg Substanz werden mit 1 ml Ethanol, 3 Tropfen 3 N-NaOH und 5 Tropfen frisch zubereiteter 5%iger Kaliumhexacyanoferrat(III)-Lösung versetzt. Die Mischung zeigt eine kräftige rotviolette Färbung.
- 50 mg Substanz werden nach Zusatz von 1 ml Ethanol und 1 ml konz. Schwefelsäure erhitzt. Es ist der Geruch von Ethylacetat wahrnehmbar.

Quantitative Bestimmung

- Titration in Eisessig mit 0,1 N-Trifluormethansulfonsäure gegen Naphtholbenzein.
- $E^{1\,\%}_{1\,cm}$ in 0,1 N-H_2SO_4: 200 bei 265 nm (DAC); in 0,1 N-NaOH: 610 bei 248 nm.

Bromazepam

7-Brom-5-(2-pyridyl)-1*H*-benzo[e][1,4]diazepin-2(3*H*)-on
Lexotanil®

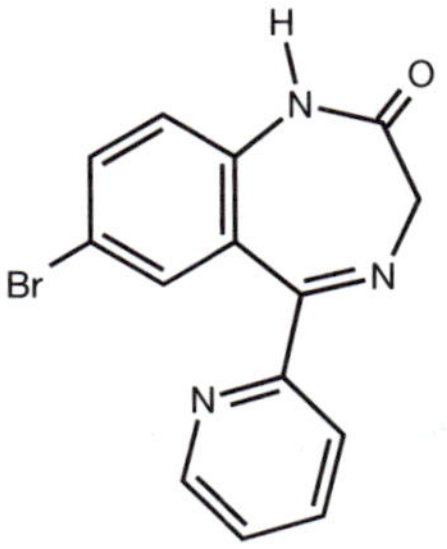

$C_{14}H_{10}BrN_3O$ (316,2)
Smp. 237–239 °C (Z)

Analysenanfall
IB, II

Weißes Pulver.

Löslich in	Wasser	Ethanol	Aceton	Ether	Dichlormethan
	1 +> 1000	1 + 1000	1 + 500	1 +> 1000	1 + 500

Nachweise

- Diazo-Kupplungsreaktion (6.1.3): Nach Hydrolyse orange.
- Nachweise von Pyridinderivaten (6.1.6): Positiv.
- Hydroxamsäure-Reaktion (6.4): Violett.
- Zimmermann-Reaktion (6.7): Violett.
- Iodoform-Reaktion (6.8): Positiv.
- Zwikker-Reaktion (7.2): Rot.
- Vitali-Morin-Reaktion (7.3): Orange, nach 5 Minuten brauner Niederschlag.
- Analoge Helch-Reaktion (7.4): Grün → blau.
- Konz. H_2SO_4: Orange.
- Konz. HNO_3: Gelb.
- Marquis Reagenz: Orangegelb.
- Froehde-Reaktion: Orange.

Quantitative Bestimmung

- Titration in Acetanhydrid/Eisessig (5+2) gegen Kristallviolett mit 0,1 N-Trifluormethansulfonsäure.
- $E^{1\%}_{1cm}$ in 0,1 N-NaOH: 920 bei 237 nm und 80 bei 348 nm; in Methanol: 1050 bei 320 nm.

Bromhexin

2,4-Dibrom-6-(N-cyclohexyl-N-methyl-aminomethyl)-anilin
Bisolvon®

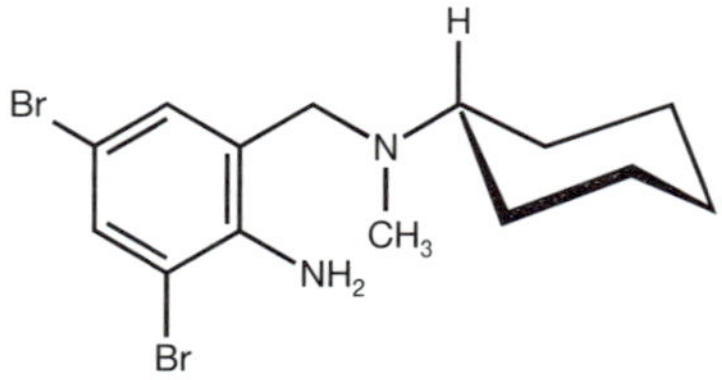

Base
$C_{14}H_{20}BrN_2$ (376,1)
Smp. 38 °C

Hydrochlorid
$C_{14}H_{21}Br_2ClN_2$ (412,6)
Smp. 244–249 °C

Analysenanfall
II (ö)

Das Hydrochlorid ist ein weißes, kristallines Pulver.

Löslich in	Wasser	Ethanol	Aceton	Ether	Dichlormethan
Hydrochlorid	1 + 250	1 + 100	1 + 100	1 +> 1000	1 + 300

Nachweise

- Diazo-Kupplungsreaktion (6.1.3): Rot.
- Vitali-Morin-Reaktion (7.3): Rotbraun.
- Konz. HNO_3: Nach 5 Min. gelbbraun.
- Gelbfärbung mit salzsaurer 4-Dimethylaminobenzaldehyd-Lösung.

Quantitative Bestimmung

- Base und Hydrochlorid: Titration in Acetanhydrid mit 0,1 N-Trifluormethansulfonsäure gegen Kristallviolett von Violett nach Blaugrün.
- $E^{1\,\%}_{1\,cm}$ in 0,1 N-HCl: 230 bei 245 nm und 80 bei 310 nm.

Brotizolam

2-Brom-4-(2-chlorphenyl)-9-methyl-6*H*-thieno[3,2-f][1,2,4]triazolo[4,3-a][1,4]diazepin
Lendormin®

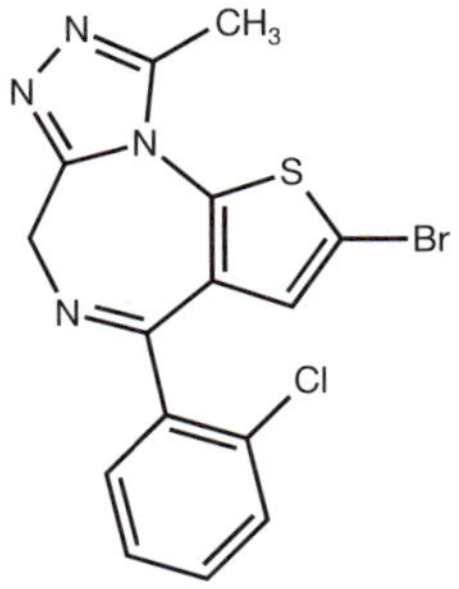

$C_{15}H_{10}BrClN_4S$ (339,7)
Smp. 212–214 °C

Analysenanfall
III (IB, II)

Schwach gelbes Pulver.

Löslich in	Wasser	Ethanol	Aceton	Ether	Dichlormethan
	1 +> 1000	1 +> 1000	1 + 1000	1 +> 1000	1 + 50

Nachweise

- Zimmermann-Reaktion (6.7): Rotviolett.
- Vitali-Morin-Reaktion (7.3): Orange.
- Analoge Helch-Reaktion (7.4): Blauviolett.
- Konz. H_2SO_4: Zitronengelb.
- Konz. HNO_3: Zitronengelb.

Quantitative Bestimmung

- Titration in Acetanhydrid/Eisessig (5+2) gegen Naphtholbenzein mit 0,1 N-Trifluormethansulfonsäure von Gelb nach Gelbgrün.
- $E_{1cm}^{1\%}$ in 0,1 N-NaOH: 518 bei 242 nm; in 0,1 N-HCl: 413 bei 255 nm, 259 bei 288 nm und 73 bei 365 nm.

Captopril

(2S)-1-[(S)-3-Mercapto-2-methyl-1-oxopropyl]-2-pyrrolidincarbonsäure
Lopirin®, Tensobon®

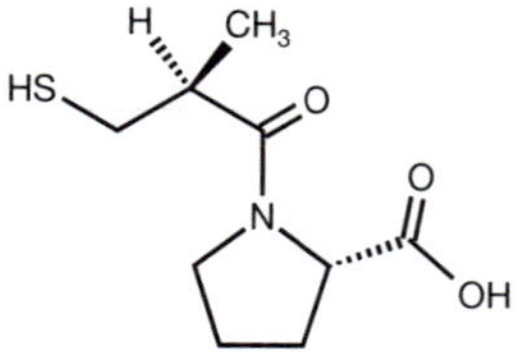

$C_9H_{15}NO_3S$ (217,3)
Smp. 86-88 °C (instabile Form)
104-106 °C (stabile Form; mikrokristallin)

Analysenanfall
V (IV)

Weißes, kristallines Pulver mit charakteristischem Geruch.

Löslich in	Wasser	Ethanol	Aceton	Ether	Dichlormethan
	1 + 6	1 + 5	1 + 5	1 + 50	1 + 3

Nachweise

- Chromotropsäure-Reaktion (6.6): Rotbraun.
- Zimmermann-Reaktion (6.7): Rotviolett.
- Eisen(III)-chlorid-Reaktion (6.9): Blau.
- Konz. HNO_3: Gelb, heftige Reaktion.
- Mandelin-Reaktion: Nach 5 Minuten hellblau.
- Froehde-Reaktion: Braungrün.

Quantitative Bestimmung

- Titration mit 0,1 N-NaOH gegen Bromthymolblau von Gelb nach Blau.

Carbamazepin

5*H*-Dibenz[b,f]azepin-5-carboxamid

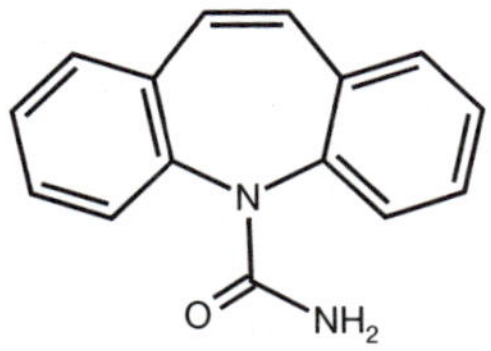

$C_{15}H_{12}N_2O$ (236,3)
Smp. 189-193 °C / 204-206 °C (m)

Analysenanfall
IB, II

Weißes oder gelblichweißes, kristallines Pulver.

Löslich in	Wasser	Ethanol	Aceton	Ether	Dichlormethan
	1 +> 1000	1 + 1000	1 +> 1000	1 +> 1000	1 + 25

Nachweise

- Vitali-Morin-Reaktion (7.3): Orangebrauner Niederschlag.
- Konz. HNO_3: Nach 5 Minuten gelb.
- Mandelin-Reaktion: Dunkelrot → orange.

Quantitative Bestimmung

- $E^{1\,\%}_{1\,cm}$ in Methanol: 490 bei 285 nm.

Carbocromen
Ethyl-2-{[3-(2-diethylaminoethyl)-4-methyl-2-oxo-2*H*-chromen-7-yl]-oxy}-acetat
Intensain®

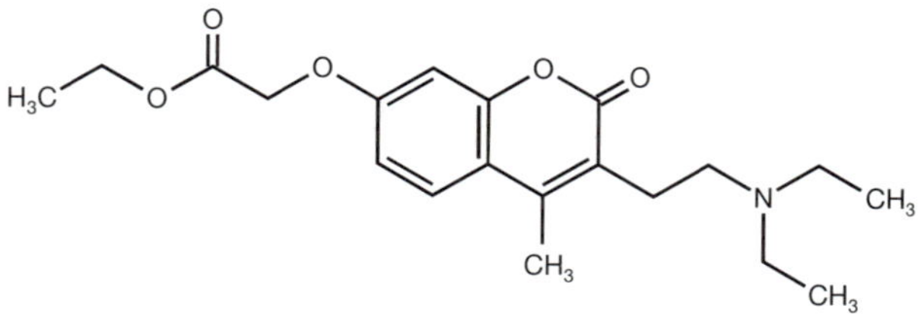

Base
$C_{20}H_{27}NO_5$ (361,4)
Smp. 69 °C

Hydrochlorid
$C_{20}H_{28}ClNO_5$ (397,9)
Smp. 159–160 °C

Analysenanfall
II (III) (ö)

Das Hydrochlorid ist ein weißes, kristallines Pulver.

Löslich in	Wasser	Ethanol	Aceton	Ether	Dichlormethan
Hydrochlorid	1 + 20	1 + 10	1 + 50	1 +> 1000	1 + 2

Nachweise

- Tüpfeln mit Diazo I-Reagenz (6.1.3): Gelb.
- Hydroxamsäure-Reaktion (6.4): Violett.
- Chromotropsäure-Reaktion (6.6): Violett.
- Kupplungsreaktion mit diazotierter Sulfanilsäure (6.10): Orange.
- Vitali-Morin-Reaktion: (7.3): Orange.
- Froehde-Reaktion: Fluoreszenz (UV_{254}).
- Marquis-Reaktion: Grüne Fluoreszenz (UV_{254}).

Quantitative Bestimmung

Base und Hydrochlorid:
- Titration in Acetanhydrid mit 0,1 N-Trifluormethansulfonsäure gegen Kristallviolett nach Grün.
- $E^{1\,\%}_{1\,cm}$ in 0,1 N-HCl: 450 bei 320 nm.

Celiprolol

(RS)-1-{3-Acetyl-4-{[3-(1,1-dimethylethylamino)-2-hydroxypropyl]-oxy}-phenyl}-3,3-diethylharnstoff
Selectol®

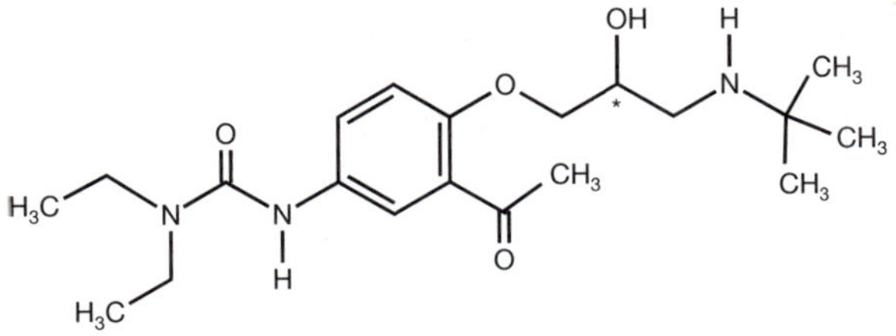

Base
$C_{20}H_{33}N_3O_4$ (379,5)
Smp. 110–112°C

Hydrochlorid
$C_{20}H_{34}ClN_3O_4$ (416,0)

Analysenanfall
III (IV)

Weißes Pulver.

Löslich in	Wasser	Ethanol	Aceton	Ether	Dichlormethan
Hydrochlorid	1 + 10	1 + 500	1 +> 1000	1 +> 1000	1 + 1000
Löslich in 3 N-NaOH.					

Nachweise

- Zimmermann-Reaktion (6.7): Rotviolett.
- Iodoform-Reaktion (6.8): Positiv.
- Vitali-Morin-Reaktion (7.3): Orange.
- Konz. H_2SO_4: Zitronengelb.
- Konz. HNO_3: Gelb → orange.
- Marquis-Reaktion: Zitronengelb.
- Froehde-Reaktion: Gelb.

Quantitative Bestimmung

- Titration in Acetanhydrid/Eisessig (5+2) gegen Kristallviolett mit 0,1 N-Trifluormethansulfonsäure.

Chinidin

(S)-[(2R,4S,5R)-5-Ethenyl-1-azabicyclo[2.2.2]oct-2-yl]-(6-methoxy-4-chinolyl)-methanol

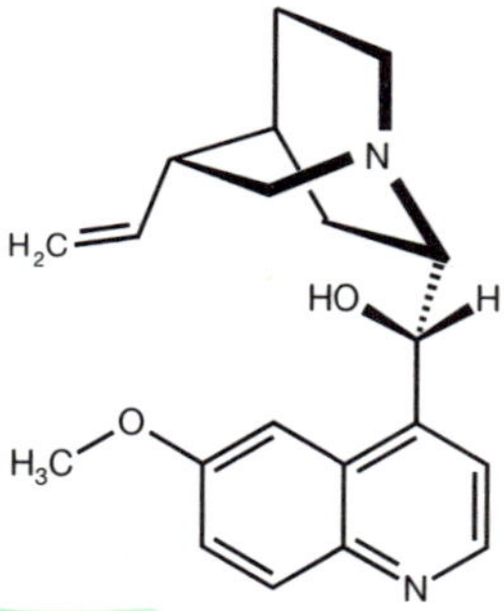

Base	**Sulfat**	**Analysenanfall**
$C_{20}H_{24}N_2O_2$ (324,4)	$C_{40}H_{50}N_4O_8S \cdot 2H_2O$ (783,0)	III
Smp. 173-174 °C	Smp. 202–207 °C	
$[\alpha]_D^{20}$+260° (c = 1,0; EtOH)	$[\alpha]_D^{20}$+277° bis +290° (c = 2,0; 0,1 N-H_2SO_4)	

Die Base ist ein weißes, kristallines Pulver.

Löslich in	Wasser	Ethanol	Aceton	Ether	Dichlormethan
Base Sulfat	1 +> 1000 1 + 100	1 + 35 1 + 10	1 + 80 1+> 1000	1 + 60 1+> 1000	1 + 10 1 + 20

Nachweise

Siehe Chinin; Unterscheidungsmöglichkeiten:

- Optische Aktivität.
- DC-Verhalten.
- Schmelzpunkt.
- Die wäßrige Lösung wird mit Silbernitrat-Lösung versetzt und mit einem Glasstab gerieben. Es entsteht ein weißer Niederschlag, der in verd. HNO_3 löslich ist. Diese Reaktion verläuft bei Chinin langsamer (Vergleich mit Chinin und Chinidin !).

Quantitative Bestimmung

Vgl. Chinin/Chininsulfat

- Base: $E_{1cm}^{1\%}$ in 0,1 N-HCl: 900 bei 250 nm und 175 bei 345 nm.

Chinin

(R)-[(2S,4S,5R)-5-Ethenyl-1-azabicyclo[2.2.2]oct-2-yl]-(6-methoxy-4-chinolyl)-methanol

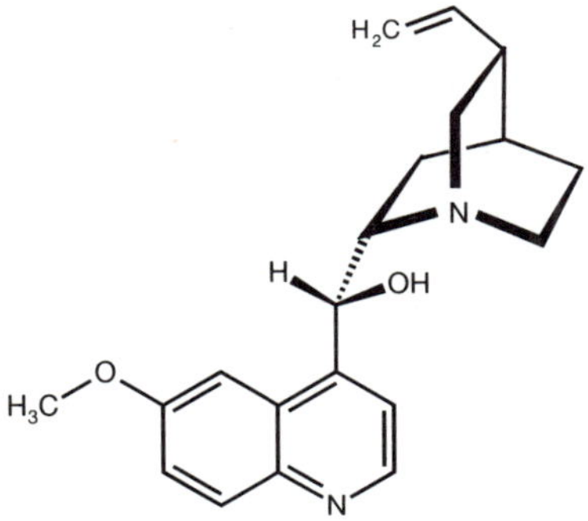

Base
$C_{20}H_{24}N_2O_2 \cdot 3H_2O$
(378,4)
Smp. 174-175 °C
$[\alpha]_D^{20}$ -159° bis -172°
(c = 1,5; EtOH)

Hydrochlorid
$C_{20}H_{25}ClN_2O_2 \cdot 2H_2O$
(396,9)
Smp. 123 °C
$[\alpha]_D^{20}$ -240° bis -253°
(c = 2,0; 0,1 N-HCl)

Sulfat
$C_{40}H_{50}N_4O_8S \cdot 2H_2O$
(782,9)
Smp. 225 °C
$[\alpha]_D^{20}$ -233° bis -245°
(c = 2,0; 0,1 N-HCl)

Analysenanfall
III

Die Base ist ein weißes, kristallines Pulver.

Löslich in	Wasser	Wasser 100 °C	Ethanol	Aceton	Ether	Dichlormethan
Base	1 +> 1000	1 + 750	1 + 2	1 + 50	1 + 20	1 + 2
Hydrochlorid	1 + 30	1 + 0,5	1 + 3	1 + 7	1 + 250	1 + 2
Sulfat	1 + 700	1 + 35	1 + 90	1 +> 1000	1 +> 1000	1 +> 1000

Nachweise

- Konz. H_2SO_4: Hellgrün.
- Die mit 3 N-Schwefelsäure (bzw. verd. Salpetersäure oder Phosphorsäure, jedoch ***nicht*** Salzsäure) versetzte wäßrige oder alkoholische Lösung zeigt eine intensive blaue Fluoreszenz. Die Empfindlichkeit der Reaktion ist 1:100.000.
- Thalleiochin-Reaktion: 10 mg Substanz (Base) werden in 10 ml Wasser nach Zugabe von 1 Tropfen 3 N-Schwefelsäure gelöst, mit 0,3 ml 2%igem Bromwasser und nach 1 Minute mit 2 ml 6 N-Ammoniaklösung versetzt. Die Lösung färbt sich grün. (Störung durch Coffein bzw. Phenazon möglich).
- Erythrochin-Reaktion: 10 mg Substanz werden in 1 ml Wasser unter Zugabe von wenig 2 N-Salzsäure gelöst. Man versetzt mit 1 ml 0,8%iger Bromlösung. Nach Umschütteln werden 0,5 ml 5%ige Kaliumhexacyanoferrat(III)-Lösung zugesetzt, dann wird 1 ml 0,1 N-NaOH zugetropft und mit 2 ml Dichlormethan geschüttelt. Die organische Phase färbt sich rot.
- Vgl. auch Chinidin.

Quantitative Bestimmung

- Base und Sulfat: Titration in Acetanhydrid mit 0,1 N-Trifluormethansulfonsäure gegen Kristallviolett nach Grün.
- $E^{1\%}_{1cm}$ in 0,1 N-HCl: 750 bei 250 nm und 155 bei 345 nm.

Chloramphenicol

2,2-Dichlor-N-[(1R,2R)-1,3-dihydroxy-1-(4-nitrophenyl)-2-propyl]-acetamid
Leukomycin®, Paraxin®

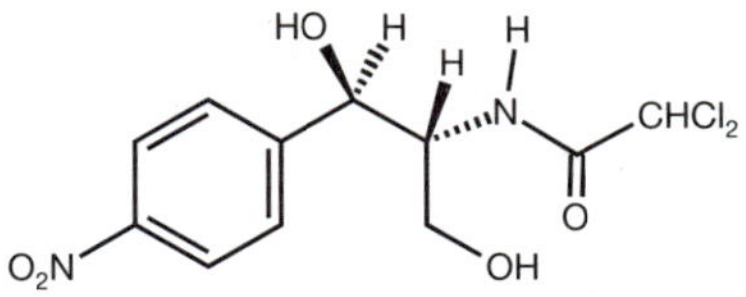

$C_{11}H_{12}Cl_2N_2O_5$ (323,1)
Smp. 149-153 °C
$[\alpha]_D^{20}$ +18,5° bis −21,5° (c = 5,0; EtOH)

Analysenanfall
IB

Weiße Kristallnadeln oder längliche Tafeln.

Löslich in	Wasser	Ethanol	Aceton	Ether	Dichlormethan
	1 + 400	1 + 3	1 + 4	1 + 300	1 + 1000

Nachweise

- 3 N-NaOH: Nach Erhitzen gelb (u.U. konzentriertere NaOH verwenden).
- Froehde-Reaktion: Hellbraun.
- Mandelin-Reaktion: Rot.
- Man löst 50 mg Substanz in 3 ml 70%igem Ethanol, gibt 7 ml Wasser sowie 200 mg Zinkstaub hinzu und erhitzt 10 Minuten im Wasserbad. Dann wird filtriert.
  a.) Zu 2 ml des Filtrats werden 2 Tropfen Benzoylchlorid gegeben. Man schüttelt 1 Minute und setzt 3 Tropfen einer 10%igen Eisen(III)-chlorid-Lösung zu: Rotviolett (vgl. 6.3/6.4).
  b.) Zu weiteren 2 ml des Filtrats fügt man 3 Tropfen 2 N-Salzsäure, 3 Tropfen 10%ige Natriumnitrit-Lösung und 5 Tropfen einer Lösung von 10 mg 2-Naphthol in 5 ml 15%iger NaOH: Orangerot (vgl. 6.1.1/6.1.3).
  c.) Das mit Salpetersäure versetzte Restfiltrat gibt auf Zusatz von Silbernitrat-Lösung einen voluminösen Niederschlag (Silberchlorid).

Quantitative Bestimmung

- $E_{1cm}^{1\%}$ in Wasser: 298 bei 278 nm (Ph. Eur.).

Chlordiazepoxid

7-Chlor-2-methylamino-5-phenyl-3*H*-benzo[e][1,4]diazepin-4-oxid
Librium®, Multum®

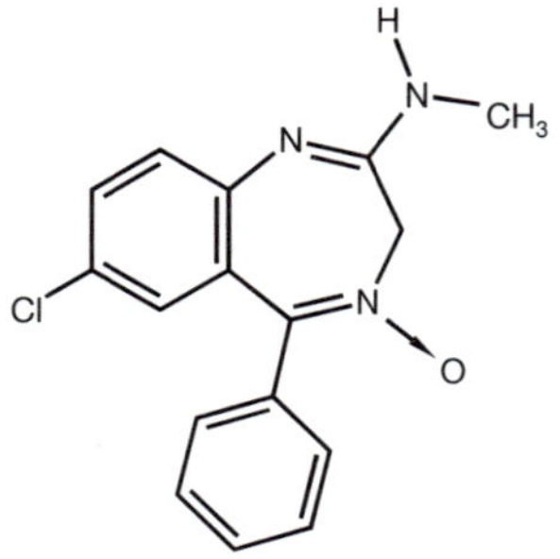

Base	**Hydrochlorid**	**Analysenanfall**
$C_{16}H_{14}ClN_3O$ (299,8)	$C_{16}H_{15}Cl_2N_3O$ (336,3)	II
Smp. 240 °C (Z)	Smp. 228 °C	

Base: Hellgelbes, kristallines Pulver.
Hydrochlorid: Weißes, kristallines Pulver.

Löslich in	Wasser	Ethanol	Aceton	Ether	Dichlormethan
Base	1 +> 1000	1 + 250	1 + 80	1 +> 1000	1 + 100
Hydrochlorid	1 + 10	1 + 500	1 +> 1000	1 +> 1000	1 +> 1000

Nachweise

- Diazo-Kupplungsreaktion (6.1.3): Nach Hydrolyse orangerot.
- 3 N-NaOH: Hellgelb.
- Konz. H_2SO_4: Hellgrün.
- Konz. HNO_3: Gelb.
- Mandelin-Reaktion: Braunrot (Hydrochlorid), gelb (Base).

Quantitative Bestimmung

- Base: Titration in Eisessig gegen Kristallviolett mit 0,1 N- Trifluormethansulfonsäure nach Grünblau.
- Hydrochlorid: $E^{1\%}_{1cm}$ in 0,1 N-HCl: 1030 bei 246 nm (Ph. Eur.)

Chloroquin

(RS)-N^4-(7-Chlor-4-chinolyl)-N^1,N^1-diethyl-1,4-pentandiamin
Resochin®

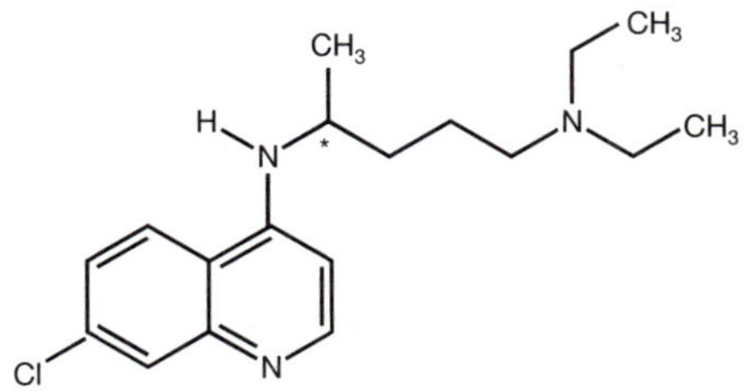

Base	Diphosphat	Analysenanfall
$C_{18}H_{26}ClN_3$ (319,9)	$C_{18}H_{32}ClN_3O_8P_2$ (515,9)	III (ö)
Smp. 87-88 °C	Smp. 216-218 °C (m)	

Diphosphat: Weißes oder gelbliches, kristallines Pulver.

Löslich in	Wasser	Ethanol	Aceton	Ether	Dichlormethan
Base	1 +> 1000	1 + 5	1 + 10	1 + 100	
Diphosphat	1 + 3	1 +> 1000	1 +> 1000	1 +> 1000	1 +> 1000

Nachweise

- Mandelin-Reaktion: Gelb.

Quantitative Bestimmung

Diphosphat:
- Titration in Eisessig gegen Kristallviolett mit 0,1 N-Trifluormethansulfonsäure.
- $E^{1\,\%}_{1\,cm}$ in 0,01 N-HCl: 570 bei 222 nm, 350 bei 237 nm, 300 bei 256 nm, 320 bei 329 nm und 370 bei 343 nm (DAC).

Chlorpromazin
3-(2-Chlor-10*H*-phenothiazin-10-yl)-N,N-dimethylpropanamin
Megaphen®

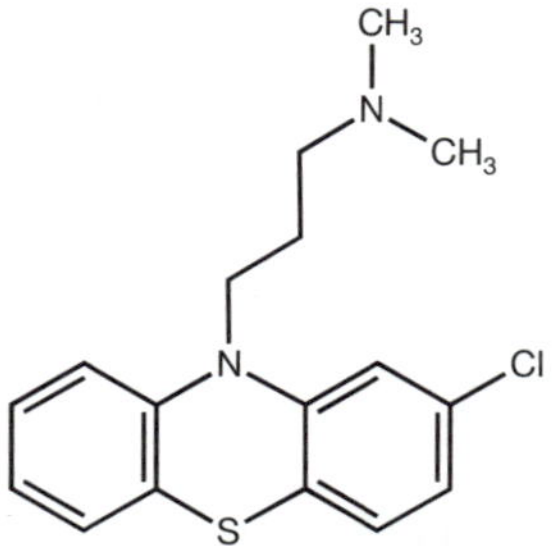

Base
$C_{17}H_{19}ClN_2S$ (318,8)
Smp. 55–58 °C

Hydrochlorid
$C_{17}H_{20}Cl_2N_2S$ (355,3)
Smp. 194–198 °C

Analysenanfall
II (ö)

Das Hydrochlorid ist ein weißes, kristallines Pulver.

Löslich in	Wasser	Ethanol	Aceton	Ether	Dichlormethan
Base Hydrochlorid	1 +> 1000 1 + 1	1 + 2 1 + 1	1 + 3 1 + 300	1 + 2 1 +> 1000	1 + 1 1 + 1

Nachweise

- Iod-Azid-Reaktion (2.4.2): Positiv.
- Eisen(III)-chlorid-Reaktion (6.9): Rot.
- Vitali-Morin-Reaktion (7.3): Orange.
- Konz. H_2SO_4: Rosarot; beim Stehenlassen Intensivierung.
- Konz. HNO_3: Rot → gelb.
- Froehde-Reaktion: Rot → schwarz.
- Mandelin-Reaktion: Grün → schwarz.
- Marquis-Reaktion: Pink → braun.

Quantitative Bestimmung

- $E^{1\%}_{1cm}$ in 0,1 N-HCl: 920 bei 254 nm (Ph. Eur.).

Cholesterol
5-Cholestan-3β-ol / Cholesterin

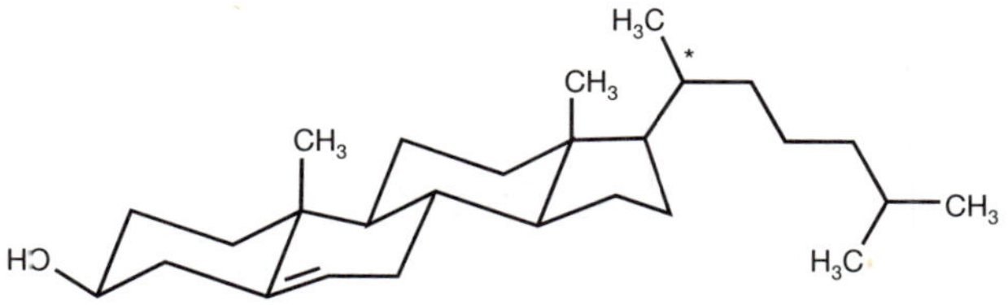

$C_{27}H_{46}O$ (386,7)
Smp. 145–150 °C

Analysenanfall
IB

Die weißen Kristalle fühlen sich fettig an.

Löslich in	Wasser	Ethanol	Aceton	Ether	Dichlormethan
	1 + 500	1 + 100	1 + 100	1 + 3	1 + 5

Nachweise

- Liebermann-Burchard-Reaktion (7.6): Blaugrün.
- Man unterschichtet die Lösung von einigen mg Substanz in 2-3 ml Dichlormethan mit 3-5 ml konz. Schwefelsäure. Die organische Phase färbt sich rot (Salkowski-Reaktion).
- Konz. H_2SO_4: Gelb → orange → schwarz.
- Froehde-Reaktion: Orange.
- Marquis-Reaktion: Braunschwarz.
- Mandelin-Reaktion: Braunschwarz.

Cimetidin

2-Cyano-1-methyl-3-{2-[(5-methyl-1*H*-imidazol-4-yl)-methylthio]ethyl}-guanidin

Tagamet®

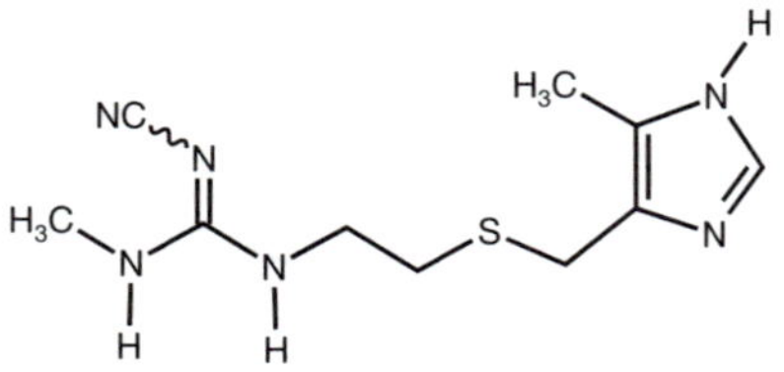

$C_{10}H_{16}N_6S$ (252,3)
Smp. 141–143 °C

Analysenanfall
IV, V

Weißes, kristallines Pulver.

Löslich in	Wasser	Ethanol	Aceton	Ether	Dichlormethan
	1 + 15	1 + 5	1 + 10	1 + 500	1 + 500

Nachweise

- Chromotropsäure-Reaktion (6.6): Violett.
- Kupplungsreaktion mit diazotierter Sulfanilsäure (6.10): Orange.
- Zwikker-Reaktion (7.2): Mit Zwikker I-Reagenz violett, auf Zusatz von Zwikker II-Reagenz blauer Niederschlag.
- Zu einer Lösung von 1 mg Substanz in 5 ml Wasser fügt man 1 ml 10%ige Natronlauge und 1 ml 0,05%ige 1-Naphthol-Lösung. Man kühlt die Mischung auf etwa 15 °C ab und gibt 3 Tropfen Natriumhypobromit-Lösung hinzu. Es tritt eine rotviolette Färbung auf (Sakaguchi-Reaktion).

Quantitative Bestimmung

- $E^{1\,\%}_{1\,cm}$ in Methanol: 800 bei 220 nm.

Ciprofloxazin

1-Cyclopropyl-6-fluor-1,4-dihydro-4-oxo-7-piperazino-3-chinolincarbonsäure
Ciprobay®

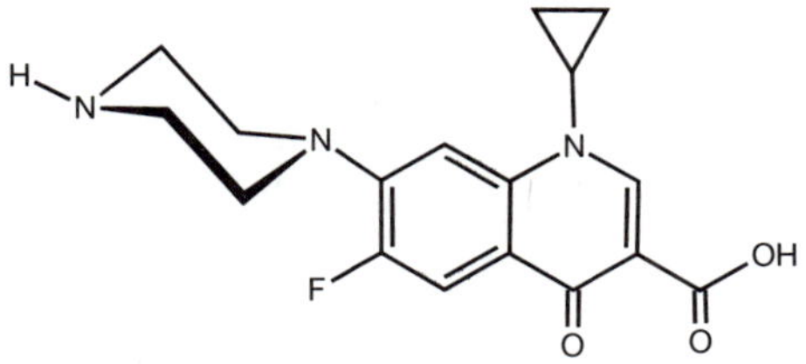

Base
$C_{17}H_{18}FN_3O_3$ (331,4)

Hydrochlorid
$C_{17}H_{19}ClFN_3O_3 \cdot H_2O$ (385,8)
Smp. 255–257 °C (Z)

Analysenanfall
V

Weißes Pulver.

Löslich in	Wasser	Ethanol	Aceton	Ether	Dichlormethan
Hydrochlorid	1 + 50	1 +> 1000	1 +> 1000	1 +> 1000	1 +> 1000

Nachweise

- Eisen(III)-chlorid-Reaktion (6.9): Rot.
- Konz. HNO_3: Gelb mit grüner Fluoreszenz.
- Mandelin-Reaktion: Rotbraun.

Quantitative Bestimmung

- Titration in Acetanhydrid/Eisessig (5+2) gegen Kristallviolett mit 0,1 N-Trifluormethansulfonsäure.

Citronensäure

3-Carboxy-3-hydroxy-1,5-pentandisäure / 2-Hydroxy-1,2,3-propantricarbon-säure

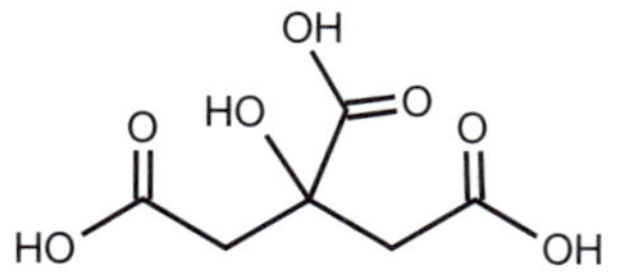

Säure
$C_6H_8O_7$ (192,1)
Smp. 151–157 °C (H_2O-frei) (g)
100°C (H_2O-haltig)

Natriumsalz
$C_6H_5Na_3O_7 \cdot 2H_2O$ (294,1)
Smp. 324 °C

Analysenanfall
V

Weißes, kristallines Pulver oder weiße Kristalle.

Löslich in	Wasser	Ethanol	Aceton	Ether	Dichlormethan
Säure	1 + 1	1 + 2	1 + 100	1 + 120	1 + 1000
Natriumsalz	1 + 2	1 +> 1000	1 +> 1000	1 +> 1000	1 + 1000

Nachweise

- Eisen(III)-chlorid-Reaktion (6.9): Gelb.
- Farbkomplex mit Kupfersulfat-Lösung (7.5): Blau.
- Die Lösung in konz. Schwefelsäure färbt sich beim Erhitzen nur schwach gelb (vgl. 2.3.4).
- Etwa 5 mg Substanz werden mit 3,5 ml Pyridin und 1,5 ml Acetanhydrid versetzt und 2-5 Minuten im Wasserbad erhitzt. Die Lösung färbt sich karminrot (Weinsäure färbt sich intensiv grün mit gelber Fluoreszenz). Salze der Citronensäure geben diese Reaktion nicht.
- Ammoniakalische Silbernitrat-Lösung und Fehlingsche Lösung werden **nicht** reduziert.

Quantitative Bestimmung

- Säure: Alkalimetrische Titration mit 0,1 N-NaOH gegen Phenolphthalein.
- Natriumcitrat: 80 mg werden in 25 ml Eisessig gelöst. Nach Zusatz von 3 Tropfen Kristallviolett-Lösung wird mit 0,1 N-Trifluormethansulfonsäure bis zum Farbumschlag nach Blau titriert.

Clobazam

7-Chlor-2,3,4,5-tetrahydro-1-methyl-5-phenyl-1*H*-benzo[b][1,4]diazepin-2,4-dion

Frisium®

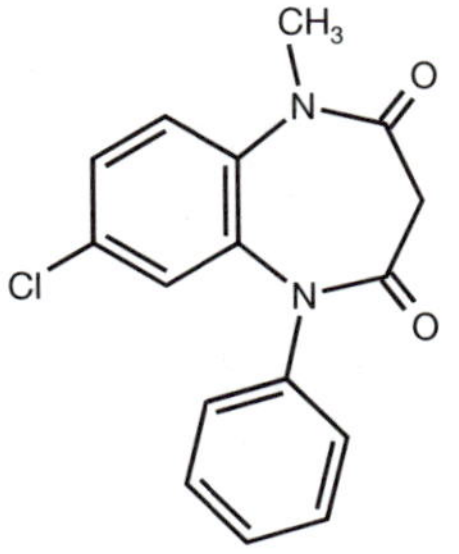

$C_{16}H_{13}ClN_2O_2$ (300,7)
Smp. 180–184 °C

Analysenanfall
IB

Weißes, kristallines Pulver.

Löslich in	Wasser	Ethanol	Aceton	Ether	Dichlormethan
	1 +> 1000	1 + 50	1 + 10	1 + 500	1 + 3

Nachweise

- Vitali-Morin-Reaktion (7.3): Blutrot.
- Mandelin-Reaktion: Grün.

Quantitative Bestimmung

- $E^{1\,\%}_{1\,cm}$ in 0,1 N-NaOH: 193 bei 286 nm; in 0,1 N-HCl: 75 bei 290 nm und 1380 bei 230 nm.

Clobutinol
(R,S)-1-(4-Chlorphenyl)-4-dimethylamino-2,3-dimethyl-2-butanol
Silomat®

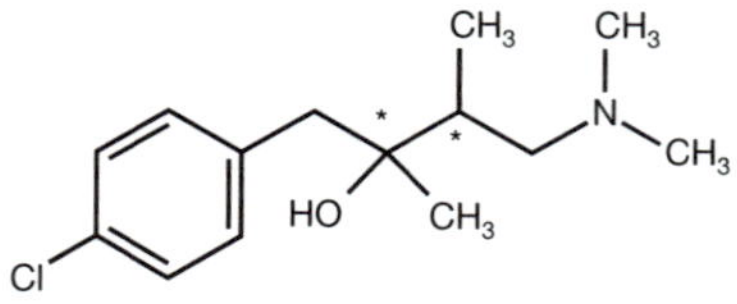

Base
$C_{14}H_{22}ClNO$ (255,8)
Smp. 70–71 °C (ö)

Hydrochlorid
$C_{14}H_{23}Cl_2NO$ (292,2)
Smp. 169–170 °C

Analysenanfall
III

Das Hydrochlorid ist ein weißes, kristallines Pulver mit charakteristischem Geruch.

Löslich in	Wasser	Ethanol	Aceton	Ether	Dichlormethan
Hydrochlorid	1 + 3	1 + 10	1 + 250	1 +> 1000	1 + 25

Nachweise

- Chromotropsäure-Reaktion (6.6): Rotbraun.
- Eisen(III)-chlorid-Reaktion (6.9): Dunkelgelb.
- Vitali-Morin-Reaktion (7.3): Orange.
- Konz. H_2SO_4: Orange.
- Konz. HNO_3: Hellgelb.
- Mandelin-Reaktion: Grün → braun.
- Froehde-Reaktion: Türkis.

Quantitative Bestimmung

- Titration in Eisessig/Acetanhydrid (1+3) gegen Kristallviolett mit 0,1 N-Trifluormethansulfonsäure.
- $E_{1cm}^{1\%}$ in Methanol: 10 bei 268 nm und 276 nm.

Clonazepam

5-(2-Chlorphenyl)-7-nitro-1*H*-benzo[e][1,4]diazepin-2(3*H*)-on
Rivotril®

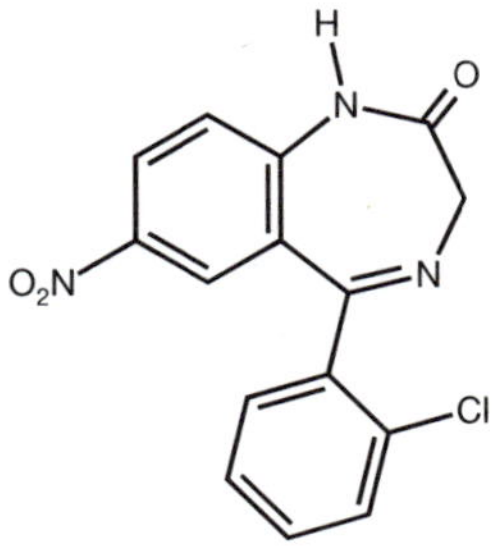

$C_{15}H_{10}ClN_3O_3$ (315,7)
Smp. 236–240 °C

Analysenanfall
IA (bs), II

Fast weißes, kristallines Pulver.

Löslich in	Wasser	Ethanol	Aceton	Ether	Dichlormethan
	1 +> 1000	1 + 200	1 + 50	1 +> 1000	1 + 500

Nachweise

- Nachweis aromatischer Nitroverbindungen (6.1.1): Orangerot.
- Diazo-Kupplungsreaktion (6.1.3): Nach Hydrolyse orangerot.
- 3 N-NaOH: Gelb.

Quantitative Bestimmung

- Titration in Acetanhydrid gegen 5 Tropfen Nilblau-Hydrochlorid (Lösung in Eisessig 1:100) mit 0,1 N- Trifluormethansulfonsäure nach Gelbgrün.
- $E^{1\%}_{1cm}$ in 0,1 N-NaOH: 448 bei 364 nm; in 0,1 N-HCl: 645 bei 274 nm; in Methanol: 460 bei 245 nm und 361 bei 309 nm.

Clotrimazol

1-[(2-Chlorphenyl)-diphenylmethyl]-1*H*-imidazol
Canesten®

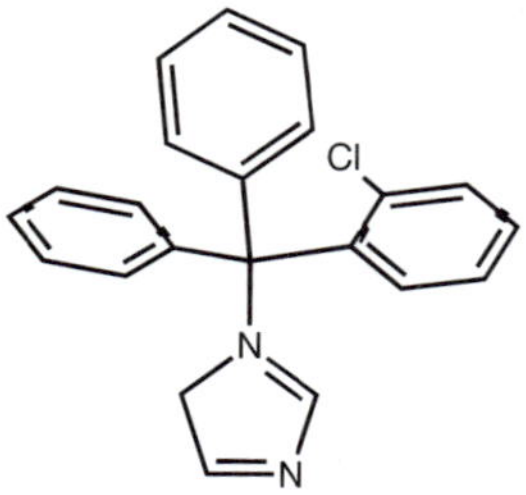

$C_{22}H_{17}ClN_2$ (344,8)
Smp. 144–146 °C

Analysenanfall
II (ö)

Weißes, kristallines Pulver.

Löslich in	Wasser	Ethanol	Aceton	Ether	Dichlormethan
	1 +> 1000	1 + 10	1 + 10	1 + 100	1 + 8

Nachweise

- Analoge Helch-Reaktion (7.4): Blau.
- Konz. H_2SO_4: Zitronengelb.
- Mandelin-Reaktion: Grün.
- Marquis-Reaktion: Dunkelgelb.

Quantitative Bestimmung

- Titration in Eisessig gegen Naphtholbenzein mit 0,1 N-Trifluormethansulfonsäure nach Grün.
- $E^{1\,\%}_{1\,cm}$ in 0,1 N-HCl: 25 bei 262nm.

Codein

(5R,6S,9R,13S,14R)-4,5-Epoxy-3-methoxy-17-methyl-7-morphinen-6-ol / Methylmorphin

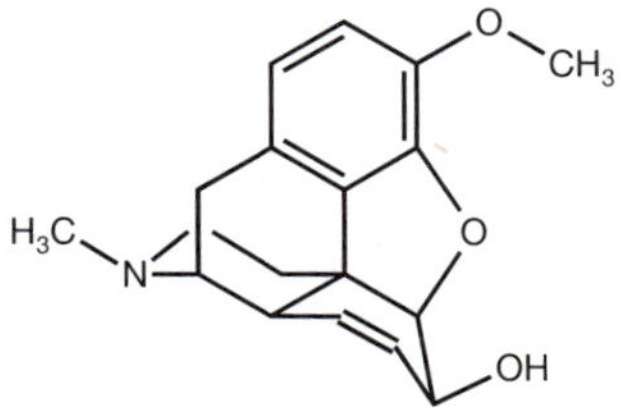

Base
$C_{18}H_{21}NO_3 \cdot H_2O$
(317,5)
Smp. 156–158 °C
$[\alpha]_D^{20}$-136° bis -140°
(c = 2,0; EtOH)

Hydrochlorid
$C_{18}H_{22}ClNO_3 \cdot 2H_2O$
(371,9)
Smp. ~280 °C

Phosphat
$C_{18}H_{24}NO_7P \cdot 1/2H_2O$
(406,4)
Smp. 236–242 °C
$[\alpha]_D^{20}$-98° bis -102°
(c = 2,0; W.)

Analysenanfall
III (c)

Weißes, kristallines Pulver.

Löslich in	Wasser	Wasser 100 C	Ethanol	Aceton	Ether	Dichlormethan
Base	1 + 120	1 + 20	1 + 2	1 + 25	1 + 20	1 + 5
Hydrochlorid	1 + 30	1 + 1	1 + 100	1 +> 1000	1 +> 1000	1 + 500
Phosphat	1 + 4	1 + 0,5	1 + 450	1 +> 1000	1 +> 1000	1 +> 1000

Nachweise

- Konz. H_2SO_4: Rosa → hellblau.
- Konz. HNO_3: Gelb.
- Froehde-Reaktion: Blaugrün.
- Mandelin-Reaktion: Braunschwarz.
- Marquis-Reaktion: Blauviolett.
- Auf Zusatz von 1 Tropfen 10%iger Eisen(III)-chlorid-Lösung zu 5 mg Substanz in 5 ml konz. Schwefelsäure färbt sich die Mischung beim Erwärmen zunächst grünlich, dann blau bis violett. Nach dem Erkalten schlägt die Farbe bei Zugabe von 2 Tropfen Salpetersäure nach Rot um (vgl. Ethylmorphin).

Quantitative Bestimmung

Base und Phosphat:
- Titration in Eisessig gegen Kristallviolett mit 0,1 N-Trifluormethansulfonsäure nach Blau.
- Base: $E_{1cm}^{1\%}$ in in 0,1 N-HCl: 54 bei 285 nm, 825 bei 210 nm. Phosphat: $E_{1cm}^{1\%}$ in Wasser: 50 bei 285 nm.

Coffein

1,2,3,6-Tetrahydro-1,3,7-trimethyl-7*H*-purin-2,6-dion / 1,3,7-Trimethylxanthin

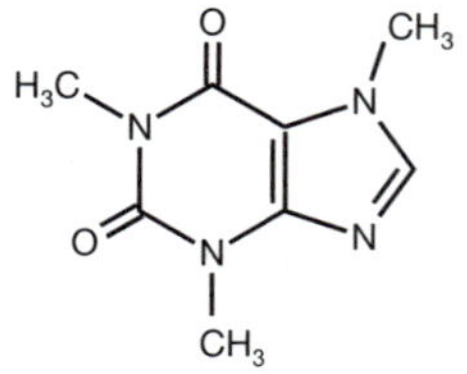

Base
$C_8H_{10}N_4O_2$
(194,2)
Smp. 234–239 °C

Citrat
$C_{14}H_{18}N_4O_9$
(386,3)
Smp. 161–164 °C

Natriumbenzoat
$C_{15}H_{15}N_4NaO_4$
(338,3)
Smp. >330 °C

Natriumsalicylat
$C_{15}H_{14}N_4NaO_5$
(354,3)
Smp. 221 °C

Analysenanfall
II

Coffein: Weißes, kristallines Pulver.
Coffeincitrat: Weißes, kristallines Pulver.
Coffein-Natriumbenzoat: Weißes, amorphes Pulver.
Coffein-Natriumsalicylat: Weißes, amorphes Pulver.

Löslich in	Wasser	Ethanol	Aceton	Ether	Dichlormethan
Coffein	1 + 60	1 + 75	1 + 50	1 + 900	1 + 15
Natriumbenzoat	1 + 2	1 + 30	1+> 1000	1+> 1000	1+> 1000
Natriumsalicylat	1 + 2	1 + 50	1+> 1000	1+> 1000	1+> 1000
Citrat	1 + 30	1 + 20	1+> 1000	1+> 1000	1+> 1000

Nachweise

- Nachweis organischer Säuren (6.3): Violett bei Coffein-Natriumbenzoat und -salicylat.
- Eisen(III)-chlorid-Lösung (6.9): Violett bei Coffein-Natriumsalicylat, zitronengelb bei Coffeincitrat.
- Murexid-Reaktion (7.1): Rotviolett.

Quantitative Bestimmung

- Base: Titration in Acetanhydrid gegen Kristallviolett mit 0,1 N-Trifluormethansulfonsäure nach Gelb.
- Base: 300 mg Substanz werden in 3-5 ml Ameisensäure gelöst und 50 ml Acetanhydrid hinzugefügt. Nach Zusatz von 2-3 Tropfen Sudan-IV-Lösung wird mit 0,1 N-Trifluormethansulfonsäure bis zum Umschlag nach Grauviolett titriert.
- Base: $E^{1\%}_{1cm}$ in 0,1 N-HCl: 470 bei 272 nm.
- Coffeincitrat: $E^{1\%}_{1cm}$ in 0,1 N-HCl: 240 bei 273 nm (DAC).
- Coffein-Natriumbenzoat und -salicylat nach DAB.

Cromoglicinsäure

5,5'-(2-Hydroxy-1,3-proandioxy)-bis-(4-oxo-4*H*-chromen-2-carbonsäure)
Intal®, Opticrom®

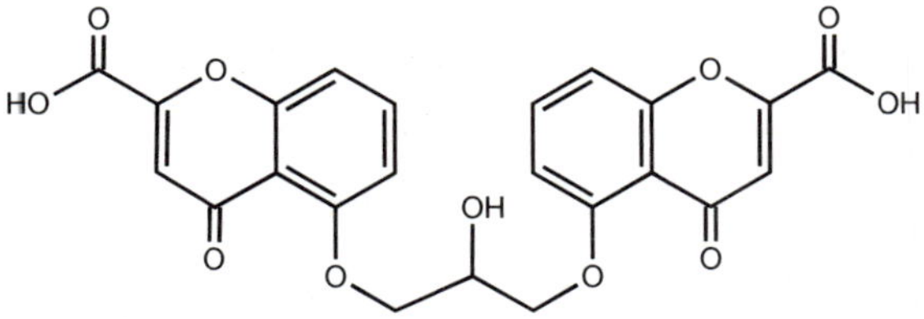

Dinatriumsalz
$C_{23}H_{14}Na_2O_{11}$ (512,3)
Smp. 241–242 °C

Analysenanfall
V

Weißes oder beiges Pulver.

Löslich in	Wasser	Ethanol	Aceton	Ether	Dichlormethan
	1 + 10	1 +> 1000	1 +> 1000	1 +> 1000	1 +> 1000
Löslich in 3 N-NaOH.					

Nachweise

- Nachweis organischer Säuren (6.3): Rotviolett.
- Eisen(III)-chlorid-Reaktion (6.9): Gelber Niederschlag.
- Konz. H_2SO_4: Orangegelb.

Quantitative Bestimmung

- Acidimetrisch.

Desipramin

3-(10,11-Dihydro-5*H*-dibenz[b,f]azepin-5-yl)-N-methylpropanamin
Pertofran®

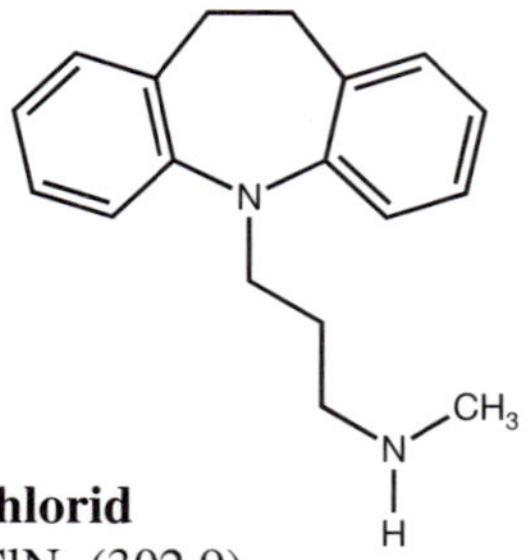

Base
$C_{18}H_{22}N_2$ (266,4)
ölig

Hydrochlorid
$C_{18}H_{23}ClN_2$ (302,9)
Smp. 214–216 °C

Analysenanfall
II (III) (ö)

Das Hydrochlorid ist ein weißes, kristallines Pulver.

Löslich in	Wasser	Ethanol	Aceton	Ether	Dichlormethan
Hydrochlorid	1 + 20	1 + 20	1 +> 1000	1 +> 1000	1 + 5

Nachweise

- Tüpfeln mit Diazo I-Reagenz (vgl. 6.1.3): Blau.
- Vitali-Morin-Reaktion (7.3): Rot.
- Liebermann-Burchard-Reaktion (7.6): Blaugrün.
- Konz. HNO_3: Blaugrün.
- Mandelin-Reaktion: Gelb → rot → blauschwarz.
- Marquis-Reaktion: Violett.
- Tüpfeln mit 0,1 N-Ammoniumcer(IV)-nitrat-Lösung: Blau.

Quantitative Bestimmung

- $E^{1\%}_{1cm}$ in 0,1 N-HCl: 270 bei 250 nm.

Diazepam

7-Chlor-1-methyl-5-phenyl-1*H*-benzo[e][1,4]diazepin-2(3*H*)-on
Valium®

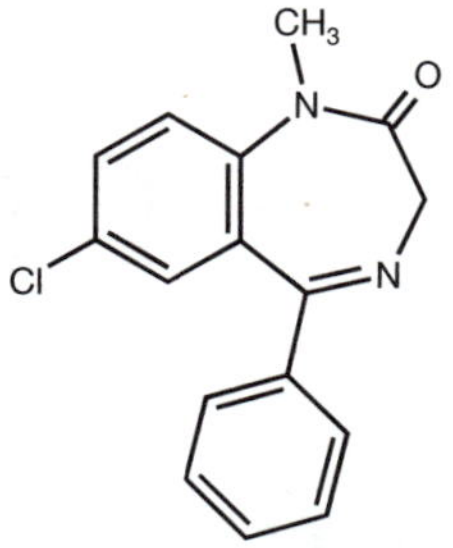

$C_{16}H_{13}ClN_2O$ (284,7)
Smp. 129–131 °C

Analysenanfall
IB, II

Farbloses, kristallines Pulver.

Löslich in	Wasser	Ethanol	Aceton	Ether	Dichlormethan
	1 + 350	1 + 20	1 + 5	1 + 50	1 + 8

Nachweise

- Zimmermann-Reaktion (6.7): Rot.
- Konz. HNO_3: Gelb, ebenso mit konz. HCl nach Erwärmen Gelbfärbung.

Quantitative Bestimmung

- Titration in Acetanhydrid mit 0,1 N-Trifluormethansulfonsäure gegen Kristallviolett.
- $E^{1\%}_{1cm}$ in 0,1 N-HCl: 475 bei 282 nm und 150 bei 360 nm.

Diclofenac

2-[2-(2,6-Dichlorphenylamino)-phenyl]-ethansäure
Allvoran®, Voltaren®

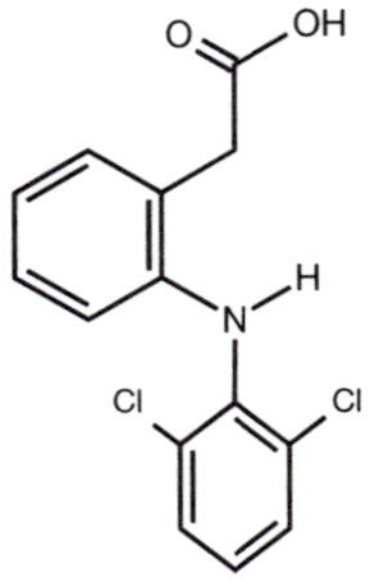

Säure
$C_{14}H_{11}Cl_2NO_2$ (295,2)
Smp. 156–158 °C

Natriumsalz
$C_{14}H_{10}Cl_2NNaO_2$ (318,1)
Smp. 283–285 °C

Analysenanfall
IA

Weißes Pulver.

Löslich in	Wasser	Ethanol	Aceton	Ether	Dichlormethan
Natriumsalz	1 + 100	1 + 10	1 + 3	1 + 50	1 + 3

Nachweise

- Nachweis organischer Säuren (6.3): Rot.
- Eisen(III)-chlorid-Reaktion (6.9): Lachsrot.
- Vitali-Morin-Reaktion (7.3): Rot.
- Konz. HNO_3: Dunkelrot.
- Mandelin-Reaktion: Violett.
- Marquis-Reaktion: Blaue Schlieren.

Quantitative Bestimmung

- Natriumsalz: Titration in Eisessig gegen 0,3 ml Naphtholbenzein-Lösung R mit 0,1 N-Trifluormethansulfonsäure nach Grün.
- $E^{1\%}_{1cm}$ in 0,1 N-NaOH: 327 bei 274 nm; in 0,1 N-HCl: 288 bei 274 nm; in Methanol: 425 bei 282 nm.

Dihydrocodein

(5R,6S,9R,13S,14R)-4,5-Epoxy-3-methoxy-17-methylmorphinan-6-ol
Paracodin®, Remedacen®

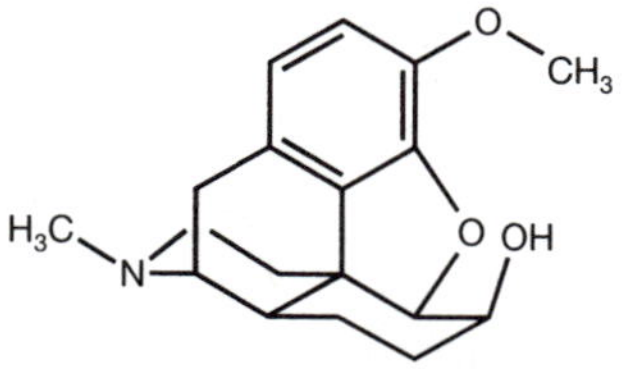

Base	**Hydrochlorid**	**Hydrogentartrat**	**Analysenanfall**
$C_{18}H_{23}NO_3$	$C_{18}H_{24}ClNO_3$	$C_{22}H_{29}NO_9$	III (c)
(301,4)	(337,8)	(451,5)	
Smp. 112–113 °C (g)	Smp. 264 °C	Smp. 195 °C	
$[\alpha]_D^{20}$ -125°		$[\alpha]_D^{20}$ -70° bis -73°	
(c = 2,0; EtOH)		(c = 5,0; W.)	

Weiße, kristalline, geruchlose und lichtempfindliche Pulver.

Löslich in	Wasser	Ethanol	Aceton	Ether	Dichlormethan
Base	1 + 80	1 + 5	1 + 10	1 + 100	1 + 5
Hydrochlorid	1 + 10	1 + 20	1 +> 1000	1 +> 1000	1 + 25
Hydrogentartrat	1 + 10	1 + 80	1 +> 1000	1 +> 1000	1 + 750

Nachweise

Siehe Codein; Unterscheidungsmöglichkeiten:

- DC.
- Nachweis organischer Säuren (6.3): Violett (Codein: Negativ).
- Konz. H_2SO_4: Ocker.
- Konz. HNO_3: Gelb → braun.
- Mandelin-Reaktion: Oliv (Codein: Braunschwarz).
- Marquis-Reaktion: Blauviolett.
- Kaliumpermanganat-Lösung wird im schwefelsauren Milieu nur beim Erwärmen reduziert.

Quantitative Bestimmung

- Base: In Eisessig/Acetanhydrid (1+1) wird gegen 3 Tropfen Kristallviolett-Lösung mit 0,1 N-Trifluormethansulfonsäure bis zum Farbumschlag nach Blau titriert.
- Salze: 0,25 g Substanz, genau gewogen, werden in 5 ml Wasser gelöst, mit 5 ml 3 N-NaOH versetzt und 3mal mit je 20 ml Dichlormethan/Isopropanol (3+1) extrahiert. Man dampft die vereinigten, filtrierten Auszüge zur Trockne ein, löst in 5 ml Ethanol und 20 ml Wasser, gibt 5 Tropfen Methylrot-Lösung hinzu und titriert mit 0,1 N-HCl.
- $E^{1\%}_{1cm}$ in 0,1 N-H_2SO_4: 40 bei 282 nm.

Diphenhydramin

2-(Diphenylmethoxy)-N,N-dimethylethanamin
Pheramin®, Sekundal®-D, S8®Tabletten

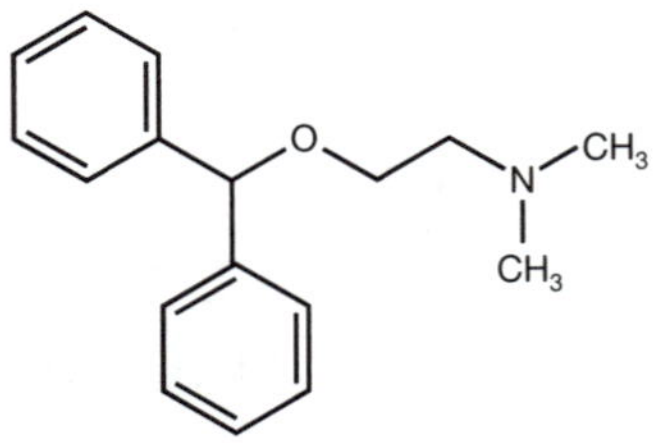

Base
$C_{17}H_{21}NO$ (255,4)
ölig

Hydrochlorid
$C_{17}H_{22}ClNO$ (291,8)
Smp. 168–172 °C

Analysenanfall
II, III

Das Hydrochlorid ist ein weißes, kristallines Pulver.

Löslich in	Wasser	Ethanol	Aceton	Ether	Dichlormethan
Hydrochlorid	1 + 1	1 + 2	1 + 50	1 +> 1000	1 + 2

Nachweise

- Konz. H_2SO_4: Orange → rot.
- Froehde-Reaktion: Orange.
- Mandelin-Reaktion: Gelbrot.
- Marquis-Reaktion: Orange.

Dipyridamol

2,2',2'',2'''-[(4,8-Dipiperidino-pyrimido[5,4-d]pyrimidin-2,6-diyl)dinitrilo]-tetrakis-ethanol

Persantin®

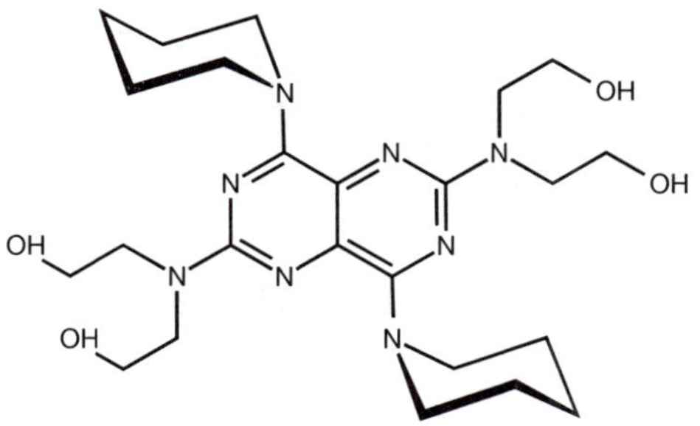

$C_{24}H_{40}N_8O_4$ (504,6)
Smp. 161–164 °C (g)

Analysenanfall
II

Gelbes, kristallines Pulver.

Löslich in	Wasser	Ethanol	Aceton	Ether	Dichlormethan
	1 +> 1000	1 + 50	1 + 50	1 +> 1000	1 + 120

Nachweise

- Konz. H_2SO_4: Orange.
- Konz. HNO_3: Orange → schwarz.
- Froehde-Reaktion: Gelbbraun.
- Mandelin-Reaktion: Braunschwarz.
- Marquis-Reaktion: Orange.
- Die Substanz fluoresziert in ethanolischer Lösung gelb; die Fluoreszenz verschwindet auf Zusatz von Mineralsäuren.
- In Acetonitril entsteht auf Zusatz von 0,1 N-Ammoniumcer(IV)-nitrat-Lösung eine tiefbraune bis violette Färbung, die im Überschuß des Oxidationsmittels wieder verschwindet.

Quantitative Bestimmung

- Titration in Eisessig mit 0,1 N-Trifluormethansulfonsäure gegen Kristallviolett nach Grün.
- $E^{1\,\%}_{1\,cm}$ in 0,1 N-HCl: 550 bei 235 nm, 550 bei 282 nm und 135 bei 400 nm.

L-Ephedrin

(1R,2S)-2-Methylamino-1-phenylpropanol

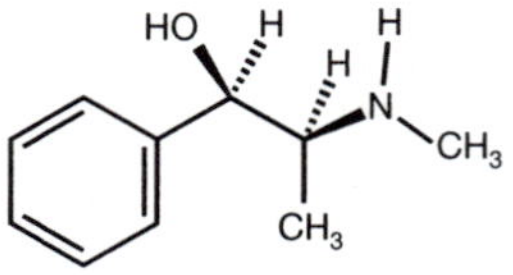

Base	**Hydrochlorid**	**Analysenanfall**
$C_{10}H_{15}NO \cdot 0{,}5H_2O$ (174,3)	$C_{10}H_{16}ClNO$ (201,8)	III (ö) (c)
Smp. 40-44 °C	Smp. 217-220 °C (Z)	
$[\alpha]_D^{20}$ -33° bis -35° (c = 1,0; 0,1 N-HCl)	$[\alpha]_D^{20}$ -33° bis -36° (c = 5,0; W.)	

Base: Farblose Kristalle.
Hydrochlorid: Weiße, lichtempfindliche Nadeln.

Löslich in	Wasser	Ethanol	Aceton	Ether	Dichlormethan
Base Hydrochlorid	1 + 80 1 + 5	1 + 10 1 + 10	1 + 2 1 +> 1000	1 + 5 1 +> 1000	1 + 5 1 + 1000

Nachweise

- Ninhydrin-Reaktion (6.1.5): Rot.
- Farbkomplex mit Kupfersulfat-Lösung (7.5): Violett. Nach Zusatz von 1 ml Ether und Umschütteln färbt sich die organische Schicht purpurrot, während die wäßrige Phase eine blaue Farbe annimmt (Chen-Kao-Reaktion).
- Wird die wäßrige, etwa 0,2%ige Lösung mit 3 Tropfen 3 N-NaOH und 3 Tropfen 5%iger Kaliumhexacyanoferrat(III)-Lösung gelinde erwärmt, so tritt der Geruch nach Benzaldehyd auf. Die entweichenden Dämpfe färben angefeuchtetes rotes Lackmus-Papier blau (Hydramin-Spaltung).

Quantitative Bestimmung

- Titration der Base in Eisessig gegen Kristallviolett mit 0,1 N- Trifluormethansulfonsäure zum Farbumschlag nach Blau.

Ethacridin

7-Ethoxy-3,9-acridinamin
Rivanol®, Metifex®

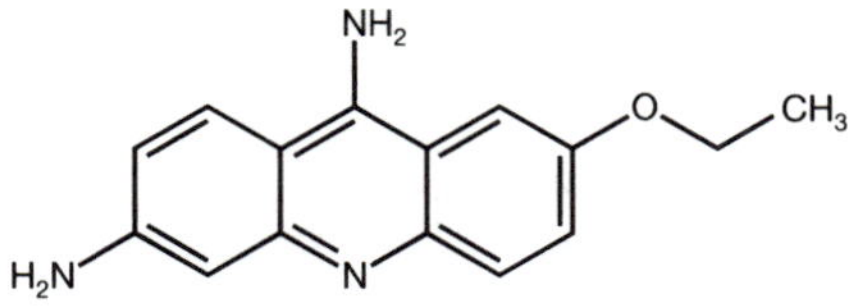

Base	**Lactat**	**Analysenanfall**
$C_{15}H_{15}N_3O$ (253,3)	$C_{18}H_{21}N_3O_4 \cdot H_2O$ (361,4)	III, (ci) (ba)
Smp. 124 °C	Smp. 242–246 °C (Z)	

Gelbes, feinkristallines, geruchloses Pulver.

Löslich in	Wasser	Ethanol	Aceton	Ether	Dichlormethan
Base	1 + 7	1 + 5	1 + 500	1 +> 1000	
Lactat	1 + 15	1 + 120	1 +> 1000	1 +> 1000	1 +> 1000

Nachweise

- Tüpfeln mit Diazo-Reagenz I (6.1.3): Intensiv rot.
- Chromotropsäure-Reaktion (6.6): Rot.
- Kupplungsreaktion mit diazotierter Sulfanilsäure (6.10): Kirschrot.
- Farbkomplex mit Kupfersulfat-Lösung (7.5): Grüne Fluoreszenz.
- Konz. H_2SO_4: Orange.
- Froehde-Reaktion: Dunkelbraun.
- Mandelin-Reaktion: Braunschwarz.
- Die Lösung von 2 mg Substanz in 100 ml Wasser ist grünlichgelb und fluoresziert im UV-Licht intensiv grün. Nach Zusatz von 5 ml 3 N-HCl bleibt die Fluoreszenz bestehen.

Quantitative Bestimmung

- Nach Auflösen in Ameisensäure und Zusatz von Acetanhydrid wird mit 0,1 N-Trifluormethansulfonsäure gegen Kristallviolett nach Gelbgrün titriert (DAB).
- $E^{1\,\%}_{1\,cm}$ in in 0,1 N-H_2SO_4: 875 bei 270 nm, 295 bei 364 nm und 170 bei 410 nm; in Wasser: 875 bei 270 nm und 280 bei 360 nm.

Ethylmorphin

(5R,6S,9R,13S,14R)-4,5-Epoxy-3-ethoxy-17-methyl-7-morphinen-6-ol

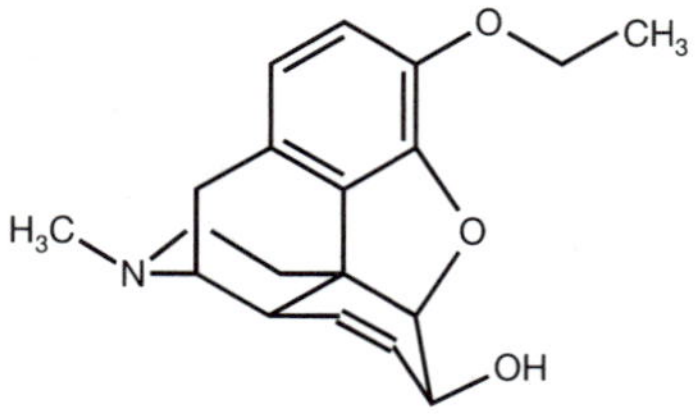

Base
$C_{19}H_{23}NO_3 \cdot H_2O$ (331,4)
Smp. 85 °C (g)

Hydrochlorid
$C_{19}H_{24}ClNO_3 \cdot 2H_2O$ (385,9)
Smp. 122-127 °C (Z)
$[\alpha]_D^{20}$ -102° bis -105° (c = 2,0; W.)

Analysenanfall
III

Das Hydrochlorid ist ein weißes, kristallines Pulver.

Löslich in	Wasser	Ethanol	Aceton	Ether	Dichlormethan
Base	1 + 500*	1 + 2	1 + 4	1 + 75	1 + 2
Hydrochlorid	1 + 10	1 + 25	1 + 800	1 +> 1000	1 + 250

* In heißem Wasser: 1+25.

Nachweise

- Konz. H_2SO_4: Rosa → hellblau.
- Konz. HNO_3: Nach 2 Minuten gelb.
- Mandelin-Reaktion: Dunkelgrün.
- Marquis-Reaktion: Blauviolett.
- 10 mg Substanz werden in 5 ml konz. Schwefelsäure gelöst. Nach Zusatz von 1 Tropfen 10%ige Eisen(III)-chlorid-Lösung wird 2 Minuten auf dem Wasserbad erwärmt. Es entsteht eine blaue Färbung, die auf Zusatz von 4 Tropfen 3 N-Salpetersäure nach rotbraun umschlägt (vgl. Codein).

Quantitative Bestimmung

- Base: Titration in Eisessig gegen Kristallviolett mit 0,1 N-Trifluormethansulfonsäure.
- Hydrochlorid: Titration in einer Mischung aus Acetanhydrid und Toluol (5+25 ml) mit 0,1 N- Trifluormethansulfonsäure gegen Kristallviolett nach Blau.
- $E_{1cm}^{1\%}$ in HCl: 45 bei 285 nm.

Etophyllin

1,2,3,6-Tetrahydro-7-(2-hydroxyethyl)-1,3-dimethyl-7*H*-purin-2,6-dion
Cordalin®

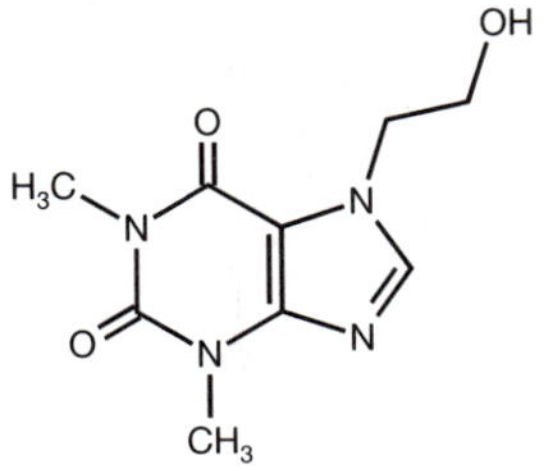

$C_9H_{12}N_4O_3$ (224,2)
Smp. 161-166 °C

Analysenanfall
II (III)

Weißes, kristallines Pulver.

Löslich in	Wasser	Ethanol	Aceton	Ether	Dichlormethan
Hydrochlorid	1 + 20	1 + 900	1 + 1000	1 +> 1000	1 + 150

Nachweise

- Murexid-Reaktion (7.1): Rotviolett.
- Versetzt man eine Lösung von 10 mg Substanz in 1 ml Wasser mit 1 Tropfen 5%iger Kaliumdichromat- Lösung und danach vorsichtig mit 1 ml konz. Schwefelsäure, so färbt sich die Lösung innerhalb einer Minute grün.

Quantitative Bestimmung

- Vgl. Coffein.
- Titration nach Ph. Eur. III.
- $E_{1\,cm}^{1\,\%}$ in 0,1 N-HCl: 410 bei 270 nm.

(nicht-opioides Analgetikum), Antiphlogisticum, Antirheumaticum

Flufenaminsäure

2-[(3-Trifluormethylphenyl)-amino]-benzoesäure
Arlef®, Sastridex®

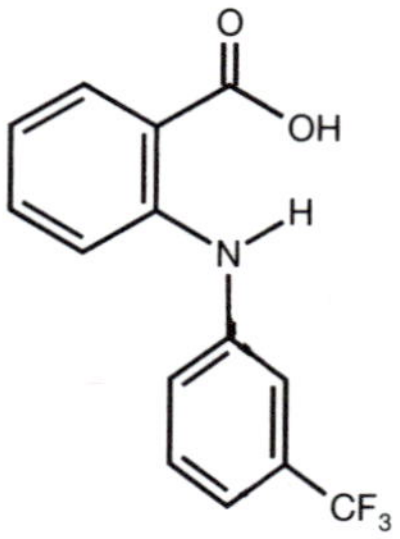

$C_{14}H_{10}F_3NO_2$ (281,2)
Smp. 123-125 °C / 133-135 °C (m)

Analysenanfall
IA

Weißes bis fahlgelbes, kristallines Pulver.

Löslich in	Wasser	Ethanol	Aceton	Ether	Dichlormethan
	1 +> 1000	1 + 4	1 + 2	1 + 3	1 + 20

Nachweise

- Nachweis organischer Säuren (6.3): Blauviolett.
- Zwikker-Reaktion (7.2): Schwach violett.
- 3 N-NaOH: Grün.
- Konz. HNO_3: Graublau → schwarz.
- Mandelin-Reaktion: Dunkelblau → schwarz.
- Die Substanz fluoresziert in etherischer Lösung unter UV_{254} blauweiß.

Quantitative Bestimmung

- Alkalimetrische Titration in Ethanol mit 0,1 N-NaOH gegen Phenolrot nach Rot (DAC).
- $E^{1\%}_{1cm}$ in 0,1 N-NaOH: 550 bei 285 nm.

Flunitrazepam

5-(2-Fluorphenyl)-1-methyl-7-nitro-1*H*-benzo[e][1,4]diazepin-2(3*H*)-on
Rohypnol®

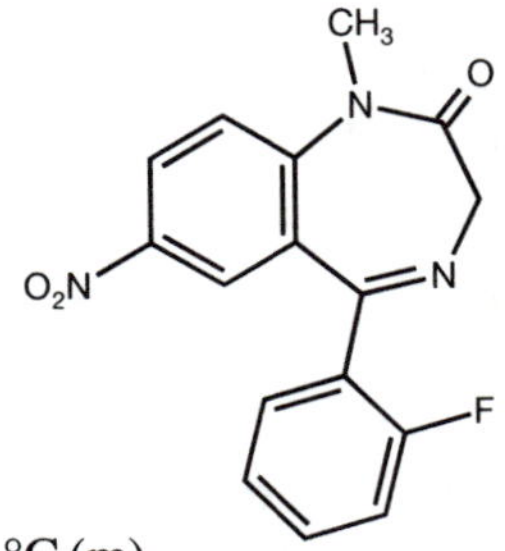

$C_{16}H_{12}FN_3O_3$ (313,3)
Smp. 166-167 °C / 170-172 °C (m)

Analysenanfall
IB

Gelbliche Nadeln.

Löslich in	Wasser	Ethanol	Aceton	Ether	Dichlormethan
	1 +> 1000	1 + 175		1 + 300	1 + 20

Nachweise

- Nachweis aromatischer Nitrogruppen (6.1.1): Orangerot.
- Zimmermann-Reaktion (6.7): Violett.
- 3 N-NaOH: Nach Erhitzen gelborange.

Quantitative Bestimmung

- $E^{1\%}_{1cm}$ in Methanol: 525 bei 252 nm und 330 bei 305 nm.

Fomocain

4-{3-{[4-(Phenoxymethyl)-phenyl]-propyl}}-morpholin
Erbocain®

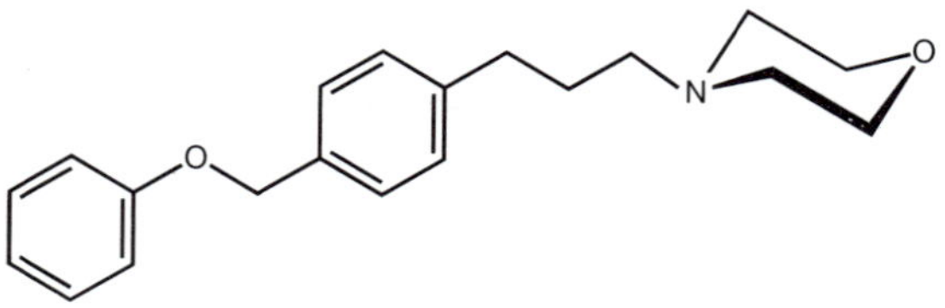

Base
$C_{20}H_{25}NO_2$ (311,4)
Smp. 52-56 °C

Hydrochlorid
$C_{20}H_{26}ClNO_2$ (347,6)
Smp. 171-173 °C

Analysenanfall
III (ö)

Hellbeiges Pulver mit charakteristischem Geruch.

Löslich in	Wasser	Ethanol	Aceton	Ether	Dichlormethan
Hydrochlorid	1 + 5	1 + 5		1 +> 1000	1 + 20

Nachweise

- Chromotropsäure-Reaktion (6.6): Rotviolett.
- Vitali-Morin-Reaktion (7.3): Orange.
- Konz. H_2SO_4: Gelb → grün.
- Konz. HNO_3: Gelb → grün → blau.
- Mandelin-Reaktion: Dunkelbraun.
- Marquis-Reaktion: Karminrot.
- Froehde-Reaktion: Schwarz.

Quantitative Bestimmung

- Methode des DAC.
- $E^{1\%}_{1cm}$ in 0,01 N-HCl: 42 bei 269 nm.

Furosemid

4-Chlor-2-[(2-furanylmethyl)-amino]-5-sulfamoylbenzoesäure
Lasix®

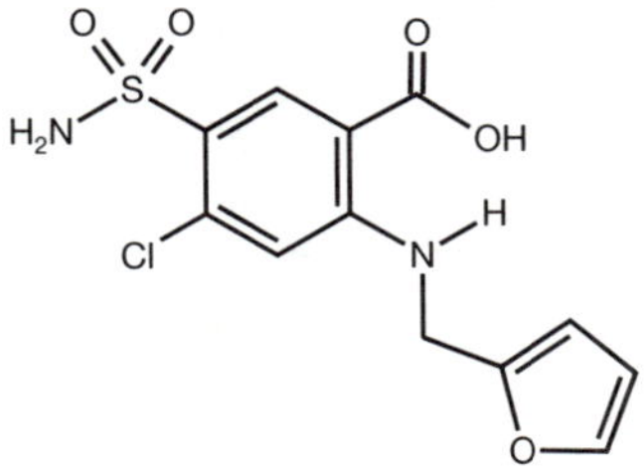

$C_{12}H_{11}ClN_2O_5S$ (330,8)
Smp. 205-208 °C (Z)

Analysenanfall
IA, V

Weißes, kristallines Pulver.

Löslich in	Wasser	Ethanol	Aceton	Ether	Dichlormethan
	1 +> 1000	1 + 90	1 + 20	1 +> 1000	1 + 1000

Nachweise

- Diazo-Kupplungsreaktion (6.1.3): Nach Hydrolyse orangerot.
- Zwikker-Reaktion (7.2): Blau.
- Konz. H_2SO_4: Gelbgrün → schwarz.
- Konz. HNO_3: Grauviolett → schwarz.
- Froehde-Reaktion: Gelb → schwarz.
- Mandelin-Reaktion: Braun.
- 10 mg werden in 10 ml Ethanol gelöst und mit einigen Tropfen 0,1%iger Dimethylaminobenzaldehyd-Lösung versetzt: Grün → rot.

Quantitative Bestimmung

- Titration nach Ph. Eur.
- $E^{1\%}_{1cm}$ in 0,1 N-NaOH: 1060 bei 228 nm und 600 bei 270 nm.

Glibenclamid

1-{4-[2-(5-Chlor-2-methoxybenzamido)-ethyl]-phenylsulfonyl}-3-cyclohexylharnstoff

Euglucon®

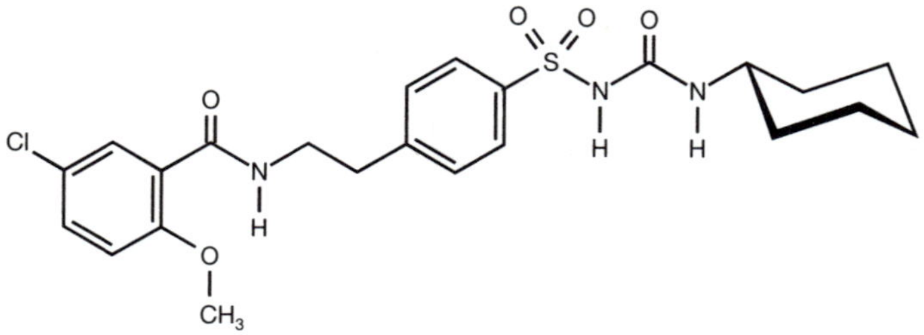

$C_{23}H_{28}ClN_3O_5S$ (494,0)
Smp. 172-174 °C

Analysenanfall
II, IA

Weißes, geruchloses Pulver.

Löslich in	Wasser	Ethanol	Aceton	Ether	Dichlormethan
	1 +> 1000	1 + 350		1 +> 1000	1 + 50

Nachweise

- Vitali-Morin-Reaktion (7.3): Orange.
- Farbkomplex mit Kupfersulfat-Lösung (7.5): Blau.
- Mandelin-Reaktion: Gelb → grün.

Quantitative Bestimmung

- Titration in Ethanol 96% (heiß gelöst) gegen Phenolphthalein mit 0,1 N-NaOH.
- $E^{1\%}_{1cm}$ in 0,1 N-NaOH: 55 bei 300 nm.

L-Glutaminsäure

(S)-2-Amino-1,5-pentandisäure

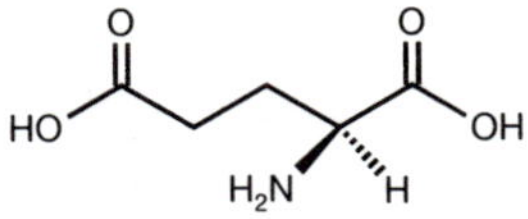

$C_5H_9NO_4$ (147,1)
Smp. 216 °C
$[\alpha]_D^{20}$ + 30° bis + 32° (c = 5,0; 0,1 N-HCl)

Analysenanfall
V

Rhombische Kristalle.

Löslich in	Wasser	Ethanol	Aceton	Ether	Dichlormethan
	1 + 150	1 +> 1000	1 +> 1000	1 +> 1000	1 +> 1000

Nachweise

- Ninhydrin-Reaktion (6.1.5): Violett.
- Farbkomplex mit Kupfersulfat-Lösung (7.5): Blau.
- 10–20 mg Substanz werden mit 10–20 mg Resorcin und 5 Tropfen konz. Schwefelsäure versetzt. Die Mischung wird erhitzt, bis sie eine grünbraune Färbung zeigt. Nach dem Erkalten und Zusatz von 30 ml Wasser sowie 10 ml konz. Ammoniak-Lösung zeigt die Mischung eine violette Färbung und dunkelgrüne Fluoreszenz.

Quantitative Bestimmung

- Alkalimetrische Titration: 300 mg Substanz werden in 50 ml warmen und CO_2-freiem Wasser gelöst. Nach dem Erkalten und Zusatz von 5 Tropfen Bromthymolblau-Lösung (100 mg/100 ml Ethanol 20%) wird mit 0,1 N-NaOH bis zum Umschlag nach Grünblau titriert.

Hexobarbital

(RS)-5-Cyclohexyl-1,2,3,4,5,6-hexahydro-1,5-dimethyl-2,4,6-pyrimidintrion
Evipan®-Natrium

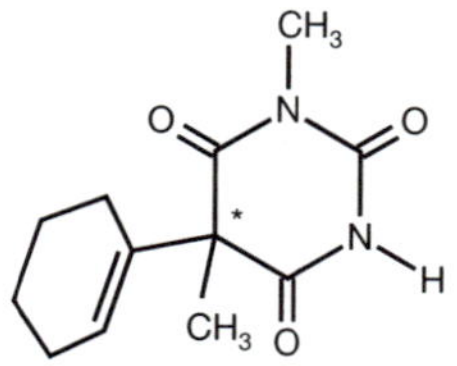

Säure
$C_{12}H_{16}N_2O_3$ (236,3)
Smp. 145–148 °C

Natriumsalz
$C_{12}H_{15}N_2NaO_3$ (258,3)

Analysenanfall
IA

Weiße, kristalline Pulver. Das Natriumsalz ist hygroskopisch und verfärbt sich an der Luft.

Löslich in	Wasser	Ethanol	Aceton	Ether	Dichlormethan
Säure	1 +> 1000	1 + 50	1 + 20	1 + 60	
Natriumsalz	1 + 1	1 + 1	1 + 6	1 +> 1000	1 + 2

Nachweise

- Zwikker-Reaktion (7.2): Violett.
- Konz. H_2SO_4: Gelb → orange.
- Mandelin-Reaktion: Grüngelb.

Quantitative Bestimmung

- Säure: Wasserfreie Titration in Dimethylformamid/Ethanol 96% gegen Thymolblau-Lösung mit ethanol. 0,1 N-NaOH bis zum ersten auftretenden kräftigen Blau.
- Natriumsalz: Titration in Eisessig oder Eisessig/Acetanhydrid gegen Kristallviolett mit 0,1 N-Trifluormethansulfonsäure nach Grün.
- $E^{1\%}_{1cm}$ in Boratpuffer-Lösung pH 10: 190 bei 243 nm.

L-Histidin
(S)-2-Amino-3-(1*H*-imidazol-4-yl)-propansäure

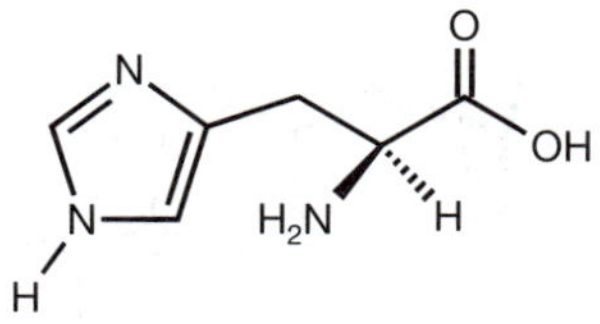

$C_6H_9N_3O_2$ (155,2)
Smp. 276–283 °C (Z)

Analysenanfall
V

Große, blättrige Kristalle.

Löslich in	Wasser	Ethanol	Aceton	Ether	Dichlormethan
	1 + 25	1 +> 1000	1 +> 1000	1 +> 1000	1 +> 1000

Nachweise

- Iod-Azid-Reaktion (2.4.2): Positiv.
- Ninhydrin-Reaktion (6.1.5): Violett.
- Kupplungsreaktion mit diazotierter Sulfanilsäure (6.10): Rot.
- Farbkomplex mit Kupfersulfat-Lösung (7.5): Blau.
- Mandelin-Reaktion: Gelb.
- Die Lösung von 100 mg Substanz in 3 ml 3 N-KOH wird mit 1 ml 1%iger Natrium-pentacyanonitrosylferrat-Lösung versetzt und 10 Minuten lang auf etwa 40 °C erwärmt. Nach dem Erkalten entsteht auf Zusatz von 2 ml einer Mischung von 9 Teilen konz. Salzsäure und 1 Teil konz. Phosphorsäure eine rote Färbung (vgl. Methionin).

Homatropin

(RS)-{(1R,3r,5S,8s)-8-Methyl-8-azabicyclo[3.2.1]oct-3-yl}-2-hydroxy-2-phenylacetat /Tropanylmandelat

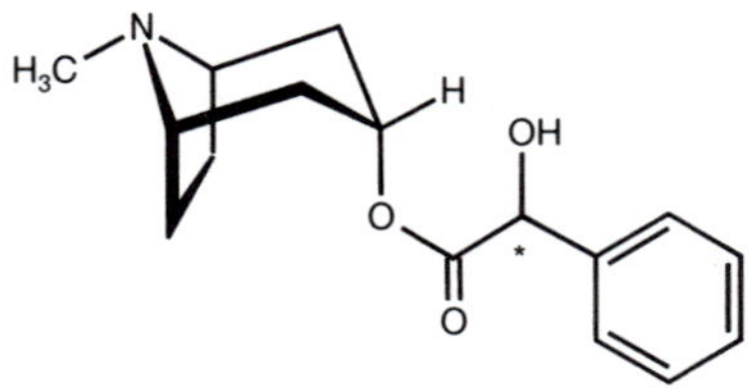

Base
$C_{16}H_{21}NO_3$ (275,3)
Smp. 98–100 °C

Hydrobromid
$C_{16}H_{22}BrNO_3$ (356,3)
Smp. 215–220 °C (Z)

Analysenanfall
III (ö)

Farblose Kristalle oder weißes Pulver. Die Base verhält sich hygroskopisch.

Löslich in	Wasser	Ethanol	Aceton	Ether	Dichlormethan
Base Hydrobromid	1 + 6	1 + 30	1 +> 1000	1 +> 1000	1 + 750

Nachweise

- Vitali-Morin-Reaktion (7.3): Modifiziert mit 0,5 ml rauchender Salpetersäure und 0,5 ml Acetanhydrid: Blauviolett.
- Konz. H_2SO_4: Orange → braun.
- Froehde-Reaktion: Grünbraun.
- Mandelin-Reaktion: Orange.
- 10 mg Substanz werden in einem Reagenzglas bis zur Bildung weißer Nebel erhitzt, mit 1 ml konz. Schwefelsäure versetzt und kurz erwärmt. Beim Eingießen der Mischung in 2 ml Wasser entwickelt sich der Geruch nach Benzaldehyd.

Quantitative Bestimmung

- Base: Titration in Eisessig gegen Kristallviolett (3 Tropfen) mit 0,1 N-Trifluormethansulfonsäure nach Gelb.

Hydrochlorothiazid orales Diuretikum

6-Chlor-3,4-dihydro-1,1-dioxo-2*H*-benzo[e][1,2,4]thiadiazin-7-sulfonamid
Esidrix®, Di-Chlotride®

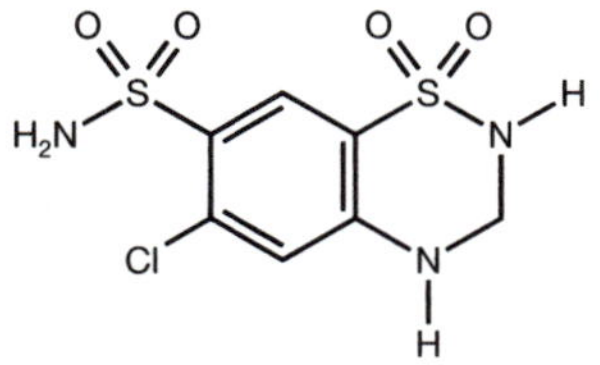

$C_7H_8ClN_3O_4S_2$ (297,7)
Smp. 270-272 °C

Analysenanfall
V

Weißes, kristallines Pulver.

Löslich in	Wasser	Ethanol	Aceton	Ether	Dichlormethan
	1 + 1000	1 + 200	1 + 20	1 +> 1000	1 +> 1000

Nachweise

- Diazo-Kupplungsreaktion (6.1.3): Nach Hydrolyse orange.
- Chromotropsäure-Reaktion (6.6) : Violett.
- Konz. HNO_3: Gelb → orange.
- Mandelin-Reaktion: Gelb → grün.

Quantitative Bestimmung

- Titration in n-Butylamin mit 0,1 N-Natriummethylat-Lösung gegen Azoviolett nach Dunkelblau (USP XIX).
- $E_{1cm}^{1\%}$ in 0,1 N-NaOH: 950 bei 222 nm, 490 bei 273 nm und 90 bei 323 nm (DAC).

Hydrocortison acetat

11β,17,21-Trihydroxy-4-pregnen-3,20-dion / Cortisol
Alfason®, Ficortril®, Hydrocort®, Schericur®, Scheroson F®

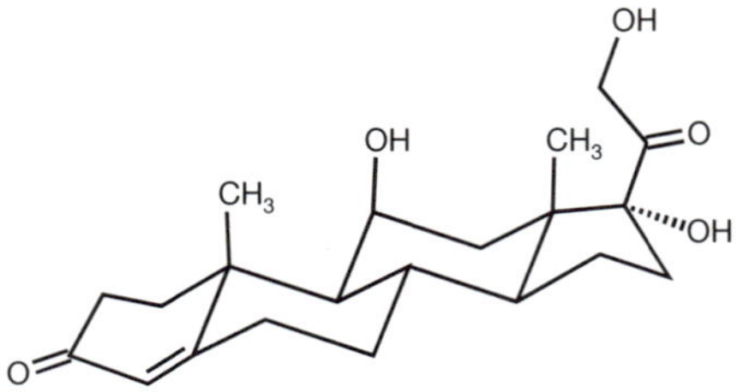

$C_{21}H_{30}O_5$ (362,5)
Smp. 214-220 °C (Z)
$[\alpha]_D^{20}$ +160° bis +170° (c = 1,0 ; Dioxan)

Analysenanfall
IB, II

Weißes, kristallines Pulver.

Löslich in	Wasser	Ethanol	Aceton	Ether	Dichlormethan
	1 +> 1000	1 + 40	1 + 80	1 +> 1000	1 + 500

Nachweise

- Beilstein-Probe (2.4.3): Positiv.
- Fehling-Reaktion (6.2.1): Nach Erwärmen positiv.
- Konz. H_2SO_4: Grün mit gelbgrüner Fluoreszenz → orangerot → dunkelbraun. Beim Verdünnen mit 10 ml Wasser wechselt die Farbe von Gelb nach Orange mit grüner Fluoreszenz und es bildet sich eine geringe Menge eines flockigen Niederschlags.
- Froehde-Reaktion: Gelbbraun.
- Mandelin-Reaktion: Grauschwarz.
- Marquis-Reaktion: Gelbbraun.
- Werden zu einer Lösung von 1 mg Substanz in 2 ml Ethanol 2 Tropfen einer 10%igen Tetramethylammoniumhydroxid-Lösung und 1 ml 0,5%iger Triphenyltetrazoliumchlorid-Lösung (TTC-Reagenz) gegeben, so entsteht Rotfärbung.

Quantitative Bestimmung

- $E_{1cm}^{1\,\%}$ in Ethanol: 420-450 bei 240 nm (Ph. Eur.).
- Spektrometrisch nach Umsetzung mit TTC-Reagenz bei 240 nm (Ph. Eur.).

Hyoscinbutylbromid

(1R,2R,4S,5S,7s,9r)-9-Butyl-7-[(S)-3-hydroxy-1-oxo-2-phenylpropoxy]-9-methyl-3-oxa-9-azoniatricyclo[3.3.1.0^{2,4}]nonanbromid
Buscopan®

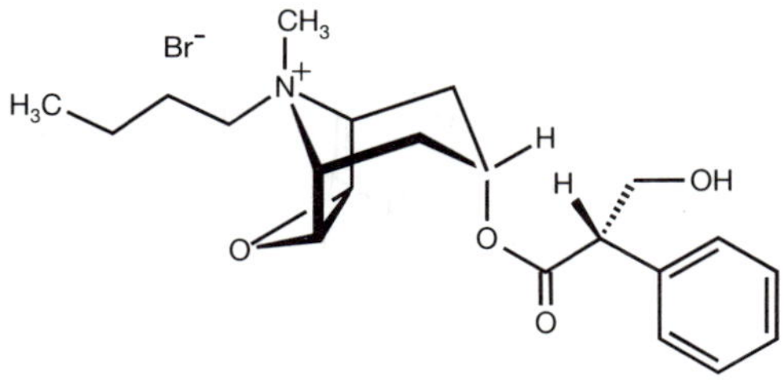

$C_{21}H_{30}BrNO_4$ (440,4)
Smp. 139–141°C

Analysenanfall
V

Weißes, kristallines Pulver.

Löslich in	Wasser	Ethanol	Aceton	Ether	Dichlormethan
	1 + 2	1 + 50	1 +> 1000	1 +> 1000	1 + 20

Nachweise

- Hydroxamsäure-Reaktion (6.4): Rot.
- Vitali-Morin-Reaktion (7.3): Blauviolett.
- Konz. H_2SO_4: Gelb → rot.
- Konz. HNO_3: Orange.
- Froehde-Reaktion: Orange.
- Mandelin-Reaktion: Gelbgrün.

Ibuprofen

(RS)-2-[4-(2-Methylpropyl)-phenyl]-propansäure
Aktren®, Imbun®

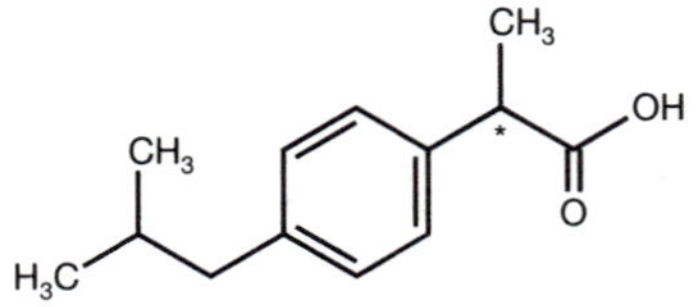

$C_{13}H_{18}O_2$ (206,3)
Smp. 75-78 °C

Analysenanfall
IA

Farblose Kristalle oder kristallines Pulver von charakteristischem Geruch.

Löslich in	Wasser	Ethanol	Aceton	Ether	Dichlormethan
	1 +> 1000	1 + 5	1 + 5	1 + 5	1 + 3

Nachweise

- Nachweis organischer Säuren (6.3): Braunviolett.
- Nachweis von Aldehyden (6.5): Rosa → violett.
- Mandelin-Reaktion: Olivgrün.
- Marquis-Reaktion: Nach 1 Minute lachsrot.

Quantitative Bestimmung

- Titration in Ethanol mit 0,1 N-NaOH gegen 1 ml Phenolphthalein-Lösung nach Rosa.
- $E^{1\,\%}_{1\,cm}$ in 0,1 N-NaOH: 37 bei 264 und 272 nm.

Imipramin

3-(10,11-Dihydro-5*H*-dibenz[b,f]azepin-5-yl)-N,N-dimethylpropanamin
Tofranil®

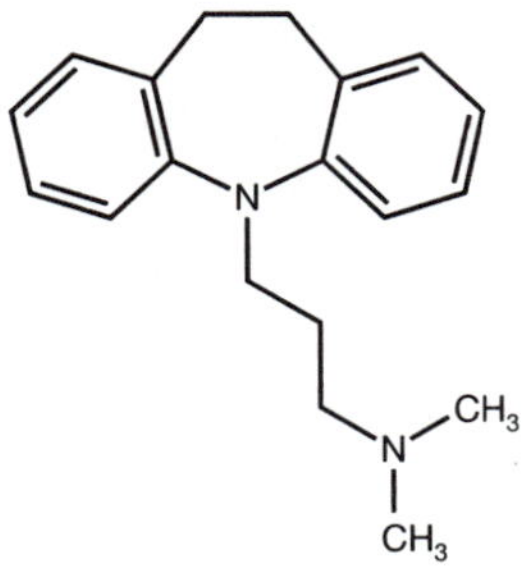

Base
$C_{19}H_{24}N_2$ (280,4)
ölig

Hydrochlorid
$C_{19}H_{25}ClN_2$ (316,9)
Smp. 170-174 °C

Analysenanfall
II

Das Hydrochlorid ist ein weißes oder schwach gelbliches, fast geruchloses, kristallines Pulver.

Löslich in	Wasser	Ethanol	Aceton	Ether	Dichlormethan
Hydrochlorid	1 + 2	1 + 2	1 + 15	1 +> 1000	1 + 40

Nachweise

- Mit Diazo-Reagenz I entsteht eine intensive Blaufärbung (vgl. 6.1.3).
- Eisen(III)-chlorid-Reaktion (6.9): Hellgrün.
- Vitali-Morin-Reaktion (7.3): Blutrot.
- Konz. HNO_3: Blau → grün → braun.
- Froehde-Reaktion: Grün.
- Mandelin-Reaktion: Gelbbraun.

Quantitative Bestimmung

- $E^{1\,\%}_{1\,cm}$ in 0,1 N-HCl: 265 bei 250 nm.

Indometacin

[1-(4-Chlorbenzoyl)-5-methoxy-2-methyl-1*H*-indol-3-yl]-ethansäure
Amuno®

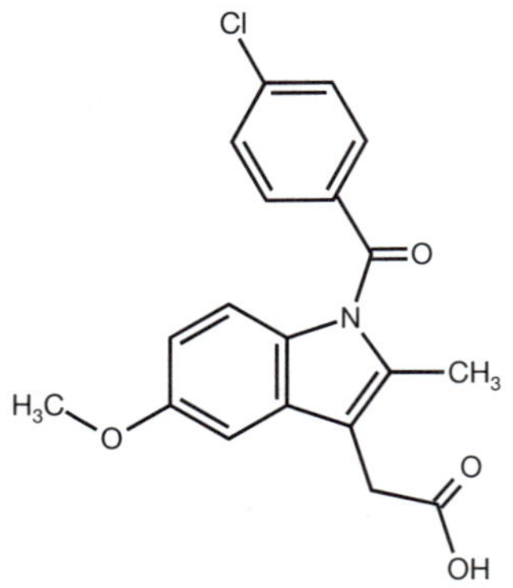

$C_{19}H_{16}ClNO_4$ (357,8)
Smp. 159–161 °C

Analysenanfall
IA

Gelblich weißes, kristallines Pulver.

Löslich in	Wasser	Ethanol	Aceton	Ether	Dichlormethan
	1 +> 1000	1 + 50	1 + 25	1 + 50	1 + 25

Nachweise

- Nachweis organischer Säuren (6.3): Rotviolett.
- Chromotropsäure-Reaktion (6.6): Rotviolett.
- Konz. H_2SO_4: Gelb.
- Konz. HNO_3: Hellgrün → schwarz.
- Froehde-Reaktion: Orange.
- Mandelin-Reaktion: Gelbgrün → schwarz.
- Marquis-Reaktion: Gelb → orange.

Quantitative Bestimmung

- Titration in Aceton mit 0,1 N-NaOH gegen Phenolphthalein (BP 80).
- $E^{1\%}_{1cm}$ in Ethanol: 190 bei 320 nm; in 0,1 N-NaOH: 200 bei 280 nm.

Isoniazid

4-Pyridincarbonsäurehydrazid
Neoteben®

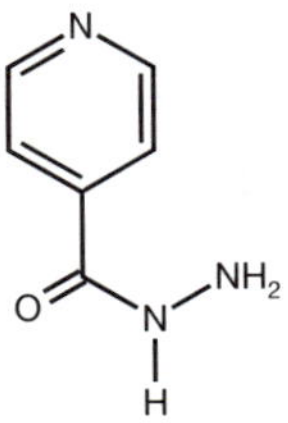

$C_6H_7N_3O$ (137,1)
Smp. 170–174 °C

Analysenanfall
IV, V

Weiße, kristalline Substanz.

Löslich in	Wasser	Ethanol	Aceton	Ether	Dichlormethan
	1 + 8	1 + 45	1 + 1000	1 +> 1000	1 +> 1000

Nachweise

- Beilstein-Probe (2.4.3): Positiv.
- Ninhydrin-Reaktion (6.1.5): Gelbrot.
- Nachweise auf Pyridinderivate (6.1.6): Positiv
- Eisen(III)-chlorid-Reaktion (6.9): Orange.
- Froehde-Reaktion: Grün.
- Mandelin-Reaktion: Orange.
- Reduktion von Fehling-Reagenz, Kaliumpermanganat-Lösung sowie von ammoniakalischer Silbernitrat- Lösung in der Kälte.

Quantitative Bestimmung

- In einer Mischung aus Eisessig und Acetanhydrid (9+1) wird mit 0,1 N-Trifluormethansulfonsäure gegen 1 Tropfen Kristallviolett nach Grün titriert.
- $E^{1\,\%}_{1\,cm}$ in Wasser: 380 bei 266 nm.

Isoprenalin

(RS)-4-(1-Hydroxy-2-isopropylamino-ethyl)-1,2-benzendiol
Aludrin®

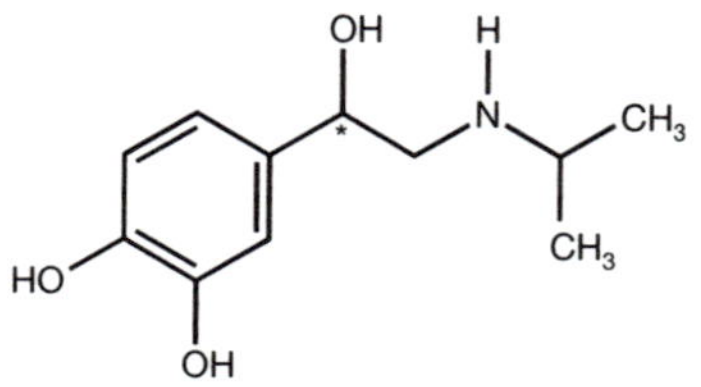

Base	**Sulfat**	**Analysenanfall**
$C_{11}H_{17}NO_3$ (211,3)	$C_{22}H_{36}N_2O_{10}S \cdot 2H_2O$ (556,6)	V
Smp. 155 °C	Smp. 128 °C	

Das Sulfat ist ein weißes, kristallines Pulver.

Löslich in	Wasser	Ethanol	Aceton	Ether	Dichlormethan
Sulfat	1 + 4		1 +> 1000	1 +> 1000	1 +> 1000

Nachweise

- Eisen(III)-chlorid-Reaktion (6.9): Grünfärbung; bei tropfenweiser Zugabe von 4,2%iger Natriumhydrogencarbonat-Lösung erfolgt ein Farbumschlag nach Blau und später nach Rot.
- Kupplungsreaktion mit diazotierter Sulfanilsäure (6.10): Rot.
- Zwikker-Reaktion (7.2): Graublau → braun.
- Froehde-Reaktion: Orange → gelb.
- Mandelin-Reaktion: Orange → braun.
- Marquis-Reaktion: Braun → weinrot.
- 100 mg Substanz werden in 10 ml Wasser gelöst und mit 5%iger Silbernitrat-Lösung versetzt. Nach 10 Minuten bildet sich ein grün glänzender Niederschlag aus, während sich die überstehende Lösung rosa färbt (Nachweis der Brenzcatechin-Struktur).

Quantitative Bestimmung

- Titration in Eisessig mit 0,1 N-Trifluormethansulfonsäure gegen Kristallviolett.

Isothipendyl

(RS)-3-(10*H*-Benzo[e]pyrido[3,2-b][1,4]thiazin-10-yl)-N,N-dimethyl-2-propanamin
Andantol®

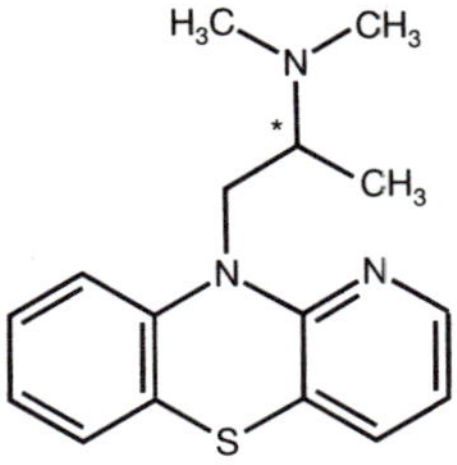

Base
$C_{16}H_{19}N_3S$ (285,4)
ölig

Hydrochlorid
$C_{16}H_{20}ClN_3S$ (321,9)
Smp. 222–223 °C

Analysenanfall
III (II)

Weißes, kristallines Pulver.

Löslich in	Wasser	Ethanol	Aceton	Ether	Dichlormethan
Hydrochlorid	1 + 5	1 + 60		1 +> 1000	1 + 100

Nachweise

- Eisen(III)-chlorid-Reaktion (6.9): Rotbraun.
- Konz. H_2SO_4: Gelb.
- Konz. HNO_3: Rot → gelb.
- Froehde-Reaktion: Rotbraun.
- Mandelin-Reaktion: Dunkelrot.
- Marquis-Reaktion: Gelbgrün.
- Etwa 10 mg Substanz werden mit 2 ml 20%iger Ammoniumperoxodisulfat-Lösung im siedenden Wasserbad erwärmt. Im Gasraum des Reagenzglases befindet sich ein Glasstab mit hängendem Reagenztropfen, bestehend aus einer gesättigten Lösung aus Natriumchromotropat in konz. Schwefelsäure. Nach 1 Minute tritt Blauviolettfärbung auf (vgl. Levomepromazin und Promethazin).

Quantitative Bestimmung

- $E^{1\%}_{1cm}$ in 0,1 N-HCl: 110 bei 330 nm und 750 bei 245 nm.

Levodopa Antiparkinsonmittel

(S)-2-Amino-3-(3,4-dihydroxyphenyl)-propansäure
Larodopa®, Brocadopa®

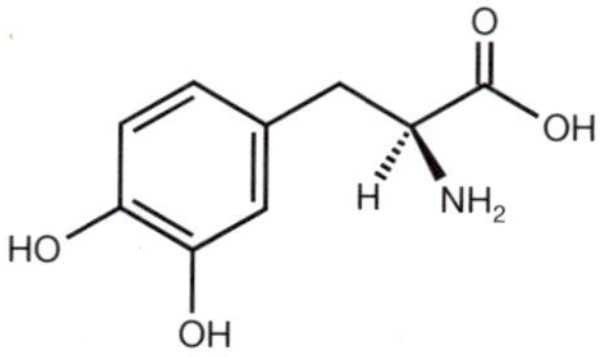

$C_9H_{11}NO_4$ (197,2)
Smp. 275–280 °C (Z)

Analysenanfall
V

Weiße bis beige Kristalle, geruchlos.

Löslich in	Wasser	Ethanol	Aceton	Ether	Dichlormethan
	1 + 300	1 +> 1000	1 +> 1000	1 +> 1000	1 +> 1000
Löslich in 2N-HCl.					

Nachweise

- Ninhydrin-Reaktion (6.1.5): Violett.
- Eisen(III)-chlorid-Reaktion (6.9): Grün. Auf Zusatz von Ammoniak oder 3 N-Natronlauge schlägt die Farbe nach Rot um.
- Kupplungsreaktion mit diazotierter Sulfanilsäure (6.10): Orange.
- Konz. H_2SO_4: Violett.
- Konz. HNO_3: Rotbraun.
- Froehde-Reaktion: Braun.
- Mandelin-Reaktion: Rot.
- Marquis-Reaktion: Violett.

Quantitative Bestimmung

- 0,2 g werden in 5 ml wasserfreier Ameisensäure - wenn nötig unter Erwärmen - gelöst und anschließend mit 50 ml Eisessig/Dioxan (1+1) versetzt. Titriert wird mit 0,1 N-Trifluormethansulfonsäure gegen Kristallviolett nach Grün.
- $E^{1\%}_{1cm}$ in 0,1 N-HCl: 140 bei 280 nm.

Levomepromazin Neuroleptikum

(R)-3-(2-Methoxy-10*H*-phenothiazin-10-yl)-N,N,2-trimethylpropanamin

Neurocil®

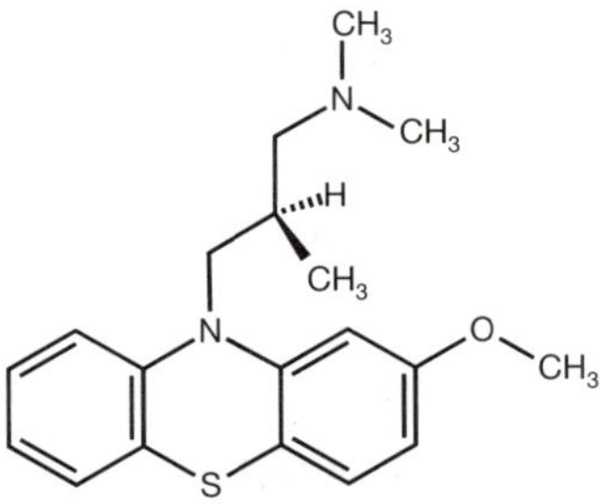

Base
$C_{19}H_{24}N_2OS$ (328,5)
Smp. 124–127 °C

Maleinat
$C_{23}H_{28}N_2O_5S$ (444,6)
Smp. 190 °C (Z)

Analysenanfall
II (ö)

Weiße Kristalle.

Löslich in	Wasser	Ethanol	Aceton	Ether	Dichlormethan
Base Maleinat	1 +> 1000 1 +> 1000	1 + 100 1 +> 1000	1 + 45 1 + 500	1 + 50 1 +> 1000	 1 + 50

Nachweise

- Eisen(III)-chlorid-Reaktion (6.9): Violett.
- Vitali-Morin-Reaktion (7.3): Rotorange.
- Konz. H_2SO_4: Violett.
- Konz. HNO_3: Violett → blau.
- Froehde-Reaktion: Rotviolett.
- Mandelin-Reaktion: Violett → schwarz.
- Marquis-Reaktion: Blau.
- Etwa 10 mg Substanz werden mit 2 ml 20%iger Ammoniumperoxodisulfat-Lösung im siedenden Wasserbad erwärmt. Im Gasraum des Reagenzglases befindet sich ein Glasstab mit hängendem Reagenztropfen, bestehend aus einer gesättigten Lösung aus Natriumchromotropat in konz. Schwefelsäure. Nach 1 Minute tritt Blauviolettfärbung auf (vgl. Isothipendyl und Promethazin).

Quantitative Bestimmung

- Maleinat: Titration in Acetanhydrid mit 0,1 N-Trifluormethansulfonsäure gegen Kristallviolett nach Gelb.
- $E^{1\%}_{1cm}$ in 0,1 N-HCl: 985 bei 252 nm.

Levomethadon

(R)-6-Dimethylamino-4,4-diphenyl-3-heptanon
L-Polamidon®

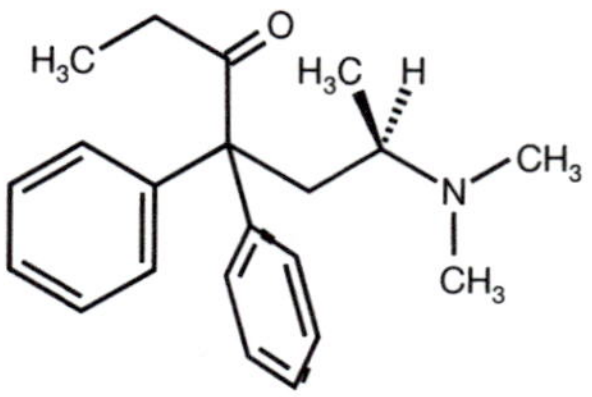

Base
$C_{21}H_{27}NO$ (309,5)
Smp. 76–78 °C

Hydrochlorid
$C_{21}H_{28}ClNO$ (345,9)
Smp. 241 °C

Analysenanfall
III (ö)

Das Hydrochlorid ist ein weißes, kristallines Pulver.

Löslich in	Wasser	Ethanol	Aceton	Ether	Dichlormethan
Hydrochlorid	1 + 12	1 + 8		1 +> 1000	1 + 500

Nachweise

- Zimmermann-Reaktion (6.7): Hellrosa.
- Marquis-Reaktion: Rosa → violett (Fluoreszenz).

Quantitative Bestimmung

- Base: Titration in Eisessig mit 0,1 N-Trifluormethansulfonsäure gegen Kristallviolett nach Blau.
- $E^{1\%}_{1cm}$ in 0,1 N-HCl: ≤ 20 bei 253, 259, 265 und 292 nm.

Lidocain
2-Diethylamino-N-(2,6-dimethylphenyl)-acetamid
Xylocain®

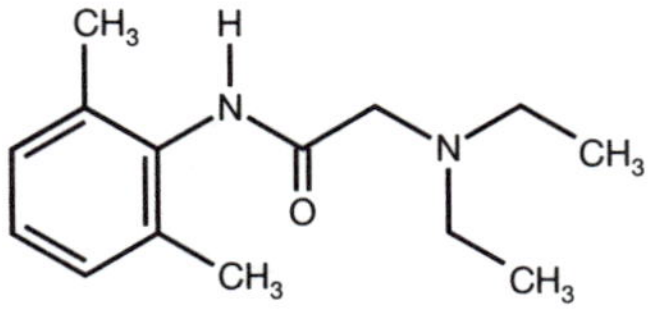

Base
$C_{14}H_{22}N_2O$ (234,3)
Smp. 66–69 °C

Hydrochlorid
$C_{14}H_{23}ClN_2O \cdot H_2O$ (288,8)
Smp. 76–79 °C

Analysenanfall
II, III

Die Base ist ein weißes oder schwach gelbliches, kristallines Pulver von charakteristischem Geruch. Das Hydrochlorid ist ein weißes, kristallines Pulver.

Löslich in	Wasser	Ethanol	Aceton	Ether	Dichlormethan
Base	1 +> 1000	1 + 2	1 + 3	1 + 1	
Hydrochlorid	1 + 1	1 + 2	1 + 25	1 +> 1000	1 + 20

Nachweise

- Vitali-Morin-Reaktion (7.3): Grün.
- Farbkomplex mit Kupfersulfat-Lösung (7.5): Blau.
- Konz. HNO_3: Nach 5 Minuten gelb.
- Froehde-Reaktion: Schwarzorange.
- Mandelin-Reaktion: Braun.
- Marquis-Reaktion: Rosa → rot.

Quantitative Bestimmung

- $E_{1cm}^{1\%}$ in Wasser: 15 bei 263 nm.

Lorazepam

(RS)-7-Chlor-5-(2-chlorphenyl)-3-hydroxy-1*H*-benzo[e][1,4]diazepin-2(3*H*)-on
Tavor®

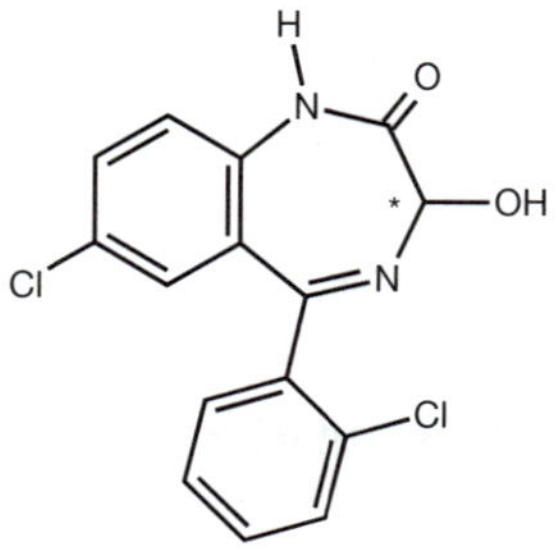

$C_{15}H_{10}Cl_2N_2O_2$ (321,1)
Smp. 166–173 °C (Z)

Analysenanfall
IA

Feines weißes oder fast weißes, kristallines Pulver mit charakteristischem Geruch.

Löslich in	Wasser	Ethanol	Aceton	Ether	Dichlormethan
	1 +> 1000	1 + 50	1 + 25	1 + 500	1 + 50

Nachweise

- Diazo-Kupplungsreaktion (6.1.3): Nach Hydrolyse rotorange.
- Zimmermann-Reaktion (6.7): Rotviolett.
- Konz. H_2SO_4: Gelb.
- Konz. HNO_3: Gelb.
- Froehde-Reaktion: Gelb.
- Marquis-Reaktion: Gelb.

Quantitative Bestimmung

- Titration in Acetanhydrid gegen Kristallviolett-Lösung mit 0,1 N-Trifluormethansulfonsäure nach Gelb.
- $E^{1\,\%}_{1\,cm}$ in Methanol: 1160 bei 229 nm; in 0,1 N-NaOH: 1110 bei 231 und 329 nm; in 0,1 N-HCl: 82 bei 347 nm.

Mefenaminsäure

2-[(2,3-Dimethylphenyl)-amino]-benzoesäure
Parkemed®

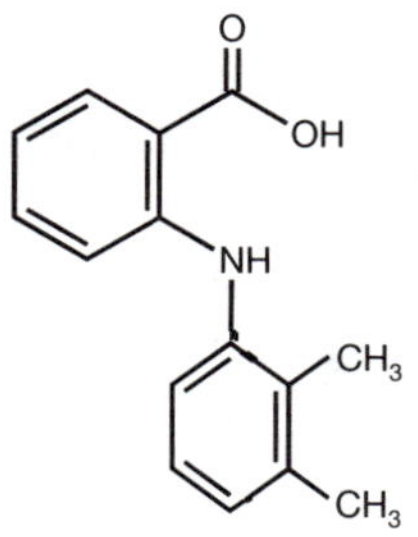

$C_{15}H_{15}NO_2$ (241,3)
Smp. 230–231 °C

Analysenanfall
IA

Weißes, mikrokristallines Pulver

Löslich in	Wasser	Ethanol	Aceton	Ether	Dichlormethan
	1 +> 1000	1 + 200	1 + 75	1 + 100	1 + 200

Nachweise

- Nachweis organischer Säuern (6.3): Violett.
- Eisen(III)-chlorid-Reaktion in Ethanol (6.9): Violett.
- Zwikker-Reaktion (7.2): Violett.
- Vitali-Morin-Reaktion (7.3): Blutrot.
- Liebermann-Burchard-Reaktion (7.6): Blaugrün.
- Konz. H_2SO_4: Orange, nach gelindem Erwärmen weißblaue Fluoreszenz.
- Konz. HNO_3: Gelbgrün.
- Mandelin-Reaktion: Grünschwarz.

Quantitative Bestimmung

- Titration in Ethanol mit 0,1 N-NaOH gegen Phenolrot (BP 80).
- $E^{1\%}_{1cm}$ in 0,1 N-NaOH: 420 bei 285 nm.

Mefloquin
(RS)-erythro-(2-Piperidyl)-[2,8-bis-(trifluormethyl)-4-chinolinyl]-methanol
Lariam®

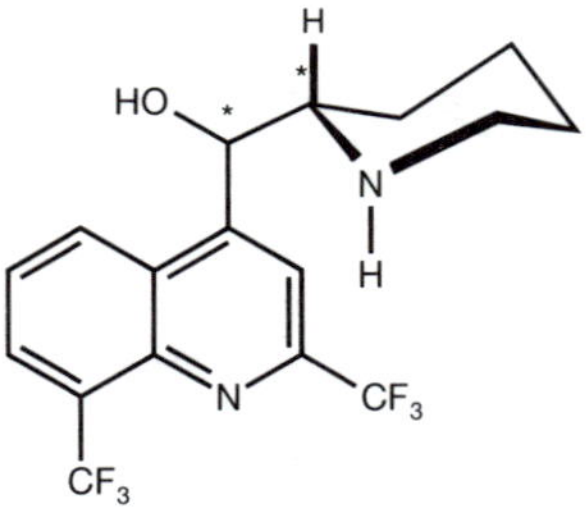

Base
$C_{17}H_{16}F_6N_2O$ (378,3)
Smp. 178–179 °C

Hydrochlorid
$C_{17}H_{17}ClF_6N_2O$ (414,8)
Smp. 253–255 °C (Z)

Analysenanfall
II (bs)

Das Hydrochlorid ist ein weißes Pulver.

Löslich in	Wasser	Ethanol	Aceton	Ether	Dichlormethan
Hydrochlorid	1 + 500	1 + 10	1 + 250	1 +> 1000	1 + 50

Nachweise

- Chromotropsäure-Reaktion (6.6): Braun.

Quantitative Bestimmung

- Titration in Acetanhydrid/Eisessig gegen Kristallviolett mit 0,1 N-Trifluormethansulfonsäure nach Gelb.
- $E^{1\,\%}_{1\,cm}$ in 0,1 N-NaOH: 1126 bei 221 nm, 143 bei 291 nm und 87 bei 316 nm; in 0,1 N-HCl: 1010 bei 222 nm, 137 bei 283 nm und 81 bei 317 nm.

Mefrusid

(RS)-4-Chlor-N-methyl-N-[(2-methyl-2-tetrahydrofuranyl)-methyl]-1,3-benzendisulfonamid
Baycaron®

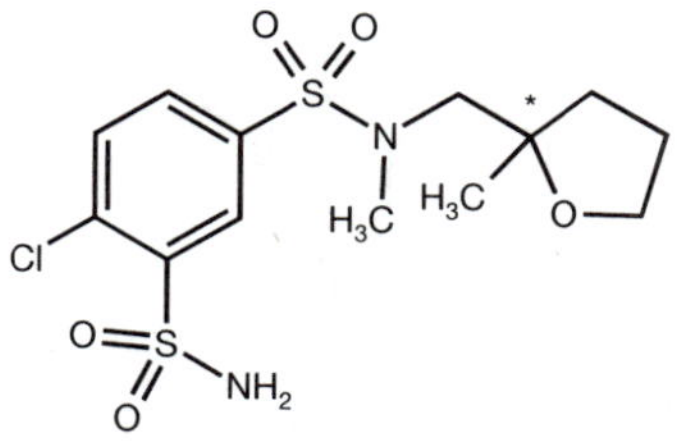

$C_{13}H_{19}ClN_2O_5S_2$ (382,9)
Smp. 149–153 °C

Analysenanfall
IA

Weißes Pulver.

Löslich in	Wasser	Ethanol	Aceton	Ether	Dichlormethan
	1 +> 1000	1 + 50	1 + 3	1 + 350	1 + 35

Nachweise

- Zwikker-Reaktion (7.2): Graublau.

Quantitative Bestimmung

- 300 mg Substanz werden in 30 ml Dimethylformamid gelöst und nach Zugabe von 4 Tropfen Thymolblau-Lösung mit 0,1 N-Natriummethylat-Lösung nach Blau titriert.
- $E^{1\%}_{1cm}$ in 0,1 N-HCl: 50 bei 285 nm und 40 bei 275 nm.

Menadion
1,4-Dihydro-2-methyl-1,4-naphthalindion / Vitamin K_3

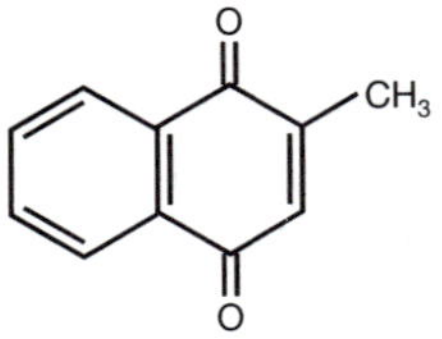

$C_{11}H_8O_2$ (172,2)
Smp. 105–108 °C

Analysenanfall
IB

Hellgelbes bis grünlichgelbes, kristallines Pulver.

Löslich in	Wasser	Ethanol	Aceton	Ether	Dichlormethan
	1 +> 1000	1 + 50	1 + 25	1 + 100	1 + 4

Nachweise

- Beilstein-Probe (2.4.3): Positiv.
- Konz. H_2SO_4: Blaue Schlieren.
- Konz. HNO_3: Hellgelb.
- Froehde-Reaktion: Gelbrot.
- Mandelin-Reaktion: Gelbrot.
- 1–2 mg Substanz werden in 5 ml Ethanol gelöst. Beim Versetzen mit einigen Tropfen Cyanessigsäureethylester und 2 ml konz. Ammoniak entsteht eine intensive Blauviolettfärbung. Beim Ansäuern mit konz. Salzsäure entfärbt sich die Lösung (Craven-Reaktion).
- Bei Lösung von 5 mg Substanz in 1 ml Ethanol gibt nach Zusatz von 1 ml konz. Salzsäure bzw. halbkonz. Schwefelsäure und anschließendem Erhitzen im Wasserbad eine Rotfärbung.

Quantitative Bestimmung

- Cerimetrische Titration nach Ph. Eur. I.
- $E^{1\%}_{1cm}$ in Ethanol: 1080 bei 245 nm, 1100 bei 250 nm, 800 bei 263 nm und 160 bei 333 nm; in 0,1 N-HCl: 1130 bei 250 nm und 160 bei 340 nm.

Meprobamat Tranquilizer

(2-Methyl-2-propyl-1,3-propandiyl)-dicarbamat
Cyrpon®, Urbilat®

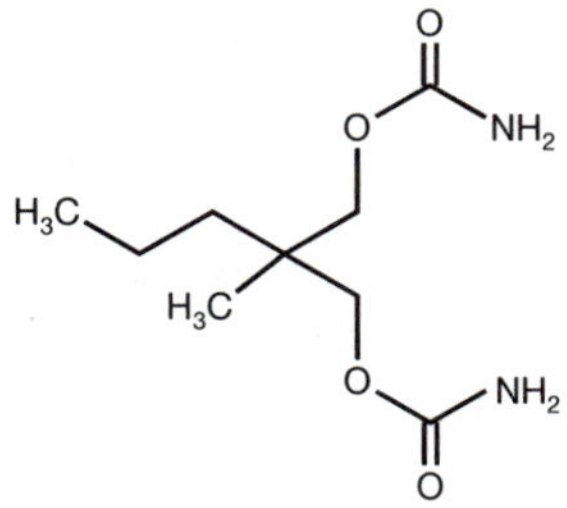

$C_9H_{18}N_2O_4$ (218,3)
Smp. 103–107 °C

Analysenanfall
IB

Weißes, kristallines Pulver.

Löslich in	Wasser	Ethanol	Aceton	Ether	Dichlormethan
	1 + 300	1 + 7	1 + 10	1 + 70	1 + 180

Nachweise

- Mandelin-Reaktion: Gelb.
- Erwärmt man etwa 50 mg Substanz mit 5 ml Natronlauge 5 Minuten im siedenden Wasserbad, so entweichen alkalisch reagierende Dämpfe (vgl. Kap. 2.2).
- 20 mg Substanz werden in 2 ml 10%iger 4-Dimethylaminobenzaldehyd-Lösung gelöst. Dabei entwickelt sich eine Gelbfärbung, die innerhalb einiger Minuten in Orange übergeht. Nach 2 Minuten auf dem Wasserbad wird die Färbung intensiv rot. Die Mischung wird abgekühlt und tropfenweise zu 5 ml Eiswasser gegeben. Sie färbt sich zuerst dunkelrot und schließlich ziemlich haltbar violett bis blauschwarz.

nichtopioides Analgetikum, Antipyretikum, Antirheumaticum

Metamizol-Natrium

Natrium-N-(2,3-dihydro-1,5-dimethyl-3-oxo-2-phenyl-1*H*-pyrazol-4-yl)-N-methylaminomethansulfonat
Novalgin®

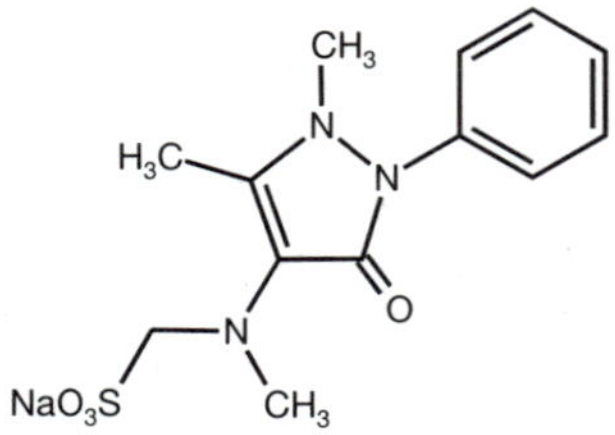

$C_{13}H_{16}N_3NaO_4S \cdot H_2O$ (351,4)
Smp. >350 °C

Analysenanfall
V

Fast weißes, kristallines Pulver.

Löslich in	Wasser	Ethanol	Aceton	Ether	Dichlormethan
	1 + 1	1 + 60	1 +> 1000	1 +> 1000	1 +> 1000

Nachweise

- Beilstein-Probe (2.4.3): Positiv.
- Mit Diazo-Reagenz I (vgl. 6.3.1) entsteht eine verblassende Blaufärbung.
- Chromotropsäure-Reaktion (6.6): Violett.
- Eisen(III)-chlorid-Reaktion (6.9): Blau.
- Konz. HNO_3: Blau → gelb.
- Mandelin-Reaktion: Olivblau → grün.
- Mit Oxidationsmitteln wie Wasserstoffperoxid oder Silbernitrat entstehen vorübergehend rote bis blaue Oxidationsprodukte (vgl. 6.3.1 und 6.9).

Quantitative Bestimmung

- 100 mg werden in 5 ml Eisessig gelöst und nach Zugabe von 20 ml Acetanhydrid mit 0,1 N- Trifluormethansulfonsäure gegen Kristallviolett nach Gelb titriert.
- $E^{1\,\%}_{1\,cm}$ in Ethanol: 265 bei 236 nm und 230 bei 265 nm.

Methamphetamin

(S)-N-Methyl-1-phenyl-2-propanamin
Pervitin®

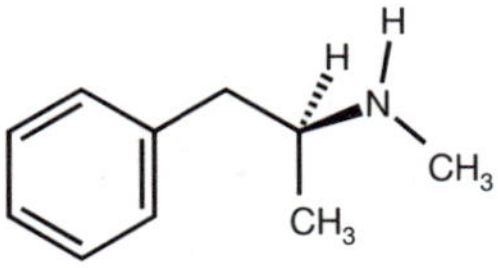

Base
$C_{10}H_{15}N$ (149,2)
ölig

Hydrochlorid
$C_{10}H_{16}ClN$ (185,7)
Smp. 171–175 °C

Analysenanfall
III

Weißes, kristallines Pulver.

Löslich in	Wasser	Ethanol	Aceton	Ether	Dichlormethan
Base	1 +> 1000	1 +> 1000		1 +> 1000	
Hydrochlorid	1 + 2	1 + 4		1 +> 1000	1 + 100

Nachweise

- Mandelin-Reaktion: Gelbgrün → blau.
- Marquis-Reaktion: Rot → braun → olivgrün.

DL-Methionin

(RS)-2-Amino-4-(methylthio)-butansäure

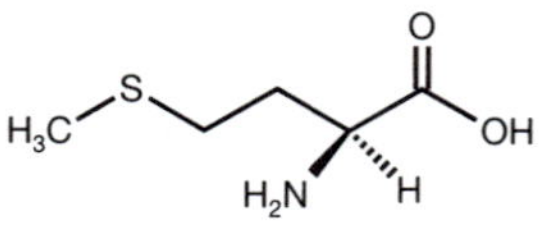

$C_5H_{11}NO_2S$ (149,2)
Smp. 272 °C

Analysenanfall
V

Fast weißes, kristallines Pulver oder schuppenförmige Plättchen; schwachwürziger Geruch.

Löslich in	Wasser	Ethanol	Aceton	Ether	Dichlormethan
	1 + 30	1 +> 1000	1 +> 1000	1 +> 1000	1 +> 1000

Nachweise

- Iod-Azid-Reaktion (2.4.2): Positiv.
- Ninhydrin-Reaktion (6.1.5): Violett.
- Farbkomplex mit Kupfersulfat-Lösung (7.5): Blau. Beim Lösen von 25 mg Substanz in 1 ml einer gesättigten Lösung von wasserfreiem Kupfer(II)-sulfat in konz. Schwefelsäure entsteht eine Gelbfärbung.
- Konz. HNO_3: Orange.
- Mandelin-Reaktion: Gelbgrün.
- Die Lösung von 100 mg Substanz in 3 ml 3 N-KOH wird mit 1 ml 1%iger Natriumpentacyanonitrosylferrat-Lösung versetzt und 10 Minuten lang auf etwa 40 °C erwärmt. Nach dem Erkalten entsteht auf Zusatz von 2 ml einer Mischung von 9 Teilen konz. Salzsäure und 1 Teil konz. Phosphorsäure eine rote Färbung (vgl. Histidin).

Quantitative Bestimmung

- Iodometrische Titration (DAB 8).

Methylparaben

Methyl-4-hydroxybenzoat
Nipagin M®

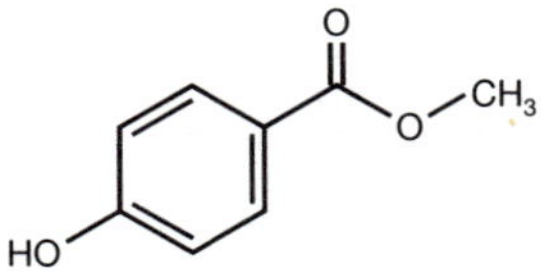

$C_8H_8O_3$ (152,2)
Smp. 125–128 °C

Analysenanfall
IA

Weißes, kristallines Pulver.

Löslich in	Wasser	Ethanol	Aceton	Ether	Dichlormethan
	1 + 500	1 + 4	1 + 3	1 + 5	1 + 60

Nachweise

- Hydroxamsäure-Reaktion (6.4): Tiefviolett.
- Eisen(III)-chlorid-Reaktion(6.9): Nach Erhitzen und Wiedererkalten violett.
- Zwikker-Reaktion (7.2): Blau.
- Mandelin-Reaktion: Gelbbraun.

Quantitative Bestimmung

- Bromometrische Titration nach Ph. Eur.
- $E^{1\%}_{1cm}$ in 0,1 N-HCl: 455 bei 260 nm.

Metoclopramid

4-Amino-5-chlor-N-(2-diethylaminoethyl)-2-methoxybenzamid
Gastrosil®, Paspertin®

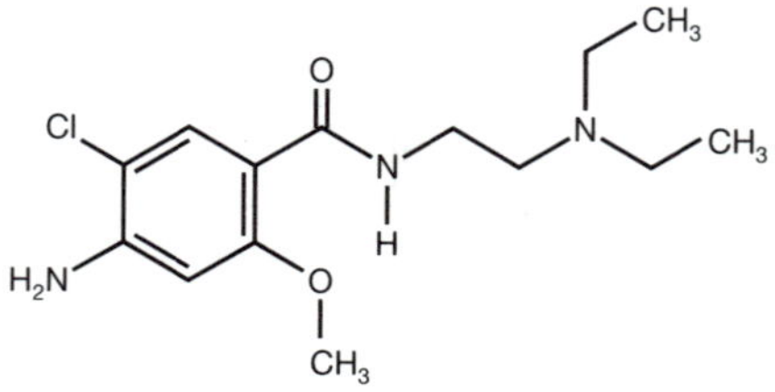

Base
$C_{14}H_{22}ClN_3O_2$ (299,8)
Smp. 146–148 °C

Hydrochlorid
$C_{14}H_{23}Cl_2N_3O_2$ (285,8)
Smp. 182–185 °C

Analysenanfall
III

Base und Hydrochlorid sind weiße Pulver.

Löslich in	Wasser	Ethanol	Aceton	Ether	Dichlormethan
Base	1 +> 1000	1 + 45			1 + 15
Hydrochlorid	1 + 10	1 + 5	1 +> 1000	1 +> 1000	1 +> 1000

Nachweise

- Diazo-Kupplungsreaktion (6.1.3): Rotorange.
- Vitali-Morin-Reaktion (7.3): Rotbraun.
- Konz. H_2SO_4: Zitronengelb.
- Konz. HNO_3: Zitronengelb.
- Froehde-Reaktion: Gasentwicklung.
- Mandelin-Reaktion: Rotbraun.
- Marquis-Reaktion: Hellgelb.

Quantitative Bestimmung

- $E^{1\%}_{1cm}$ in 0,1 N-NaOH: 420 bei 271 nm und 333 bei 308 nm; in Methanol: 810 bei 213 nm, 487 bei 277 nm und 441 bei 311 nm.

Metoprolol
(RS)-1-Isopropylamino-3-[4-(2-methoxyethyl)-phenoxy]-2-propanol
Benoc®, Lopresor®, Prelis®

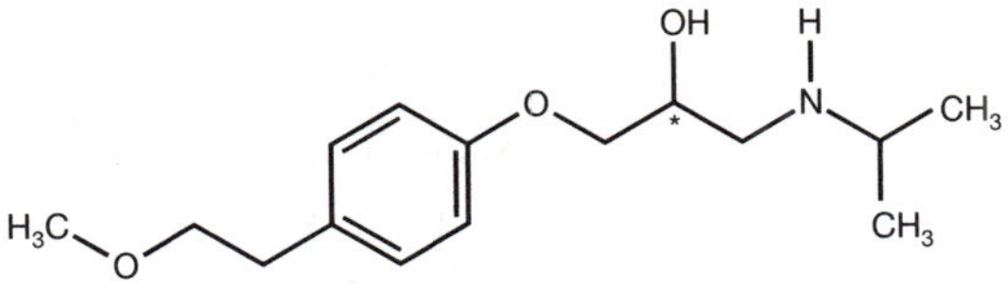

Base
$C_{15}H_{25}NO_3$ (267,4)

Tartrat
$C_{34}H_{56}N_2O_{12}$ (648,8)
Smp. 114–121 °C

Analysenanfall
III (ba) (ö)

Das Tartrat ist ein weißes, kristallines Pulver.

Löslich in	Wasser	Ethanol	Aceton	Ether	Dichlormethan
Tartrat	1 + 3	1 + 500	1 +> 1000	1 +> 1000	1 + 25

Nachweise

- Zimmermann-Reaktion (6.7): Rotviolett.
- Eisen(III)-chlorid-Reaktion (6.9): Zitronengelb.
- Vitali-Morin-Reaktion (7.3): Rotbraun.
- Konz. HNO_3: Zitronengelb.
- Froehde-Reaktion: Rosa.
- Mandelin-Reaktion: Violett.

Quantitative Bestimmung

- Tartrat: $E^{1\,\%}_{1\,cm}$ in 0,1 N-HCl: 278 bei 222 nm und 41 bei 274 nm; in Methanol: 304 bei 224 nm, 45 bei 276 nm und 38 bei 282 nm.

Morphin Analgetikum

(5R,6S,9R,13S,14R)-4,5-Epoxy-17-methyl-7-morphinen-3,6-diol

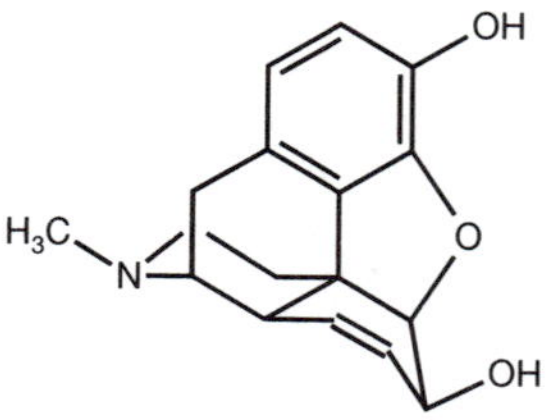

Base
$C_{17}H_{19}NO_3 \cdot H_2O$ (303,4)
Smp. 230 °C (g) (Z)

Hydrochlorid
$C_{17}H_{20}ClNO_3 \cdot 3H_2O$ (375,9)
Smp. 285–310 °C (Z)
$[\alpha]_D^{20}$ -110° bis -115° (c = 1,0; W.)

Analysenanfall
IV

Weißes, feinkristallines Pulver.

Löslich in	Wasser	Ethanol	Aceton	Ether	Dichlormethan
Base	1 +> 1000	1 + 90	1 + 600	1 +> 1000	
Hydrochlorid	1 + 25	1 + 50	1 +> 1000	1 +> 1000	1 +> 1000

Nachweise

- Eisen(III)-chlorid-Reaktion (6.9): Blau bis grün; mit 10%iger Eisen(III)-chlorid-Lösung in konz. Schwefelsäure: Blau bis violett (vgl. Codein).
- Konz. H_2SO_4: Orange → gelb.
- Froehde-Reaktion: Violett.
- Mandelin-Reaktion: Braunviolett.
- Marquis-Reaktion: Rotviolett.
- Kieffers-Reaktion: 5 mg Substanz werden in 5 ml Wasser gelöst und mit 3–4 Tropfen Kaliumhexacyanoferrat(III)-Lösung, die je ml 1 Tropfen Eisen(III)-chlorid-Lösung enthält, versetzt. Es entsteht sofort eine blaugrüne Färbung.

Quantitative Bestimmung

- Base: Titration in Eisessig mit 0,1 N-Trifluormethansulfonsäure gegen 4–5 Tropfen Kristallviolett nach Blau.
- $E_{1cm}^{1\%}$ in 0,1 N-HCl: 700 bei 210 nm und 55 bei 285 nm; in 0,1 N-NaOH: 250 bei 250 nm und 115 bei 300 nm.

Naftifin

(E)-N-Methyl-N-[(1-naphthyl)-methyl]-3-phenyl-2-propenamin
Exoderil®

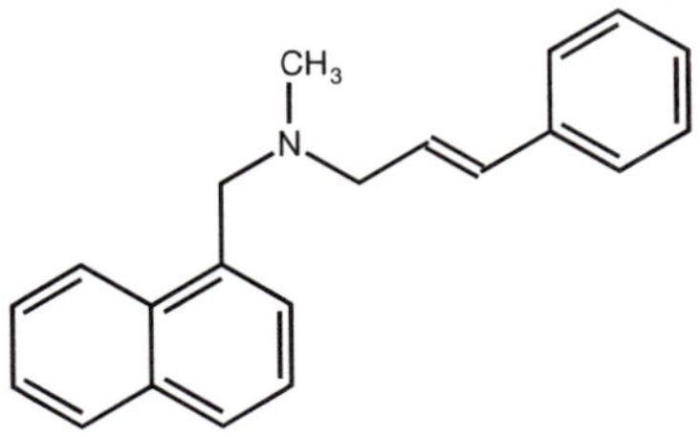

Base
$C_{21}H_{21}N$ (287,4)
ölig

Hydrochlorid
$C_{21}H_{22}ClN$ (323,9)
Smp. 177 °C

Analysenanfall
II (bs) (ö)

Das Hydrochlorid ist ein weißes Pulver.

Löslich in	Wasser	Ethanol	Aceton	Ether	Dichlormethan
Hydrochlorid	1 +> 1000	1 +> 1000	1 +> 1000	1 +> 1000	1 + 1000

Nachweise

- Zimmermann-Reaktion (6.7): Violett.
- Vitali-Morin-Reaktion (7.3): Orange.
- Konz. H_2SO_4: Hellgelb.
- Konz. HNO_3: Gelb.
- Froehde-Reaktion: Violett.
- Mandelin-Reaktion: Dunkelrot.
- Marquis-Reaktion: Brauner Niederschlag.

Quantitative Bestimmung

- Hydrochlorid: Titration in Eisessig/Acetanhydrid (1+1) gegen Kristallviolett-Lösung R mit 0,1 N- Trifluormethansulfonsäure nach Gelbgrün.
- $E^{1\,\%}_{1\,cm}$ in Methanol: 675 bei 254 nm.

Nalidixinsäure

1,4-Dihydro-1-ethyl-7-methyl-4-oxo-[1,8]-naphthyridin-3-carbonsäure
Nogram®

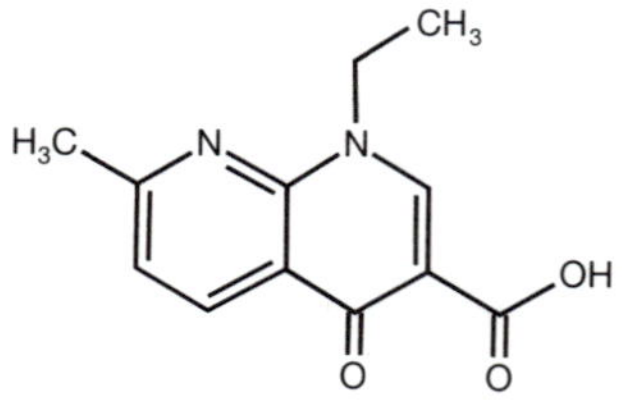

$C_{12}H_{12}N_2O_3$ (232,2)
Smp. 224–226 °C

Analysenanfall
II (IA) (bs)

Schwach gelbliches Pulver.

Löslich in	Wasser	Ethanol	Aceton	Ether	Dichlormethan
	1 +> 1000	1 + 300	1 + 50	1 +> 1000	1 + 30

Nachweise

- Nachweis organischer Säuren (6.3): Tiefviolett.
- Eisen(III)-chlorid-Reaktion (6.9): Nach Neutralisieren orangerot.
- Konz. H_2SO_4: Hellgelb.
- Mandelin-Reaktion: Dunkelrot.
- Eine Lösung in 60%iger Perchlorsäure fluoresziert unter UV_{366}.

Quantitative Bestimmung

- Alkalimetrisch in Aceton mit 0,1 N-NaOH gegen Phenolphthalein.
- $E^{1\,\%}_{1\,cm}$ in 0,1 N-NaOH: 1100 bei 260 nm und 500 bei 335 nm.

Naloxon
(5R,9R,13S,14S)-4,5-Epoxy-3,14-dihydroxy-17-(2-propenyl)-morphinan-6-on
Narcanti®

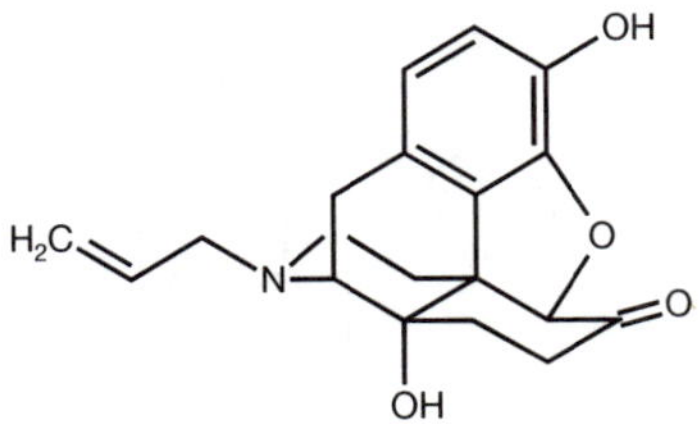

Base
$C_{19}H_{21}NO_4$ (327,4)
Smp. 177–180 °C

Hydrochlorid
$C_{19}H_{22}ClNO_4$ (363,9)
Smp. 200–205 °C

Analysenanfall
III

Leicht grauweißes Pulver.

Löslich in	Wasser	Ethanol	Aceton	Ether	Dichlormethan
Base	1 +> 1000			1 +> 1000	
Hydrochlorid		1 + 2		1 +> 1000	1 +> 1000

Nachweise

- Vitali-Morin-Reaktion (7.3): Gelb → orange
- Froehde-Reaktion: Blau.
- Mandelin-Reaktion: Rot → braun.
- Marquis-Reaktion: Braunrot.

Quantitative Bestimmung

- Titration in Eisessig und Acetanhydrid (4+1) mit 0,1 N-Trifluormethansulfonsäure gegen Methylviolett.

Naphazolin

4,5-Dihydro-2-[(1-naphthyl)-methyl]-1*H*-imidazol
Privin®

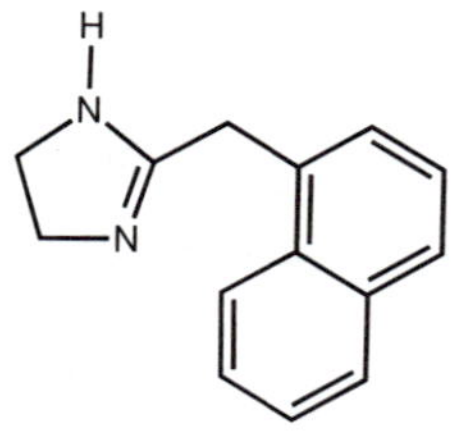

Base	**Nitrat**	**Hydrochlorid**	**Analysenanfall**
$C_{14}H_{14}N_2$ (210,3)	$C_{14}H_{15}N_3O_3$ (273,3) Smp. 167–170 °C	$C_{14}H_{15}ClN_2$ (246,7) Smp. 255–260 °C (Z)	III (ö)

Weißes bis fast weißes, kristallines Pulver.

Löslich in	Wasser	Ethanol	Aceton	Ether	Dichlormethan
Nitrat	1 + 100	1 + 100	1 + 500	1 +> 1000	1 +> 1000

Nachweise

- Zwikker-Reaktion (7.2): Blau.
- Vitali-Morin-Reaktion (7.3): Blutrot.
- Konz. H_2SO_4: Orange → Rotbraun.
- Konz. HNO_3: Gelb.
- Froehde-Reaktion: Braun.
- Mandelin-Reaktion: Braun.
- Marquis-Reaktion: Dunkelgrün → braun.

Quantitative Bestimmung

- Nitrat: Titration in Eisessig mit 0,1 N-Trifluormethansulfonsäure bei potentiometrischer Endpunktbestimmung.

Natriumcyclamat
Natrium-N-cyclohexylamidosulfonat

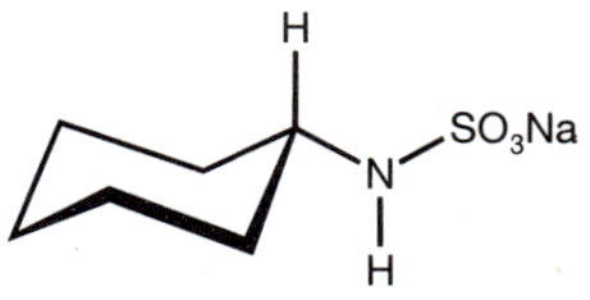

$C_6H_{12}NNaO_3S$ (201,2)
Smp. 310°C (Z)

Analysenanfall
V

Weißes, kristallines Pulver.

Löslich in	Wasser	Ethanol	Aceton	Ether	Dichlormethan
	1 + 5	1 +> 1000	1 +> 1000	1 +> 1000	1 +> 1000

Nachweise

- Mandelin-Reaktion: Gelb.
- 2 ml einer wäßrigen Lösung von 20 mg Substanz werden mit 1 ml 3 N-Salzsäure angesäuert und mit 1 ml 5%iger Bariumchlorid-Lösung versetzt. Auf Zusatz von wenigen Körnchen Natriumnitrit entsteht ein weißer Niederschlag von Bariumsulfat und es entwickelt sich Stickstoff.

Quantitative Bestimmung

- Nach Behandlung mit 10%iger Natriumnitrit-Lösung gravimetrisch als Bariumsulfat.

Neostigminbromid

3-Dimethylcarbamoyloxy-N,N,N-trimethylaniliniumbromid
Prostigmin®

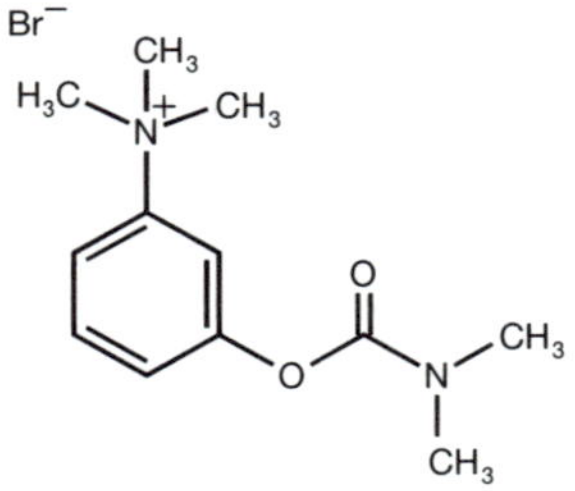

Bromid	**Methylsulfat**	**Analysenanfall**
$C_{12}H_{19}BrN_2O_2$ (303,2)	$C_{13}H_{22}N_2O_6S$ (334,4)	V
Smp. 187 °C (Z)	Smp. 139–142 °C (Z)	

Weiße, kristalline Pulver; das Methylsulfat ist hygroskopisch.

Löslich in	Wasser	Ethanol	Aceton	Ether	Dichlormethan
Bromid	1 + 1	1 + 4	1 +> 1000	1 +> 1000	1 + 25
Methylsulfat	1 + 10	1 + 4	1 +> 1000	1 +> 1000	1 + 10

Nachweise

- Konz. H_2SO_4: Hellgrün.
- Konz. HNO_3: Rosa → gelb.
- Froehde-Reaktion: Gelbgrün.
- Mandelin-Reaktion: Gelbgrün.
- Marquis-Reaktion: Hellgelb.
- Die Substanz, in Essigsäure gelöst, färbt sich nach Zusatz von einigen Tropfen Kaliumdichromat-Lösung und 2 ml konz. Schwefelsäure grün.
- 5 mg Substanz werden mit 1 ml 2 N-methanol. Kalilauge zur Trockne eingedampft. Der Rückstand wird kurze Zeit auf 250 °C erhitzt und nach dem Abkühlen mit 1 ml Wasser aufgenommen. Auf Zusatz von 1 ml diazotierter Sulfanilsäure-Lösung entsteht eine dunkelrote Färbung (vgl. 6.10).
- Reaktion mit Roux-Reagenz s. Streptomycin.

Quantitative Bestimmung

- Methylsulfat: Titration in Eisessig/Dioxan (3+2) mit 0,1 N-Trifluormethansulfonsäure gegen Kristallviolett bis zum Farbumschlag von Blau über Grün nach Gelb[11].

[11] Nach: P. Rohdewald. Zur quantitativen Bestimmung der Neostigmin-Salze in der Ph. Eur. und im DAB 8. Pharm Ztg. 1980; *125,* 1158.

Niclosamid

5-Chlor-N-(2-chlor-4-nitrophenyl)-2-hydroxybenzamid
Yomesan®

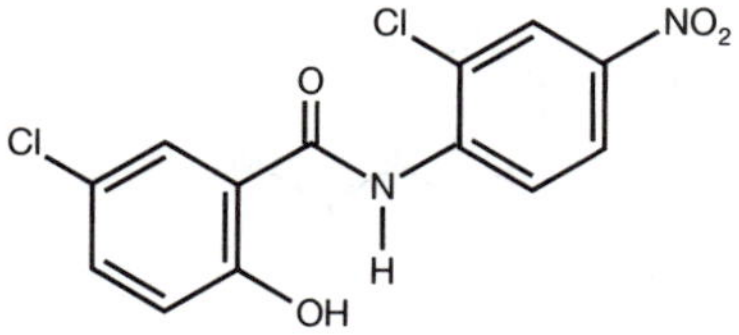

$C_{13}H_8Cl_2N_2O_4$ (327,1)
Smp. 227–232 °C

Analysenanfall
IA, IB (ba)

Fahlgelbe Kristalle.

Löslich in	Wasser	Ethanol	Aceton	Ether	Dichlormethan
	1 +> 1000	1 + 150	1 + 150	1 + 350	1 + 600

Nachweise

- Nachweis aromatischer Nitroverbindungen (6.1.1): Orangerot.
- Kupplungsreaktion mit diazotierter Sulfanilsäure (6.10): Orange.
- Vitali-Morin-Reaktion (7.3): Rot.
- 3 N-NaOH: Gelb.
- Konz. H_2SO_4: Beige.
- Mandelin-Reaktion: Grün.

Quantitative Bestimmung

- Titration in Dimethylformamid mit 0,1 N-Tetra-n-butylammoniumhydroxid-Lösung bei potentiometrischer Endpunktbestimmung (BP 80).
- $E^{1\,\%}_{1\,cm}$ in Methanol: 600 bei 333 nm; in 0,1 N-NaOH: 410 bei 335 nm und 420 bei 377 nm.

Nicotinamid

3-Pyridincarboxamid
Nicobion®

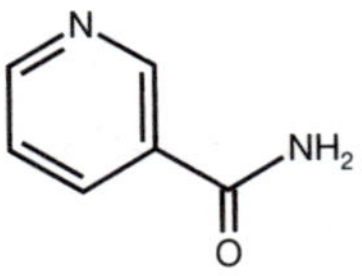

$C_6H_6N_2O$ (122,1)
Smp. 128–131 °C

Analysenanfall
V (II, IV) (ci)

Farblose Kristalle.

Löslich in	Wasser	Ethanol	Aceton	Ether	Dichlormethan
	1 + 1	1 + 2	1 + 120	1 +> 1000	1 + 300

Nachweise

- Nachweise auf Pyridinderivate (6.1.6): Positiv.
- Eisen (III)-chlorid-Reaktion (6.9): Orange.
- 3 N-NaOH: Orange. Beim Erhitzen mit 6 N-NaOH entwickelt sich Ammoniak.
- Mandelin-Reaktion: Gelb.

Quantitative Bestimmung

- Titration in Eisessig/Acetanhydrid (4+1) mit 0,1 N-Trifluormethansulfonsäure gegen Kristallviolett (Ph. Eur.).
- $E^{1\,\%}_{1\,cm}$ in 0,01 N-HCl: 410 bei 260 nm.

Nicotinsäure

3-Pyridincarbonsäure
Niconacid®

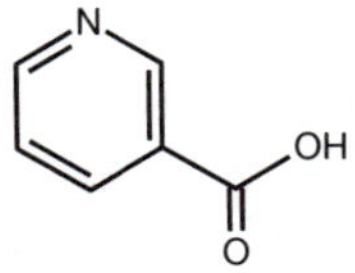

$C_6H_5NO_2$ (123,1)
Smp. 234–237 °C

Analysenanfall
V

Weißes kristallines Pulver.

Löslich in	Wasser	Ethanol	Aceton	Ether	Dichlormethan
	1 + 75	1 + 80	1 +> 1000	1 +> 1000	1 +> 1000

Nachweise

- Nachweise auf Pyridinderivate (6.1.6): Positiv.
- Nachweis organischer Säuren (6.3): Violett.
- Eisen(III)-chlorid-Reaktion (6.9): Orange → braun.
- Farbkomplex mit Kupfersulfat-Lösung (7.5): Hellblauer, kristalliner Niederschlag.
- Mandelin-Reaktion: Gelb.
- 0,1 g Substanz werden mit etwa 10 mg Citronensäure und 3 Tropfen Acetanhydrid auf dem Wasserabad erhitzt. Die Lösung färbt sich karminrot (vgl. Citronensäure/Weinsäure).

Quantitative Bestimmung

- Alaklimetrische Titration mit 0,1 N-NaOH gegen Phenolphthalein (Ph. Eur.).
- $E^{1\%}_{1cm}$ in 0,1 N-HCl: 420 bei 260 nm.

Nifedipin

Dimethyl-1,4-dihydro-2,6-dimethyl-4-(2-nitrophenyl)-3,5-pyridincarboxylat
Adalat®

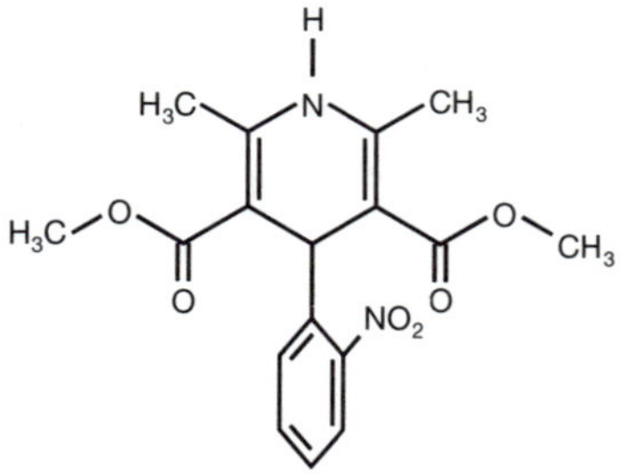

$C_{17}H_{18}N_2O_6$ (346,3)
Smp. 172–175 °C

Analysenanfall
IB

Gelbe Kristalle oder kristallines Pulver.

Löslich in	Wasser	Ethanol	Aceton	Ether	Dichlormethan
	1 +> 1000	1 +> 1000	1 + 10	1 + 1000	1 + 50

Nachweise

- Nachweis aromatischer Nitroverbindungen (6.1.1): Orange mit weißem Niederschlag.
- Nachweise auf Pyridinderivate (6.1.6): Positiv.
- Chromotropsäure-Reaktion (6.6): Braun.
- Konz. H_2SO_4: Orange.
- Froehde-Reaktion: Orange.
- Mandelin-Reaktion: Rot.

Quantitative Bestimmung

- $E^{1\%}_{1cm}$ in 0,1 N-NaOH: bei 237 und 300 nm; in Methanol: bei 236 und 340 nm.

Nimodipin

(RS)-Isopropyl-(2-methoxyethyl)-[1,4-dihydro-2,6-dimethyl-4-(3-nitrophenyl)-3,5-pyridincarboxylat]
Nimotop®

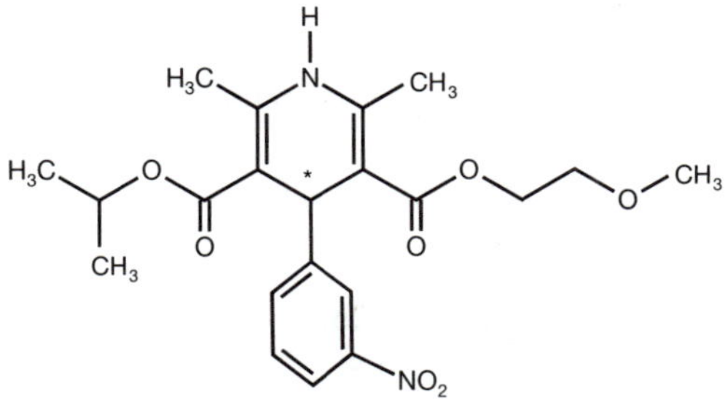

$C_{21}H_{26}N_2O_7$ (418,5)
Smp. 125 °C

Analysenanfall
IB

Gelbe Kristalle oder kristallines Pulver.

Löslich in	Wasser	Ethanol	Aceton	Ether	Dichlormethan
	1 +> 1000	1 +> 1000	1 + 10	1 + 1000	1 + 10

Nachweise

- Nachweis aromatischer Nitroverbindungen (6.1.1): Orange mit weißem Niederschlag.
- Nachweise auf Pyridinderivate (6.1.6): Positiv
- Vitali-Morin-Reaktion (7.3): Braun mit roten Tröpfchen.
- Froehde-Reaktion: Gelb.
- Mandelin-Reaktion: Hellgrün.

Quantitative Bestimmung

- Titration in tert.-Butanol/Trifluormethansulfonsäure (1+1) mit 0,1 N-Ammoniumcer(IV)-sulfat-Lösung gegen 0,1 ml Ferroin nach Gelbgrün.

Norephedrin

(±)-erythro-2-Amino-1-phenylpropanol
Fugoa N®, Recatol®N

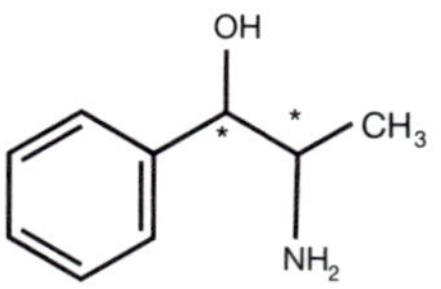

Base
$C_9H_{13}NO$ (151,2)
Smp. 101 °C

Hydrochlorid
$C_9H_{14}ClNO$ (187,7)
Smp. 190–196 °C

Analysenanfall
III

Das Hydrochlorid ist ein weißes Pulver.

Löslich in	Wasser	Ethanol	Aceton	Ether	Dichlormethan
Hydrochlorid	1 + 3	1 + 10	1 +> 1000	1 +> 1000	1 +> 1000

Nachweise

- Ninhydrin-Reaktion (6.1.5): Blauviolett.
- Farbkomplex mit Kupfersulfat-Lösung (7.5): Blauviolett, beim Ausschütteln mit n-Butanol oder Ether wird die organische Schicht blau (Chen-Kao-Reaktion).
- Mandelin-Reaktion: Rot → gelb.

Quantitative Bestimmung

- Titration in Ameisensäure/Acetanhydrid (1+25) mit 0,1 N-Trifluormethansulfonsäure gegen Kristallviolett nach Grün.
- $E^{1\%}_{1cm}$ in 0,1 N-H_2SO_4: 10 bei 251 nm und 257 nm.

D-Norpseudoephedrin
(1R,2R)-2-Amino-1-phenylpropanol

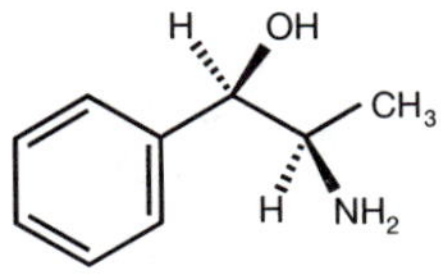

Base
$C_9H_{13}NO$ (151,2)
Smp. 77–78 °C

Hydrochlorid
$C_9H_{14}ClNO$ (187,7)
Smp. 180–182 °C

Analysenanfall
III (ö)

Das Hydrochlorid ist ein weißes Pulver.

Löslich in	Wasser	Ethanol	Aceton	Ether	Dichlormethan
Hydrochlorid	1 + 5	1 + 1	1 + 100	1 +> 1000	1 +> 1000

Nachweise

- Ninhydrin-Reaktion (6.1.5): Hellviolett.
- Tüpfelreaktion mit Zwikker I-Reagenz (vgl. 7.2): Türkis.
- Farbkomplex mit Kupfersulfat-Lösung (7.5): Violett. Die violette Farbe läßt sich mit n-Butanol ausschütteln (modifizierte Chen-Kao-Reaktion; vgl. Ephedrin).
- Mandelin-Reaktion: Rotbraun.
- Wird eine wäßrige, etwa 0,2%ige Lösung mit 3 Tropfen 3 N-Natronlauge und 3 Tropfen 5%ige Kaliumhexacyanoferrat(II)-Lösung gelinde erwärmt, so tritt der Geruch nach Benzaldehyd auf. Die entweichenden Dämpfe färben angefeutetes Lackmuspapier blau (Hydramin-Spaltung).

Noscapin

(3S)-3-[(R)-5,6,7,8-Tetrahydro-4-methoxy-6-methyl-[1,3]dioxolo[4,5-g]isochinolin-5-yl]-6,7-dimethoxyisobenzofuran-1(3*H*)-on / Narcotin
Capval®, Lyobex®

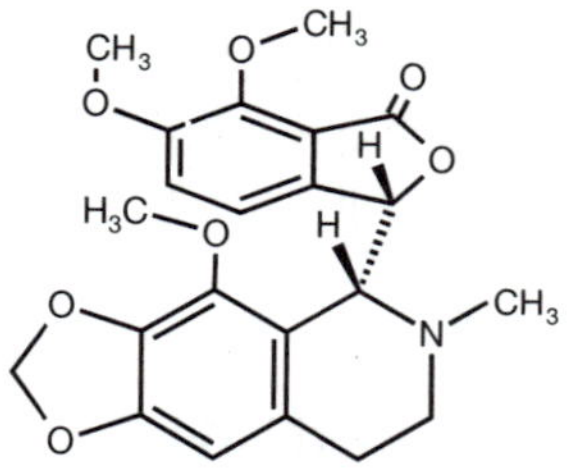

Base	**Hydrochlorid**	**Analysenanfall**
$C_{22}H_{23}NO_7$ (413,4)	$C_{22}H_{24}ClNO_7 \cdot x\,H_2O$ (x = 0,5-4; 449,9 wasserfrei)	II
Smp. 174–176 °C	Smp. ~200 °C (Z)	
$[\alpha]_D^{20}$ - 193° bis -197°	$[\alpha]_D^{20}$ +34° bis +40°	
(c = 4,0; $CHCl_3$)	(c = 2,0; W.)	

Feines,weißes Pulver.

Löslich in	Wasser	Ethanol	Aceton	Ether	Dichlormethan
Base	1 +> 1000	1 + 250	1 + 20	1 + 250	1 + 5
Hydrochlorid	1 + 1	1 + 50	1 + 150	1 +> 1000	1 + 9

Nachweise

- Farbkomplex mit Kupfersulfat-Lösung (7.5): Blau.
- Konz. H_2SO_4: Gelb; beim Eindampfen rot → schmutzigviolett.
- Konz. HNO_3: Gelb.
- Froehde-Reaktion: Grün, beim Erwärmen Übergang nach Rot.
- Mandelin-Reaktion: Braunrot.
- Marquis-Reaktion: Grüngelb.

Quantitative Bestimmung

- Wasserfrei nach Ph. Eur.
- $E_{1\,cm}^{1\,\%}$ in 0,1 N-HCl: 90 bei 312 nm.

Omeprazol

6-Methoxy-(S)-[(4-methoxy-3,5-dimethyl-2-pyrimidyl)-methyl]-1*H*-benzimidazol-2-sulfoxid
Antra®

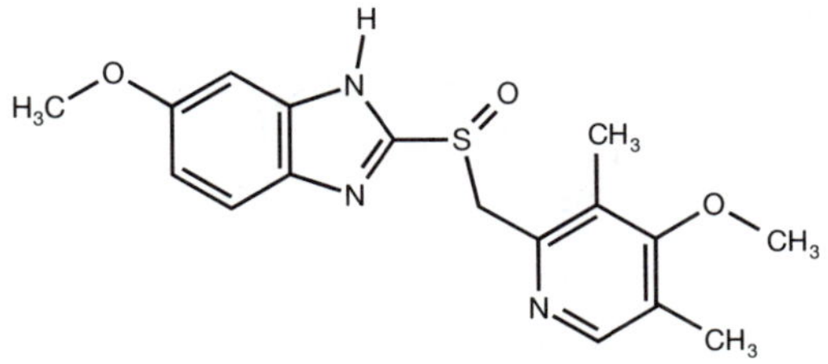

Säure
$C_{17}H_{19}N_3O_3S$ (345,4)
Smp. 156 °C

Natriumsalz
$C_{17}H_{18}N_3NaO_3S$ (367,4)

Analysenanfall
III (IB; II; IV) (Z)

Weißes, sehr leichtes und flockiges Pulver.

Löslich in	Wasser	Ethanol	Aceton	Ether	Dichlormethan
Natriumsalz	1 + 3	1 + 3	1 + 3	1 +> 1000	1 + 3
Löslich in 3 N-NaOH.					

Nachweise

- Vitali-Morin-Reaktion (7.3): Rotorange.
- Analoge Helch-Reaktion (7.4): Blauviolett.
- Farbkomplex mit Kupfersulfat-Lösung (7.5): Blauviolett.
- Konz. H_2SO_4: Hellgelb.
- Mandelin-Reaktion: Braunviolett.

Quantitative Bestimmung

- Titration in Aceton gegen Kristallviolett-Lösung mit 0,1 N-Trifluormethansulfonsäure.

Orciprenalin

(RS)-5-(1-Hydroxy-2-isopropylamino-ethyl)-1,3-benzendiol
Alupent®

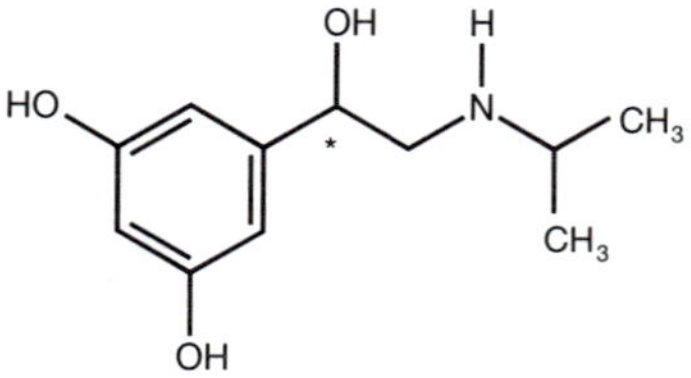

Base
$C_{11}H_{17}NO_3$ (211,3)
Smp. 100 °C

Sulfat
$C_{22}H_{36}N_2O_{10}S$ (520,6)
Smp. 205 °C (Z)

Analysenanfall
IV (ö)

Weißes, kristallines Pulver.

Löslich in	Wasser	Ethanol	Aceton	Ether	Dichlormethan
Sulfat	1 + 2	1 + 1		1 +> 1000	1 +> 1000

Nachweise

- Eisen(III)-chlorid-Reaktion (6.9): Grauviolett.
- Kupplungsreaktion mit diazotierter Sulfanilsäure (6.10): Rotorange.
- Vitali-Morin-Reaktion (7.3): Grün.
- Farbkomplex mit Kupfersulfat-Lösung (7.5): Blau.
- Konz. H_2SO_4: Hellgelb.
- Konz. HNO_3: Blutrot.
- Froehde-Reaktion: Grün.
- Mandelin-Reaktion: Gelbgrün.
- Marquis-Reaktion: Gelborange → rot.

Quantitative Bestimmung

- Titration in Eisessig gegen Kristallviolett mit 0,1 N-Trifluormethansulfonsäure.
- $E^{1\%}_{1cm}$ in 0,1 N-H_2SO_4: 87 bei 250 nm und 80 bei 280 nm.

Oxalsäure

1,2-Ethandisäure

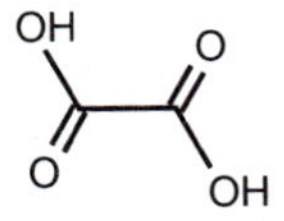

Säure	**Kaliumsalz**	**Natriumsalz**	**Analysenanfall**
$C_2H_2O_4 \times 2H_2O$ (126,1)	$C_2K_2O_4 \cdot H_2O$ (184,2)	$C_2Na_2O_4$ (134,0)	V
Smp. 109–110 °C			

Farblose Kristalle oder weißes, kristallines Pulver.

Löslich in	Wasser	Ethanol	Aceton	Ether	Dichlormethan
Säure	1 + 7	1 + 3	1 + 15	1 + 70	1 +> 1000
Natriumsalz	1 + 70	1 +> 1000	1 +> 1000	1 +> 1000	1 +> 1000

Nachweise

- Eisen(III)-chlorid-Reaktion (6.9): Hellgelb.
- Eine Lösung von 50 mg in 2 ml Wasser wird mit jeweils 2 Tropfen einer 10%igen Kaliumbromid-Lösung und einer 2%igen Resorcin-Lösung versetzt. Die Mischung wird mit konz. Schwefelsäure unterschichtet. Beim Erwärmen entsteht ein blauer oder blaugrüner Ring (Mohler-Pesez-Reaktion; vgl. Weinsäure).
- Die Lösung von 100 mg in 2 ml Wasser ergibt nach Zusatz von 3 Tropfen 10%iger Calciumchlorid-Lösung einen weißen Niederschlag von Calciumoxalat, der nach Abfiltrieren, Auswaschen und Lösen in 4 ml 3 N-Schwefelsäure 1 ml 0,1 N-Kaliumpermanganat-Lösung entfärbt.
- Erhitzt man Oxalsäure mit konz. Schwefelsäure, so werden Kohlenmonoxid und Kohlendioxid entwickelt (keine Verkohlung; Gasbildung).

Quantitative Bestimmung

- Alkalimetrische Titration mit 0,1 N-NaOH gegen Phenolphthalein.

Oxazepam

(RS)-7-Chlor-3-hydroxy-5-phenyl-1*H*-benzo[e][1,4]diazepin-2(3*H*)-on
Adumbran®, Praxiten®

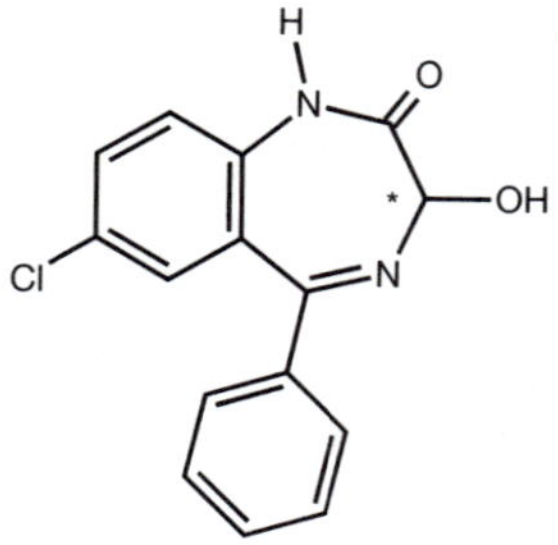

$C_{15}H_{11}ClN_2O_2$ (286,7)
Smp. 200–210 °C

Analysenanfall
IA, II

Farblose kristalline Substanz.

Löslich in	Wasser	Ethanol	Aceton	Ether	Dichlormethan
	1 +> 1000	1 + 500	1 + 250	1 +> 1000	1 + 400
Löslich in 3 N-NaOH.					

Nachweise

- Iod-Azid Reaktion (2.4.2): Positiv.
- Diazo-Kupplungsreaktion (6.1.3): Nach Hydrolyse rotorange.
- Konz. H_2SO_4: Grüngelb.
- Konz. HNO_3: Hellgelb.
- Mandelin-Reaktion: Gelb.

Quantitative Bestimmung

- Titration in Acetanhydrid gegen 3 Tropfen Kristallviolett mit 0,1 N-Trifluormethansulfonsäure nach Gelb.
- $E^{1\,\%}_{1\,cm}$ in 0,1 N-HCl: 400 bei 283 nm und 120 bei 360 nm; in 0,1 N-NaOH: 100 bei 345 nm.

Oxedrin
(RS)-4-(1-Hydroxy-2-methylamino-ethyl)-phenol
Sympatol®

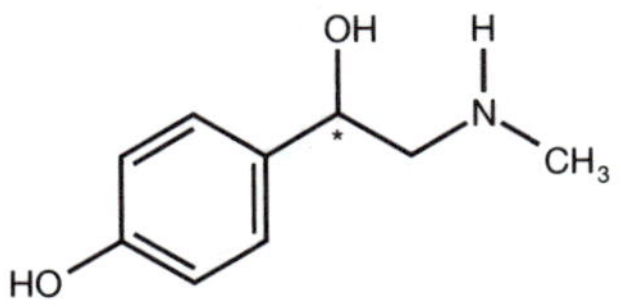

Base
$C_9H_{13}NO_2$ (167,2)
Smp. 176–189 °C (Z)

Tartrat
$C_{22}H_{32}N_2O_{10}$ (484,5)
Smp. 185 °C (Z)

Analysenanfall
IV, V (w)

Weißes, kristallines Pulver.

Löslich in	Wasser	Ethanol	Aceton	Ether	Dichlormethan
Base	1 + 10	1 +> 1000	1 +> 1000	1 +> 1000	
Tartrat	1 + 2	1 +> 1000	1 +> 1000	1 +> 1000	1 +> 1000

Nachweise

- Ninhydrin-Reaktion (6.1.5): Rotbraun bis violett.
- Nachweis organischer Säuren (6.3): Violett.
- Eisen(III)-chlorid-Reaktion (6.9): Dunkelgelb (Oxedrintartrat).
- Farbkomplex mit Kupfersulfat-Lösung (7.5): Blau → violett.
- Konz. H_2SO_4: Gelb, verblassend.
- Konz. HNO_3: Dunkelgelb.
- Froehde-Reaktion: Blau.
- Mandelin-Reaktion: Graubraun → dunkelbraun.
- MarquisReaktion: Braun.

Quantitative Bestimmung

- Titration in Eisessig mit 0,1 N-Trifluormethansulfonsäure gegen Kristallviolett nach Blau.
- Base: $E^{1\,\%}_{1\,cm}$ in Wasser: 50 bei 272 nm; in 0,1 N-NaOH: 560 bei 240 nm und 100 bei 290 nm.

Oxymetazolin

3-[(4,5-Dihydro-1*H*-imidazol-2-yl)-methyl]-2,4-dimethyl-6-(1,1-dimethylethyl)-phenol
Nasivin®

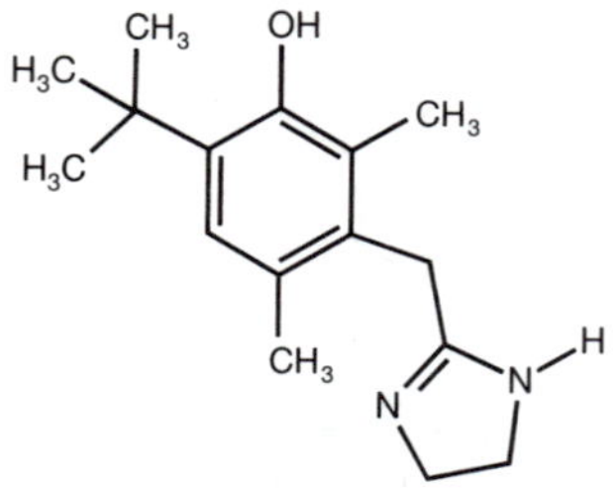

Base
$C_{16}H_{24}N_2O$ (260,4)
Smp. 181–183 °C

Hydrochlorid
$C_{16}H_{25}ClN_2O$ (296,9)
Smp. 300–303 °C

Analysenanfall
III

Löslich in	Wasser	Ethanol	Aceton	Ether	Dichlormethan
Base Hydrochlorid	1 +> 1000 1 + 20	1 +> 1000 1 + 3	1 +> 1000	1 +> 1000	1 +> 1000

Nachweise

- Kupplungsreaktion mit diazotierter Sulfanilsäure (6.10): Orange.
- Froehde-Reaktion: Blau.
- Mandelin-Reaktion: Braunschwarz.
- Marquis-Reaktion: Rotbraun.

Quantitative Bestimmung

- Base: Titration in Eisessig mit 0,1 N-Trifluormethansulfonsäure gegen Kristallviolett.
- Hydrochlorid: Über Charge-Transfer-Komplex[12].

[12] Nach: K.-A. Kovar, M. Abdel-Hamid. Charge-Transfer-Komplexe, 2. Mitt. Molekülkomplexe und Radikalbildung von Arzneimitteln mit Imidazolinteilstrukturen. Arch Pharm. 1984; *317*, 246–256.

Oxyphenbutazon

(RS)-4-Butyl-1-(4-hydroxyphenyl)-2-phenyl-3,5-pyrazolidindion
Tanderil®

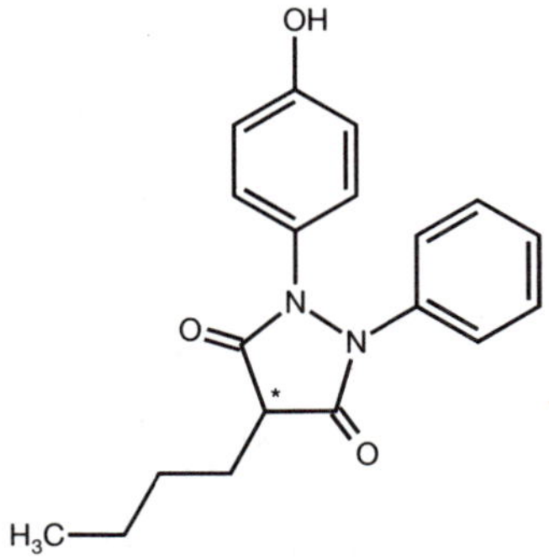

$C_{19}H_{20}N_2O_3 \cdot H_2O$ (342,4)
Smp. 96 °C

Analysenanfall
IA

Weißes, kristallines Pulver.

Löslich in	Wasser	Ethanol	Aceton	Ether	Dichlormethan
	1 +> 1000	1 + 3	1 + 6	1 + 20	1 + 20

Nachweise

- Kupplungsreaktion mit diazotierter Sulfanilsäure (6.10): Orange.
- Vitali-Morin-Reaktion (7.3): Orange.
- Froehde-Reaktion: Türkis.
- Mandelin-Reaktion: Orangerot.
- Marquis-Reaktion: Orange.
- 100 mg werden in 1 ml Eisessig und 2 ml konz. Salzsäure gelöst und 30 Minuten auf dem Wasserbad erhitzt. Nach dem Abkühlen fügt man 10 ml Wasser hinzu und filtriert. Zu dem Filtrat gibt man 3 ml 0,1 M-Natriumnitrit-Lösung. Es entsteht Gelbfärbung. 1 ml dieser Lösung wird in 5 ml 2-Naphthol-Lösung gegeben, wobei ein in Ethanol lösliches, orangefarbenes Präzipitat entsteht.

Quantitative Bestimmung

- Titration in Aceton mit 0,1 N-NaOH gegen Bromthymolblau bis zur 30 Sekunden beständigen Blaufärbung.
- $E^{1\,\%}_{1\,cm}$ in 0,01 N-NaOH: 1500 bei 255 nm.

Papaverin

1-(3,4-Dimethoxybenzyl)-6,7-dimethoxyisochinolin

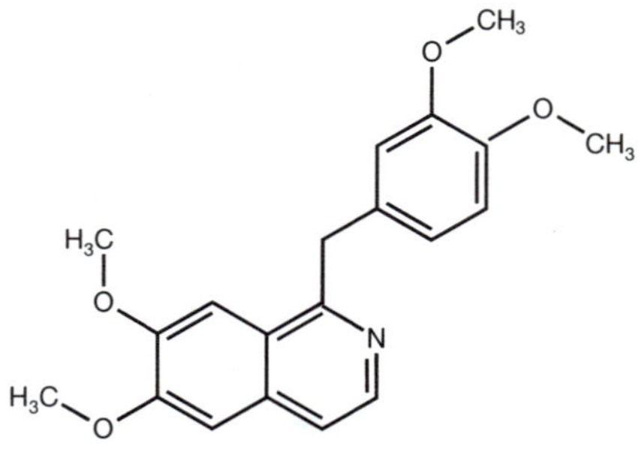

Base	**Hydrochlorid**	**Analysenanfall**
$C_{20}H_{21}NO_4$ (339,4)	$C_{20}H_{22}ClNO_4$ (375,9)	II
Smp. 144–147 °C	Smp. 215–220 °C (Z)	

Base: Weißes, geruchloses Kristallpulver.
Hydrochlorid: Weißes, geruchloses Kristallpulver.

Löslich in	Wasser	Ethanol	Aceton	Ether	Dichlormethan
Base Hydrochlorid	1 +> 1000 1 + 40	1 + 45 1 + 70	1 + 50 1 +> 1000	1 + 250 1 +> 1000	1 + 3 1 + 100

Nachweise

- Farbkomplex mit Kupfersulfat-Lösung (7.5): Blau.
- Konz. HNO_3: Gelb.
- Froehde-Reaktion: Grünblau.
- Mandelin-Reaktion: Grünblau.
- Marquis-Reaktion: Rotviolett.
- Man erwärmt 10 mg Substanz mit 1 ml Acetanhydrid und 3 Tropfen konz. Schwefelsäure, wobei eine gelbgrüne Fluoreszenz auftritt (Coralyn-Reaktion).

Quantitative Bestimmung

- Base: Titration in Eisessig mit 0,1 N-Trifluormethansulfonsäure gegen Kristallviolett nach Blau.
- $E^{1\%}_{1cm}$ in 0,1 N-HCl: 1640 bei 250 nm, 180 bei 284 nm und 220 bei 310 nm.

Paracetamol

N-(4-Hydroxyphenyl)-acetamid
Anaflon®, ben-u-ron®, Enelfa®, Tylenol®

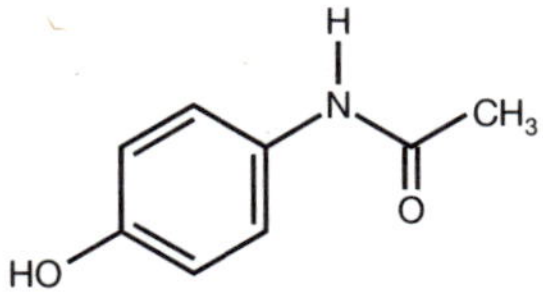

$C_8H_9NO_2$ (151,2)
Smp. 169–172 °C

Analysenanfall
IA, II, IV (o)

Weißes, geruchloses Pulver.

Löslich in	Wasser	Ethanol	Aceton	Ether	Dichlormethan
	1 + 100	1 + 10	1 + 20	1 +> 1000	1 + 500

Nachweise

- Diazo-Kupplungseaktion (6.1.3): Nach Hydrolyse orangerot.
- Eisen(III)-chlorid-Reaktion (6.9): Schwach blauviolett. Die Reaktion gelingt besser mit einer 10%igen Eisen(III)-chlorid-Lösung.
- Kupplungsreaktion mit diazotierter Sulfanilsäure (6.10): Rot.
- Konz. HNO_3: Orangerot.
- Froehde-Reaktion: Hellblau.
- Mandelin-Reaktion: Türkisblau.
- Reduktion von Tollens Reagenz.

Quantitative Bestimmung

- 100 mg Substanz werden mit 10 ml verd. Schwefelsäure versetzt und 1 Stunde unter Rückfluß zum Sieden erhitzt. Nach Zusatz von 40 ml Wasser, 40 g Eis und 15 ml verd. Salzsäure wird mit 0,1 N-Ammoniumcer(IV)-nitrat-Lösung gegen 2 Tropfen Ferroin-Indikatorlösung nach Gelb titriert.
- $E^{1\%}_{1cm}$ in Methanol: 900 bei 250 nm; in 0,1 N-NaOH: 710 bei 255 nm.

D-Penicillamin

(S)-2-Amino-3-mercapto-3-methylbutansäure
Metalcaptase®, Trolovol®

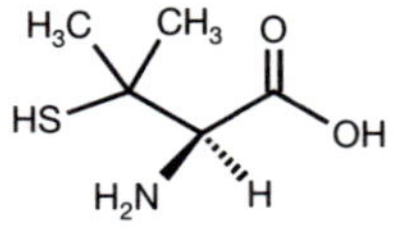

$C_5H_{11}NO_2S$ (149,2)
Smp. 201 °C (Z)

Analysenanfall
V

Weißes oder fast weißes, feinkristallines Pulver.

Löslich in	Wasser	Ethanol	Aceton	Ether	Dichlormethan
	1 + 9	1 + 550		1 +> 1000	1 +> 1000

Nachweise

- Iod-Azid-Reaktion (2.4.2): Positiv.
- Ninhydrin-Reaktion (6.1.5): Im alkalischen Milieu violett.
- Eisen(III)-chlorid-Reaktion (6.9): Blau, schnell verblassend.
- Mandelin-Reaktion: Hellgrün.
- Die Lösung von 20 mg in 4 ml Wasser gibt auf Zusatz von 2 ml 10%ige Phosphorwolframsäure-Lösung nach einigen Minuten eine tiefblaue Färbung.

Pentazocin
(2R,6R,11R)-1,2,3,4,5,6,-Hexahydro-2,6-methano-6,11-dimethyl-3-(3-methyl-2-butenyl)-benz[d]azocin-8-ol
Fortral®

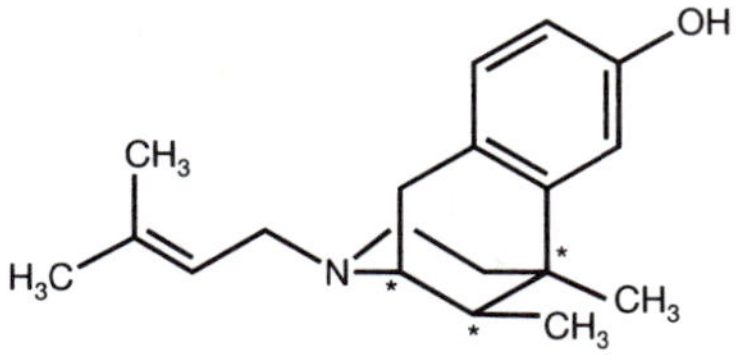

Base	**Hydrochlorid**	**Analysenanfall**
$C_{19}H_{27}NO$ (285,4)	$C_{19}H_{28}ClNO$ (321,9)	IV
Smp. 151–160 °C	Smp. 246–248 °C (Z)	

Weißes oder beigeweißes Pulver.

Löslich in	Wasser	Ethanol	Aceton	Ether	Dichlormethan
Base	1 +> 1000	1 + 15		1 + 35	1 + 50
Hydrochlorid	1 + 30	1 + 20		1 +> 1000	

Nachweise

- Vitali-Morin-Reaktion (7.3): Orange.
- Konz. HNO_3: Gelb.
- Froehde-Reaktion: Blau.
- Mandelin-Reaktion: Dunkelgrün.
- Marquis-Reaktion: Grün.

Quantitative Bestimmung

- Base: Titration in Eisessig mit 0,1 N-Trifluormethansulfonsäure gegen Kristallviolett.
- $E^{1\%}_{1cm}$ in 0,1 N-HCl: 110 bei 298 nm.

Perazin

10-[3-(4-Methylpiperazino)-propyl]-10*H*-phenothiazin
Taxilan®

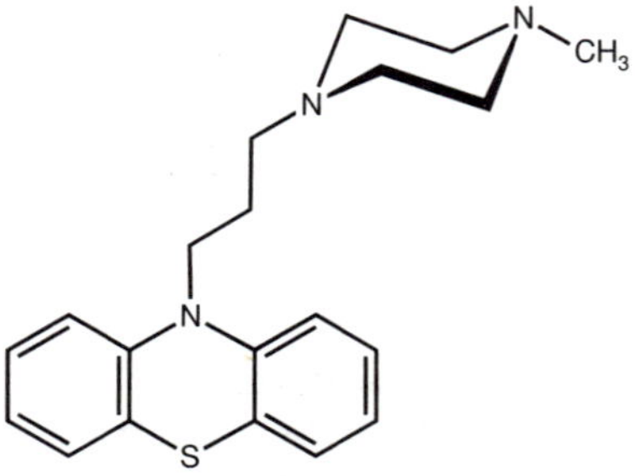

Base
$C_{20}H_{25}N_3S$ (339,5)
Smp. 54–57 °C

Dimalonat
$C_{26}H_{33}N_3O_8S$ (547,6)
Smp. 114–118 °C (Z)

Analysenanfall
II (ö)

Das Dimalonat ist ein weißes, kristallines Pulver, das sich durch Luft- und Lichteinfluß rötlich verfärbt; schwacher, charakteristischer Geruch.

Löslich in	Wasser	Ethanol	Aceton	Ether	Dichlormethan
Dimalonat	1 + 1	1 + 35	1 + 100	1 +> 1000	1 + 250

Nachweise

- Iod-Azid-Reaktion (2.4.2): Positiv.
- Eisen(III)-chlorid-Reaktion (6.9): Lachsrot.
- Vitali-Morin-Reaktion (7.3): Rotorange.
- Farbkomplex mit Kupfersulfat-Lösung (7.5): Blau.
- 3 N-NaOH: Gelbe Tröpfchen.
- Konz. H_2SO_4: Rosa → lachsrot.
- Konz. HNO_3: Rot → braun.
- Froehde-Reaktion: Grün → braun.
- Mandelin-Reaktion: Grün.
- Marquis-Reaktion: Rot.
- Eine wäßrige Lösung ergibt auf Zusatz von 0,5 ml Bromlösung eine braunrote Färbung.

Quantitative Bestimmung

- Dimalonat: Titration in Eisessig mit 0,1 N-Trifluormethansulfonsäure gegen Kristallviolett nach Grün (DAC).
- $E^{1\%}_{1cm}$ in Wasser: 530 bei 250 nm.

Pethidin

Ethyl-1-methyl-4-phenyl-4-piperidincarboxylat
Dolantin®

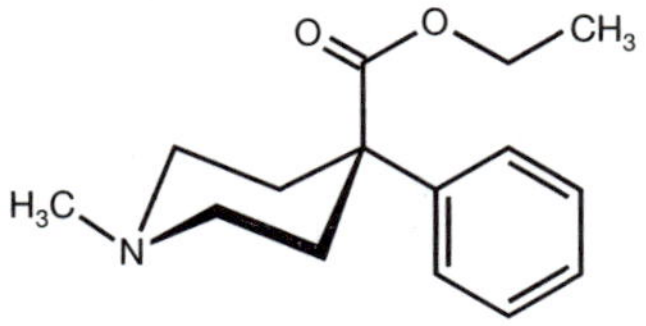

Base
$C_{15}H_{21}NO_2$ (247,3)
Smp. 30 °C

Hydrochlorid
$C_{15}H_{22}ClNO_2$ (283,8)
Smp. 187–191 °C

Analysenanfall
III (ö)

Weißes, kristallines Pulver.

Löslich in	Wasser	Ethanol	Aceton	Ether	Dichlormethan
Hydrochlorid	1 + 1	1 + 10	1 + 400	1 +> 1000	1 + 2

Nachweise

- Hydroxamsäure-Reaktion (6.4): Violett.
- Konz. H_2SO_4: Beim Erhitzen rot und Geruch nach Essigester.
- Mandelin-Reaktion: Rotorange.
- Marquis-Reaktion: Rot (Fluoreszenz).

Quantitative Bestimmung

- Base: Titration in Eisessig mit 0,1 N-Trifluormethansulfonsäure gegen Kristallviolett nach Blau.

Phenazon

1,5-Dimethyl-2-phenyl-1*H*-pyrazol-3(2*H*)-on

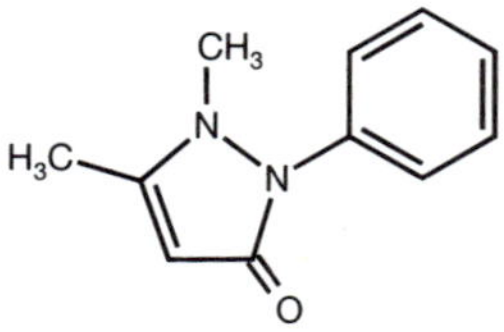

$C_{11}H_{12}N_2O$ (188,2)
Smp. 110–113 °C

Analysenanfall
II

Tafelförmige, farblose Kristalle.

Löslich in	Wasser	Ethanol	Aceton	Ether	Dichlormethan
	1 + 1	1 + 2	1 + 15	1 + 50	1 + 1

Nachweise

- Mit Diazo-Reagenz I entsteht eine intensive Grünfärbung.
- Eisen(III)-chlorid-Reaktion (6.9): Rot.
- Vitali-Morin-Reaktion (7.3): Rotbraun.
- Analoge Helch-Reaktion (7.4): Blauviolett.
- Konz. H_2SO_4: Gelbgrün.
- Konz. HNO_3: Grüngelb.
- Mandelin-Reaktion: Hellgrün.

Quantitative Bestimmung

- Lösen (u. U. unter schwachem Erwärmen) in Eisessig/Acetanhydrid (1+1) und Titration mit 0,1 N- Trifluormethansulfonsäure gegen Kristallviolett nach Grün.
- $E^{1\%}_{1cm}$ in Wasser: 490 bei 243 nm und 470 bei 255 nm.

Phenobarbital
5-Ethyl-1,2,3,4,5,6-tetrahydro-5-phenyl-2,4,6-pyrimidintrion
Luminal®, Phenaemal®, Seda-Tablinen®

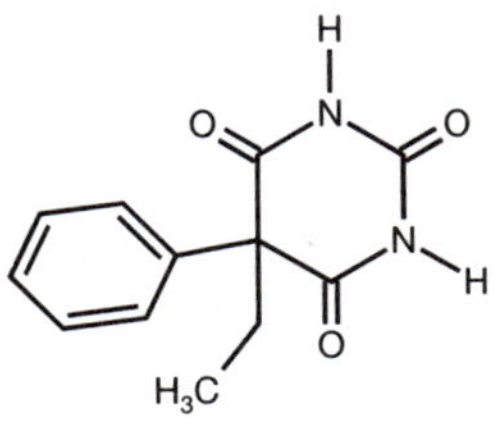

Säure
$C_{12}H_{12}N_2O_3$ (232,2)
Smp. 174–178 °C

Natriumsalz
$C_{12}H_{11}N_2NaO_3$ (254,2)

Analysenanfall
IA

Säure: Farblose Kristalle oder weißes, kristallines Pulver.
Natriumsalz: Farblose Kristalle oder weißes, kristallines und hygroskopisches Pulver.

Löslich in	Wasser	Ethanol	Aceton	Ether	Dichlormethan
Säure Natriumsalz	1 + 1000* 1 + 2	1 + 8 1 + 10	1 + 15 1 +> 1000	1 + 20 1 +> 1000	1 + 80 1 + 1000

* 1+ 40 bei 100 °C.

Nachweise

- Zwikker-Reaktion (7.2): Violett.
- Mandelin-Reaktion: Gelbbraun.

Quantitative Bestimmung

- Säure: Titration in Dimethylformamid/Ethanol 96% (1+1) gegen Thymolblau-Lösung mit 0,1 N-ethanol. NaOH bis zur ersten kräftigen Blaufärbung.
- Natriumsalz: Titration in Eisessig oder Eisessig/Acetanhydrid mit 0,1 N-Trifluormethansulfonsäure gegen Kristallviolett nach Grün.
- $E^{1\%}_{1cm}$ in Borat-Pufferlösung pH 10: 430 bei 240 nm.

Phenoxymethylpenicillin

(2S,5R,6R)-3,3-Dimethyl-7-oxo-6-(phenoxyacetamido)-4-thia-1-azabicyclo[3.2.0]heptan-2-carbonsäure / Penicillin V
Arcasin®, Beromycin®, Isocillin®, Megacillin®, Ospen®, Pencompren®

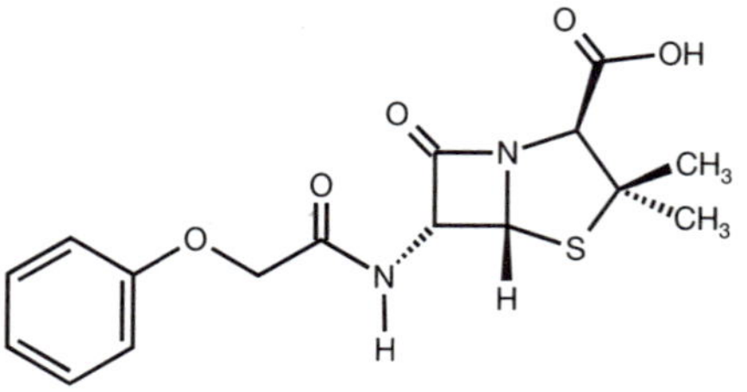

Säure	Kaliumsalz	Analysenanfall
$C_{16}H_{18}N_2O_5S$ (350,4)	$C_{16}H_{17}KN_2O_5S$ (388,5)	IA
Smp. 116–120 °C	Smp. 247 °C (Z)	
$[\alpha]_D^{20}$ +230° bis +250° (c = 2,0; W.)	$[\alpha]_D^{20}$ +215° bis 235° (c = 1,0; W.)	

Säure: Fast weißes, geruchloses, feinkristallines Pulver.
Kaliumsalz: Weißes, geruchloses oder schwach eigenartig riechendes Pulver.

Löslich in	Wasser	Ethanol	Aceton	Ether	Dichlormethan
Säure	1 +> 1000	1 + 7	1 + 6	1 + 85	
Kaliumsalz	1 + 5	1 + 150	1 +> 1000	1 +> 1000	1 +> 1000

Nachweise

- Iod-Azid-Reaktion (2.4.2): Positiv.
- Modifizierte Hydroxamsäure-Reaktion (6.4): Rot (vgl. Ampicillin).
- Chromotropsäure-Reaktion (6.6): Blauviolett.
- Vitali-Morin-Reaktion (7.3): Orangebrauner Niederschlag.
- Konz. HNO_3: Gelb.
- Mandelin-Reaktion: Gelb → blau.
- Marquis-Reaktion: Rot.

Quantitative Bestimmung

- Iodometrische Titration (Ph. Eur.).
- Bestimmung mit Natriumperiodat[13].
- Kaliumsalz: $E_{1cm}^{1\%}$ in Wasser: 30 bei 268 nm und 25 bei 275 nm.

---

[13] Nach: H. Möhrle, G. Luther. Eine neue Methode zur Bestimmung von Penicillinen. Dtsch Apoth Ztg. 1971; *111*, 1486–1490.

Phenprocoumon

(RS)-4-Hydroxy-3-(1-phenylpropyl)-2*H*-chromen-2-on
Marcumar®

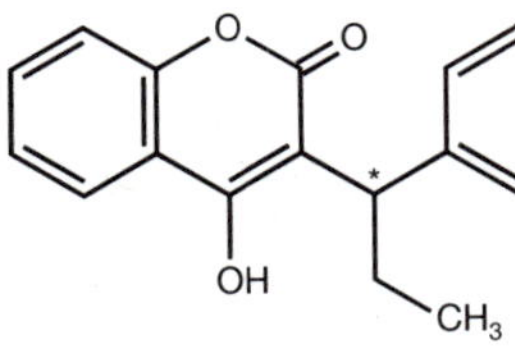

$C_{18}H_{16}O_3$ (280,3)
Smp. 177–180 °C

Analysenanfall
IA

Weißes, kristallines Pulver von schwach wahrnehmbarem, eigenartigem Geruch.

Löslich in	Wasser	Ethanol	Aceton	Ether	Dichlormethan
	1 +> 1000	1 + 40	1 + 25	1 + 300	1 + 40

Nachweise

- Vitali-Morin-Reaktion (7.3): Rot.
- Mandelin-Reaktion:Dunkelrot.
- Marquis-Reaktion: Braunrot.

Quantitative Bestimmung

- 200 mg werden in 15 ml Pyridin gelöst und gegen Bromphenolblau-Lösung mit 0,1 N-NaOH bis zum Farbumschlag nach Blau titriert.
- $E^{1\,\%}_{1\,cm}$ in Ethanol: 400 bei 285 nm und 440 bei 310; in 0,1 N-NaOH: 540 bei 310 nm.

Phenylbutazon
4-Butyl-1,2-diphenyl-3,5-pyrazolidindion
Butazolidin®, Demoplas®, Elmedal®

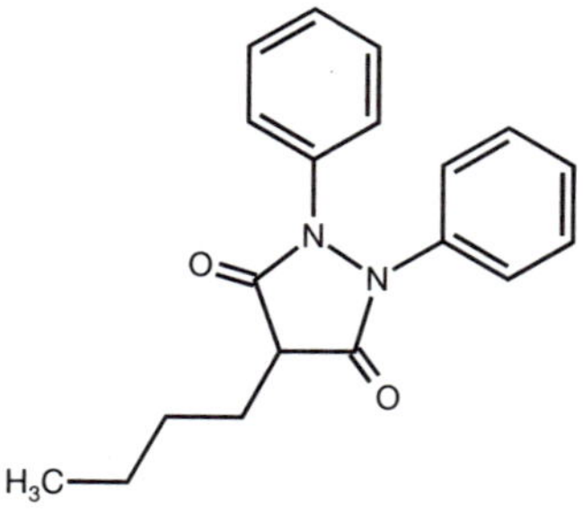

$C_{19}H_{20}N_2O_2$ (308,4)
Smp. 104-107°C

Analysenanfall
IA

Weißes Pulver.

Löslich in	Wasser	Ethanol	Aceton	Ether	Dichlormethan
	1 +> 1000	1 + 30	1 + 5	1 + 15	1 + 2

Nachweise

- Diazo-Kupplungsreaktion (6.1.3): Nach Hydrolyse braunrote Fällung.
- Konz. HNO_3: Zitronengelb.
- Mandelin-Reaktion: Dunkelblau.
- 1 mg Substanz wird in 0,1 ml 10%ige Ammoniak-Lösung und 1 ml Wasser gelöst. Nach Zugabe von 2-3 Tropfen 1%iger 4-Aminoantipyrin-Lösung und 2 Tropfen 2%iger Kaliumhexacyanoferrat(III)-Lösung entsteht beim Ansäuern mit 3 N-HCl sofort ein weißer, kristalliner Niederschlag, der in Mineralsäuren unlöslich, in Aceton und Pyridin dagegen löslich ist. Empfindlichkeit: 0,3 mg/ml.

Quantitative Bestimmung

- Titration in Dimethylformamid mit 0,1 N-Tetrabutylammoniumhydroxid-Lösung gegen 3 Tropfen Thymolblau-Lösung.
- $E^{1\%}_{1cm}$ in 0,1 N-NaOH: 660 bei 265 nm.

Phenytoin

5,5-Diphenyl-2,4-imidazolidindion
Epanutin®, Phenhydan®, Zentropil®

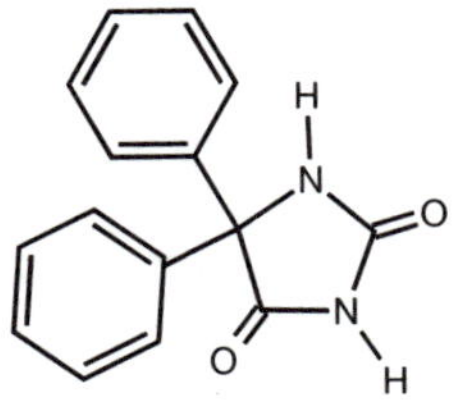

Säure
$C_{15}H_{12}N_2O_2$ (252,3)
Smp. 292–299 °C

Natriumsalz
$C_{15}H_{11}N_2NaO_2$ (274,3)

Analysenanfall
IA

Farb- und geruchloses Kristallpulver.

Löslich in	Wasser	Ethanol	Aceton	Ether	Dichlormethan
Säure	1 +> 1000	1 + 70	1 + 25	1 + 450	1 + 850

Nachweise

- Zwikker-Reaktion (7.2): Violett.
- Konz. H_2SO_4: Hellgelb.
- Marquis-Reaktion: Beim Erwärmen braunorange (Fluoreszenz in gleicher Färbung).

Quantitative Bestimmung

- Titration in Dimethylformamid gegen Thymolblau mit 0,1 N-NaOH nach Blau.
- $E_{1cm}^{1\,\%}$ in Methanol: 30 bei 258 nm.

Physostigmin

(3aS,8aR)-(1,2,3,3a,4,8b-Hexahydro-3,4,8b-trimethylpyrrolo[2,3-b]indol-7-yl)-N-methylcarbamat

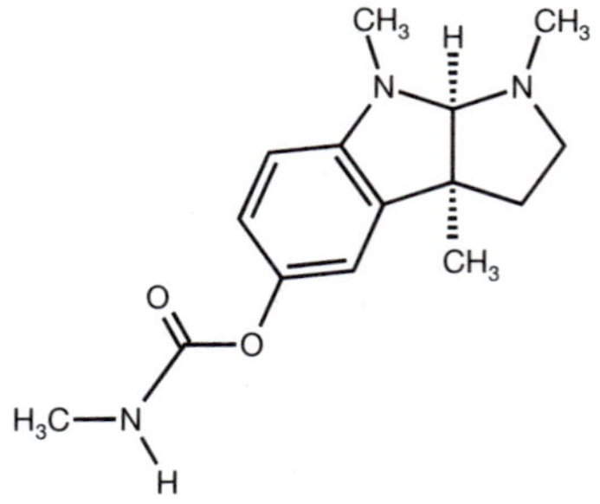

Base	**Salicylat**	**Sulfat**	**Analysenanfall**
$C_{15}H_{21}N_3O_2$ (275,4)	$C_{22}H_{27}N_3O_5$ (413,5)	$C_{30}H_{44}N_6O_8S$ (648,8)	IV
Smp. 104–106 °C	Smp. 184–187 °C (Z)	Smp. 144–146 °C	
$[\alpha]_D^{20}$ -119° bis -121°	$[\alpha]_D^{20}$ -91° bis -94°	$[\alpha]_D^{20}$ -113° bis -116°	
(c = 1,0; EtOH)	(c = 1,0; W.)	(c = 1,0; W.)	

Farb- und geruchlose Kristalle, die sich unter Licht- und Lufteinwirkung leicht rot verfärben.

Löslich in	Wasser	Ethanol	Aceton	Ether	Dichlormethan
Base		1 + 10	1 + 5	1 + 50	
Salicylat	1 + 90	1 + 12	1 + 350	1 + 200	
Sulfat	1 + 10	1 + 25	1 +> 1000	1 +> 1000	1 + 15

Nachweise

- Diazo-Kupplungsreaktion (6.1.3): Orangerot.
- Eisen(III)-chlorid-Reaktion (6.9): Violett (Salicylat).
- Vitali-Morin-Reaktion (7.3): Rotorange.
- 3 N-NaOH: Rot.
- Froehde-Reaktion: Gelb.
- Mandelin-Reaktion: Olivbraun → grün (Salicylat).
- Etwa 5 mg Substanz werden mit 5 Tropfen 10%iger Ammoniak-Lösung versetzt und auf dem Wasserbad eingedampft. Es hinterbleibt ein blauer Rückstand, der nach Lösen in Ethanol und Zusatz von 4 Tropfen Essigsäure eine kräftige, rote Fluoreszenz zeigt.
  Der Rückstand muß sich in Schwefelsäure mit grüner Farbe lösen!

Quantitative Bestimmung

- Base: Titration in Dichlormethan/Eisessig (1+1) mit 0,1 N-Trifluormethansulfonsäure bei potentiometrischer Endpunktanzeige. Das Sulfat wird zuvor mit Dichlormethan aus Natriumhydrogencarbonat-haltiger Lösung extrahiert.
- $E^{1\%}_{1cm}$ in 0,1 N-HCl: 460 bei 245 nm und 100 bei 302 nm.

Pilocarpin

(3S,4R)-3-Ethyl-4-[(1-methyl-1*H*-imidazol-5-yl)-methyl]-2-tetrahydrofuranon

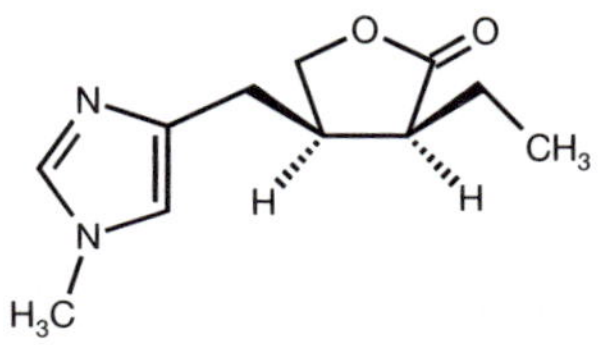

Base	**Hydrochlorid**	**Nitrat**	**Analysenanfall**
$C_{11}H_{16}N_2O_2$ (208,3)	$C_{11}H_{17}ClN_2O_2$ (244,7)	$C_{11}H_{17}N_3O_5$(271,3)	IV
Smp. 34 °C	Smp. 199–204 °C	Smp. 174–179 °C	
$[\alpha]_D^{20}$ +104° bis +106°	$[\alpha]_D^{20}$ +89° bis +93°	$[\alpha]_D^{20}$ +80° bis +83°	
(c = 2,0; W.)	(c = 2,0; W.)	(c = 2,0; W.)	

Farblose Kristalle oder weißes, kristallines Pulver. Das Hydrochlorid ist hygroskopisch.

Löslich in	Wasser	Ethanol	Aceton	Ether	Dichlormethan
Base			1 +> 1000	1 +> 1000	1 + 10
Hydrochlorid	1 + 1	1 + 3	1 +> 1000	1 +> 1000	1 + 750
Nitrat	1 + 7	1 + 75	1 +> 1000	1 +> 1000	1 +> 1000

Nachweise

- Hydroxamsäure-Reaktion (6.4): Violettrot.
- Analoge Helch-Reaktion (7.4): Blauviolett.
- Mandelin-Reaktion: Gelb → rot.

Quantitative Bestimmung

- Base und Nitrat: Titration in Eisessig gegen 2 Tropfen Kristallviolett-Lösung mit 0,1 N- Trifluormethansulfonsäure nach Blau.
- Base: $E^{1\%}_{1cm}$ in 0,1 N-HCl: 240 bei 215 nm.

Prednisolon

11β,17,21-Trihydroxy-pregna-1,4-dien-3,20-dion
Decortin-H®, Scherisolon®

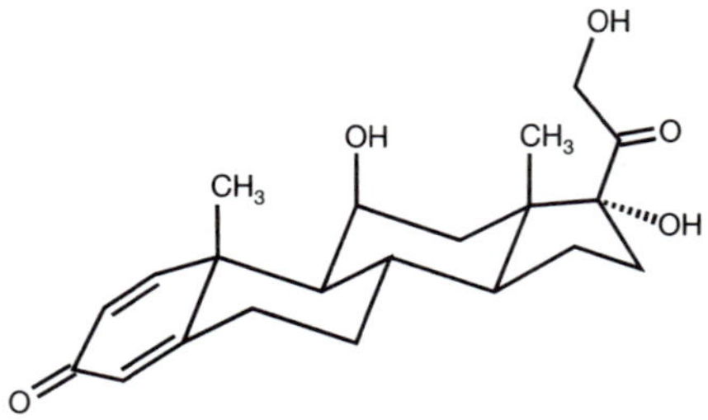

$C_{21}H_{28}O_5$ (360,4)
Smp. 230–240 °C

Analysenanfall
II

Weißes oder fast weißes, kristallines Pulver; Prednisolon ist im Gegensatz zu seinem Acetat hygroskopisch.

Löslich in	Wasser	Ethanol	Aceton	Ether	Dichlormethan
	1 +> 1000	1 + 30	1 + 50	1 +> 1000	1 + 180

Nachweise

- Fehling-Reaktion (6.2.1): Nach Erwärmen positiv.
- Chromotropsäure-Reaktion (6.6): Violett.
- Iodoform-Reaktion (6.8): Positiv.
- Vitali-Morin-Reaktion (7.3): Orange.
- 3 N-NaOH: Gelb mit orangebraunen Tröpfchen.
- Konz. H_2SO_4: Rot.
- Froehde-Reaktion: Braunviolett.

Quantitative Bestimmung

- $E^{1\,\%}_{1\,cm}$ in Methanol: 416 bei 242 nm.

Primidon

5-Ethyl-1,2,3,4,5,6-hexahydro-5-phenyl-4,6-pyrimidintrion
Liskantin®, Mylepsinum®

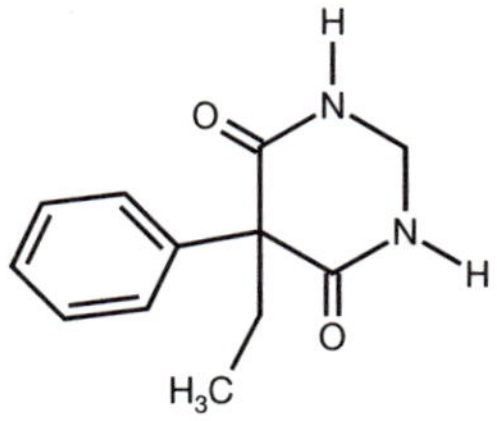

$C_{12}H_{14}N_2O_2$ (218,3)
Smp. 279-281 °C

Analysenanfall
IA

Weißes, kristallines Pulver.

Löslich in	Wasser	Ethanol	Aceton	Ether	Dichlormethan
	1 –> 1000	1 + 170	1 +> 1000	1 +> 1000	1 +> 1000

Nachweise

- Chromotropsäure-Reaktion (6.6): Rotviolett.
- Zwikker-Reaktion (7.2): Violett.
- Vitali-Morin-Reaktion (7.3): Rotviolett.

Quantitative Bestimmung

- $E^{1\%}_{1cm}$ in Ethanol: ~10 bei 251 und 258 nm.

Procain

(2-Diethylaminoethyl)-4-aminobenzoat
Novocain®

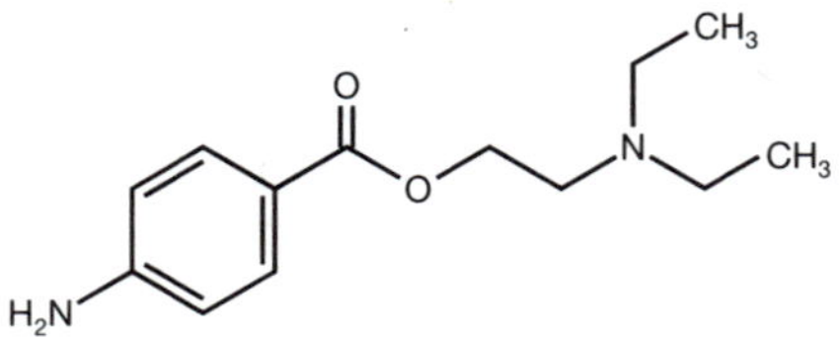

Base	**Hydrochlorid**	**Analysenanfall**
$C_{13}H_{20}N_2O_2$ (236,3)	$C_{13}H_{21}ClN_2O_2$ (272,8)	III (ö)
Smp. 61–63 °C	Smp. 154–157 °C	

Hydrochlorid: farblose Kristalle.

Löslich in	Wasser	Ethanol	Aceton	Ether	Dichlormethan
Base	1 + 200				
Hydrochlorid	1 + 1	1 + 15	1 +> 1000	1 +> 1000	1 + 500

Nachweise

- Diazo-Kupplungsreaktion (6.1.3): Orangerot.
- Vitali-Morin-Reaktion (7.3): Rotbraun.
- Farbkomplex mit Kupfersulfat-Lösung (7.5): Blau.
- Mandelin-Reaktion: Gelbbraun.
- Versetzt man eine Lösung von etwa 5 mg Sustanz in 1 ml Wasser mit 1 ml 3 N-HCl, 1 ml 1%iger Phenol-Lösung und 2 Tropfen 0,3%iger Kaliumbromat-Lösung, so tritt eine intensive Rotviolett-Färbung auf.

Quantitative Bestimmung

- Hydrochlorid: $E^{1\,\%}_{1\,cm}$ in Wasser: 680 bei 290 nm.

Promethazin

(RS)-3-(10*H*-Phenothiazin-10-yl)-N,N-dimethyl-2-propanamin
Atosil®

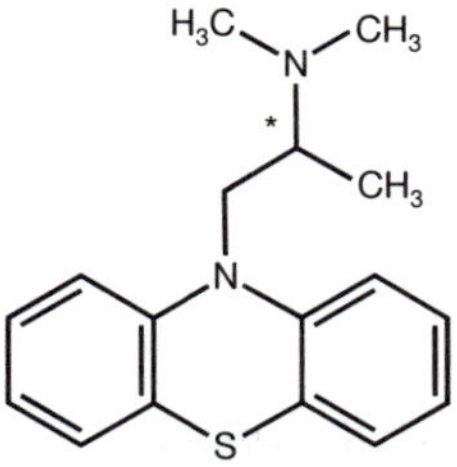

Base
$C_{17}H_{20}N_2S$ (284,4)
Smp. 65 °C

Hydrochlorid
$C_{17}H_{21}ClN_2S$ (320,9)
Smp. 218–221 °C (Z)

Analysenanfall
II (III) (ö)

Das Hydrochlorid ist ein weißes, kristallines Pulver.

Löslich in	Wasser	Ethanol	Aceton	Ether	Dichlormethan
Base Hydrochlorid	1 +> 1000 1 + 1	1 + 1 1 + 9	1 + 1 1 +> 1000	1 + 2 1 +> 1000	 1 + 20

Nachweise

- Iod-Azid-Reaktion (2.4.2): Positiv.
- Eisen(III)-chlorid-Reaktion (6.9): Rosa.
- Vitali-Morin-Reaktion (7.3): Orange.
- Farbkomplex mit Kupfersulfat-Lösung (7.5): Blau.
- Konz. H_2SO_4: Rosa. Auf Zusatz von 1 Tropfen konz. Salpetersäure geht die Färbung in dunkelgrün über, ist aber nur kurze Zeit beständig (→ gelb).
- Froehde-Reaktion: Rot.
- Mandelin-Reaktion: Grün → rot.
- Marquis-Reaktion: Rosa → violett.
- Etwa 10 mg Substanz werden mit 2 ml 20%iger Ammoniumperoxodisulfat-Lösung im siedenden Wasserbad erwärmt. Im Gasraum des Reagenzglases befindet sich ein Glasstab mit hängendem Reagenztropfen, bestehend aus einer gesättigten Lösung aus Natriumchromotropat in konz. Schwefelsäure. Nach 1 Minute tritt Blauviolettfärbung auf (vgl. Isothipendyl und Levomepromazin).

Quantitative Bestimmung

- $E^{1\%}_{1cm}$ in 0,1 N-HCl: 915 bei 249 nm (Ph. Eur.).

Propranolol

(RS)-1-Isopropylamino-3-(1-naphthyloxy)-2-propanol
Dociton®, Efektolol®, Indobloc®

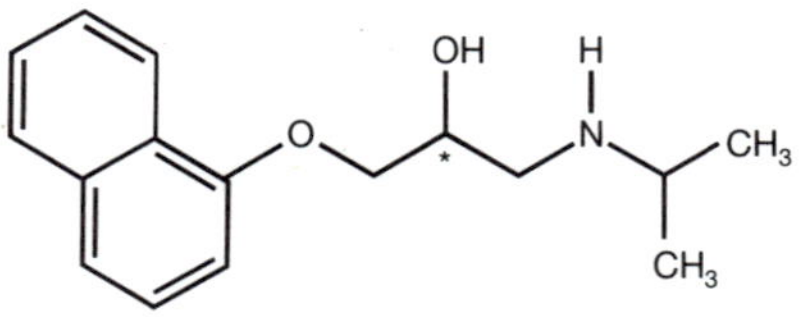

Base
$C_{16}H_{21}NO_2$ (259,4)
Smp. 94–96 °C

Hydrochlorid
$C_{16}H_{22}ClNO_2$ (295,8)
Smp. 162–166 °C

Analysenanfall
III

Das Hydrochlorid ist ein weißes, kristallines Pulver.

Löslich in	Wasser	Ethanol	Aceton	Ether	Dichlormethan
Base	1 +> 1000	1 + 20	1 + 20	1 + 150	
Hydrochlorid	1 + 20	1 + 20	1 +> 1000	1 +> 1000	1 + 450

Nachweise

- Eisen(III)-chlorid-Reaktion (6.9): Rote Tröpfchen.
- Vitali-Morin-Reaktion (7.3): Purpur → grün → orange.
- Farbkomplex mit Kupfersulfat-Lösung (7.5): Blau.
- Liebermann-Burchard-Reaktion (7.6): Blaugrün.
- 3 N-NaOH: Rot.
- Konz. HNO_3: Blauviolett → rot.
- Froehde-Reaktion: Rot → grünbraun.
- Mandelin-Reaktion: Grün → schwarz.
- Marquis-Reaktion: Grün → blau.
- Vanillin-Schwefelsäure: Violett.

Quantitative Bestimmung

- Base: $E^{1\%}_{1cm}$ in 0,1 N-H_2SO_4: 220 bei 290 nm, 130 bei 330 nm und 70 bei 320 nm; Hydrochlorid: $E^{1\%}_{1cm}$ in Wasser: 220 bei 295 nm.

Propylthiouracil

1,2-Dihydro-6-propyl-2-thioxopyrimidin-4(3*H*)-on

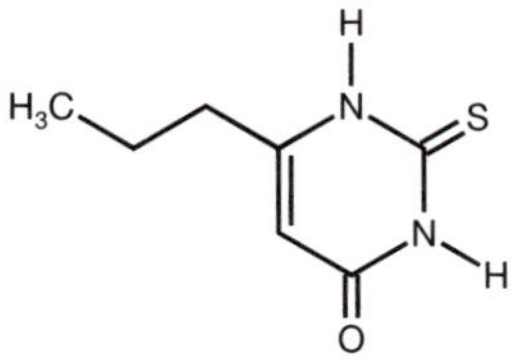

$C_7H_{10}N_2OS$ (170,2)
Smp. 217–220 °C

Analysenanfall
IA (II,IV) (ba)

Weißes bis schwach gelbes, kristallines Pulver.

Löslich in	Wasser	Ethanol	Aceton	Ether	Dichlormethan
	1 + 1000	1 + 2	1 + 100	1 +> 1000	1 + 1000
Löslich in 3 N-NaOH.					

Nachweise

- Iod-Azid-Reaktion (2.4.2): Positiv.
- Zwikker-Reaktion (7.2): Schmutzigviolett → grünviolett.
- Konz. HNO_3: Gelb.
- Froehde-Reaktion: Hellgrün.
- Mandelin-Reaktion: Grüngrau.
- 40 mg Sustanz werden in 4 ml 10%iger Ammoniak-Lösung gelöst und geteilt. Der eine Teil ergibt auf tropfenweisen Zusatz von 1 ml 5%iger Silbernitrat-Lösung eine grünliche Gallerte. Beim zweiten Teil entsteht bei Versetzen mit 0,2 ml 10%iger Kupfersulfat-Lösung eine Grünfärbung mit Ausscheidung eines grauen Niederschlags.
- Beim Glühen Mercaptangeruch (vgl. 2.2).

Quantitative Bestimmung

- $E^{1\%}_{1cm}$ in 0,1 N-HCl: 1000 bei 215 nm und 1000 bei 275 nm; in 0,1 N-NaOH: 700 bei 230 nm, 690 bei 260 nm und 430 bei 305 nm.
- Alaklimetrisch nach Zusatz von Silbernitrat (DAB).

Propyphenazon

4-Isopropyl-1,5-dimethyl-2-phenyl-1*H*-pyrazol-3(2*H*)-on

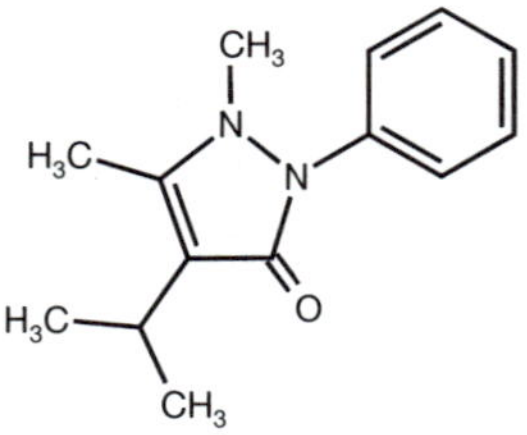

$C_{14}H_{18}N_2O$ (230,3)
Smp. 102–105 °C

Analysenanfall
IB (IA)

Weißes, kristallines Pulver.

Löslich in	Wasser	Ethanol	Aceton	Ether	Dichlormethan
	1 + 400	1 + 5	1 + 15	1 + 100	1 + 1

Nachweise

- Vitali-Morin-Reaktion (7.3): Rot.
- Analoge Helch-Reaktion (7.4): Blauviolett.
- Konz. HNO_3: Gelb.
- Mandelin-Reaktion: Hellgrün.
- 20 mg Substanz werden in 2 ml 10%iger 4-Dimethylaminobenzaldehyd-Lösung in konz. Schwefelsäure 10 Minuten im siedenden Wasserbad erhitzt. Man tropft die Lösung nach dem Abkühlen in Eiswasser, worauf eine Violettfärbung auftritt.

Quantitative Bestimmung

- Titration in Eisessig/Acetanhydrid (1+1) mit 0,1 N-Trifluormethansulfonsäure gegen Kristallviolett nach Grün.
- $E_{1cm}^{1\%}$ in 0,1 N-NaOH: 400 bei 240 nm.

Pyridoxin

5-Hydroxy-6-methyl-3,4-pyridindiyl-dimethanol / Vitamin B_6
B_6-Vicotrat®, Benadon®, Hexobion®

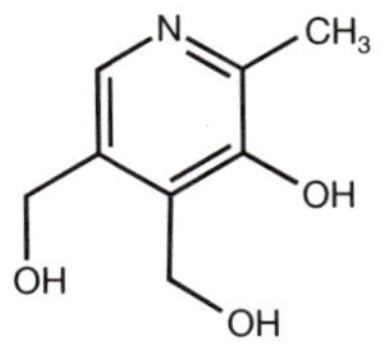

$C_8H_{12}ClNO_3$ (205,6)
Smp. 214 °C (Z)

Analysenanfall
V

Weißes, kristallines Pulver mit charakteristischem Geruch.

Löslich in	Wasser	Ethanol	Aceton	Ether	Dichlormethan
	1 + 5	1 + 100	1 +> 1000	1 +> 1000	1 +> 1000

Nachweise

- Eisen(III)-chlorid-Reaktion (6.9): Rot.
- Kupplungsreaktion mit diazotierter Sulfanilsäure (6.10): Gelborange, auf Zusatz von 3 N-Essigsäure rot.
- Farbkomplex mit Kupfersulfat-Lösung (7.5): Blau.
- Konz. HNO_3: Gelb.
- Froehde-Reaktion: Violett → hellblau.
- Mandelin-Reaktion: Violettblau.
- 1 mg Substanz wird in 10 ml Wasser gelöst. Zu 1 ml dieser Prüflösung fügt man 1 ml 0,04%ige Dichlorchinonchlorimid-Lösung und 1 Tropfen 10%ige Ammoniak-Lösung hinzu. Es entsteht Blaufärbung (Gibb's Reagenz). In einem Parallelversuch darf mit einem weiteren ml Prüflösung, dem 3%ige Borsäure-Lösung zugesetzt ist, keine Blaufärbung auftreten.

Quantitative Bestimmung

- $E^{1\%}_{1cm}$ in Wasser: 220 bei 254 nm und 425 bei 324 nm.

Pyrimethamin

5-(4-Chlorphenyl)-6-ethyl-2,4-pyrimidindiamin
Daraprim®

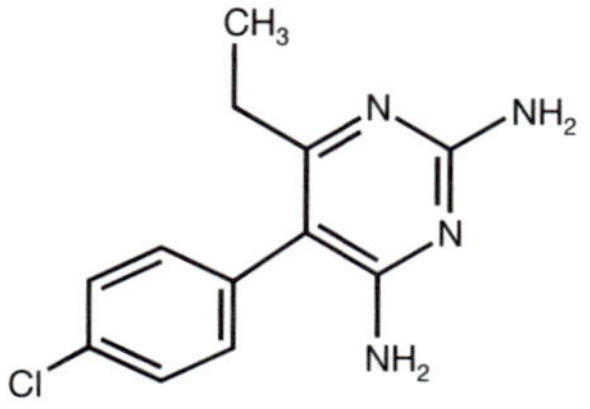

$C_{12}H_{13}ClN_4$ (248,7)
Smp. 239-243 °C

Analysenanfall
III (bs)

Weißes, kristallines Pulver.

Löslich in	Wasser	Ethanol	Aceton	Ether	Dichlormethan
	1 +> 1000	1 + 200	1 + 125	1 +> 1000	1 + 125

Nachweise

- Diazo-Kupplungsreaktion (6.1.3): Orangerot.
- Chromotropsäure-Reaktion (6.6): Rotbraun.
- Eisen(III)-chlorid-Reaktion (6.9): Gelb.
- Vitali-Morin-Reaktion (7.3): Gelb.
- Konz. HNO_3: Gelb.

Quantitative Bestimmung

- Titration in Eisessig/Acetanhydrid (5+1) gegen Kristallviolett mit 0,1 N-Trifluormethansulfonsäure.
- $E^{1\%}_{1cm}$ in 0,1 N-HCl: 320 bei 272 nm; in 0,1 N-NaOH: 381 bei 286 nm.

Riboflavin

2,3,4,10-Tetrahydro-7,8-dimethyl-10-(1-D-ribityl)-benzo[g]pteridin-2,4-dion /
Vitamin B_2 / Lactoflavin
Beflavin®

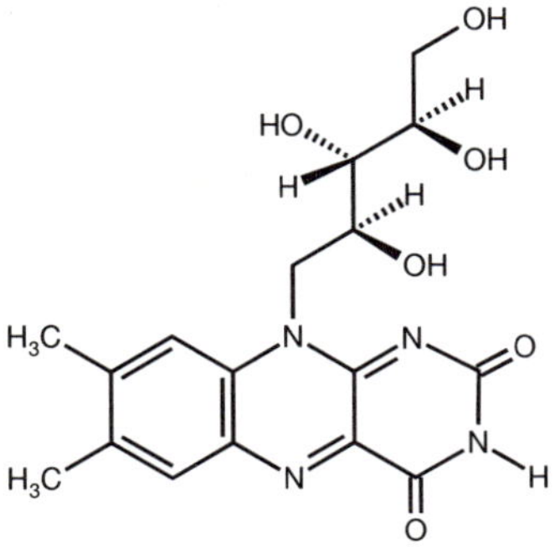

$C_{17}H_{20}N_4O_6$ (376,4)
Smp. 299 °C (Z)
$[\alpha]_D^{20}$ -110° bis -140° [c = 0,5; 0,1 N-ethanol. KOH/W. (2+8)]

Analysenanfall
V

Gelbes bis orangegelbes, kristallines Pulver.

Löslich in	Wasser	Ethanol	Aceton	Ether	Dichlormethan
	1 +> 1000	1 +> 1000	1 +> 1000	1 +> 1000	1 +> 1000
Löslich in Pyridin und 3 N-NaOH.					

Nachweise

- Beilstein-Probe (2.4.2): Positiv.
- Konz. H_2SO_4: Rot.
- Froehde-Reaktion: Rotbraun.
- Mandelin-Reaktion: Rot.
- Marquis-Reaktion: Orangerot.
- Die Lösung von 1 mg Substanz in 100 ml Wasser ist im durchscheinenden Licht grünlichgelb gefärbt und zeigt eine intensive Fluoreszenz, die auf Zusatz von einigen Tropfen 3 N-HCl oder 3 N-NaOH verschwindet.
- 1 mg Substanz gibt nach Zusatz von 1 ml 5%iger Silbernitrat-Lösung innerhalb weniger Minuten eine rote Färbung und nach längerem Stehenlassen einen roten Niederschlag.

Quantitative Bestimmung

- $E_{1cm}^{1\%}$ in in Wasser/Essigsäure/Natriumacetat: 790 bei 222 nm, 860 bei 266 nm, 277 bei 374 nm und 323 bei 444 nm (Ph. Eur./DAB).

Rutosid
2-(3,4-Dihydroxyphenyl)-5,7-dihydroxy-3-(6-O-α-L-rhamnopyranosyl-β-D-glucopyranosyloxy)-4*H*-chromen-4-on / Rutin
Birutan®, Rutinion®

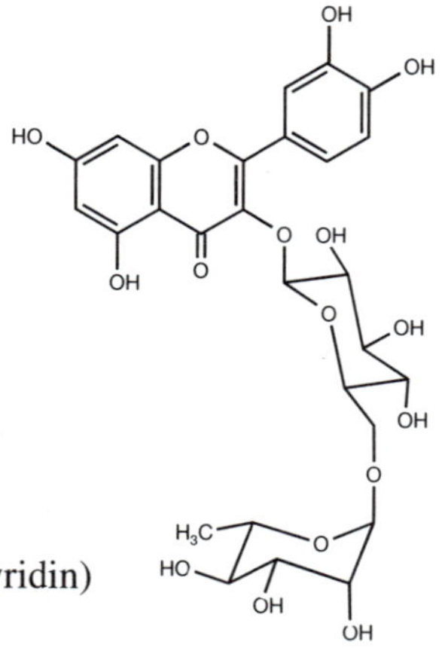

$C_{27}H_{30}O_{16} \cdot 3H_2O$ (664,6)
Smp. 192 °C (Z)
$[\alpha]_D^{20}$ -37° bis -40° (c = 1,0; Pyridin)

Analysenanfall
V

Gelbes bis grünlichgelbes, mikrokristallines Pulver. Unter Lichteinwirkung wird die Substanz leicht bräunlich.

Löslich in	Wasser	Ethanol	Aceton	Ether	Dichlormethan
	1 +> 1000	1 + 180	1 +> 1000	1 +> 1000	1 +> 1000
Löslich in 3 N-NaOH.					

Nachweise
- Eisen(III)-chlorid-Reaktion: In heißer Lösung dunkelgrün; nach Zugabe von 1 Tropfen 3 N-NaOH rotbraun.
- 3 N-NaOH: Nach Erhitzen orange.
- Konz. H_2SO_4: Orange.
- Konz. HNO_3: Rotbraun.
- Froehde-Reaktion: Olivbraun.
- Mandelin-Reaktion: Oliv.
- 1 mg Substanz, unter Erhitzen in 2 ml 3 N-HCl gelöst, wird mit 0,5 g Zinkstaub versetzt. Die vorübergehend rote Lösung entfärbt sich nahezu. Die von überschüssigem Zinkstaub abfiltrierte Lösung färbt sich auf Zusatz von 2 ml 10%iger Ammoniak-Lösung hellblau bis violett.

Quantitative Bestimmung
- Gravimetrische Bestimmung als Aglykon (DAB).
- $E_{1cm}^{1\%}$ in Methanol: 320 bei 257 nm und 270 bei 358 nm.

Saccharin

Natrium-2,3-dihydro-1,1,3-trioxo-1*H*-benzo[d][1,2]thiazol-2-at

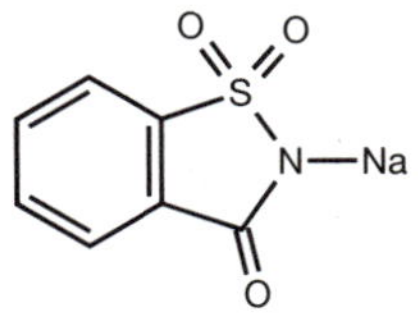

Saccharin
$C_7H_5NO_3S$ (183,2)
Smp. 226–230 °C

Natriumsalz
$C_7H_4NNaO_3S \cdot 2H_2O$ (241,2)

Analysenanfall
IA

Weiße Kristallpulver.

Löslich in	Wasser	Ethanol	Aceton	Ether	Dichlormethan
Saccharin	1 + 290	1 + 30	1 + 10	1 + 450	1 + 500
Natriumsalz	1 + 2	1 + 60	1 +> 1000	1 +> 1000	

Nachweise

- Zwikker-Reaktion (7.2): Schwach violett.
- 50 mg Substanz werden in 1 ml 3 N-NaOH zur Trockne eingedampft. Der Rückstand wird vorsichtig geschmolzen. Dabei darf die Temperatur der Schmelze 320 °C nicht überschreiten. Die Schmelze wird nach dem Erkalten in 3-5 ml warmem Wasser gelöst und filtriert. Das Filtrat wird mit 3 N-Schwefelsäure angesäuert und mit Ether ausgeschüttelt. Der nach Verdunsten des Ethers hinterbleibende Rückstand wird in 1 ml Wasser gelöst. Diese Lösung ergibt mit Eisen(III)-chlorid-Lösung eine Violettfärbung (vgl. 6.9).
- Man erhitzt 1 mg Substanz und 1 mg Resorcin mit 2 Tropfen konz. Schwefelsäure bis zur Gasentwicklung und Braunfärbung der Mischung. Versetzt man nach dem Abkühlen mit 5 ml Wasser und alkalisiert mit konz. Ammoniak, so entsteht eine hellviolette Lösung, die besonders nach starkem Verdünnen intensiv grün fluoresziert.

Quantitative Bestimmung

- Natriumsalz: Titration in Eisessig/Toluol (1+5) gegen Naphtholbenzein mit 0,1 N-Trifluormethansulfonsäure nach Grün.
- $E^{1\%}_{1cm}$ in 0,1 N-NaOH: 75 bei 268 nm.

Salicylsäure

2-Hydroxybenzoesäure

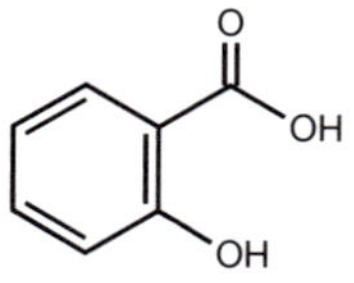

Säure
$C_7H_6O_3$ (138,1)
Smp. 158–161 °C

Natriumsalz
$C_7H_5NaO_3$ (160,1)

Analysenanfall
IA

Farblose Kristallnadeln oder weißes, kristallines Pulver.

Löslich in	Wasser	Ethanol	Aceton	Ether	Dichlormethan
Säure Natriumsalz	1 + 600* 1 + 1	1 + 3 1 + 10	1 + 3 1 + 120	1 + 5 1 +> 1000	1 + 100 1 +> 1000

* 1+15 bei 100°C.

Nachweise

- Nachweis organischer Säuren (6.3): Violett.
- Eisen(III)-chlorid-Reaktion (6.9): Violett.
- Vitali-Morin-Reaktion (7.3): Rotoranger Niederschlag.
- Froehde-Reaktion: Violett.
- Mandelin-Reaktion: Olivbraun bis grün.
- Marquis-Reaktion: Pink.
- Tüpfelreaktion mit NBD-Chlorid: Zitronengelb.
- Versetzt man die Säure oder ihre Salze mit konz. Schwefelsäure und Methanol und erwärmt die Mischung, so tritt der charakteristische Geruch nach Methylsalicylat auf.

Quantitative Bestimmung

- Säure: Nach Ph. Eur. III.
- Natriumsalz: Titration in Eisessig gegen Kristallviolett mit 0,1 N-Trifluormethansulfonsäure nach Blaugrün.
- $E^{1\%}_{1cm}$ in 0,1 N-NaOH: 535 bei 242 nm und 435 bei 328 nm.

Streptomycin

Bis-{N,N'-Diamidino-4-O-[5-desoxy-2-O-(2-desoxy-2-methylamino-α-L-glucopyranosyl)-3-C-formyl-α-L-lyxofuranosyl]-d-streptamin}

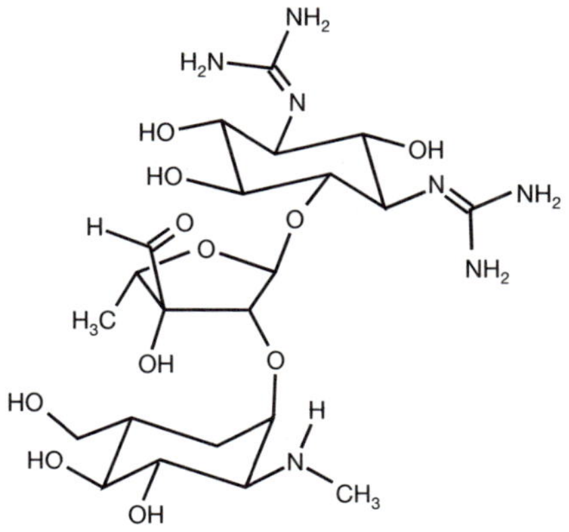

Base	Sulfat	Analysenanfall
$C_{21}H_{39}N_7O_{12}$ (581,6)	$C_{42}H_{84}N_{14}O_{36}S_3$ (285,8) Smp. >350 °C $[\alpha]_D^{20}$ -78° bis -83° (c = 2,0; W.)	V

Weiße, geruchlose Substanz, hygroskopisch. Beständig gegen Licht und Luft.

Löslich in	Wasser	Ethanol	Aceton	Ether	Dichlormethan
Sulfat	1 + 3	1 +> 1000	1 +> 1000	1 +> 1000	1 +> 1000

Nachweise

- Farbkomplex mit Kupfersulfat-Lösung (7.5): Blau.
- Konz. H_2SO_4: Gelb → grün.
- Froehde-Reaktion: Grün.
- Mandelin-Reaktion: Grün.
- 10 mg Substanz werden in 5 ml Wasser gelöst. Man fügt 1 ml 3 N-NaOH hinzu und erhitzt 5 Minuten auf dem Wasserbad. Nach dem Abkühlen entsteht auf Zusatz von 10 Tropfen einer frisch bereiteten 2%igen Ammoniumeisen(III)-sulfat-Lösung eine intensiv violettrote Färbung (Maltol-Reaktion).
- 1 Tropfen einer 5%igen Lösung wird mit 1 ml Wasser verdünnt. Bei Zusatz von 1 Tropfen Roux Reagenz entsteht eine granatrote Farbe, die bei Zugabe von 1 Tropfen 3 N-Essigsäure in Gelb übergeht (ähnlich reagiert Neostigmin).

- Beim Glühen Geruch nach Ammoniak (vgl. 2.2).
- Zu einer Lösung von 1 mg Substanz in 5 ml Wasser fügt man 1 ml 10%ige Natronlauge und 1 ml 0,05%ige 1-Naphthol-Lösung. Man kühlt die Mischung auf etwa 15 °C ab und gibt 3 Tropfen Natriumhypobromid-Lösung hinzu. Es tritt eine rotviolette Färbung auf (Sakaguchi-Reaktion).

Quantitative Bestimmung

- Etwa 50-150 mg Substanz werden in 25 ml Wasser gelöst, mit 2 ml 3 N-NaOH versetzt und 5 Minuten im siedenden Wasserbad erhitzt. Nach dem Abkühlen werden zu dieser Lösung 4 ml Schwefelsäure hinzugefügt, mit Wasser auf 100 ml aufgefüllt, 7 Minuten stehengelassen und anschließend 2 Tropfen einer salzsauren Eisen(III)-chlorid-Lösung hinzugegeben. Mit 0,01 N-Ammoniumcer(IV)-nitrat-Lösung wird bis zur Entfärbung titriert.

Sulfadiazin

4-Amino-N-(2-pyrimidyl)-benzensulfonamid

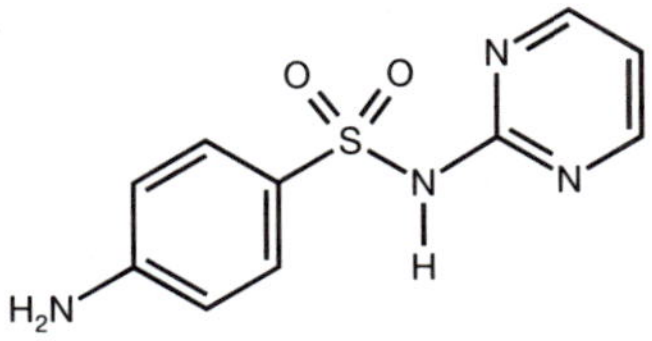

$C_{10}H_{10}N_4O_2S$ (250,3)
Smp. 251–254 °C (Z)

Analysenanfall
IA, II, IV, V

Weißes oder gelblich weißes, kristallines Pulver.

Löslich in	Wasser	Ethanol	Aceton	Ether	Dichlormethan
	1 + 400	1 +> 1000	1 + 300		1 + 750
Löslich in 3 N-NaOH- und Na_2CO_3-Lösung					

Nachweise

- Diazo-Kupplungsreaktion (6.1.3): Rotorange.
- Froehde-Reaktion: Gelb.
- Mandelin-Reaktion: Rotbraun.
- Wenig Substanz wird solange erhitzt, bis sich ein Sublimat gebildet hat. Einige mg des Sublimats werden in 1 ml 5%iger ethanolischer Resorcin-Lösung gegeben und 1 ml konz. Schwefelsäure zugesetzt. Es entsteht sofort eine Dunkelrotfärbung, die auf vorsichtigen Zusatz von 25 ml Eiswasser und 10%iger Ammoniak-Lösung nach Blau oder Violett umschlägt.

Quantitative Bestimmung

- Amperometrisch mit 0,1 M-Natriumnitrit-Lösung (Ph. Eur.).

Sulfadoxin

4-Amino-N-(5,6-dimethoxy-4-pyrimidyl)-benzensulfonamid

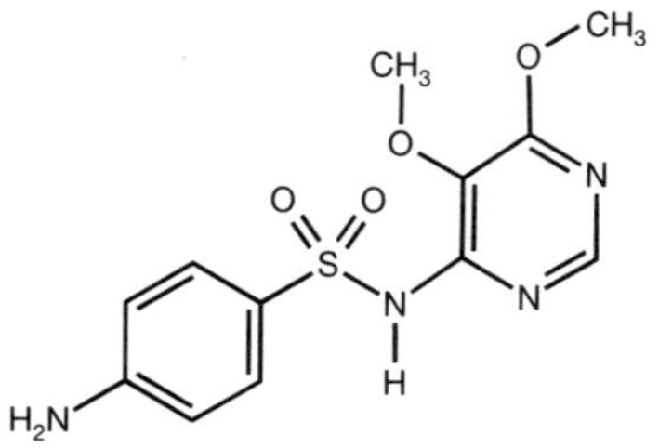

$C_{12}H_{14}N_4O_4S$ (310,3)
Smp. 197–200 °C

Analysenanfall
II (V)

Weißes, kristallines Pulver.

Löslich in	Wasser	Ethanol	Aceton	Ether	Dichlormethan
	1 +> 1000	1 + 500	1 + 50	1 +> 1000	1 + 450
Löslich in 3 N-NaOH.					

Nachweise

- Diazo-Kupplungsreaktion (6.1.3): Karminrot.
- Zincke-König-Spaltung (6.1.6): Rot.
- Mandelin-Reaktion: Violettbraun.

Quantitative Bestimmung

- Amperometrische Titration mit 0,1 M-Natriumnitrit-Lösung in Wasser unter Zusatz von Salzsäure.

Sulfamethoxazol

4-Amino-N-(5-methyl-3-isoxazolyl)-benzensulfonamid

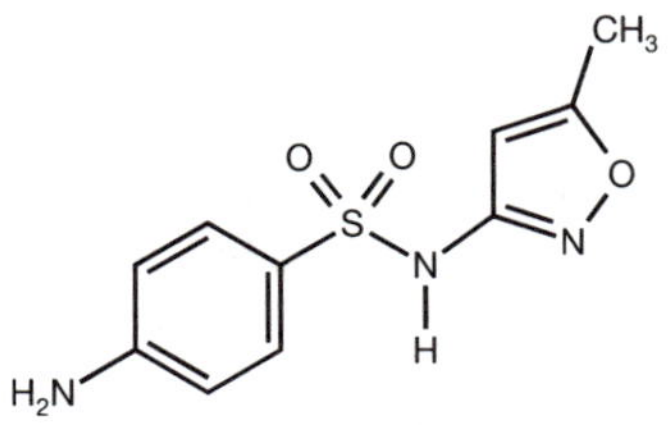

$C_{10}H_{11}N_3O_3S$ (253,3)
Smp. 169–172 °C

Analysenanfall
IA, (II)

Weißes bis gelblich-weißes, kristallines Pulver.

Löslich in	Wasser	Ethanol	Aceton	Ether	Dichlormethan
	1 +> 1000	1 + 20	1 + 5	1 + 400	1 + 250
Löslich in 3 N-NaOH.					

Nachweise

- Diazo-Kupplungsreaktion (6.1.3): Orange.
- 5 mg Substanz werden in 0,5 ml 2 N-NaOH gelöst, auf 5 ml mit Wasser verdünnt, 0,1 g Phenol hinzugefügt und zum Sieden erhitzt. Nach dem Erkalten fügt man 1 ml 15%ige Natriumhypochlorit-Lösung hinzu, wobei sofort eine beständige goldgelbe Färbung entsteht.

Quantitative Bestimmung

- 0,2 bis 0,3 g Substanz werden in 15 ml 3-N HCl gelöst, die Lösung mit 1,5 g KBr versetzt und nach Zugabe von 20 Tropfen Tropaeolin 00-Indikator (0,1%ige in 0,02 N-HCl) mit 0,1 M-Natriumnitrit-Lösung bis zum Farbumschlag nach Gelb bis Farblos titriert. Gegen Ende der Titration ist die Titrationsgeschwindigkeit zu verringern und kräftiger zu schütteln. Anstelle von Indikator und Kaliumbromid kann der Endpunkt auch durch Tüpfeln auf Kaliumiodid-Stärke-Papier bestimmt werden.
- 200 mg werden in 30-50 ml Dimethylformamid gelöst. Man titriert mit 0,1 N-NaOH gegen Thymolblau bis zum Farbumschlag nach Reinblau.
- $E^{1\%}_{1cm}$ in 0,1 N-NaOH: 675 bei 255 nm.

Sulfasalazin, Salazosulfapyridin

(E)-2-Hydroxy-5-{4-{[(2-pyridyl)-sulfamoyl]-phenylazo}}-benzoesäure
Azulfidine®

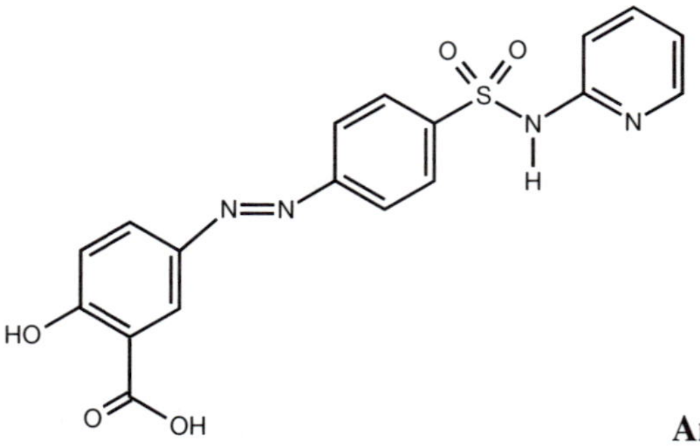

$C_{18}H_{14}N_4O_5S$ (398,4)
Smp. 240–245 °C (Z)

Analysenanfall
V (bs)

Gelbes bis braungelbes Pulver.

Löslich in	Wasser	Ethanol	Aceton	Ether	Dichlormethan
	1 +> 1000	1 +> 1000	1 +> 1000	1 +> 1000	1 +> 1000
Löslich in wäßriger NaOH.					

Nachweise

- Diazo-Kupplungsreaktion (6.1.3): Nach Hydrolyse Orangerot.
- Nachweise auf Pyridinderivate (6.1.6): Positiv.
- Zwikker-Reaktion (7.2): Orangebraun.
- Vitali-Morin-Reaktion (7.3): Orangebrauner Niederschlag.
- 3 N-NaOH: Orange → dunkelrot.
- Froehde-Reaktion: Braunrot.

Quantitative Bestimmung

- $E^{1\,\%}_{1\,cm}$ in 0,1 N-NaOH: 360 bei 286 nm und 750 bei 456 nm; in 0,1 N-HCl: 540 bei 233 nm und 660 bei 350 nm; in Methanol: 395 bei 247 nm und 680 bei 368 nm.

Terfenadin

(RS)-1-[4-(1,1-Dimethylethyl)-phenyl]-4-[4-(hydroxydiphenylmethyl)-piperidino]-butanol

Teldane®

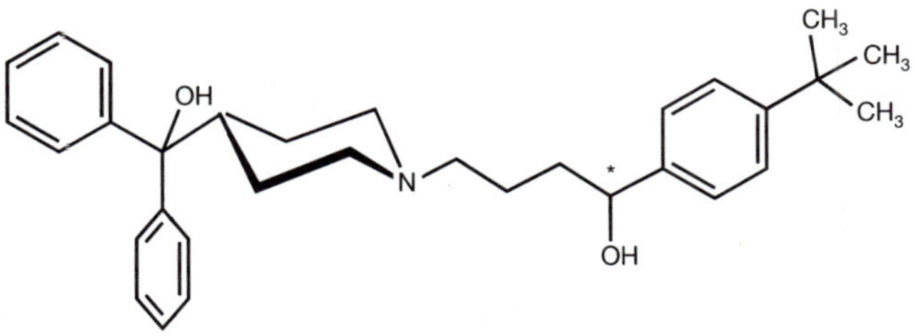

$C_{32}H_{41}NO_2$ (471,7)
Smp. 146–149 °C

Analysenanfall
II (III, IV) (bs)

Weißes, körniges Pulver.

Löslich in	Wasser	Ethanol	Aceton	Ether	Dichlormethan
	1 –> 1000	1 + 100	1 + 50	1 + 250	1 + 10

Nachweise

- Chromotropsäure-Reaktion (6.6): Dunkelbraun.
- Konz. H_2SO_4: Orange.
- Konz. HNO_3: Gelb.
- Froehde-Reaktion: Gelb.

Quantitative Bestimmung

- Titration in Eisessig gegen Kristallviolett mit 0,1 N-Trifluormethansulfonsäure.

Tetracain

(2-Dimethylaminoethyl)-4-butylaminobenzoat
Pantocain®

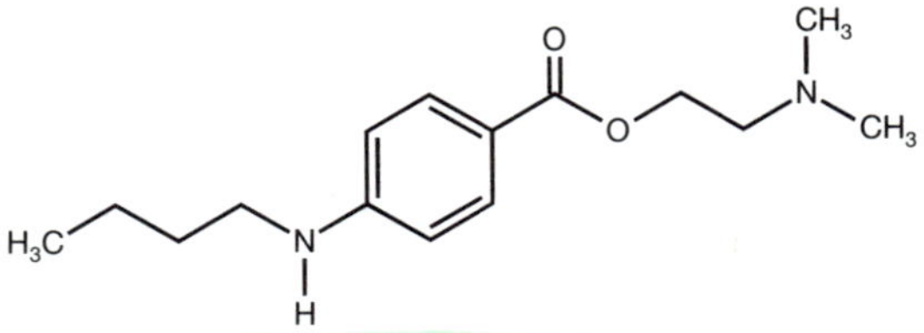

Base	**Hydrochlorid**	**Analysenanfall**
$C_{15}H_{24}N_2O_2$ (264,4)	$C_{15}H_{25}ClN_2O_2$ (300,8)	III
Smp. 40–42 °C	Smp. 134–149 °C (m)	

Hydrochlorid: farblose Kristalle oder weißes, kristallines Pulver.

Löslich in	Wasser	Ethanol	Aceton	Ether	Dichlormethan
Base	1 +> 1000	1 + 5	1 + 2	1 + 3	
Hydrochlorid	1 + 10	1 + 6	1 +> 1000	1 +> 1000	1 + 250

Nachweise

- Vitali-Morin-Reaktion (7.3): Rotviolett.
- 3 N-NaOH: Gelb.
- Konz. HNO_3: Gelb.
- Mandelin-Reaktion: Orangerot.
- Versetzt man eine Lösung von etwa 5 mg Substanz in 2 ml Salzsäure mit 1 ml 1%ige Phenol-Lösung und 2 Tropfen 0,3%ige Kaliumbromat-Lösung, so färbt sich die Lösung intensiv violett.

Quantitative Bestimmung

- Base: Nach Lösen in der Wärme in Eisessig/Acetanhydrid (5+1) Titration mit 0,1 N-Trifluormethansulfonsäure gegen Kristallviolett nach Blau.
- $E_{1cm}^{1\%}$ in Methanol: 250 bei 227 nm und 985 bei 310 nm.

Tetracyclin

(4S,4aS,5aS,6S,12aS)-4-Dimethylamino-1,4,4a,5,5a,6,11,12a-octahydro-3,6,10,12,12a-penta-hydroxy-6-methyl-1,11-dioxo-2-naphthacencarboxamid
Achromycin®, Hostacyclin®, Supramycin®

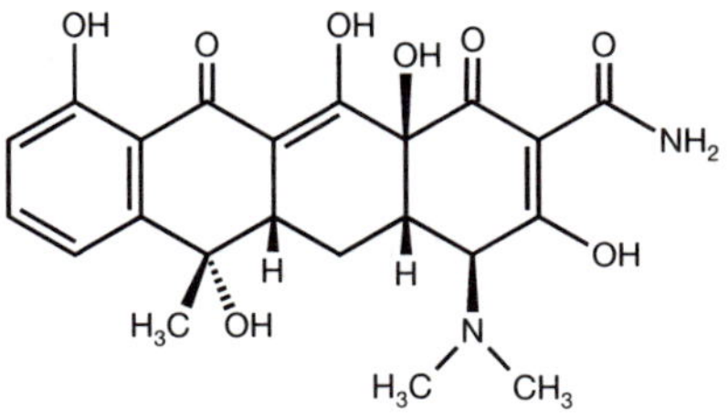

Base	Hydrochlorid	Analysenanfall
$C_{22}H_{24}N_2O_8$ (444,4)	$C_{22}H_{25}ClN_2O_8$ (480,9)	IV, V
Smp. 170–175 °C (Z)	Smp. 219–222 °C (Z)	
$[\alpha]_D^{20}$ -265° (c = 0,5; 1 N-HCl)	$[\alpha]_D^{20}$ -242° bis -258° (c = 1,0; 0,1 N-HCl)	

Ockerfarbenes, kristallines Pulver.

Löslich in	Wasser	Ethanol	Aceton	Ether	Dichlormethan
Base Hydrochlorid	1 +> 1000 1 + 10	1 + 30 1 + 100	1 + 3 1 +> 1000	1 +> 1000 1 +> 1000	1 + 200 1 + 750

Nachweise

- Kupplungsreaktion mit diazotierter Sulfanilsäure (6.10): Dunkelrot.
- Konz. H_2SO_4: Violett; auf Zusatz von 1 Tropfen 1%ige Eisen(III)-chlorid-Lösung geht die Farbe in rotbraun über.
- Froehde-Reaktion: Violett → schwarz.
- Mandelin-Reaktion: Rotbraun → schwarz.
- Marquis-Reaktion: Grün.

Quantitative Bestimmung

- Base: Titration in Eisessig/Dioxan (1+2) mit 0,1 N-Trifluormethansulfonsäure gegen Kristallviolett nach Grün.
- $E_{1cm}^{1\%}$ in 0,1 N-HCl: 500 bei 270 nm und 360 bei 356 nm.

Tetrazepam

7-Chlor-5-cyclohexenyl-1-methyl-1*H*-benzo[e][1,4]diazepin-2(3*H*)-on
Musaril®

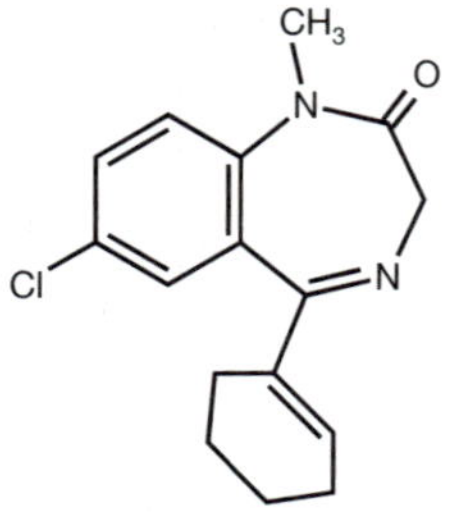

$C_{16}H_{17}ClN_2O$ (288,8)
Smp. 144 °C

Analysenanfall
IB, II

Gelbbraune Kristalle.

Löslich in	Wasser	Ethanol	Aceton	Ether	Dichlormethan
	1 +> 1000	1 + 250	1 + 20	1 + 100	1 + 5

Nachweise

- Zimmermann-Reaktion (6.7): Violett.
- Reaktion mit 2 N-HCl: Gelb.

Quantitative Bestimmung

- $E^{1\,\%}_{1\,cm}$ in Methanol: 225 nm oder 227 nm; in 0,1 N-HCl: 240 nm, 283 nm und 345 nm.

Theobromin

1,2,3,6-Tetrahydro-3,7-dimethyl-7*H*-purin-2,6-dion / 3,7-Dimethylxanthin

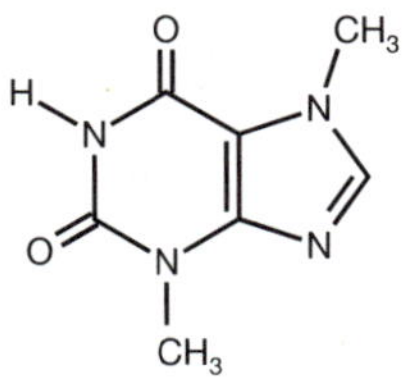

Base
$C_7H_8N_4O_2$ (180,2)
Smp. >350 °C

Natriumsalicylat
$C_{14}H_{12}N_4Na_2O_5$ (362,2)
Smp. 290 °C (s)

Analysenanfall
(II, IV, V) (bs) (ci)

Theobromin: Weißes Pulver.
Theobromin-Natriumsalicylat: Weißes Granulat oder Pulver.

Löslich in	Wasser	Ethanol	Aceton	Ether	Dichlormethan
Base Na-Salicylat	1 +> 1000* 1 + 1	1 +> 1000 1 +> 1000	1 +> 1000 1 +> 1000	1 +> 1000 1 +> 1000	1 +> 1000 1 +> 1000
Base löslich in 3 N-NaOH.					

* 1+150 bei 100 °C.

Nachweise

- Eisen(III)-chlorid-Reaktion (6.9): Rotviolett bei Salicylat.
- Murexid-Reaktion (7.1): Rotviolett.
- Froehde-Reaktion: Hellviolett.
- Mandelin-Reaktion: Grünschwarz.
- Marquis-Reaktion: Pink.
- Versetzt man eine unter Erwärmen bereitete Lösung von 2 mg Substanz in 1 ml Wasser mit einigen Tropfen 5%iger Silbernitrat-Lösung, so entsteht ein durchscheinender, gallertartiger Niederschlag, der in verdünntem Ammoniak **leicht löslich** ist (Unterscheidung zu Theophyllin).

Quantitative Bestimmung

- Base: Titration in Acetanhydrid/Toluol (5+1) mit 0,1 N-Trifluormethansulfonsäure gegen Sudan III.
- $E^{1\%}_{1cm}$ in Methanol: 550 bei 273 nm; in 0,1 N-NaOH: 575 bei 273 nm.

Theophyllin

1,2,3,6-Tetrahydro-1,3-dimethyl-7*H*-purin-2,6-dion / 1,3-Dimethylxanthin
Solosin®

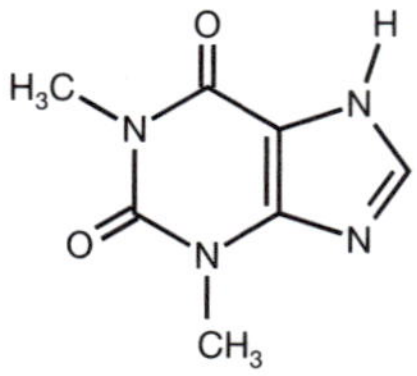

$C_7H_8N_4O_2$ (180,2)
Smp. 270–274°C

Analysenanfall
II (ci)

Weißes, kristallines Pulver.

Löslich in	Wasser	Ethanol	Aceton	Ether	Dichlormethan
	1 + 200	1 + 150	1 +> 1000	1 +> 1000	1 +> 1000

Nachweise

- Kupplungsreaktion mit diazotierter Sulfanilsäure (6.10): Nach alkalischer Hydrolyse rotviolett (Theophyllidin-Reaktion).
- Murexid-Reaktion (7.1): Rotviolett.
- Versetzt man eine unter Erwärmen bereitete Lösung von 2 mg Substanz in 1 ml Wasser mit einigen Tropfen 5%iger Silbernitrat-Lösung, so entsteht ein durchscheinender, gallertartiger Niederschlag, der in verdünntem Ammoniak **unlöslich** ist (Unterscheidung zu Theobromin).

Quantitative Bestimmung

- Titration in Dimethylformamid mit 0,1 N-NaOH gegen Thymolphthalein.
- 300 mg Substanz werden in 3-5 ml Ameisensäure gelöst und 50 ml Acetanhydrid hinzugefügt. Nach Zusatz von 2-3 Tropfen Sudan IV-Lösung wird mit 0,1 N-Trifluormethansulfonsäure bis zum Umschlag nach Grauviolett titriert.
- $E^{1\%}_{1cm}$ in 0,1 N-NaOH: 630 bei 275 nm.

Thiamin

3-[(4-Amino-2-methyl-5-pyrimidyl)methyl]-5-(2-hydroxyethyl)-4-methylthiazoliumchlorid / Aneurin / Vitamin B_1
B1-Vicotrat®, Benerva®, Batabion®

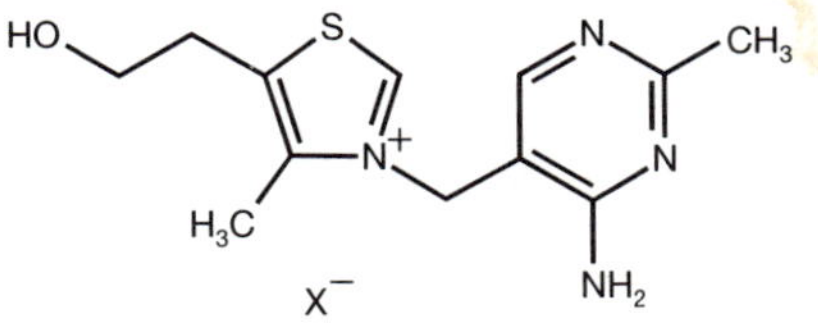

Chlorid · HCl
$C_{12}H_{18}Cl_2N_4OS$ (337,3)
Smp. 258°C (Z)

Nitrat
$C_{12}H_{17}N_5O_4S$ (327,4)
Smp. 200°C (Z)

Analysenanfall
V

Weiße, kristalline Pulver von schwachem, charakteristischem (hefeartigen) Geruch.

Löslich in	Wasser	Ethanol	Aceton	Ether	Dichlormethan
Chlorid · HCl	1 + 1	1 + 170	1 +> 1000	1 +> 1000	1 +> 1000
Nitrat	1 + 45	1 +> 1000	1 +> 1000	1 +> 1000	1 +> 1000

Nachweise

- Iod-Azid-Reaktion (2.4.2): Positiv.
- Kupplungsreaktion mit diazotierter Sulfanilsäure (6.10): Orangerot.
- 3N-NaOH: Gelb.
- Mandelin-Reaktion: Gelb bis rot.
- 10 mg Substanz werden nach Zusatz von 3 ml 3 N-NaOH, 2 Tropfen einer frisch bereiteten 5%igen Kaliumhexacyanoferrat(III)-Lösung und 5 ml 2-Methylpropanol (Isobutanol-1) einige Minuten lang kräftig geschüttelt. Nach Entmischung zeigt die obere Schicht eine blauviolette Fluoreszenz (Thiochrom-Reaktion). Bei Zugabe von Mineralsäuren erfolgt Fluoreszenzlöschung.
- 10 mg Substanz zeigen nach Zusatz von 1 ml 10%iger Blei(II)-acetat-Lösung und 2 ml 6 N-NaOH sofort eine gelbe Färbung. Bei Erhitzen entsteht ein braunschwarzer Niederschlag.

Quantitative Bestimmung

- Nitrat: Nach Zusatz von 2 Tropfen Naphtholbenzein Titration in Eisessig mit 0,1 N-Trifluor- methansulfonsäure nach Grün.
- Hydrochlorid: $E^{1\%}_{1cm}$ in 0,1 N-HCl: 415 bei 246 nm; Nitrat: $E^{1\%}_{1cm}$ in 0,1 N-H_2SO_4: 250 bei 247 nm.

Tilidin

(±)-Ethyl-trans-2-dimethylamino-1-phenyl-cyclohex-3-en-carboxylat
Valoron®, in Valoron®N

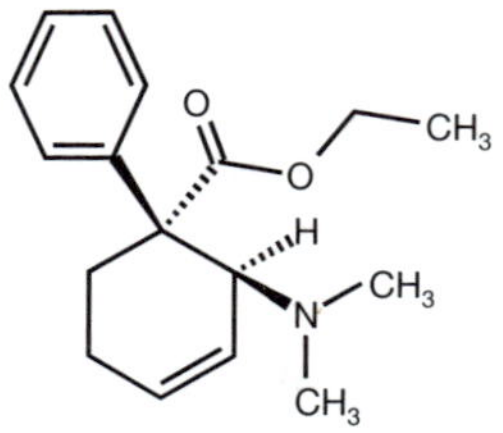

Base	**Hydrochlorid**	**Analysenanfall**
$C_{17}H_{23}NO_2$ (273,4)	$C_{17}H_{24}ClNO_2 \cdot {}^1/_2\, H_2O$ (318,8)	III
ölig	Smp. 125–127 °C (Z)	

Das Hydrochlorid ist ein weißes, kristallines Pulver.

Löslich in	Wasser	Ethanol	Aceton	Ether	Dichlormethan
Hydrochlorid		1 + 5		1 +> 1000	1 + 4

Nachweise

- Hydroxamsäure-Reaktion (6.4): Rotviolett.
- Vitali-Morin-Reaktion (7.3): Rot.

Tolbutamid

1-Butyl-3-[(4-methylphenyl)-sulfonyl]-harnstoff
Artosin®, Rastinon®

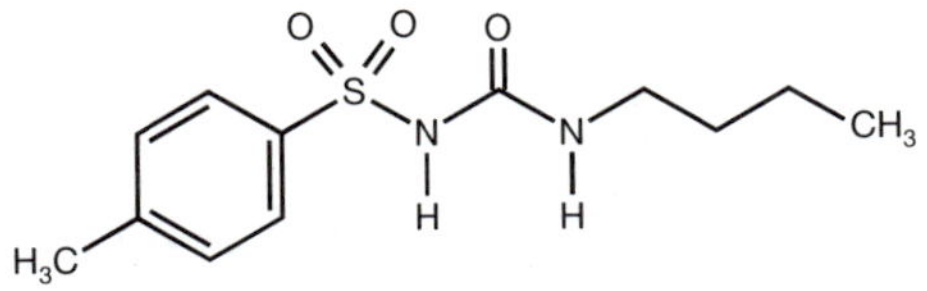

$C_{12}H_{18}N_2O_3S$ (270,4)
Smp. 128–130 °C

Analysenanfall
IA (V)

Weißes, kristallines Pulver.

Löslich in	Wasser	Ethanol	Aceton	Ether	Dichlormethan
	1 +> 1000	1 + 10	1 + 3	1 +> 1000	1 + 25

Nachweise

- Vitali-Morin-Reaktion (7.3): Nach einigen Minuten rosa.
- Mandelin-Reaktion: Gelbgrün.
- 50 mg Substanz werden nach Zugabe von 1 ml 6 N-NaOH erhitzt, bis das Wasser fast vollständig verdampft ist. Die dann entweichenden Dämpfe färben angefeuchtetes Lackmuspapier blau, und es ist der charakteristische Geruch von Butylamin wahrnehmbar.

Quantitative Bestimmung

- Titration in Dimethylformamid gegen Thymolblau mit 0,1 N-NaOH.
- $E^{1\%}_{1\,cm}$ in Ethanol: 500 bei 228 nm; in 0,1 N-HCl: 520 bei 228 nm.

Trihexylphenidyl

(RS)-1-Cyclohexyl-1-phenyl-3-piperidinopropanol
Artane®

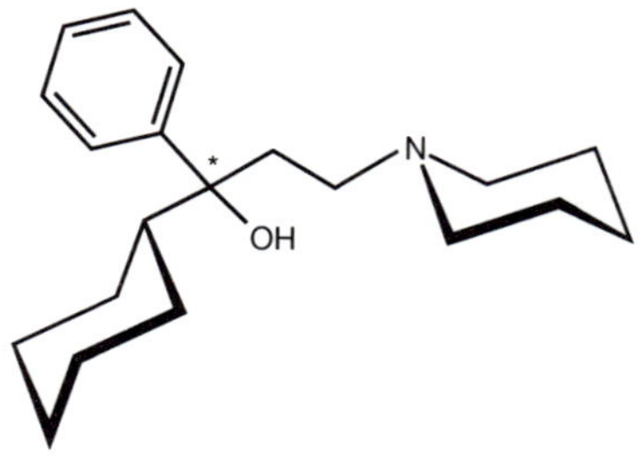

Base
$C_{20}H_{31}NO$ (301,5)
Smp. 110 °C

Hydrochlorid
$C_{20}H_{32}ClNO$ (338,0)
Smp. 247–253 °C (Z)

Analysenanfall
II

Das Hydrochlorid ist ein weißes, kristallines Pulver.

Löslich in	Wasser	Ethanol	Aceton	Ether	Dichlormethan
Hydrochlorid	1 + 100	1 + 25	1 + 50	1 +> 1000	1 + 150

Nachweise

- Chromotropsäure-Reaktion (6.6): Rotbraun.
- Vitali-Morin-Reaktion (7.3): Rotbraun.
- Konz. H_2SO_4: Hellgelb; Fluoreszenz unter UV_{366}.
- Froehde-Reaktion: Braun.
- Mandelin-Reaktion: Violett.
- Marquis-Reaktion: Orangeocker.

Quantitative Bestimmung

- Titration in Ethanol/Dichlormethan (5+1) mit 0,1 N-NaOH gegen Phenolphthalein (DAC).

Trimethoprim

5-(3,4,5-Trimethoxybenzyl)-2,4-pyrimidindiamin
Trimanyl®, in Bactrim®, in Eusaprim®

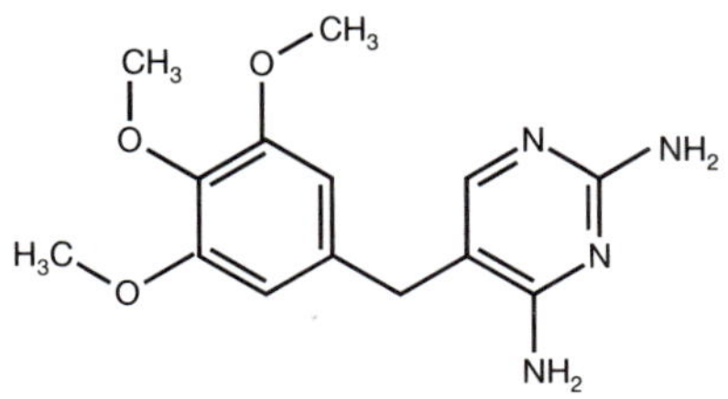

$C_{14}H_{18}N_4O_3$ (290,3)
Smp. 199–203 °C

Analysenanfall
III (c), V

Weißes, geruchloses Pulver.

Löslich in	Wasser	Ethanol	Aceton	Ether	Dichlormethan
	1 +> 1000	1 + 300	1 + 300	1 +> 1000	1 + 150

Nachweise

- Eisen(III)-chlorid-Reaktion (6.9): Schwach orange.
- Vitali-Morin-Reaktion (7.3): Rotbraun.
- Konz. HNO_3: Rot.
- Froehde-Reaktion: 10 mg Substanz werden mit 0,5 ml zur Trockne eingedampft; der Rückstand färbt sich nach Befeuchten mit konz. Schwefelsäure blaugrün bzw. nach einigen Minuten blau.
- Mandelin-Reaktion: Rot.
- Marquis-Reaktion: Beige.

Quantitative Bestimmung

- Titration in Eisessig mit 0,1 N-Trifluormethansulfonsäure gegen Kristallviolett nach Grün.
- $E^{1\,\%}_{1\,cm}$ in 0,1 N-HCl: 210 bei 270 nm; in Methanol: 245 bei 287 nm.

Verapamil

(RS)-2-(3,4-Dimethoxyphenyl)-5-[2-(3,4-dimethoxyphenyl)-ethyl]-methylamino-2-isopropyl-pentannitril
Isoptin®

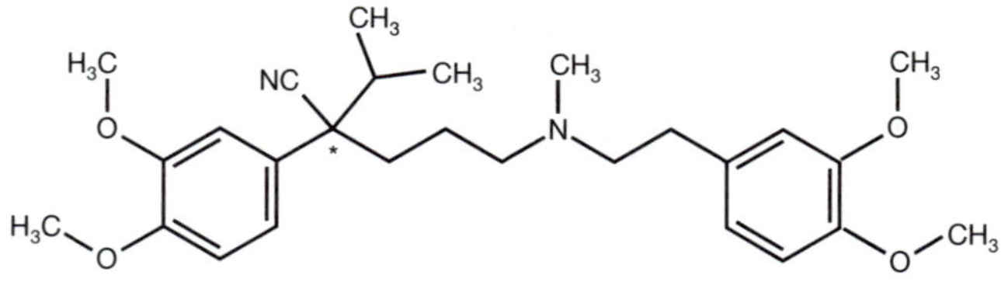

Base
$C_{27}H_{38}N_2O_4$ (454,6)
ölig

Hydrochlorid
$C_{27}H_{39}ClN_2O_4$ (491,1)
Smp. 138–141 °C

Analysenanfall
III (II)

Die Base ist ein schwach gelbliches Öl, das Hydrochlorid ein weißes Pulver.

Löslich in	Wasser	Ethanol	Aceton	Ether	Dichlormethan
Base	1 +> 1000	1 + 20	1 + 15		
Hydrochlorid	1 + 15	1 + 25	1 + 20	1 +> 1000	1 + 1

Nachweise

- Vitali-Morin-Reaktion (7.3): Rotbraun.
- Froehde-Reaktion: Grün.
- Marquis-Reaktion: Rot.
- 5 mg Substanz werden in Wasser gelöst. Nach Zusatz von 0,2 ml 1%iger Kaliumpermanganat-Lösung entsteht ein violetter Niederschlag, der sich mit gelber Farbe löst.

Quantitative Bestimmung

- $E^{1\%}_{1cm}$ in 0,1 N-HCl: 325 bei 228 nm und 120 bei 278 nm.

Warfarin

(RS)-4-Hydroxy-3-(3-oxo-1-phenylbutyl)-2*H*-chromen-2-on
Coumadin®

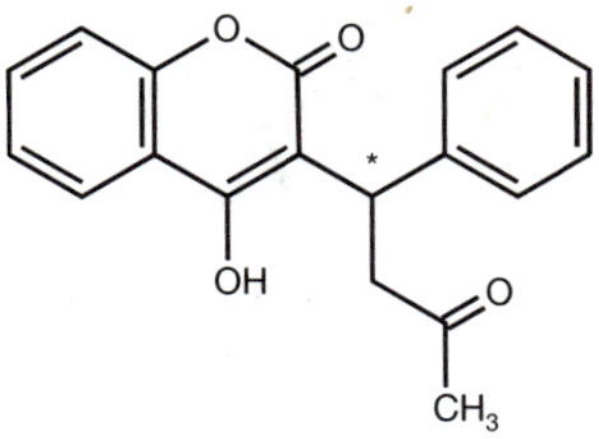

Säure
$C_{19}H_{16}O_4$ (308,3)
Smp. 157–160 °C

Natriumsalz
$C_{19}H_{15}NaO_4$ (330,3)
Smp. 244 °C

Analysenanfall
IA (ö)

Das Na-Salz ist ein weißes, kristallines und lichtempfindliches Pulver.

Löslich in	Wasser	Ethanol	Aceton	Ether	Dichlormethan
Natriumalz	1 + 1	1 + 1	1 +> 1000	1 +> 1000	1 +> 1000

Nachweise

- Iodoform-Reaktion (6.8): Positiv.
- Kupplungsreaktion mit diazotierter Sulfanilsäure (6.10): Orange.
- Tüpfelreaktion mit Zwikker I-Reagenz (vgl. 7.2): Blau
- Vitali-Morin-Reaktion (7.3): Rotbraun.
- Farbkomplex mit Kupfersulfat-Lösung (7.5): Blauviolett.
- 3 N-NaOH: Nach Erhitzen gelb.
- Mandelin-Reaktion: Gelbgrün → rotbraun.
- Marquis-Reaktion: Ocker.

Quantitative Bestimmung

- Natriumsalz: Titration in Eisessig mit 0,1 N-Trifluormethansulfonsäure gegen Kristallviolett.
- $E^{1\%}_{1cm}$ in 0,1 N-NaOH: 460 bei 308 nm.

L-Weinsäure

(2R,3R)-2,3-Dihydroxy-1,4-butandisäure

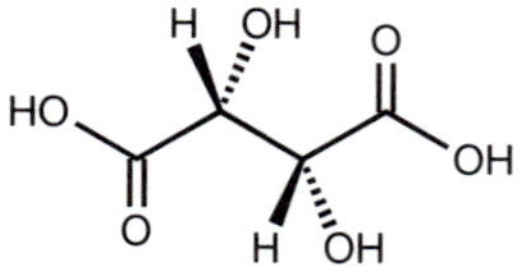

Säure	Natriumsalz	Kalium-Natrium-Salz	Analysenanfall
$C_4H_6O_6$ (150,1)	$C_4H_5NaO_6$ (172,1)	$C_4H_4KNaO_6 \cdot 4H_2O$ (282,2)	V
Smp. 168–174 °C (Z)		Smp. 272 °C (Z)	
$[\alpha]_D^{20}$ +12° (c = 2,0; W.)			

Durchscheinende, geruchlose Kristalle oder weißes, kristallines Pulver.

Löslich in	Wasser	Ethanol	Aceton	Ether	Dichlormethan
Säure	1 + 1	1 + 3	1 +> 1000	1 + 400	1 +> 1000
K-Na-Salz	1 + 2	1 +> 1000	1 +> 1000	1 +> 1000	1 +> 1000

Nachweise

- Beim Glühen Karamelgeruch (2.2).
- Eisen(III)-chlorid-Reaktion (6.9): Gelb.
- Farbkomplex mit Kupfersulfat-Lösung (7.5): Blau.
- Eine Lösung von 50 mg Substanz in 2 ml Wasser wird mit jeweils 2 Tropfen einer 10%igen Kaliumbromid-Lösung und 2%iger Resorcin-Lösung versetzt. Die Mischung wird mit konz. Schwefelsäure unterschichtet. Beim schwachen Erwärmen entsteht unterhalb der Berührungszone eine violette Färbung, die beim weiteren Erhitzen auf die gesamte Schwefelsäure übergeht und nach Eingießen in Eiswasser nach Rot umschlägt (Mohler-Pesez-Reaktion; vgl. Oxalsäure).
- 10–20 mg Substanz werden in 5 ml Wasser gelöst. Nach Zusatz von 1 Tropfen 3%ige Eisen(II)-sulfat-Lösung und 1 Tropfen 3%iger Wasserstoffperoxid-Lösung entsteht eine gelbe Farbe. Nach tropfenweiser Zugabe von 3 N-NaOH wird die Lösung zuerst entfärbt, anschließend entsteht eine intensiv blaue bis violette Färbung (Fentons-Reaktion).
- 5 mg Substanz werden mit 3,5 ml Pyridin und 1,5 ml Acetanhydrid versetzt und einige Minuten auf dem Wasserbad erhitzt. Die Lösung färbt sich intensiv grün. Unter UV-Licht ist eine gelbe Fluoreszenz beobachtbar (Citronensäure färbt sich unter gleichen Bedingungen karminrot). – Salze der Weinsäure ergeben diese Reaktion nicht.

Quantitative Bestimmung

- Alkalimetrisch (Ph. Eur.).

11 IR-Spektrensammlung

Die IR-Spektren wurden in der Regel mit den ausgeschüttelten Substanzen – wie sie im Analysengang anfallen – als KBr-Preßlinge (0,5–1,5 mg/200 mg KBr) im FTIR-Spektrometer der Firma *Bruker* aufgenommen. Es sind lediglich die stärksten Banden ohne Zuordnung zu funktionellen Gruppen wiedergegeben. Ölig anfallende Stoffe wurden in einem geeigneten Lösungsmittel (Ether oder Dichlormethan) gelöst und die Lösung auf den KBr-Preßling aufgetropft; nach Verdunsten des Lösungsmittels wurde entweder sofort oder nach erneutem Pressen gemessen.

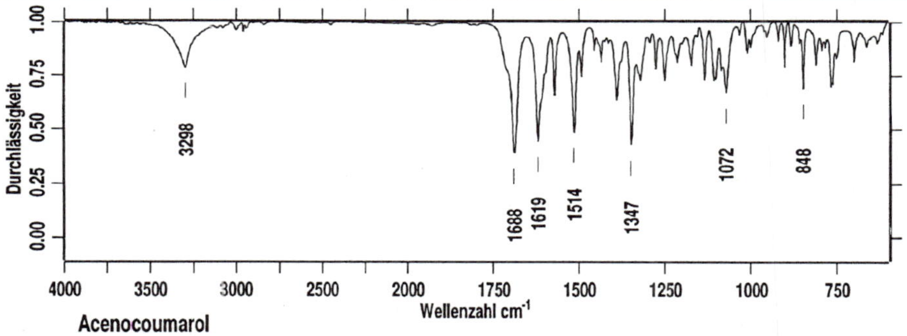

Acenocoumarol

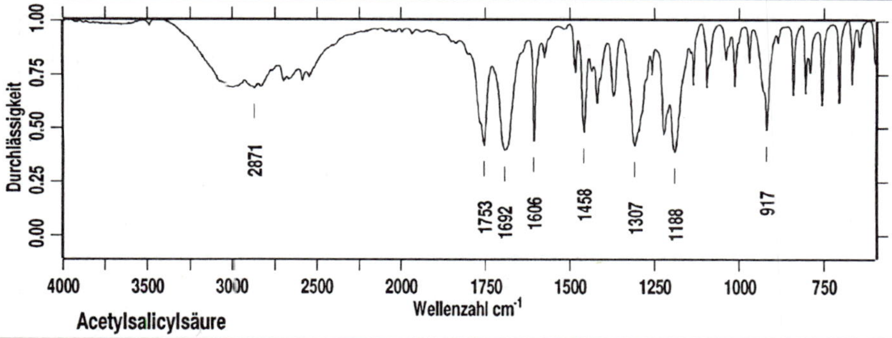

Acetylsalicylsäure

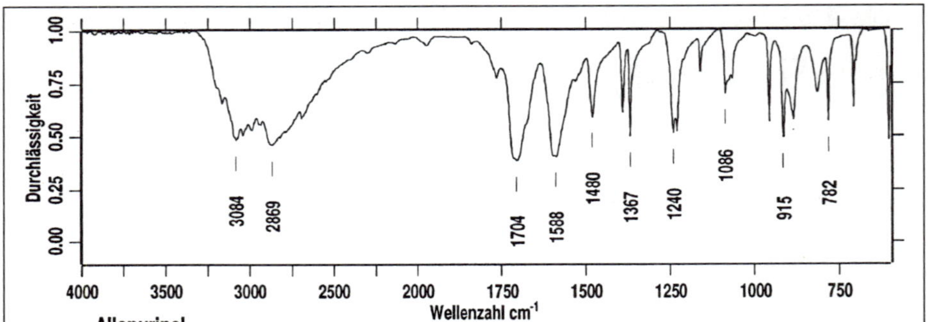

Allopurinol

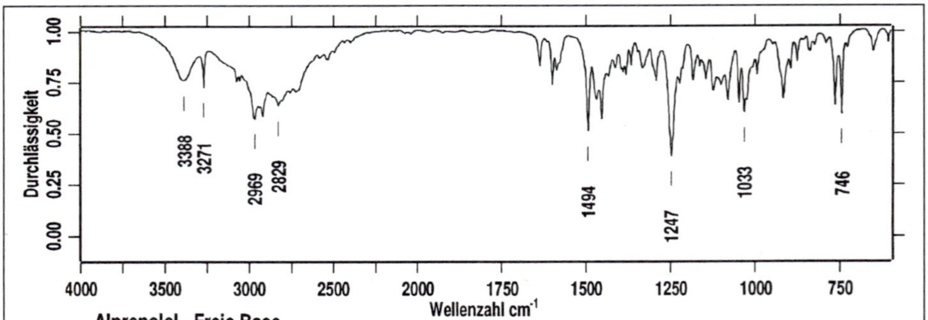

Alprenolol - Freie Base

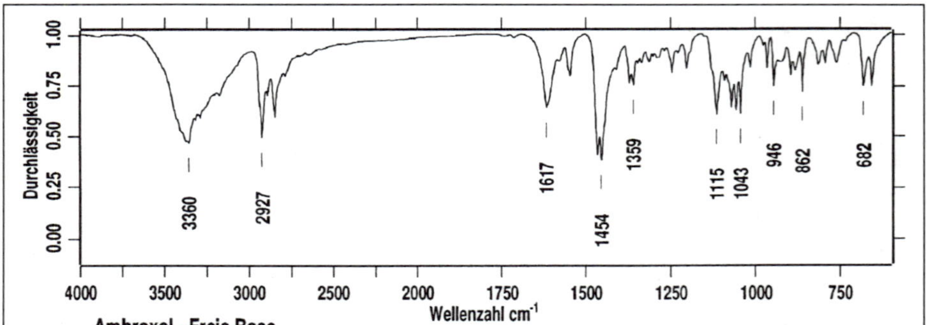

Ambroxol - Freie Base

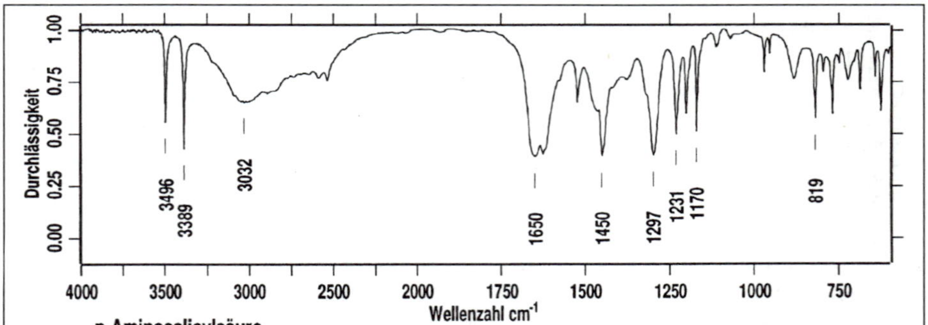

p-Aminosalicylsäure

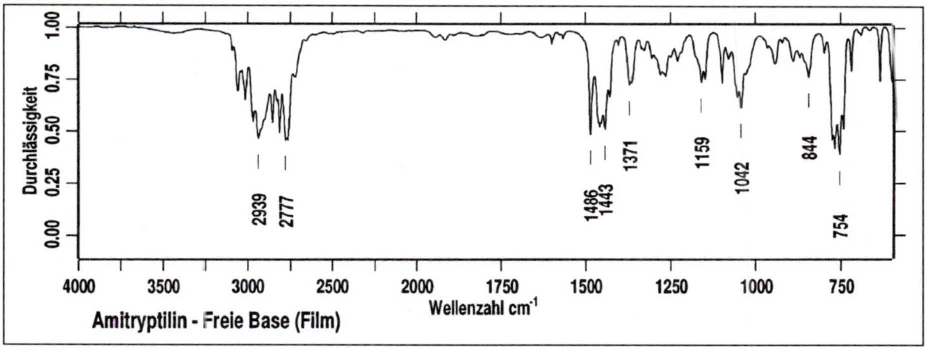

Amitryptilin - Freie Base (Film)

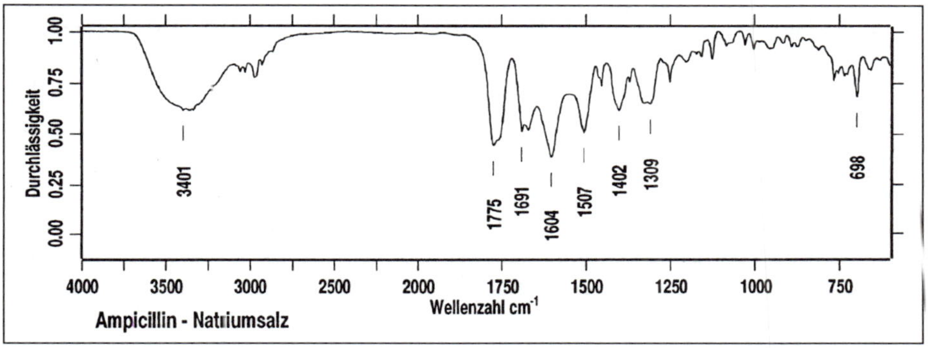

Ampicillin - Natriumsalz

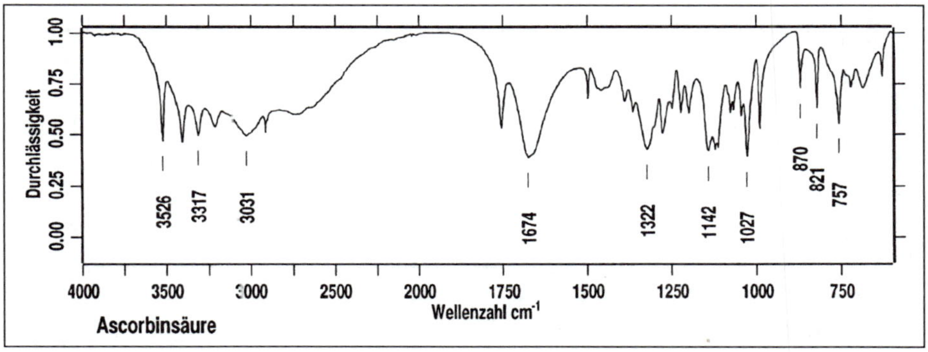

Ascorbinsäure

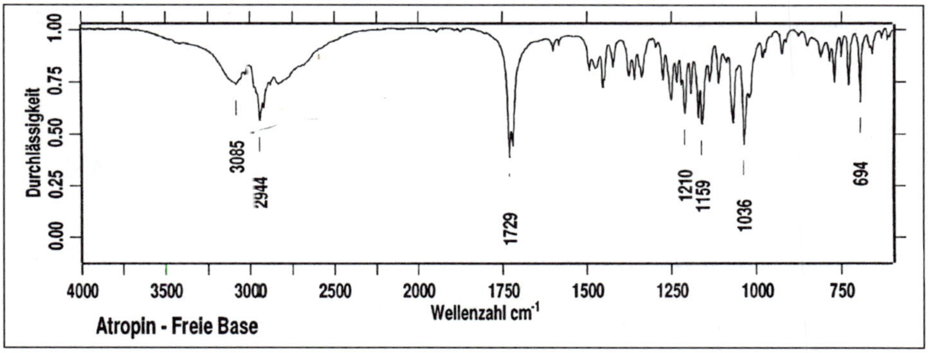

Atropin - Freie Base

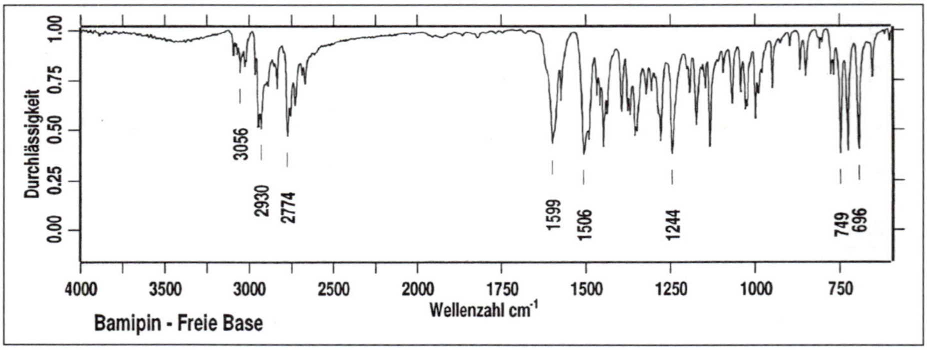
Durchlässigkeit
1.00
0.75
0.50
0.25
0.00
3056
2930
2774
1599
1506
1244
749
696
4000
3500
3000
2500
2000
1750
1500
1250
1000
750
Wellenzahl cm-1
Bamipin - Freie Base

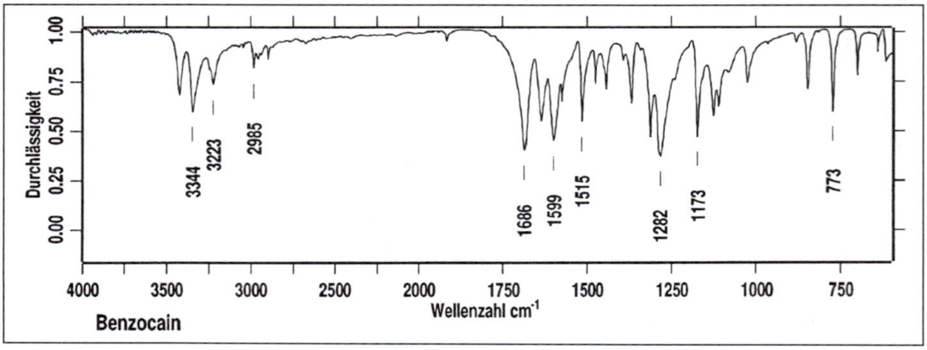
Durchlässigkeit
1.00
0.75
0.50
0.25
0.00
3344
3223
2985
1686
1599
1515
1282
1173
773
4000
3500
3000
2500
2000
1750
1500
1250
1000
750
Wellenzahl cm-1
Benzocain

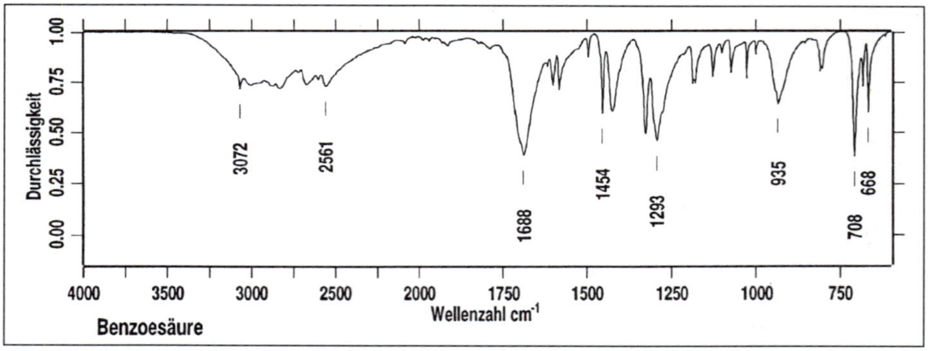
Durchlässigkeit
1.00
0.75
0.50
0.25
0.00
3072
2561
1688
1454
1293
935
708
668
4000
3500
3000
2500
2000
1750
1500
1250
1000
750
Wellenzahl cm-1
Benzoesäure

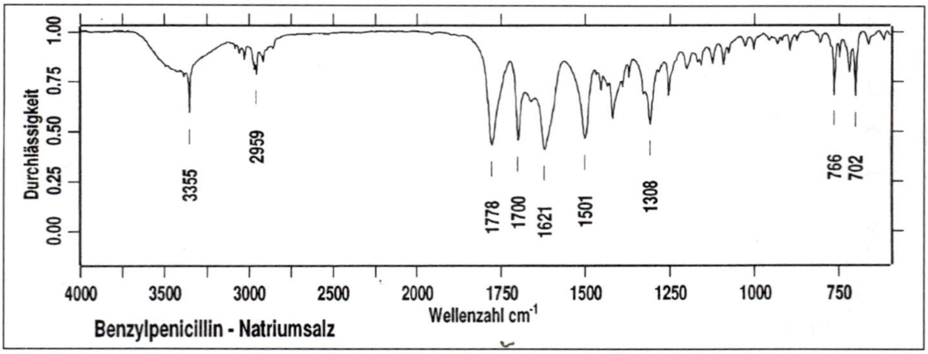
Durchlässigkeit
1.00
0.75
0.50
0.25
0.00
3355
2959
1778
1700
1621
1501
1308
766
702
4000
3500
3000
2500
2000
1750
1500
1250
1000
750
Wellenzahl cm-1
Benzylpenicillin - Natriumsalz

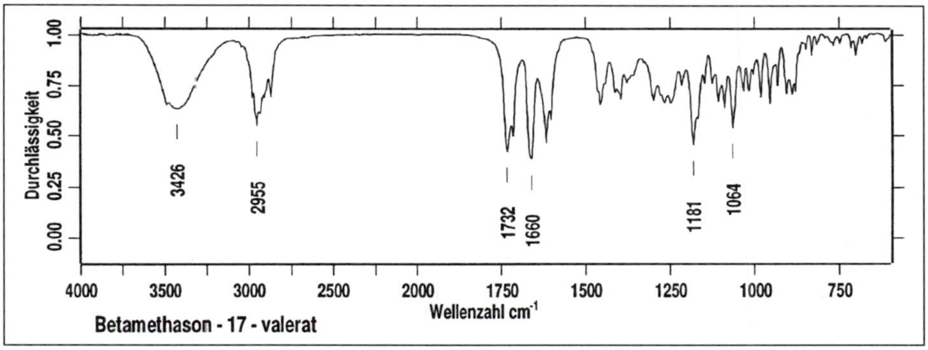
Durchlässigkeit
1.00
0.75
0.50
0.25
0.00
3426
2955
1732
1660
1181
1064
4000
3500
3000
2500
2000
1750
1500
1250
1000
750
Wellenzahl cm-1
Betamethason - 17 - valerat

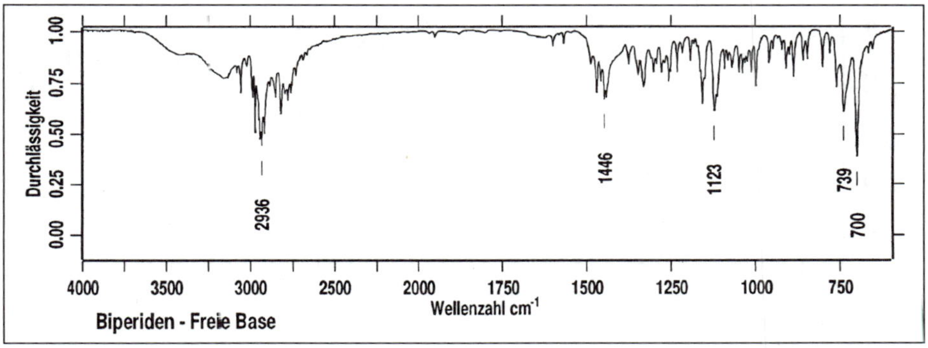
Durchlässigkeit
1.00
0.75
0.50
0.25
0.00
2936
1446
1123
739
700
4000
3500
3000
2500
2000
1750
1500
1250
1000
750
Wellenzahl cm-1
Biperiden - Freie Base

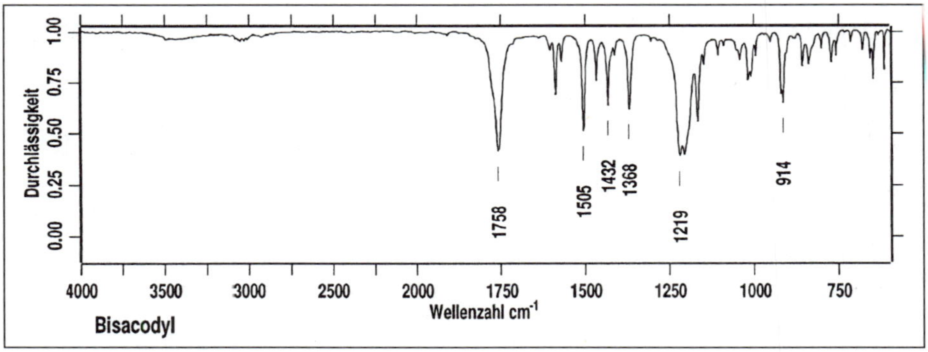
Durchlässigkeit
1.00
0.75
0.50
0.25
0.00
1758
1505
1432
1368
1219
914
4000
3500
3000
2500
2000
1750
1500
1250
1000
750
Wellenzahl cm-1
Bisacodyl

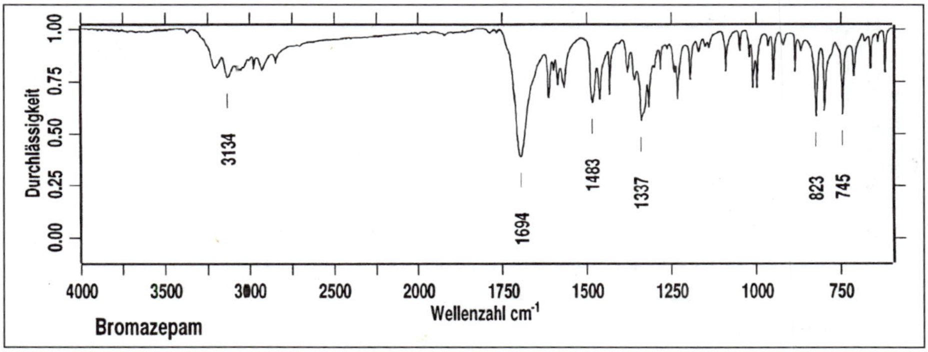
Durchlässigkeit
1.00
0.75
0.50
0.25
0.00
3134
1694
1483
1337
823
745
4000
3500
3000
2500
2000
1750
1500
1250
1000
750
Wellenzahl cm-1
Bromazepam

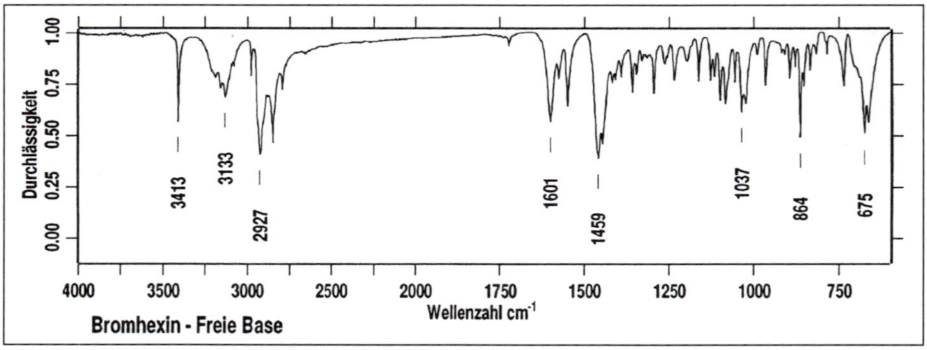
Durchlässigkeit
1.00
0.75
0.50
0.25
0.00
3413
3133
2927
1601
1459
1037
864
675
4000
3500
3000
2500
2000
1750
1500
1250
1000
750
Wellenzahl cm-1
Bromhexin - Freie Base

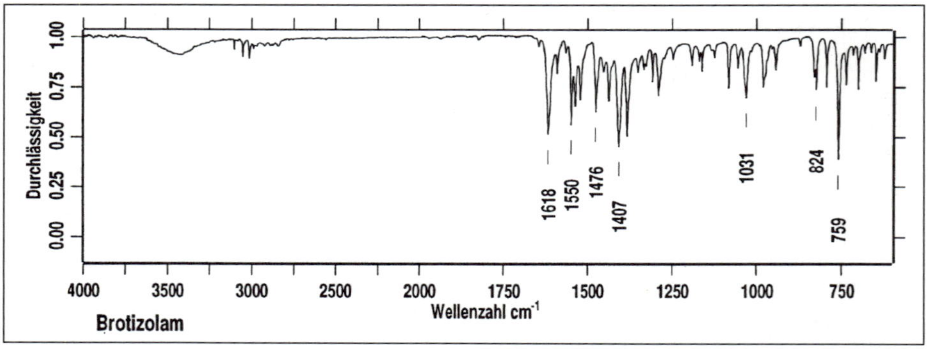
Durchlässigkeit
1.00
0.75
0.50
0.25
0.00
1618
1550
1476
1407
1031
824
759
4000
3500
3000
2500
2000
1750
1500
1250
1000
750
Wellenzahl cm-1
Brotizolam

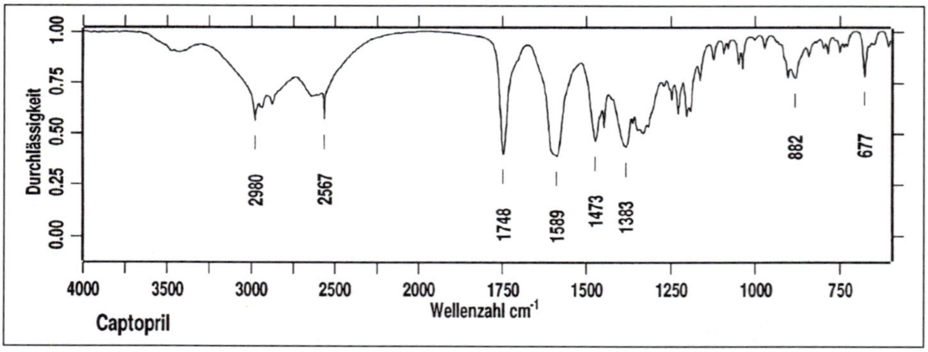
Durchlässigkeit
1.00
0.75
0.50
0.25
0.00
2980
2567
1748
1589
1473
1383
882
677
4000
3500
3000
2500
2000
1750
1500
1250
1000
750
Wellenzahl cm-1
Captopril

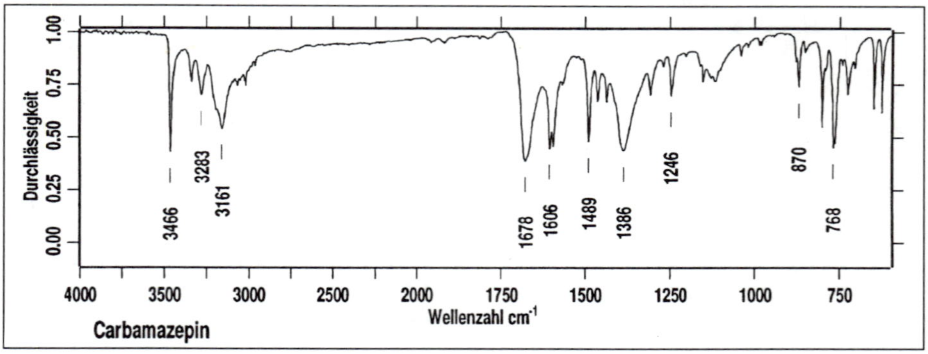
Durchlässigkeit
1.00
0.75
0.50
0.25
0.00
3466
3283
3161
1678
1606
1489
1386
1246
870
768
4000
3500
3000
2500
2000
1750
1500
1250
1000
750
Wellenzahl cm-1
Carbamazepin

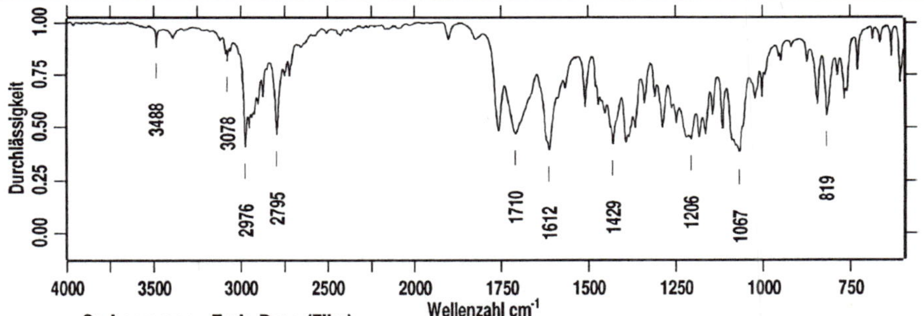

Carbocromen - Freie Base (Film)

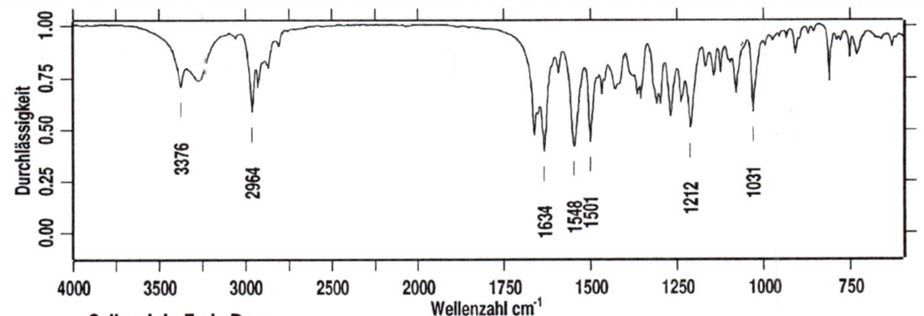

Celiprolol - Freie Base

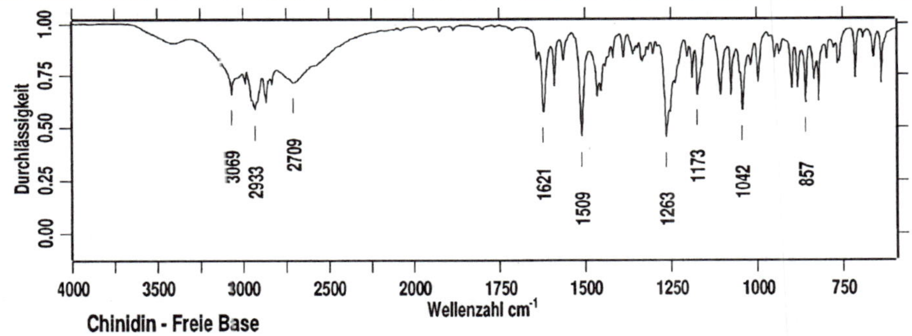

Chinidin - Freie Base

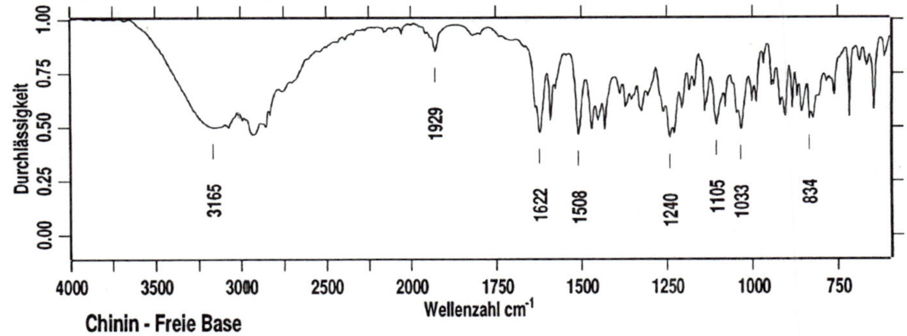

Chinin - Freie Base

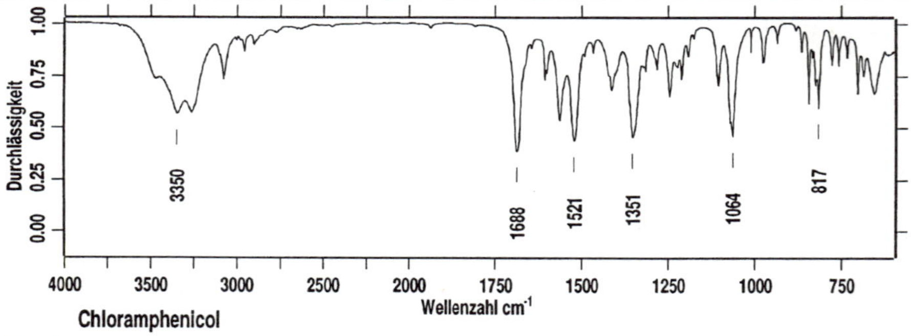

Chloramphenicol

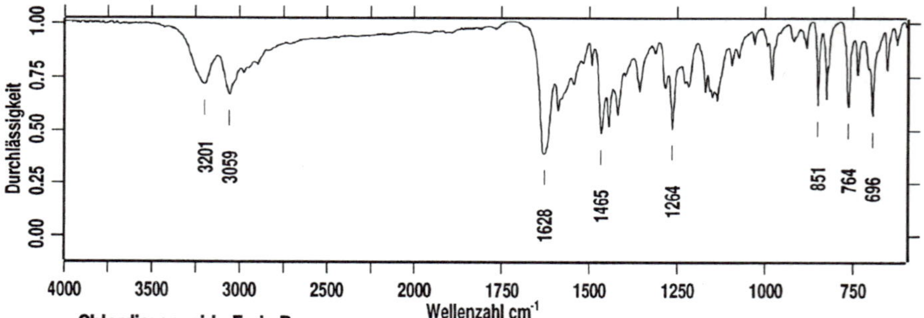

Chlordiazepoxid - Freie Base

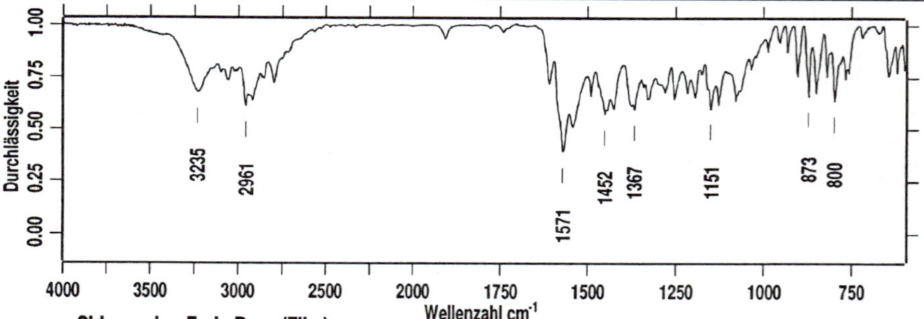

Chloroquin - Freie Base (Film)

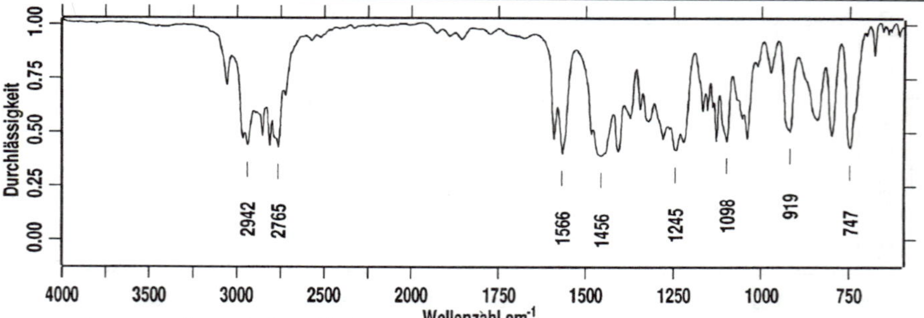

Chlorpromazin - Freie Base (Film)

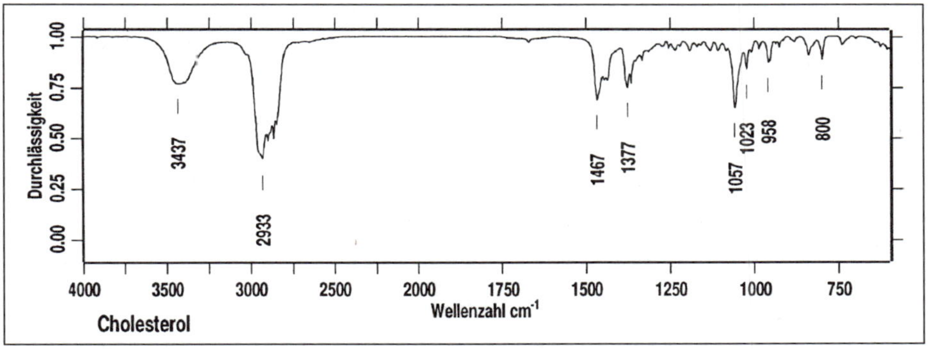
Durchlässigkeit
0.00 0.25 0.50 0.75 1.00
3437
2933
1467
1377
1057
1023
958
800
4000 3500 3000 2500 2000 1750 1500 1250 1000 750
Wellenzahl cm-1
Cholesterol

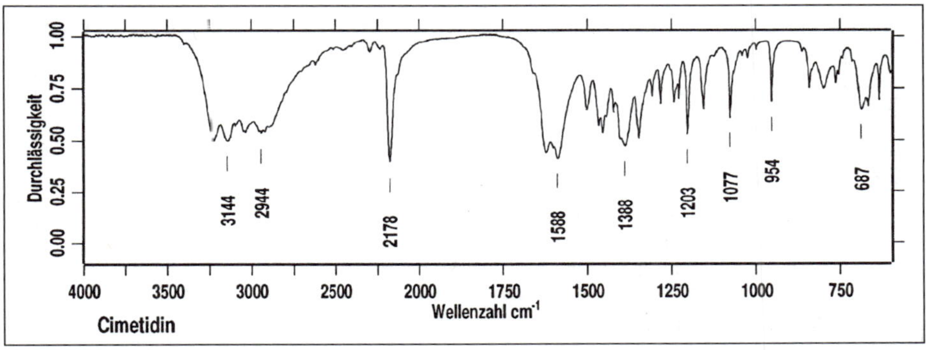
Durchlässigkeit
0.00 0.25 0.50 0.75 1.00
3144
2944
2178
1588
1388
1203
1077
954
687
4000 3500 3000 2500 2000 1750 1500 1250 1000 750
Wellenzahl cm-1
Cimetidin

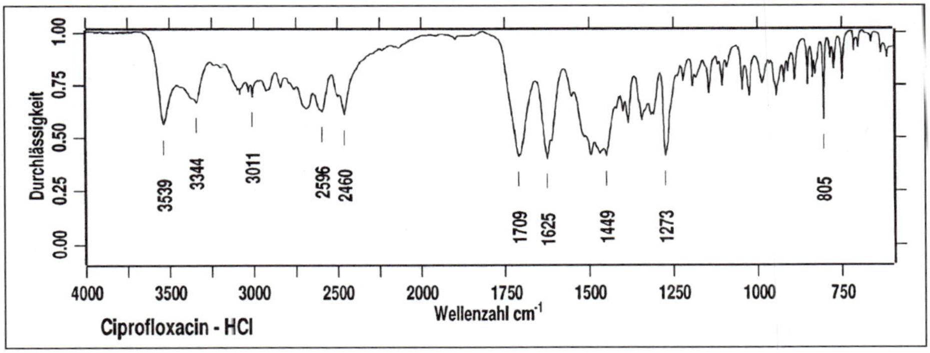
Durchlässigkeit
0.00 0.25 0.50 0.75 1.00
3539
3344
3011
2596
2460
1709
1625
1449
1273
805
4000 3500 3000 2500 2000 1750 1500 1250 1000 750
Wellenzahl cm-1
Ciprofloxacin - HCl

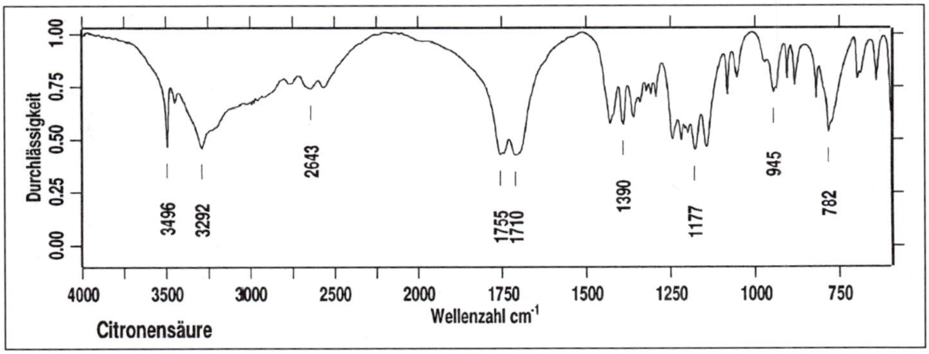
Durchlässigkeit
0.00 0.25 0.50 0.75 1.00
3496
3292
2643
1755
1710
1390
1177
945
782
4000 3500 3000 2500 2000 1750 1500 1250 1000 750
Wellenzahl cm-1
Citronensäure

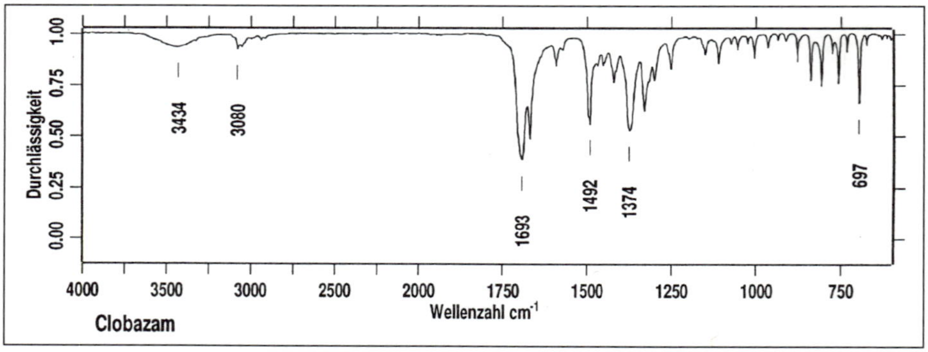
Durchlässigkeit
1.00
0.75
0.50
0.25
0.00
3434
3080
1693
1492
1374
697
4000
3500
3000
2500
2000
1750
1500
1250
1000
750
Wellenzahl cm-1
Clobazam

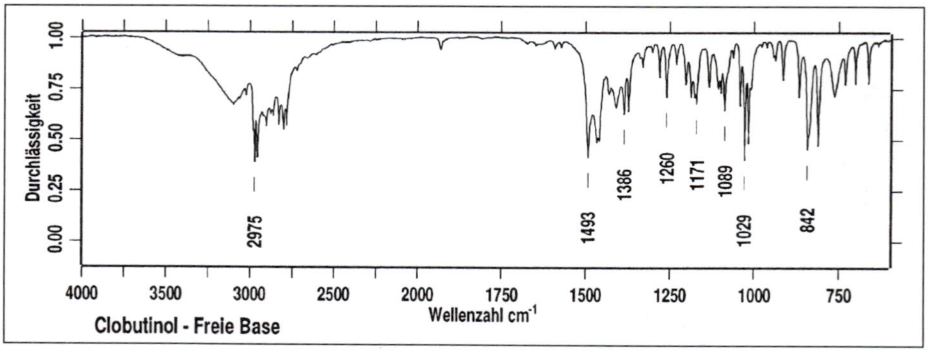
Durchlässigkeit
1.00
0.75
0.50
0.25
0.00
2975
1493
1386
1260
1171
1089
1029
842
4000
3500
3000
2500
2000
1750
1500
1250
1000
750
Wellenzahl cm-1
Clobutinol - Freie Base

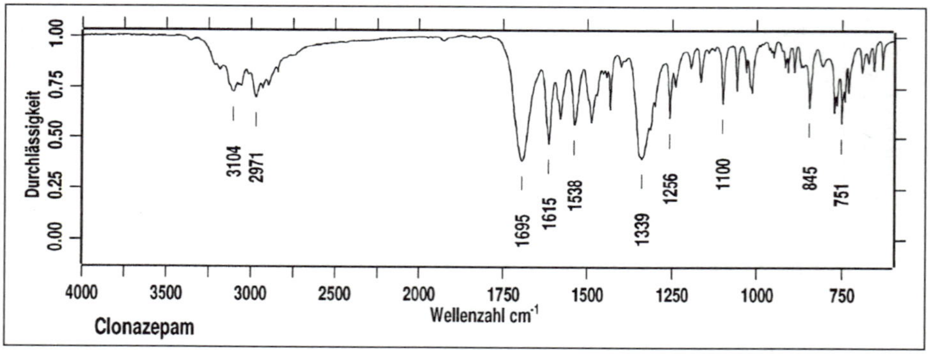
Durchlässigkeit
1.00
0.75
0.50
0.25
0.00
3104
2971
1695
1615
1538
1339
1256
1100
845
751
4000
3500
3000
2500
2000
1750
1500
1250
1000
750
Wellenzahl cm-1
Clonazepam

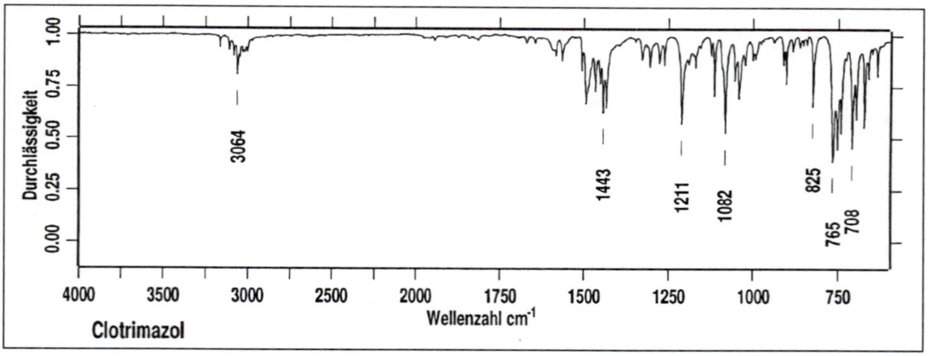
Durchlässigkeit
1.00
0.75
0.50
0.25
0.00
3064
1443
1211
1082
825
765
708
4000
3500
3000
2500
2000
1750
1500
1250
1000
750
Wellenzahl cm-1
Clotrimazol

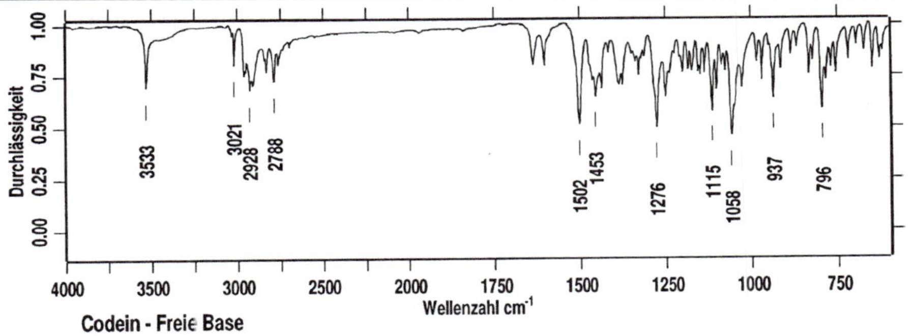

Codein - Freie Base

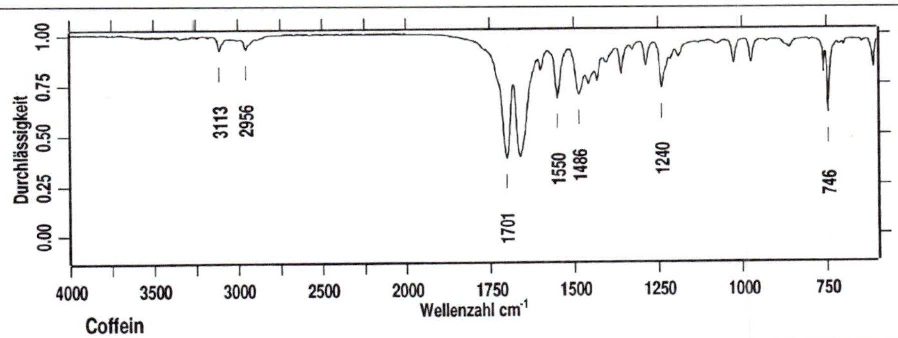

Coffein

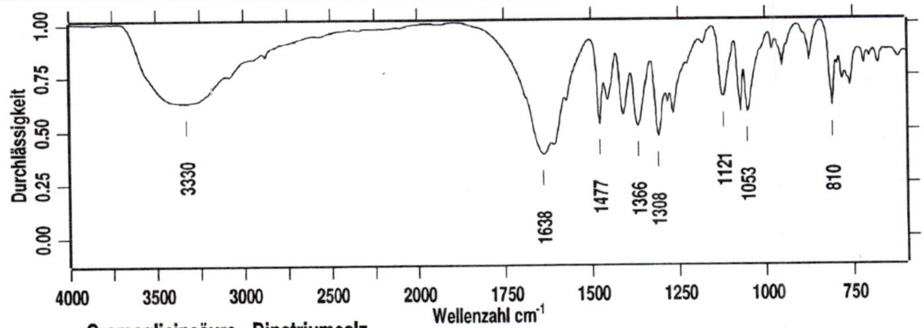

Cromoglicinsäure - Dinatriumsalz

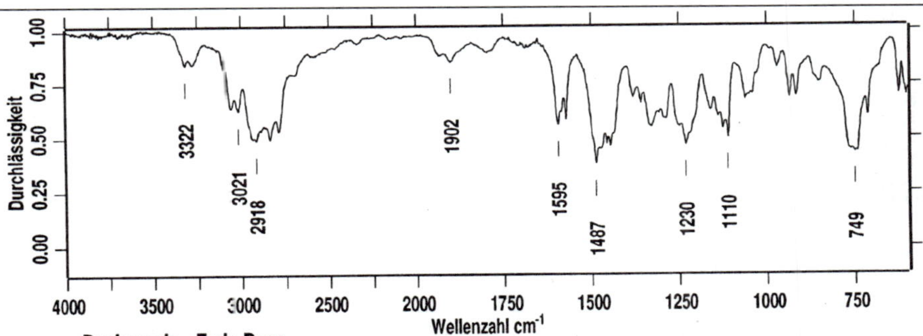

Desipramin - Freie Base

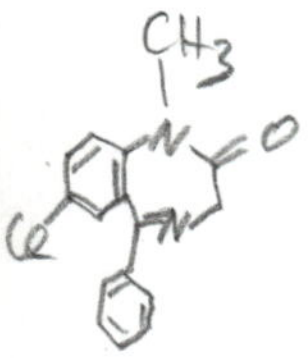

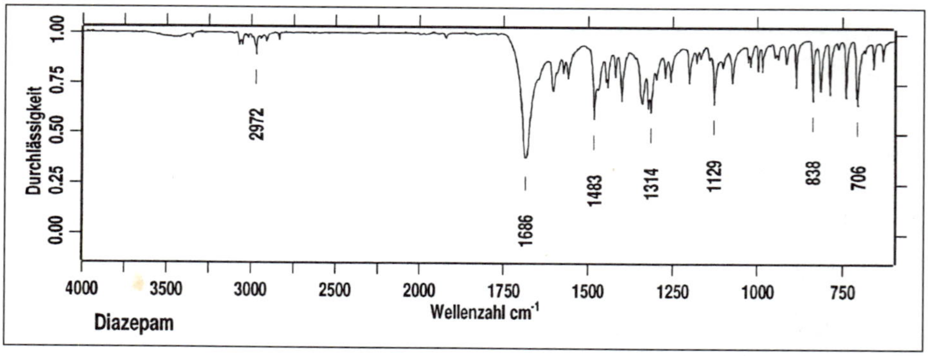

Diazepam

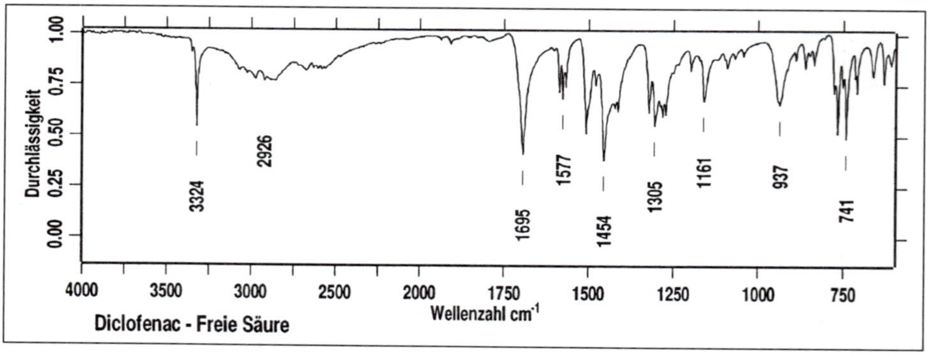

Diclofenac - Freie Säure

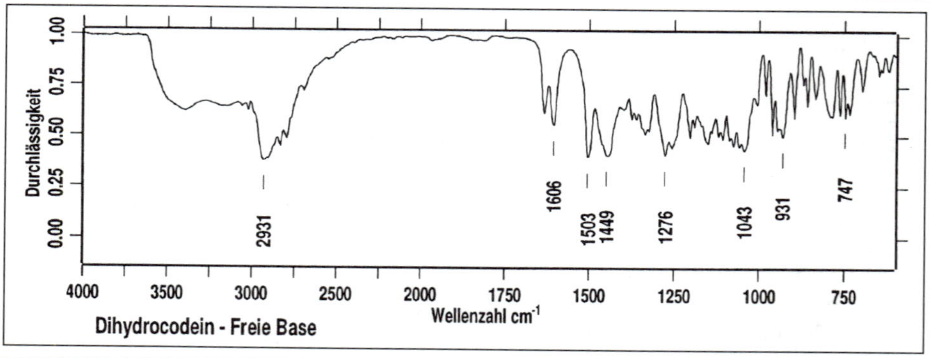

Dihydrocodein - Freie Base

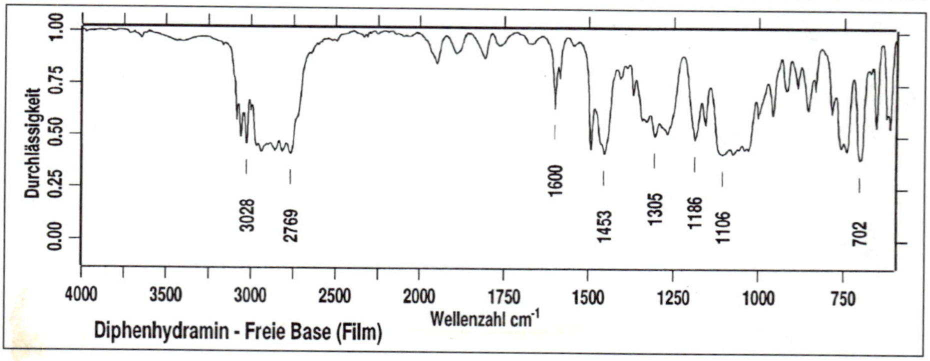

Diphenhydramin - Freie Base (Film)

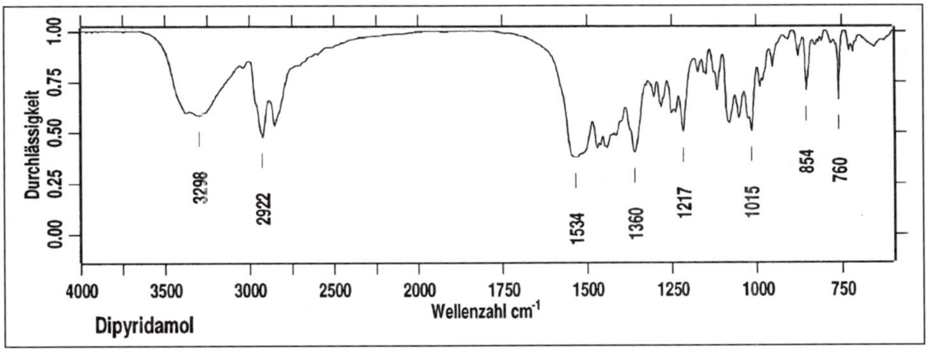

Dipyridamol

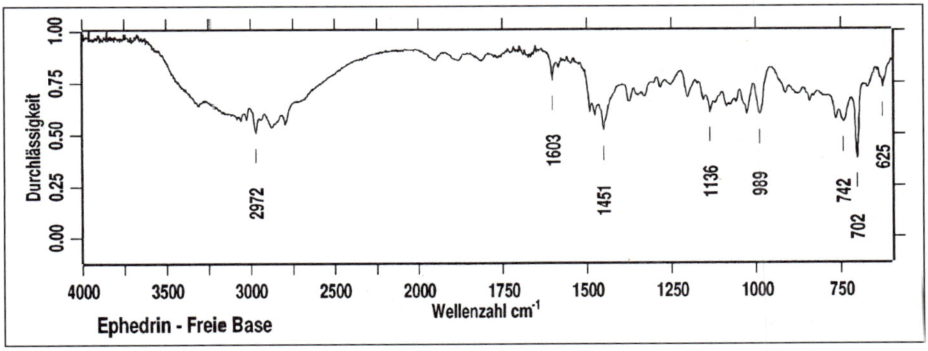

Ephedrin - Freie Base

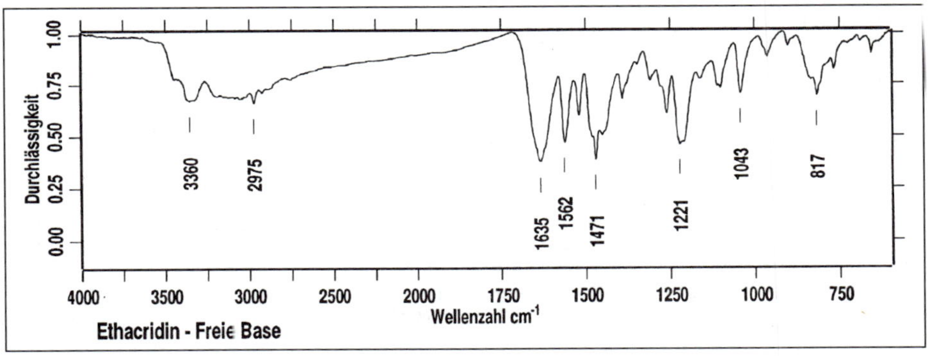

Ethacridin - Freie Base

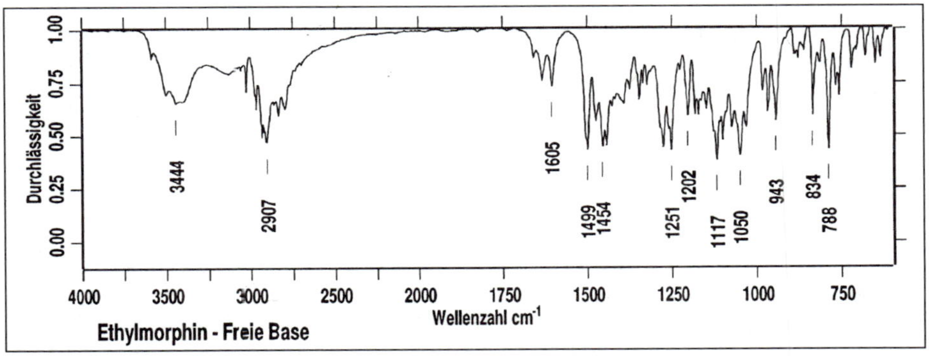

Ethylmorphin - Freie Base

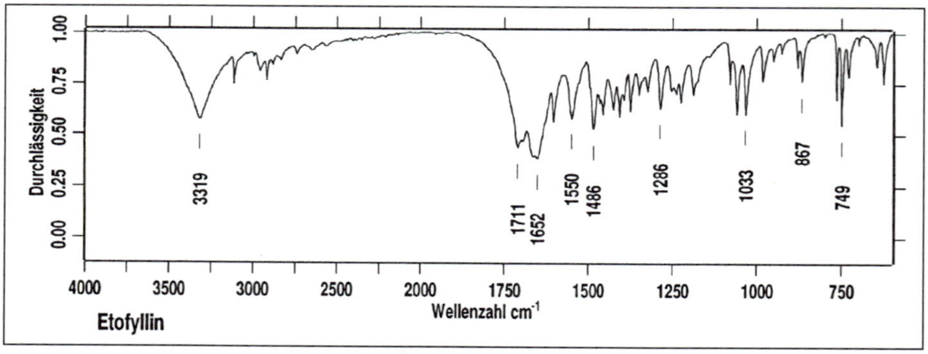
Durchlässigkeit
0.00
0.25
0.50
0.75
1.00
3319
1711
1652
1550
1486
1286
1033
867
749
4000
3500
3000
2500
2000
1750
1500
1250
1000
750
Wellenzahl cm-1
Etofyllin

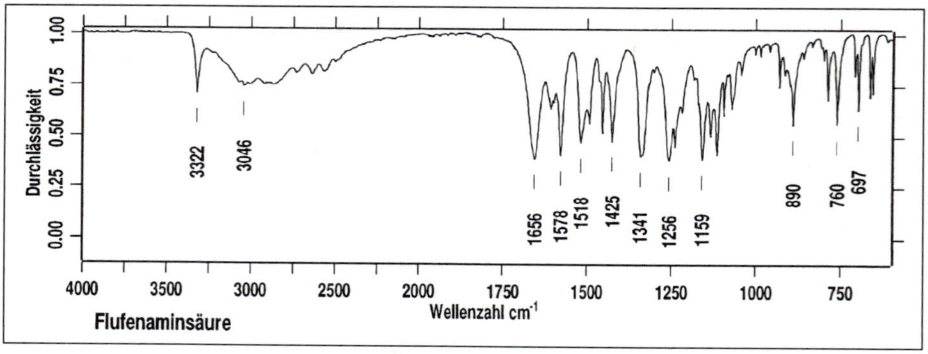
Durchlässigkeit
0.00
0.25
0.50
0.75
1.00
3322
3046
1656
1578
1518
1425
1341
1256
1159
890
760
697
4000
3500
3000
2500
2000
1750
1500
1250
1000
750
Wellenzahl cm-1
Flufenaminsäure

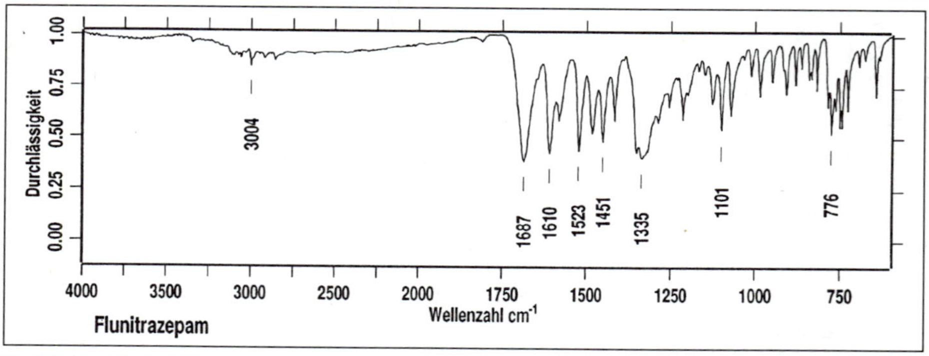
Durchlässigkeit
0.00
0.25
0.50
0.75
1.00
3004
1687
1610
1523
1451
1335
1101
776
4000
3500
3000
2500
2000
1750
1500
1250
1000
750
Wellenzahl cm-1
Flunitrazepam

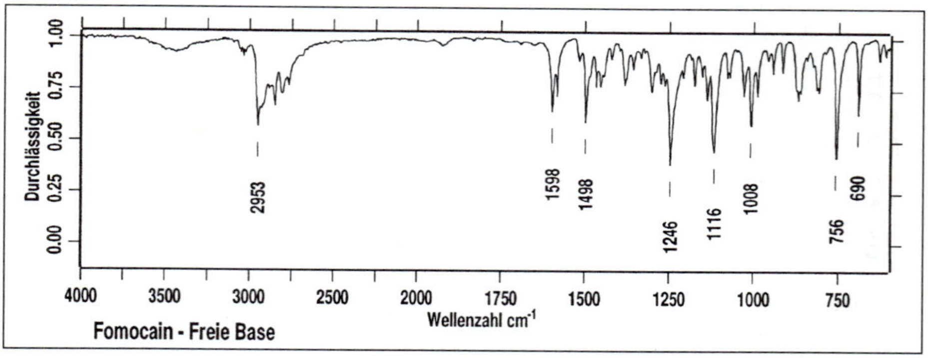
Durchlässigkeit
0.00
0.25
0.50
0.75
1.00
2953
1598
1498
1246
1116
1008
756
690
4000
3500
3000
2500
2000
1750
1500
1250
1000
750
Wellenzahl cm-1
Fomocain - Freie Base

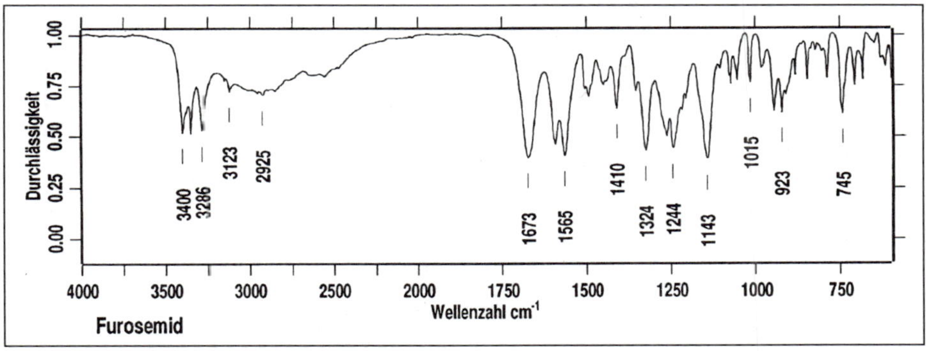
Durchlässigkeit
1.00
0.75
0.50
0.25
0.00
3400
3286
3123
2925
1673
1565
1410
1324
1244
1143
1015
923
745
4000
3500
3000
2500
2000
1750
1500
1250
1000
750
Wellenzahl cm-1
Furosemid

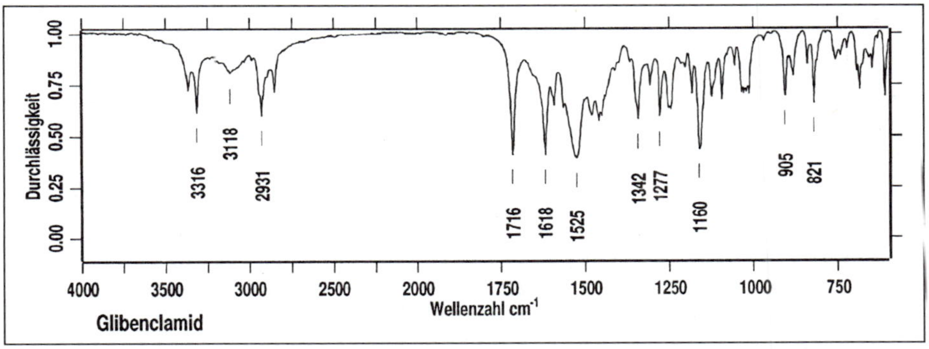
Durchlässigkeit
1.00
0.75
0.50
0.25
0.00
3316
3118
2931
1716
1618
1525
1342
1277
1160
905
821
4000
3500
3000
2500
2000
1750
1500
1250
1000
750
Wellenzahl cm-1
Glibenclamid

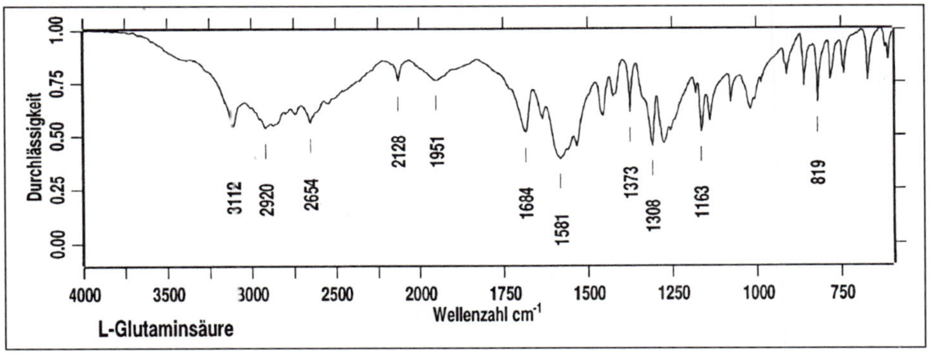
Durchlässigkeit
1.00
0.75
0.50
0.25
0.00
3112
2920
2654
2128
1951
1684
1581
1373
1308
1163
819
4000
3500
3000
2500
2000
1750
1500
1250
1000
750
Wellenzahl cm-1
L-Glutaminsäure

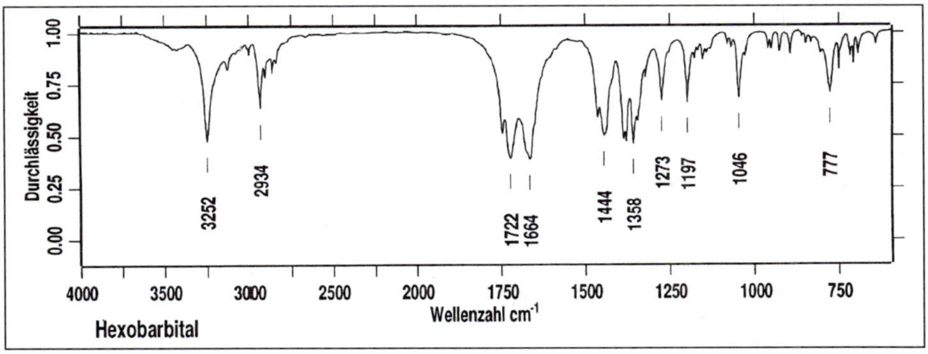
Durchlässigkeit
1.00
0.75
0.50
0.25
0.00
3252
2934
1722
1664
1444
1358
1273
1197
1046
777
4000
3500
3000
2500
2000
1750
1500
1250
1000
750
Wellenzahl cm-1
Hexobarbital

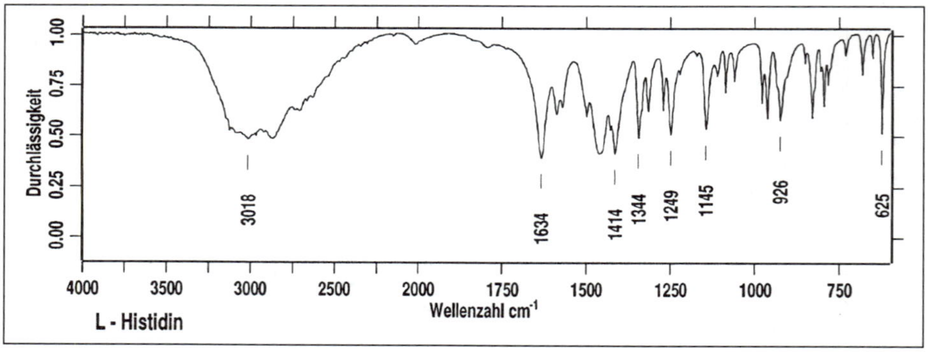

L - Histidin

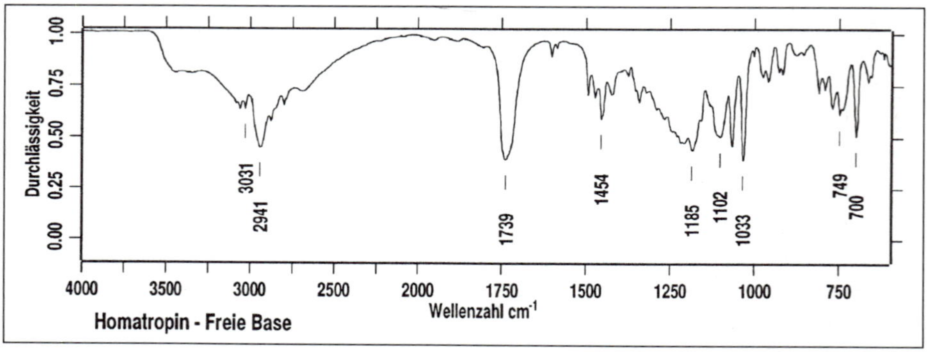

Homatropin - Freie Base

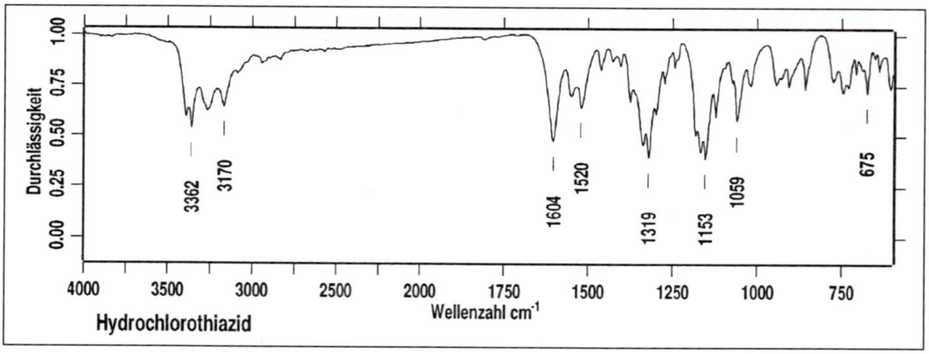

Hydrochlorothiazid

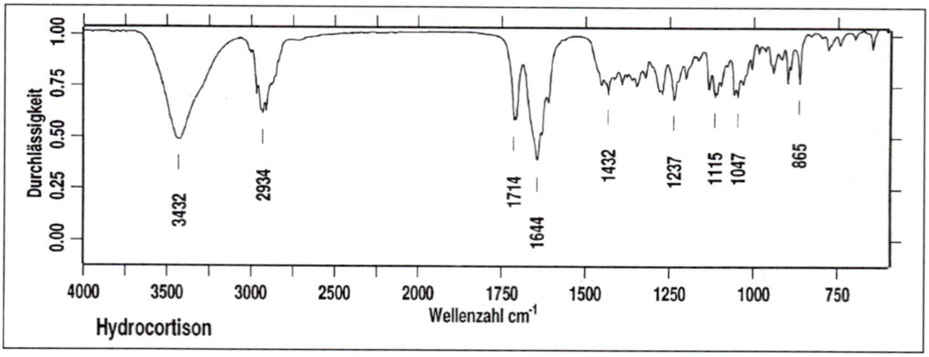

Hydrocortison

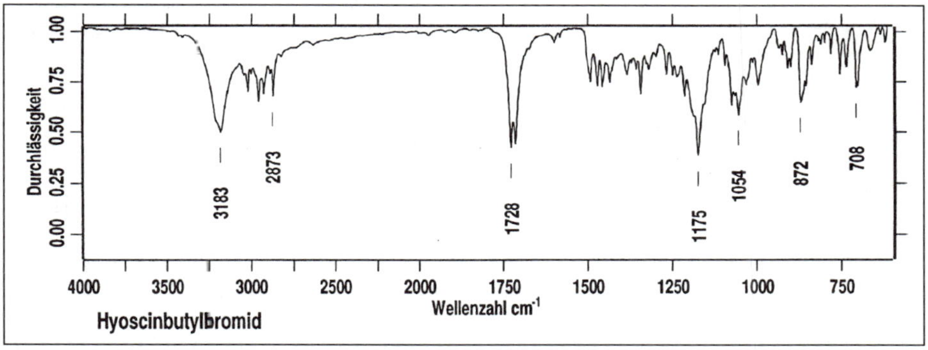
Durchlässigkeit
1.00
0.75
0.50
0.25
0.00
3183
2873
1728
1175
1054
872
708
4000
3500
3000
2500
2000
1750
1500
1250
1000
750
Wellenzahl cm-1
Hyoscinbutylbromid

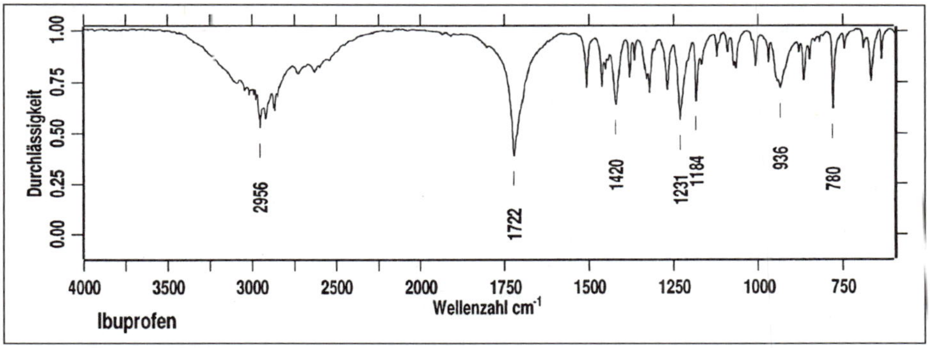
Durchlässigkeit
1.00
0.75
0.50
0.25
0.00
2956
1722
1420
1231
1184
936
780
4000
3500
3000
2500
2000
1750
1500
1250
1000
750
Wellenzahl cm-1
Ibuprofen

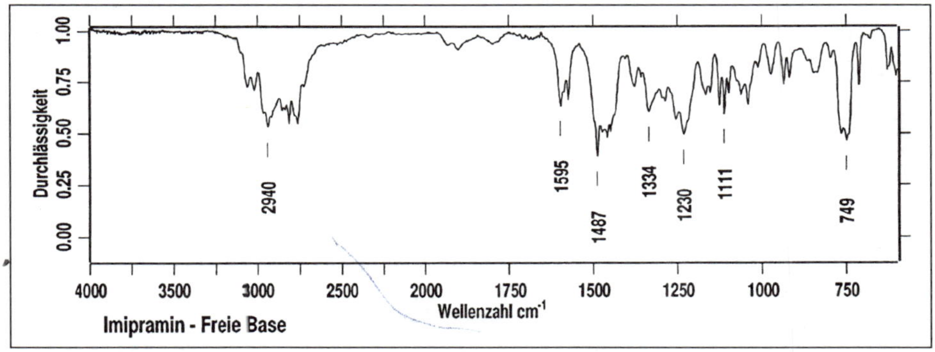
Durchlässigkeit
1.00
0.75
0.50
0.25
0.00
2940
1595
1487
1334
1230
1111
749
4000
3500
3000
2500
2000
1750
1500
1250
1000
750
Wellenzahl cm-1
Imipramin - Freie Base

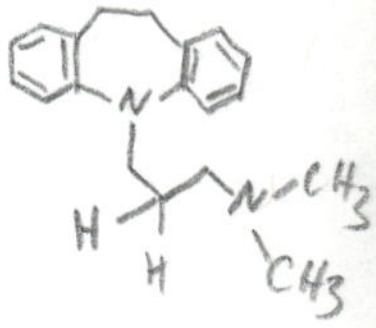

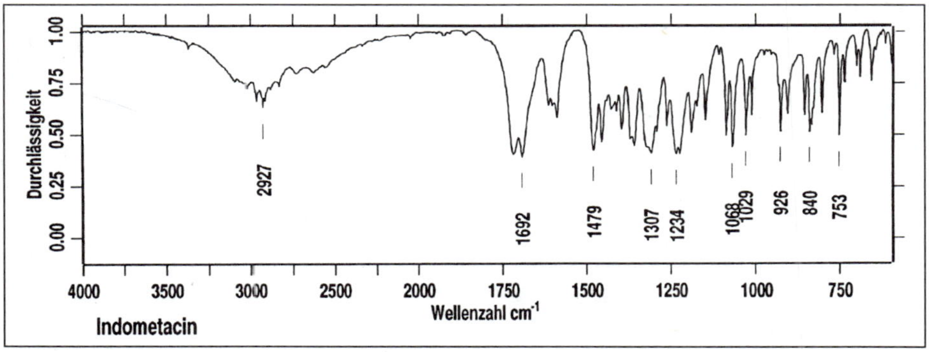
Durchlässigkeit
1.00
0.75
0.50
0.25
0.00
2927
1692
1479
1307
1234
1068
1029
926
840
753
4000
3500
3000
2500
2000
1750
1500
1250
1000
750
Wellenzahl cm-1
Indometacin

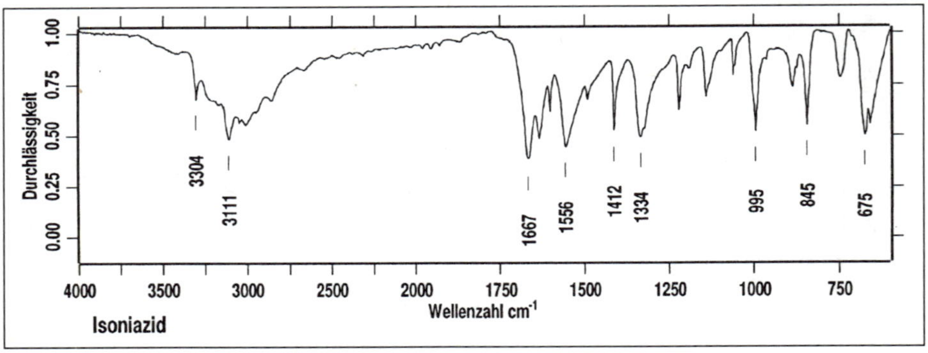
Durchlässigkeit
0.00 0.25 0.50 0.75 1.00
3304
3111
1667
1556
1412
1334
995
845
675
4000 3500 3000 2500 2000 1750 1500 1250 1000 750
Wellenzahl cm-1
Isoniazid

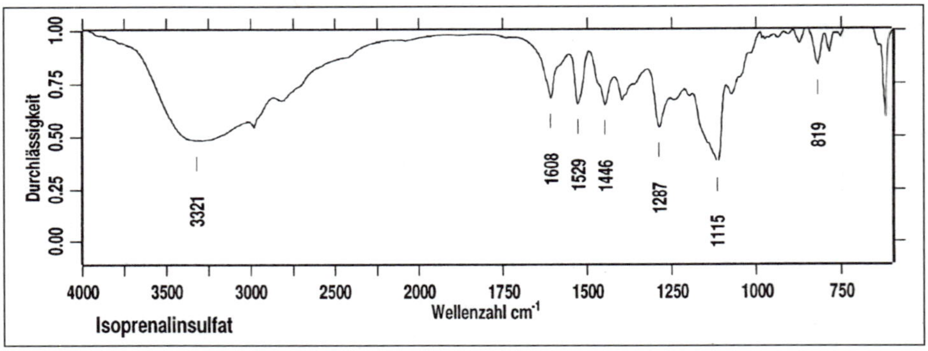
Durchlässigkeit
0.00 0.25 0.50 0.75 1.00
3321
1608
1529
1446
1287
1115
819
4000 3500 3000 2500 2000 1750 1500 1250 1000 750
Wellenzahl cm-1
Isoprenalinsulfat

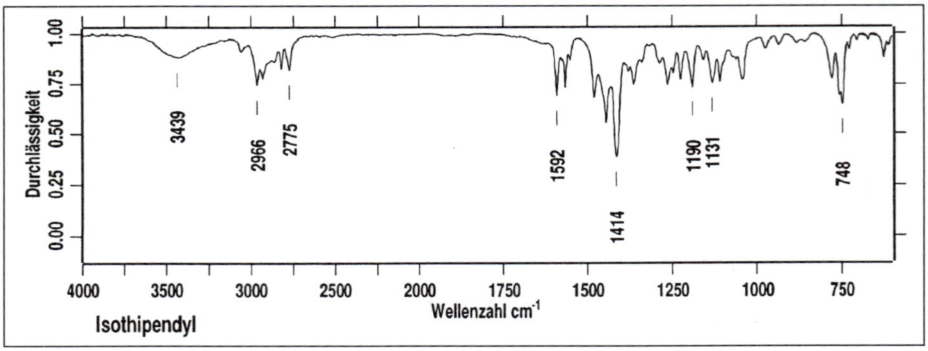
Durchlässigkeit
0.00 0.25 0.50 0.75 1.00
3439
2966
2775
1592
1414
1190
1131
748
4000 3500 3000 2500 2000 1750 1500 1250 1000 750
Wellenzahl cm-1
Isothipendyl

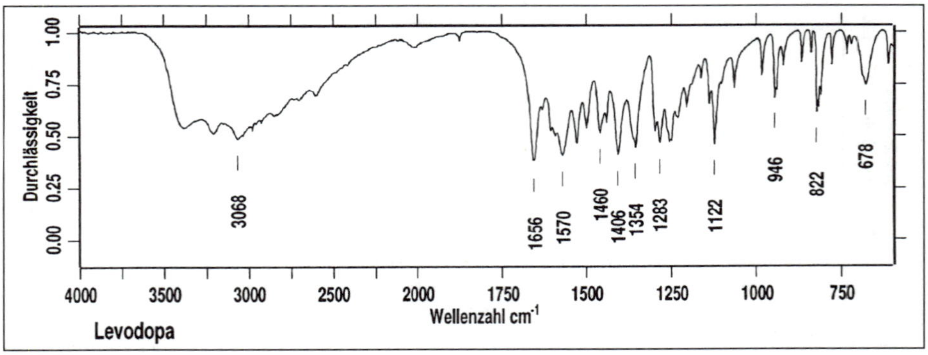
Durchlässigkeit
0.00 0.25 0.50 0.75 1.00
3068
1656
1570
1460
1406
1354
1283
1122
946
822
678
4000 3500 3000 2500 2000 1750 1500 1250 1000 750
Wellenzahl cm-1
Levodopa

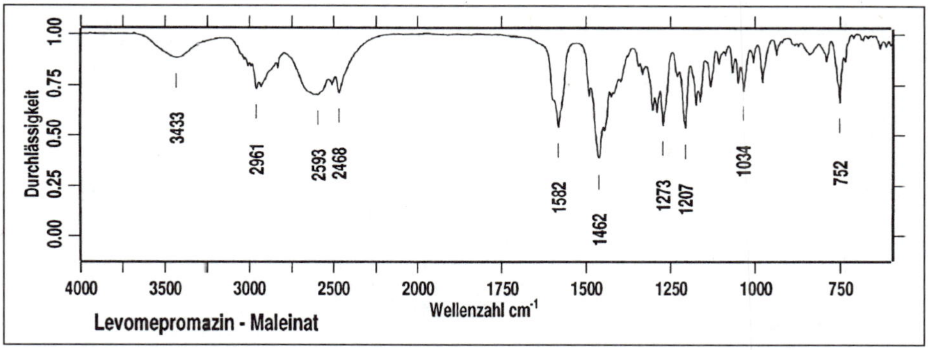
Durchlässigkeit
3433
2961
2593
2468
1582
1462
1273
1207
1034
752
Wellenzahl cm-1
Levomepromazin - Maleinat

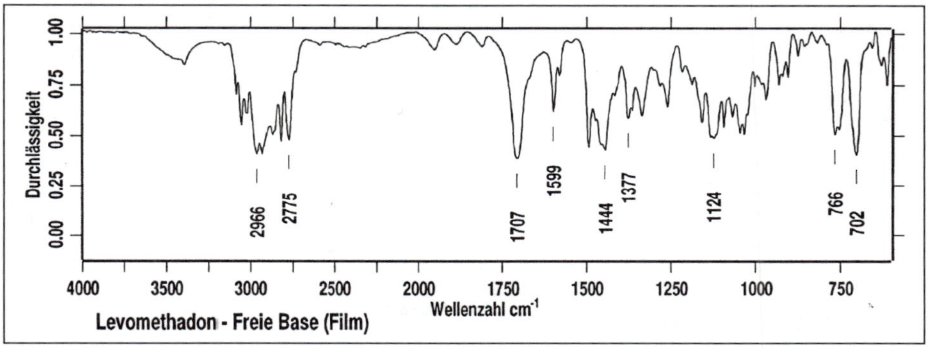
Durchlässigkeit
2966
2775
1707
1599
1444
1377
1124
766
702
Wellenzahl cm-1
Levomethadon - Freie Base (Film)

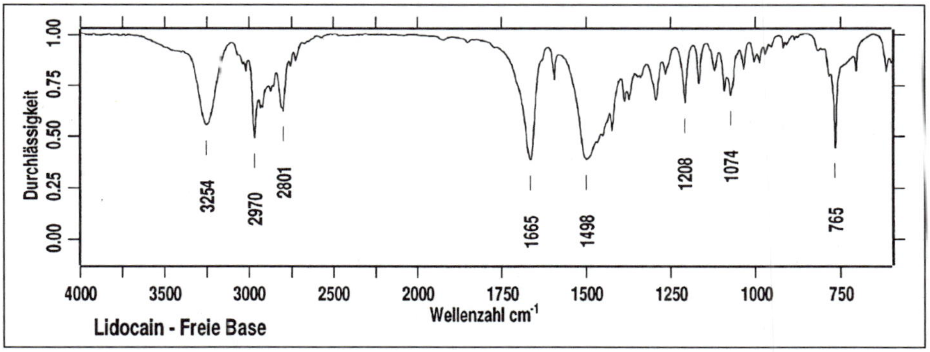
Durchlässigkeit
3254
2970
2801
1665
1498
1208
1074
765
Wellenzahl cm-1
Lidocain - Freie Base

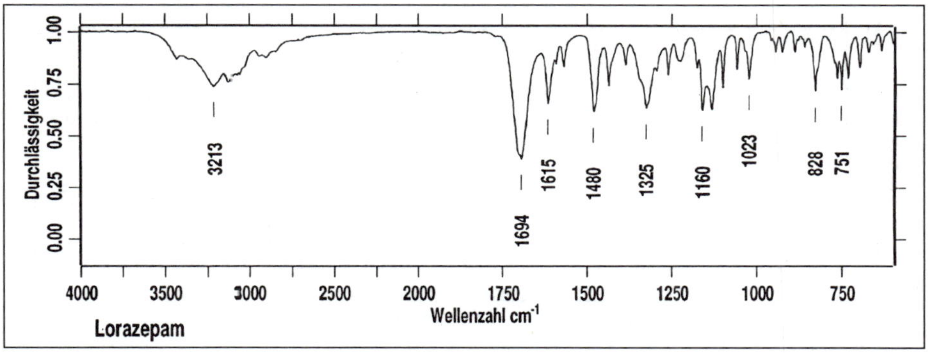
Durchlässigkeit
3213
1694
1615
1480
1325
1160
1023
828
751
Wellenzahl cm-1
Lorazepam

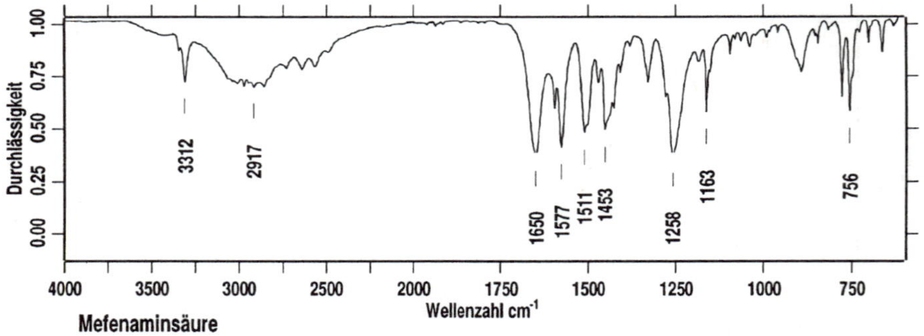

Mefenaminsäure

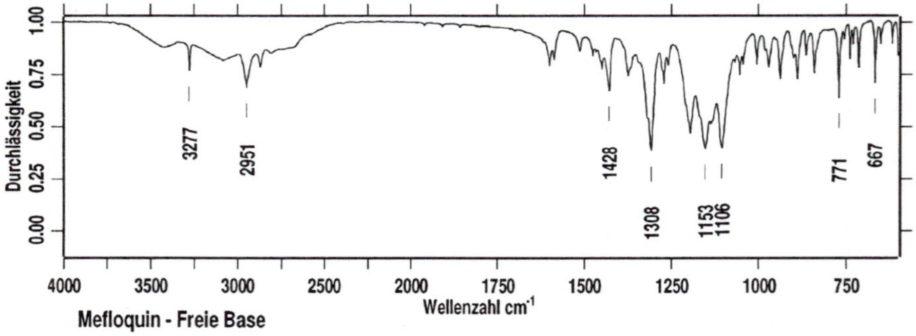

Mefloquin - Freie Base

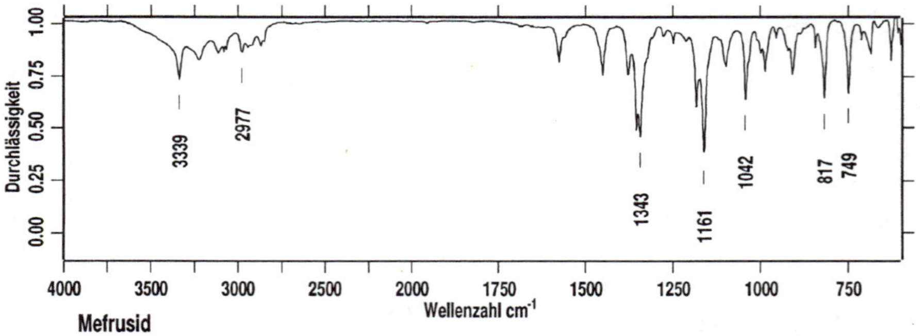

Mefrusid

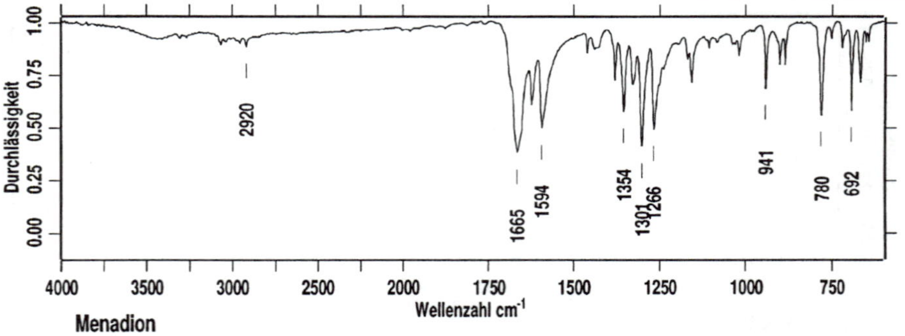

Menadion

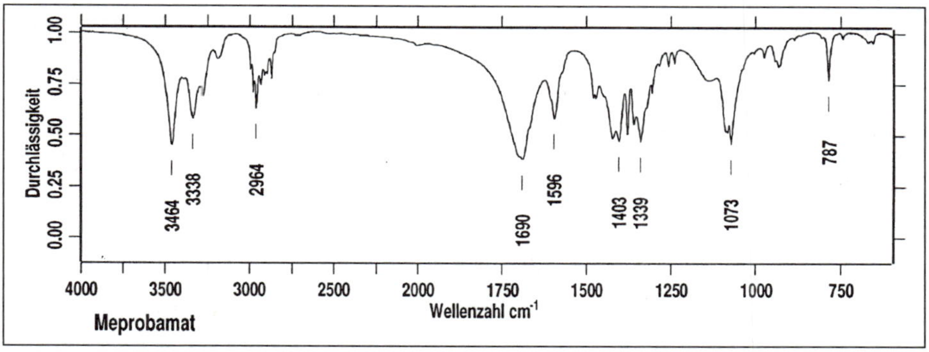
Durchlässigkeit
1.00
0.75
0.50
0.25
0.00
3464
3338
2964
1690
1596
1403
1339
1073
787
4000
3500
3000
2500
2000
1750
1500
1250
1000
750
Wellenzahl cm-1
Meprobamat

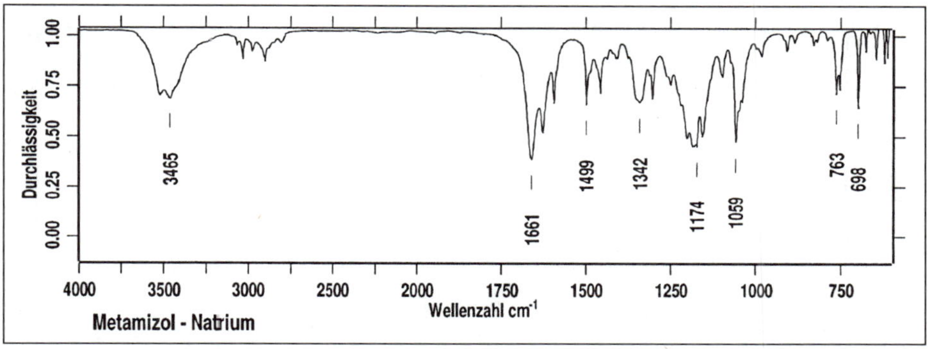
Durchlässigkeit
1.00
0.75
0.50
0.25
0.00
3465
1661
1499
1342
1174
1059
763
698
4000
3500
3000
2500
2000
1750
1500
1250
1000
750
Wellenzahl cm-1
Metamizol - Natrium

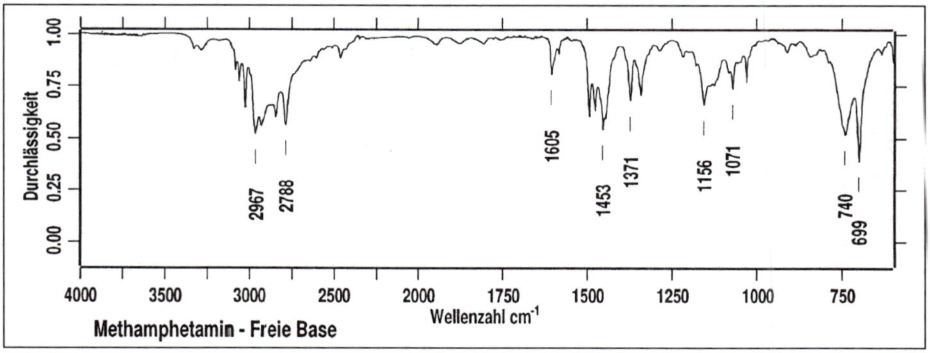
Durchlässigkeit
1.00
0.75
0.50
0.25
0.00
2967
2788
1605
1453
1371
1156
1071
740
699
4000
3500
3000
2500
2000
1750
1500
1250
1000
750
Wellenzahl cm-1
Methamphetamin - Freie Base

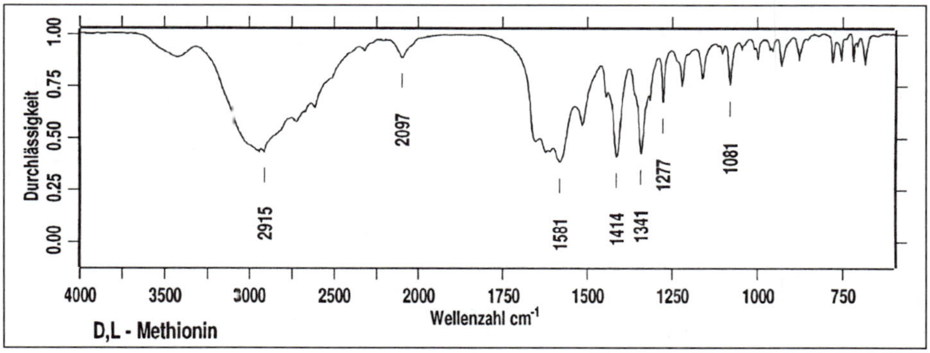
Durchlässigkeit
1.00
0.75
0.50
0.25
0.00
2915
2097
1581
1414
1341
1277
1081
4000
3500
3000
2500
2000
1750
1500
1250
1000
750
Wellenzahl cm-1
D,L - Methionin

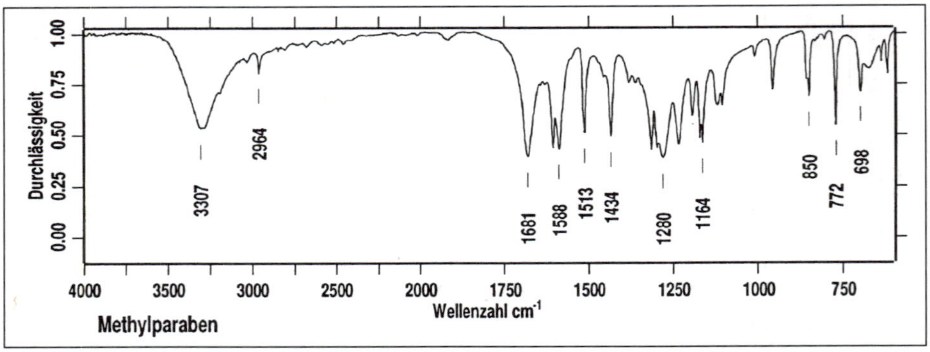

Durchlässigkeit
0.00 0.25 0.50 0.75 1.00
3307
2964
1681
1588
1513
1434
1280
1164
850
772
698
4000 3500 3000 2500 2000 1750 1500 1250 1000 750
Wellenzahl cm-1
Methylparaben

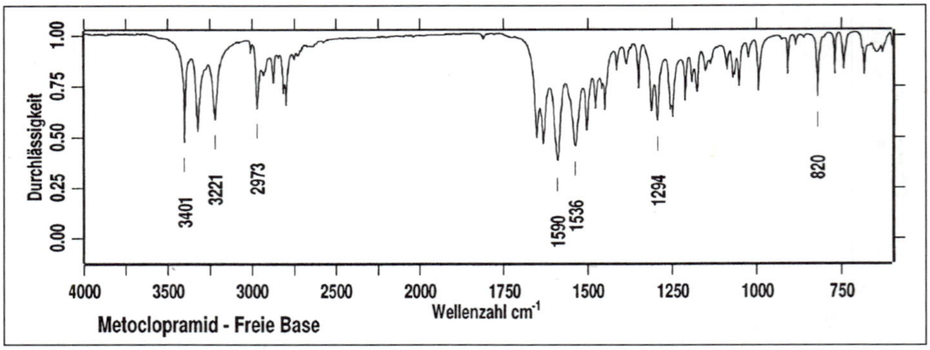

Durchlässigkeit
0.00 0.25 0.50 0.75 1.00
3401
3221
2973
1590
1536
1294
820
4000 3500 3000 2500 2000 1750 1500 1250 1000 750
Wellenzahl cm-1
Metoclopramid - Freie Base

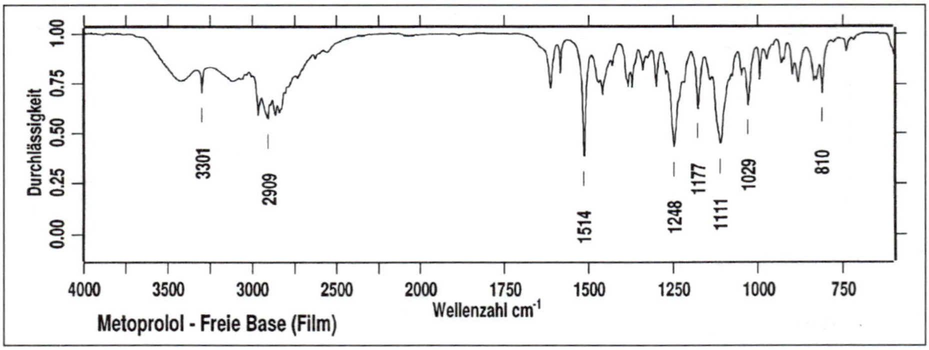

Durchlässigkeit
0.00 0.25 0.50 0.75 1.00
3301
2909
1514
1248
1177
1111
1029
810
4000 3500 3000 2500 2000 1750 1500 1250 1000 750
Wellenzahl cm-1
Metoprolol - Freie Base (Film)

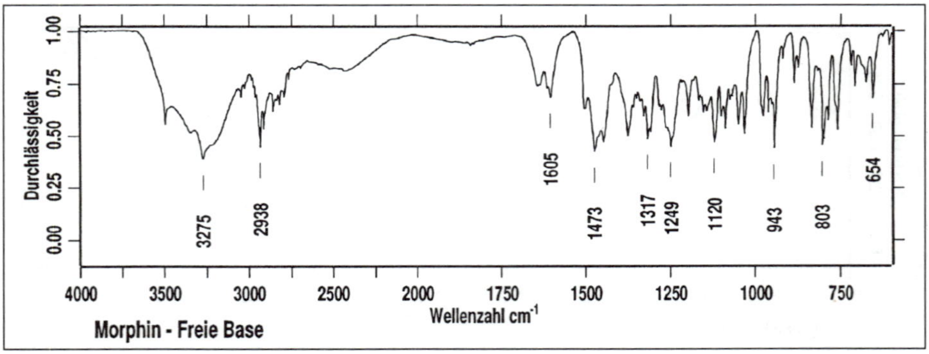

Durchlässigkeit
0.00 0.25 0.50 0.75 1.00
3275
2938
1605
1473
1317
1249
1120
943
803
654
4000 3500 3000 2500 2000 1750 1500 1250 1000 750
Wellenzahl cm-1
Morphin - Freie Base

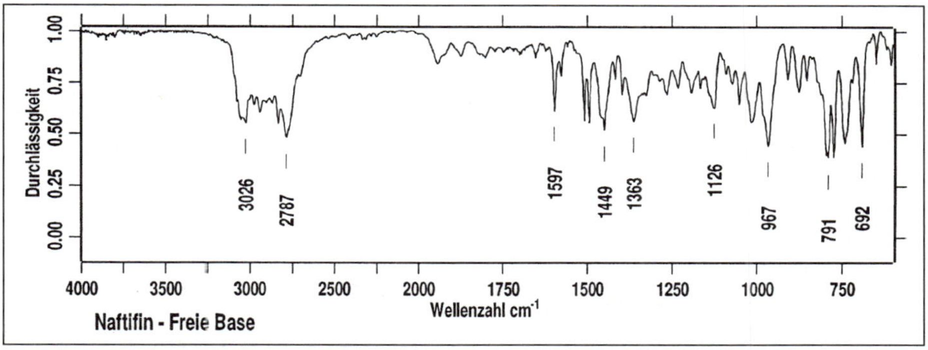

Naftifin - Freie Base

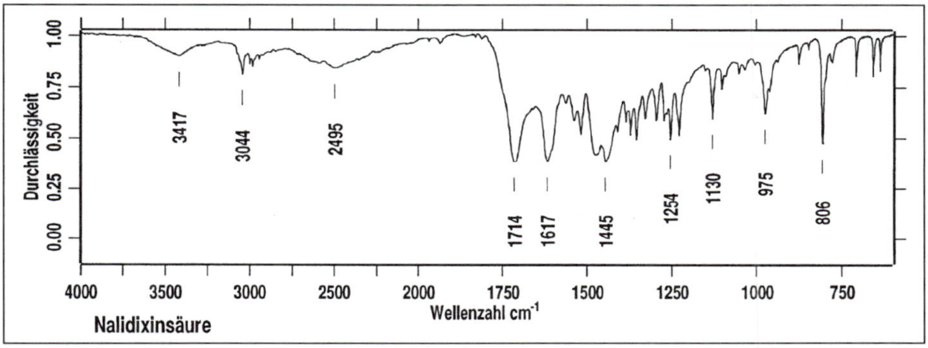

Nalidixinsäure

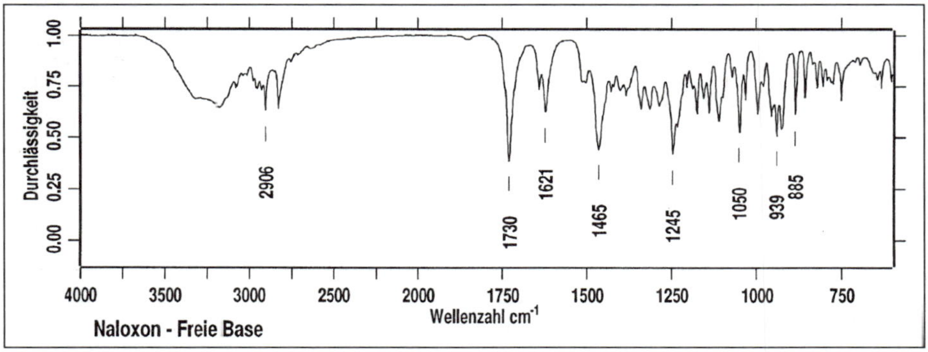

Naloxon - Freie Base

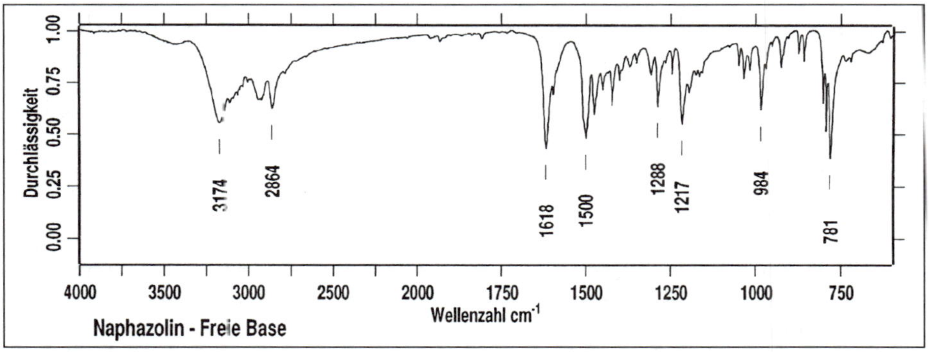

Naphazolin - Freie Base

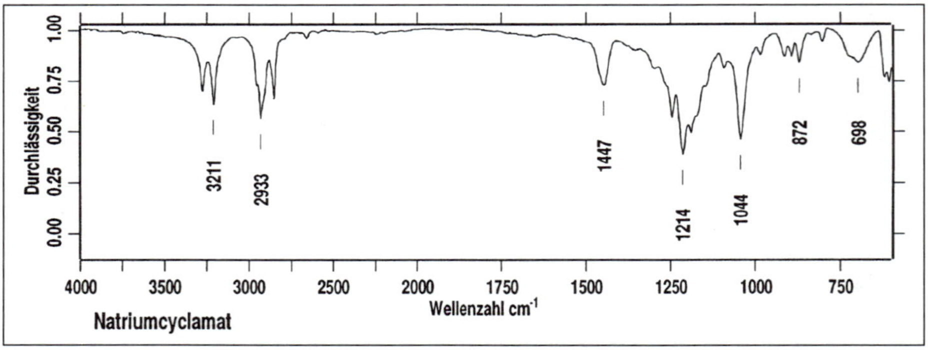
Durchlässigkeit
0.00
0.25
0.50
0.75
1.00
3211
2933
1447
1214
1044
872
698
4000
3500
3000
2500
2000
1750
1500
1250
1000
750
Wellenzahl cm-1
Natriumcyclamat

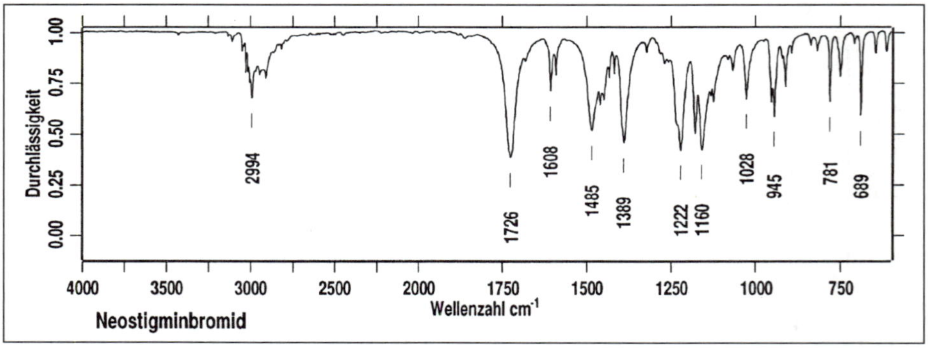
Durchlässigkeit
0.00
0.25
0.50
0.75
1.00
2994
1726
1608
1485
1389
1222
1160
1028
945
781
689
4000
3500
3000
2500
2000
1750
1500
1250
1000
750
Wellenzahl cm-1
Neostigminbromid

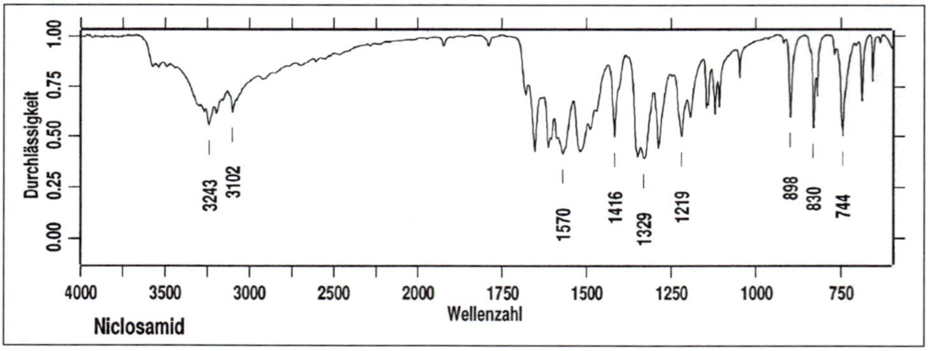
Durchlässigkeit
0.00
0.25
0.50
0.75
1.00
3243
3102
1570
1416
1329
1219
898
830
744
4000
3500
3000
2500
2000
1750
1500
1250
1000
750
Wellenzahl
Niclosamid

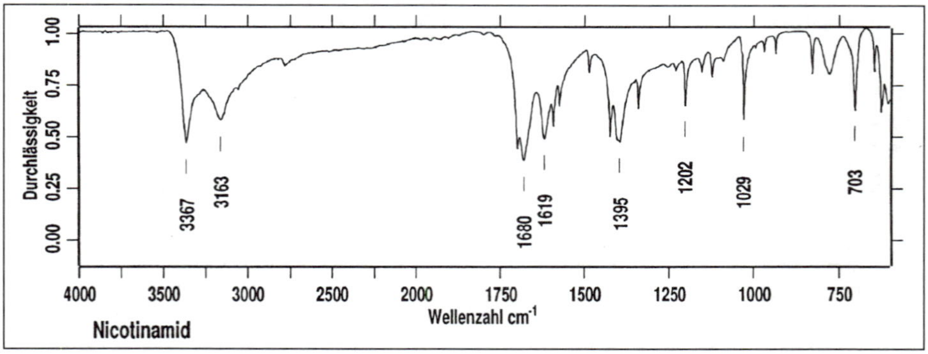
Durchlässigkeit
0.00
0.25
0.50
0.75
1.00
3367
3163
1680
1619
1395
1202
1029
703
4000
3500
3000
2500
2000
1750
1500
1250
1000
750
Wellenzahl cm-1
Nicotinamid

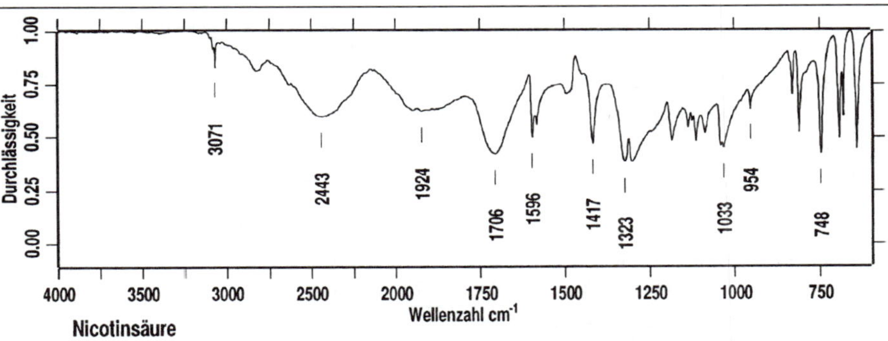

Nicotinsäure

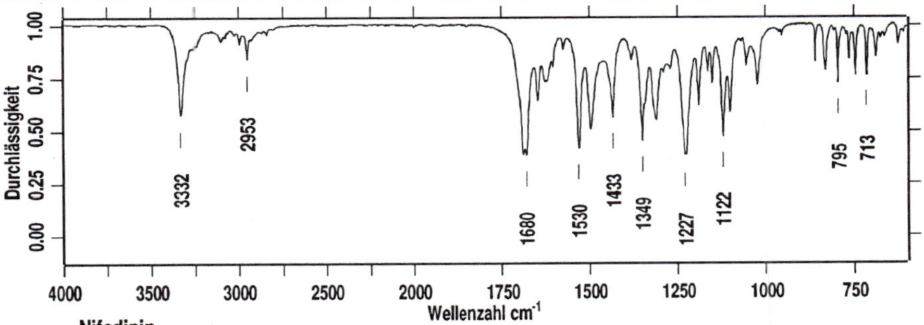

Nifedipin

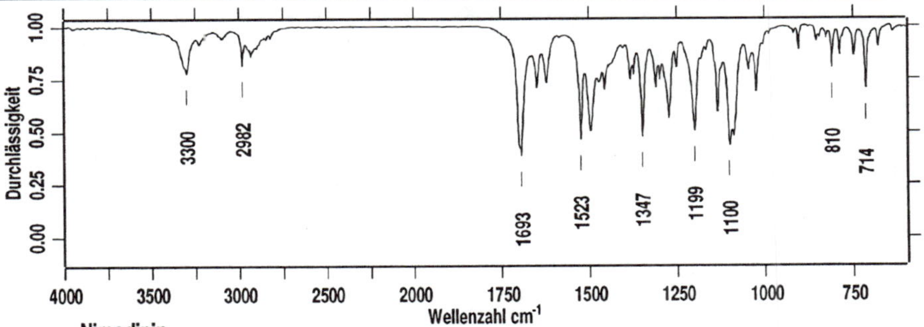

Nimodipin

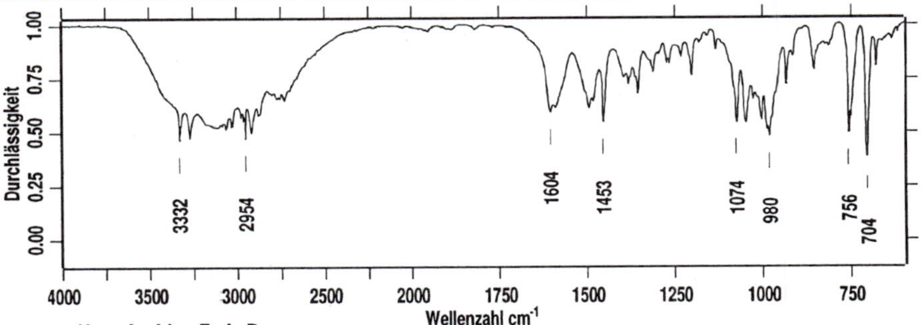

Norephedrin - Freie Base

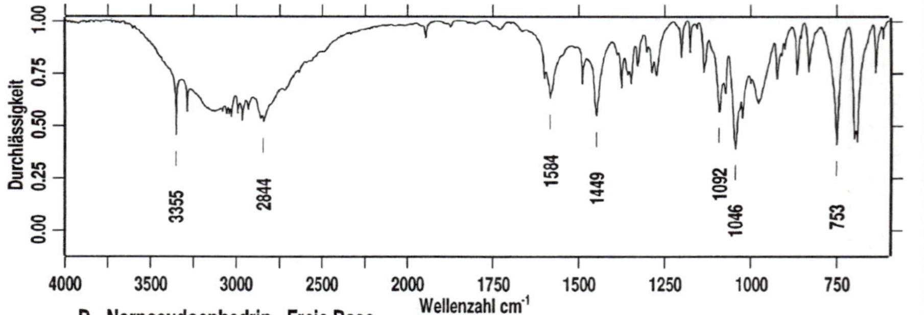

D - Norpseudoephedrin - Freie Base

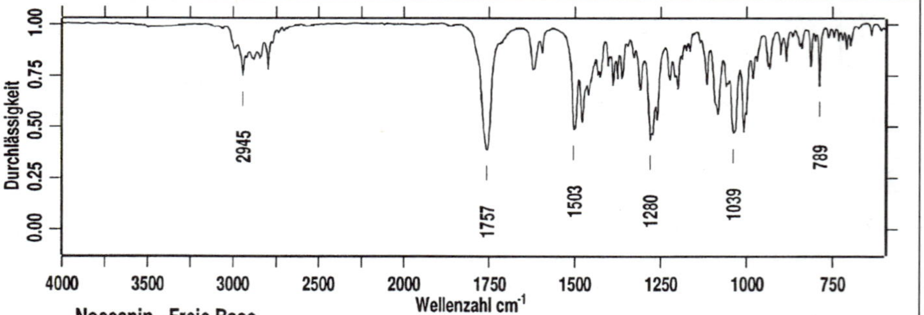

Noscapin - Freie Base

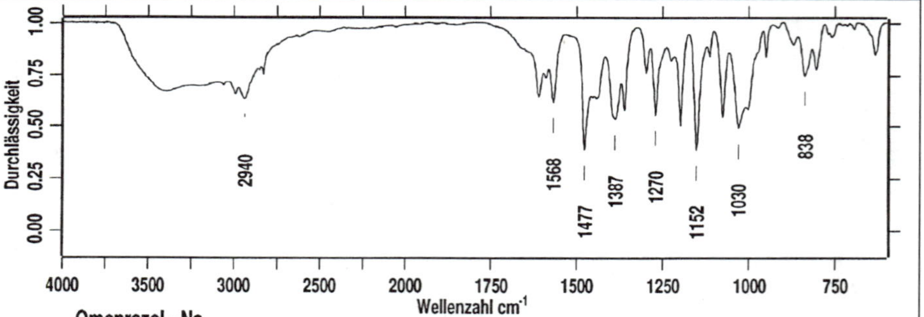

Omeprazol - Na

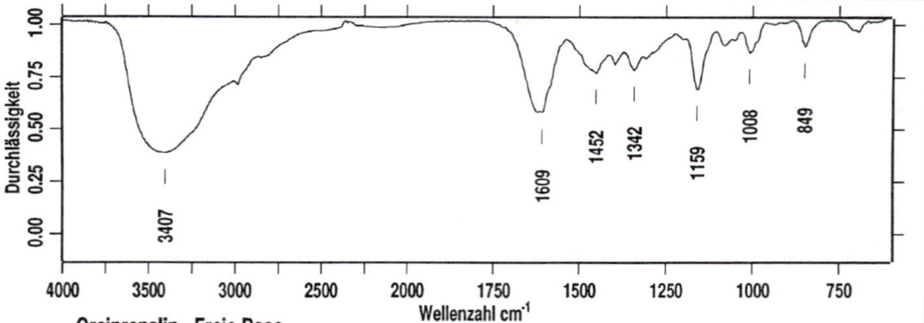

Orciprenalin - Freie Base

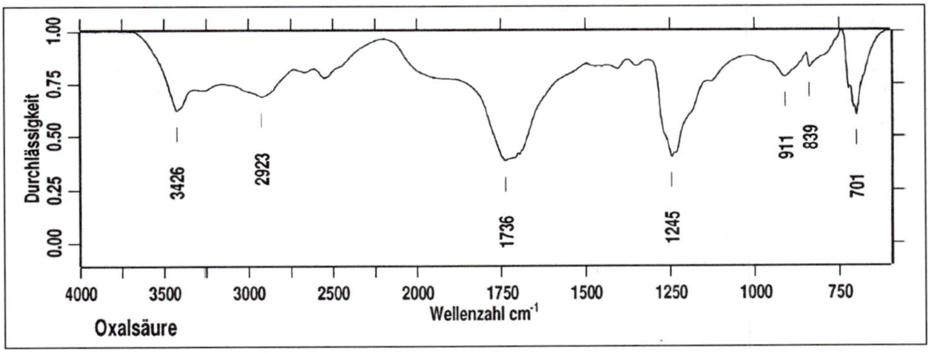
Durchlässigkeit
1.00
0.75
0.50
0.25
0.00
3426
2923
1736
1245
911
839
701
4000
3500
3000
2500
2000
1750
1500
1250
1000
750
Wellenzahl cm-1
Oxalsäure

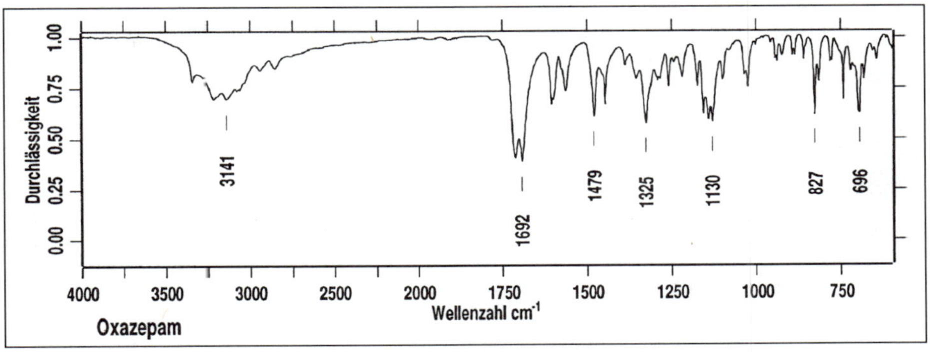
Durchlässigkeit
1.00
0.75
0.50
0.25
0.00
3141
1692
1479
1325
1130
827
696
4000
3500
3000
2500
2000
1750
1500
1250
1000
750
Wellenzahl cm-1
Oxazepam

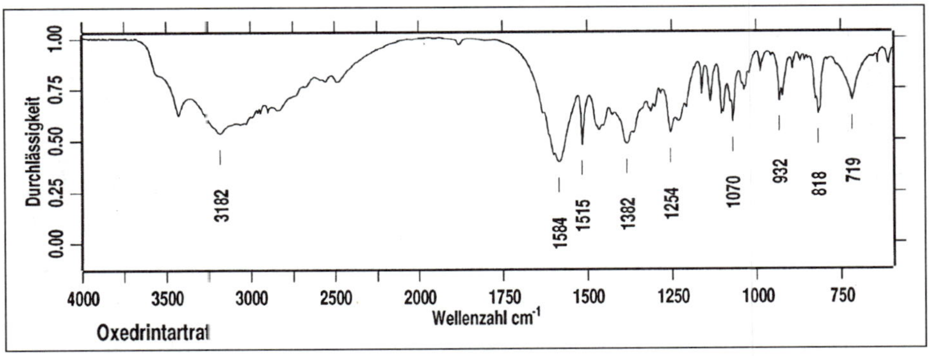
Durchlässigkeit
1.00
0.75
0.50
0.25
0.00
3182
1584
1515
1382
1254
1070
932
818
719
4000
3500
3000
2500
2000
1750
1500
1250
1000
750
Wellenzahl cm-1
Oxedrintartrat

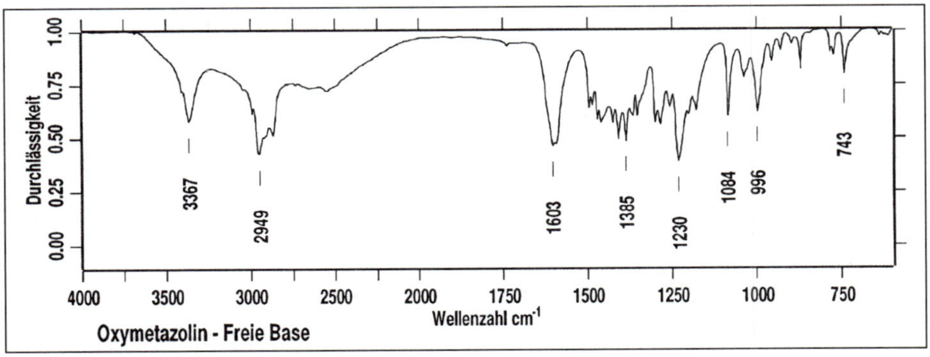
Durchlässigkeit
1.00
0.75
0.50
0.25
0.00
3367
2949
1603
1385
1230
1084
996
743
4000
3500
3000
2500
2000
1750
1500
1250
1000
750
Wellenzahl cm-1
Oxymetazolin - Freie Base

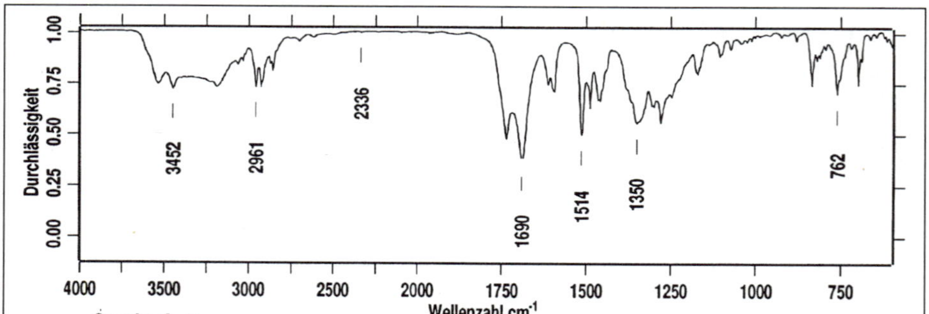

Oxyphenbutazon

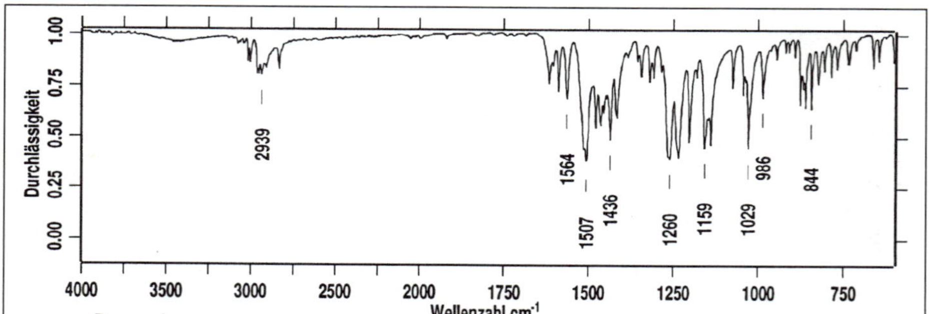

Papaverin

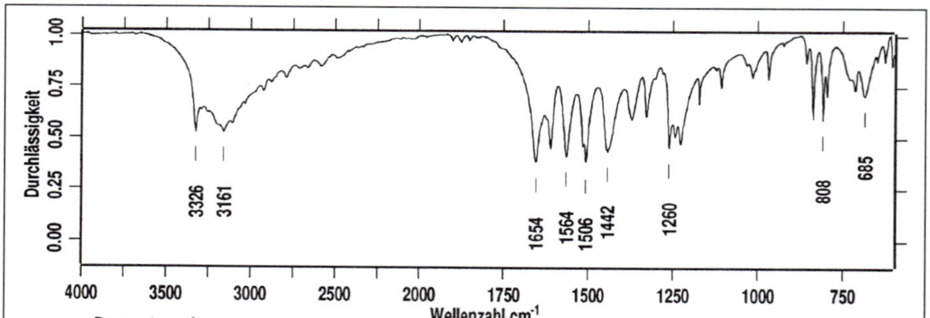

Paracetamol

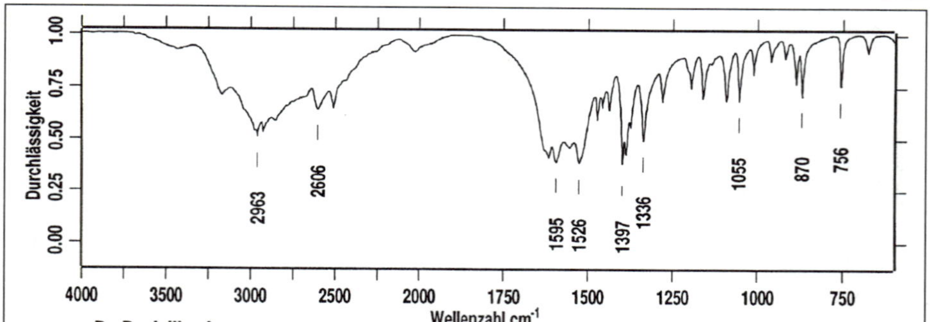

D - Penicillamin

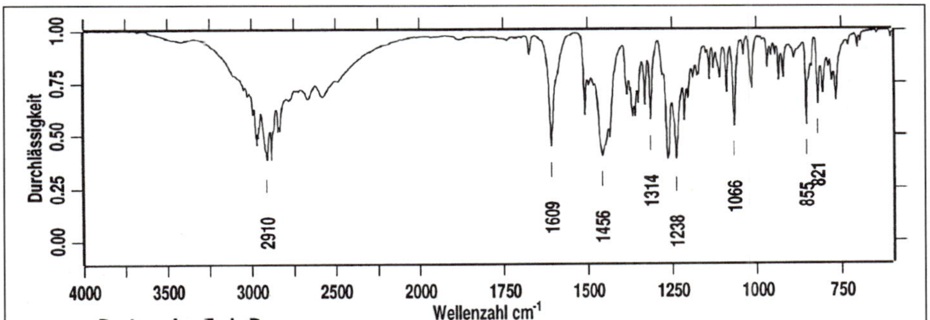

Pentazocin - Freie Base

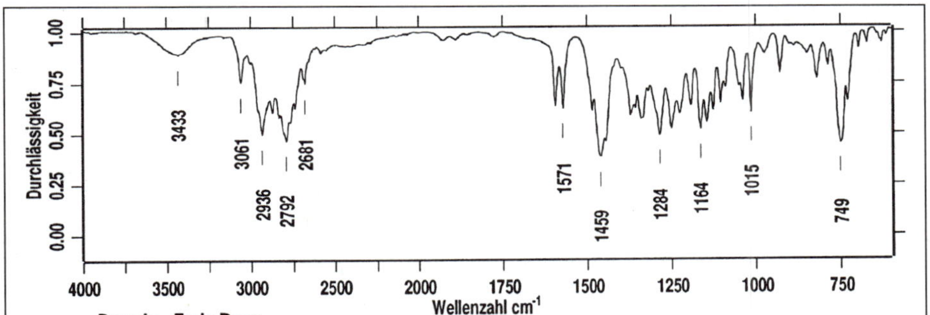

Perazin - Freie Base

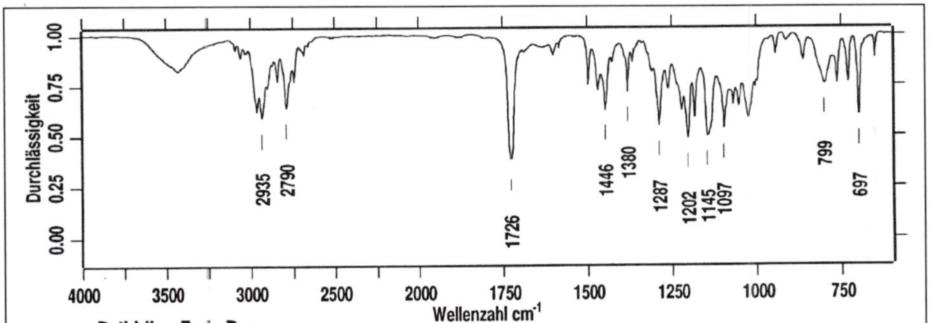

Pethidin - Freie Base

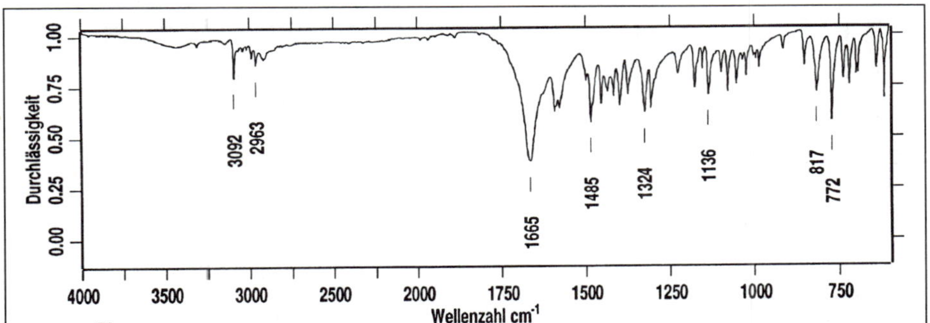

Phenazon

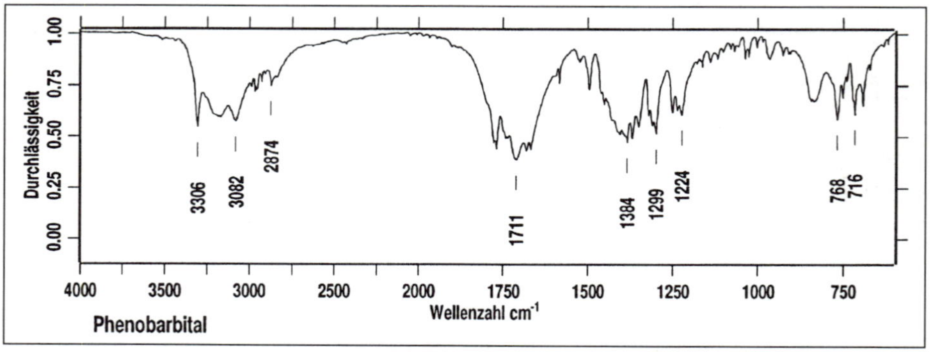
Durchlässigkeit
0.00
0.25
0.50
0.75
1.00
3306
3082
2874
1711
1384
1299
1224
768
716
4000
3500
3000
2500
2000
1750
1500
1250
1000
750
Wellenzahl cm-1
Phenobarbital

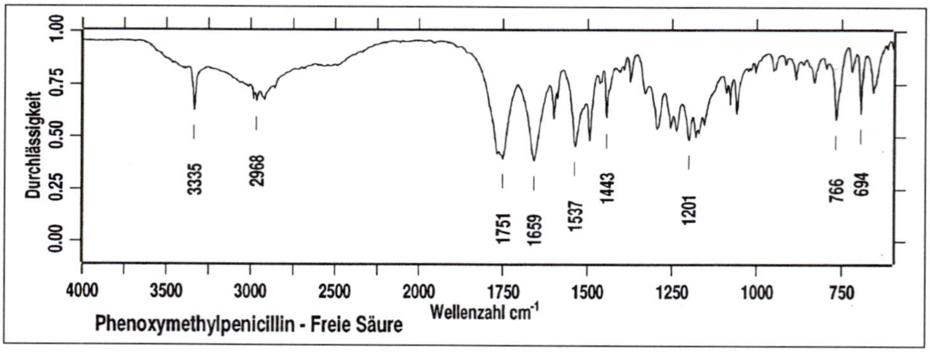
Durchlässigkeit
0.00
0.25
0.50
0.75
1.00
3335
2968
1751
1659
1537
1443
1201
766
694
4000
3500
3000
2500
2000
1750
1500
1250
1000
750
Wellenzahl cm-1
Phenoxymethylpenicillin - Freie Säure

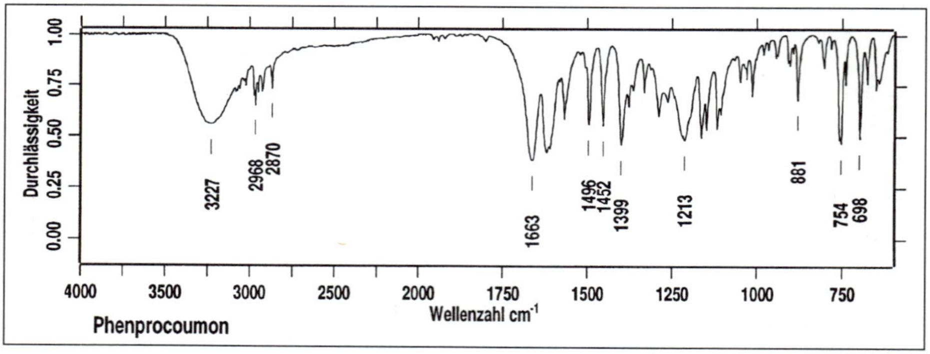
Durchlässigkeit
0.00
0.25
0.50
0.75
1.00
3227
2968
2870
1663
1496
1452
1399
1213
881
754
698
4000
3500
3000
2500
2000
1750
1500
1250
1000
750
Wellenzahl cm-1
Phenprocoumon

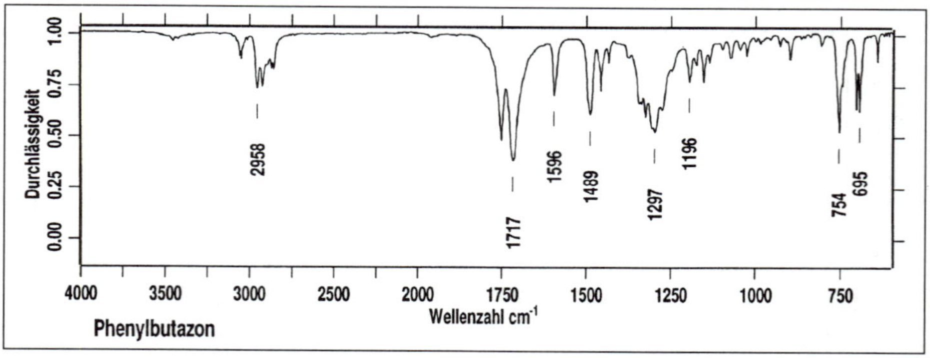
Durchlässigkeit
0.00
0.25
0.50
0.75
1.00
2958
1717
1596
1489
1297
1196
754
695
4000
3500
3000
2500
2000
1750
1500
1250
1000
750
Wellenzahl cm-1
Phenylbutazon

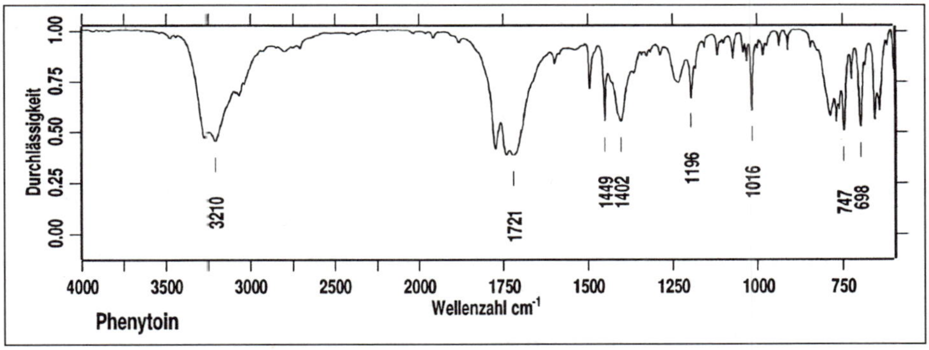
Durchlässigkeit
0.00
0.25
0.50
0.75
1.00
3210
1721
1449
1402
1196
1016
747
698
4000
3500
3000
2500
2000
1750
1500
1250
1000
750
Wellenzahl cm⁻¹
Phenytoin

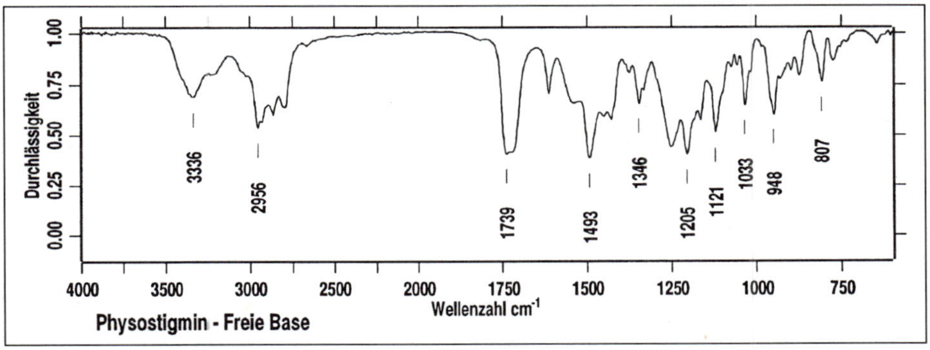
Durchlässigkeit
0.00
0.25
0.50
0.75
1.00
3336
2956
1739
1493
1346
1205
1121
1033
948
807
4000
3500
3000
2500
2000
1750
1500
1250
1000
750
Wellenzahl cm⁻¹
Physostigmin - Freie Base

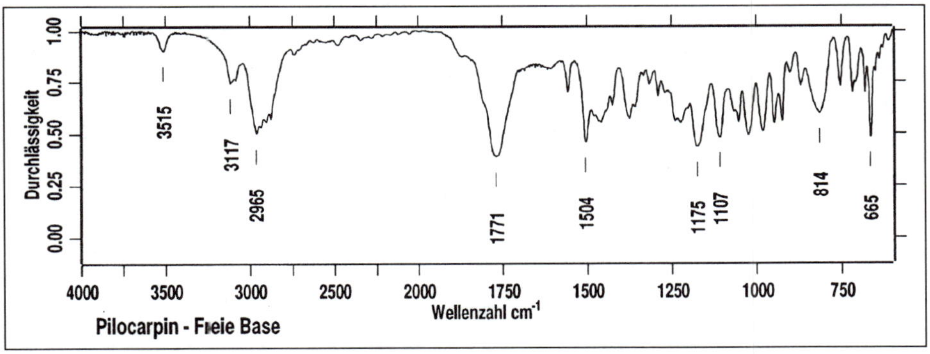
Durchlässigkeit
0.00
0.25
0.50
0.75
1.00
3515
3117
2965
1771
1504
1175
1107
814
665
4000
3500
3000
2500
2000
1750
1500
1250
1000
750
Wellenzahl cm⁻¹
Pilocarpin - Freie Base

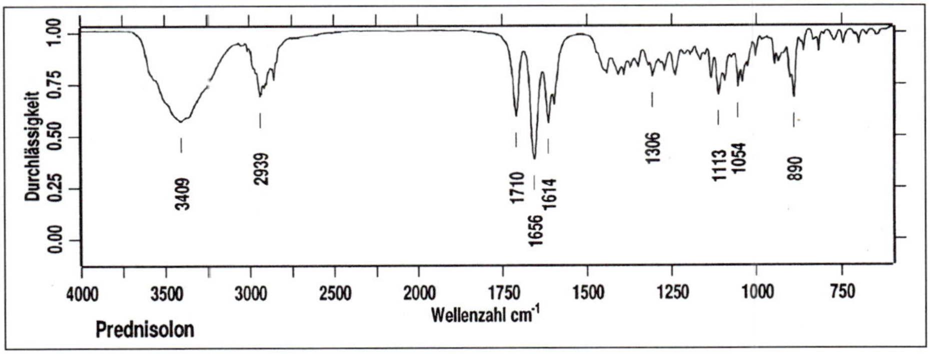
Durchlässigkeit
0.00
0.25
0.50
0.75
1.00
3409
2939
1710
1656
1614
1306
1113
1054
890
4000
3500
3000
2500
2000
1750
1500
1250
1000
750
Wellenzahl cm⁻¹
Prednisolon

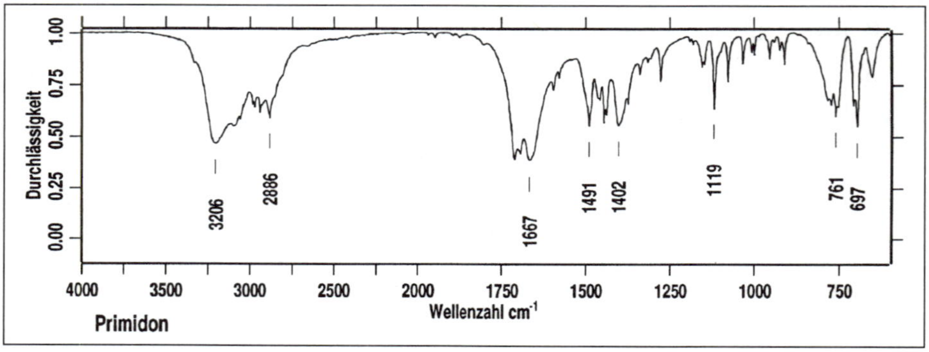

Primidon

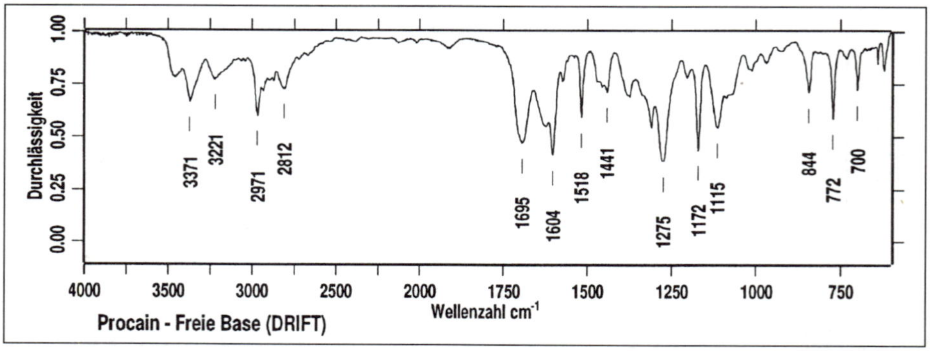

Procain - Freie Base (DRIFT)

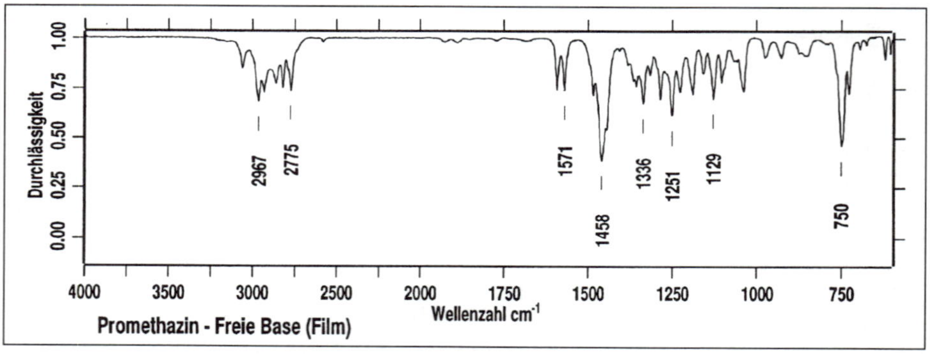

Promethazin - Freie Base (Film)

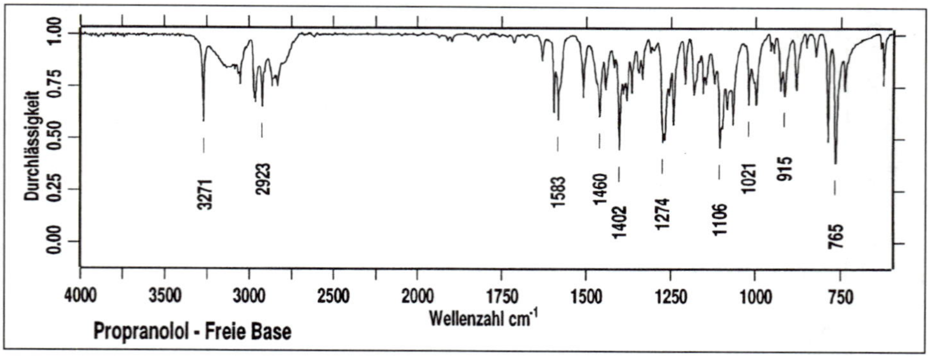

Propranolol - Freie Base

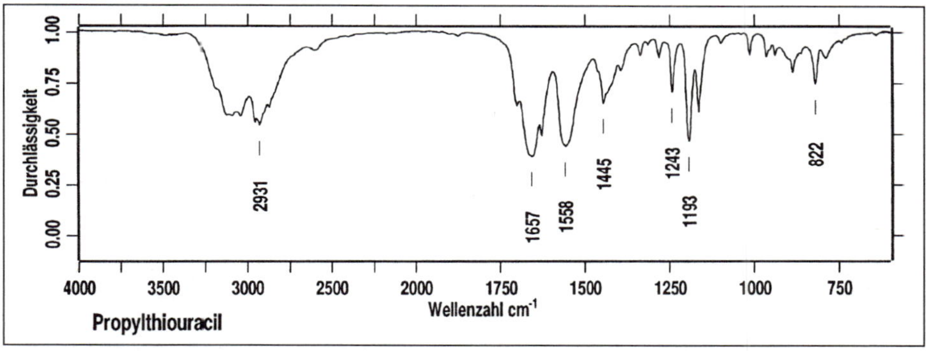
Durchlässigkeit
1.00
0.75
0.50
0.25
0.00
2931
1657
1558
1445
1243
1193
822
4000
3500
3000
2500
2000
1750
1500
1250
1000
750
Wellenzahl cm-1
Propylthiouracil

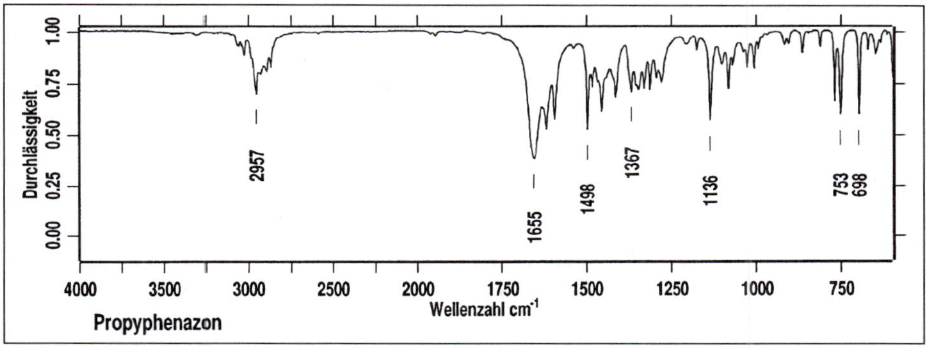
Durchlässigkeit
1.00
0.75
0.50
0.25
0.00
2957
1655
1498
1367
1136
753
698
4000
3500
3000
2500
2000
1750
1500
1250
1000
750
Wellenzahl cm-1
Propyphenazon

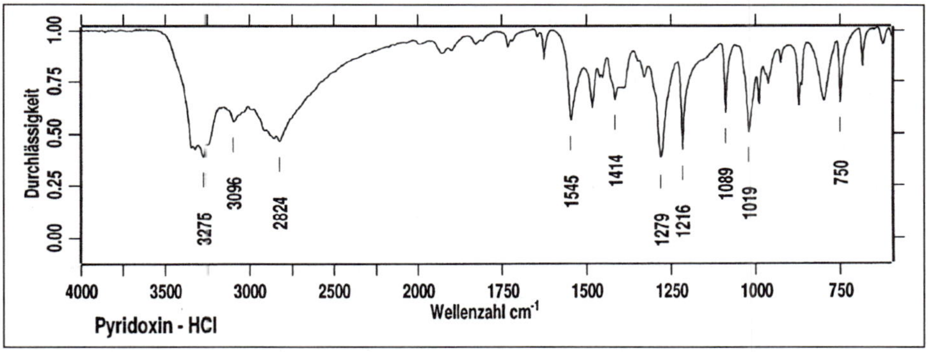
Durchlässigkeit
1.00
0.75
0.50
0.25
0.00
3275
3096
2824
1545
1414
1279
1216
1089
1019
750
4000
3500
3000
2500
2000
1750
1500
1250
1000
750
Wellenzahl cm-1
Pyridoxin - HCl

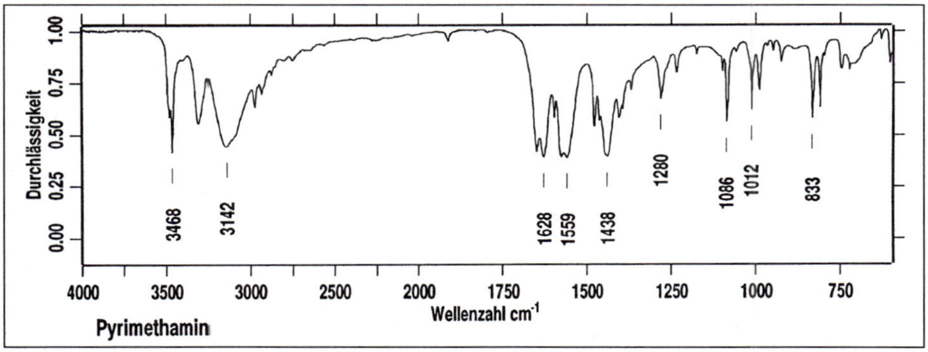
Durchlässigkeit
1.00
0.75
0.50
0.25
0.00
3468
3142
1628
1559
1438
1280
1086
1012
833
4000
3500
3000
2500
2000
1750
1500
1250
1000
750
Wellenzahl cm-1
Pyrimethamin

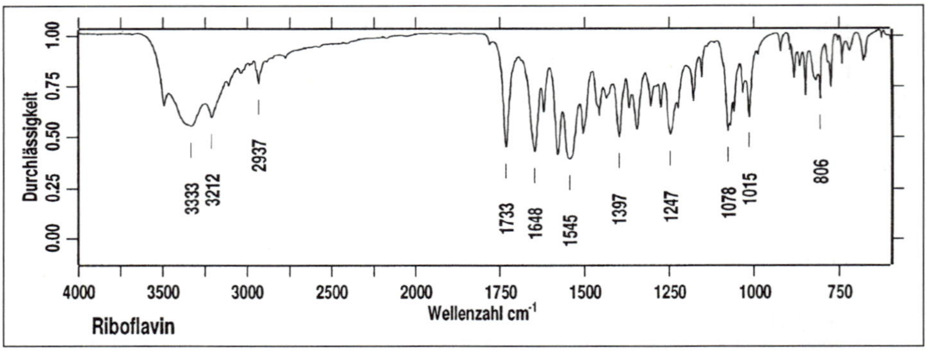
Durchlässigkeit
1.00
0.75
0.50
0.25
0.00
3333
3212
2937
1733
1648
1545
1397
1247
1078
1015
806
4000
3500
3000
2500
2000
1750
1500
1250
1000
750
Wellenzahl cm-1
Riboflavin

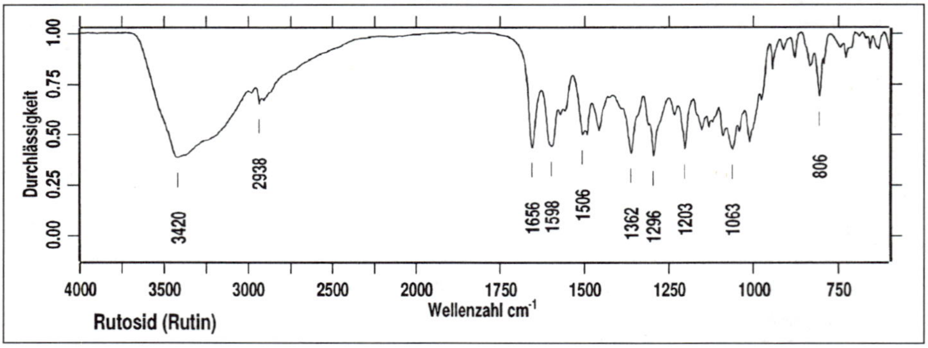
Durchlässigkeit
1.00
0.75
0.50
0.25
0.00
3420
2938
1656
1598
1506
1362
1296
1203
1063
806
4000
3500
3000
2500
2000
1750
1500
1250
1000
750
Wellenzahl cm-1
Rutosid (Rutin)

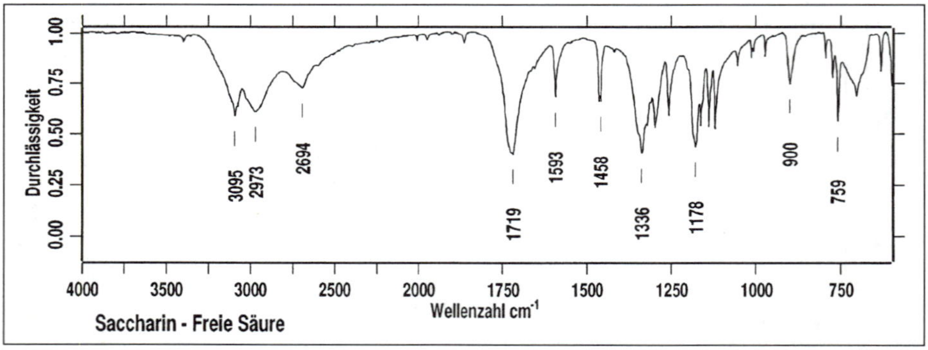
Durchlässigkeit
1.00
0.75
0.50
0.25
0.00
3095
2973
2694
1719
1593
1458
1336
1178
900
759
4000
3500
3000
2500
2000
1750
1500
1250
1000
750
Wellenzahl cm-1
Saccharin - Freie Säure

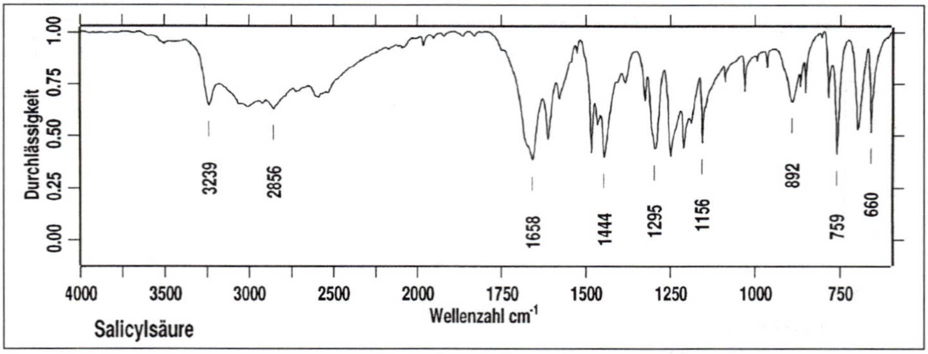
Durchlässigkeit
1.00
0.75
0.50
0.25
0.00
3239
2856
1658
1444
1295
1156
892
759
660
4000
3500
3000
2500
2000
1750
1500
1250
1000
750
Wellenzahl cm-1
Salicylsäure

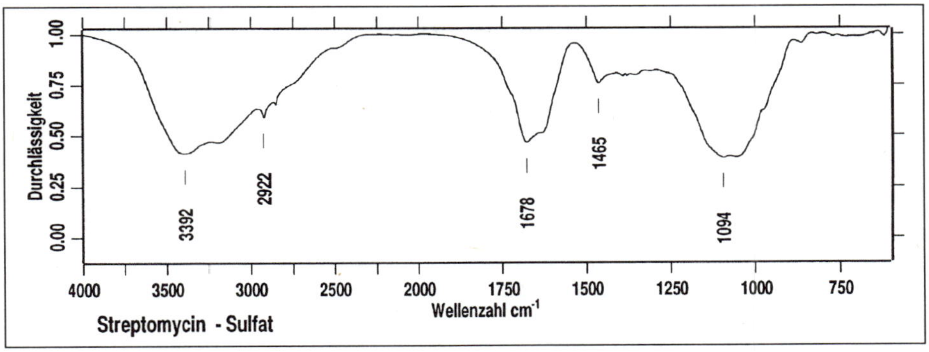
Durchlässigkeit
0.00 0.25 0.50 0.75 1.00
3392
2922
1678
1465
1094
4000 3500 3000 2500 2000 1750 1500 1250 1000 750
Wellenzahl cm-1
Streptomycin - Sulfat

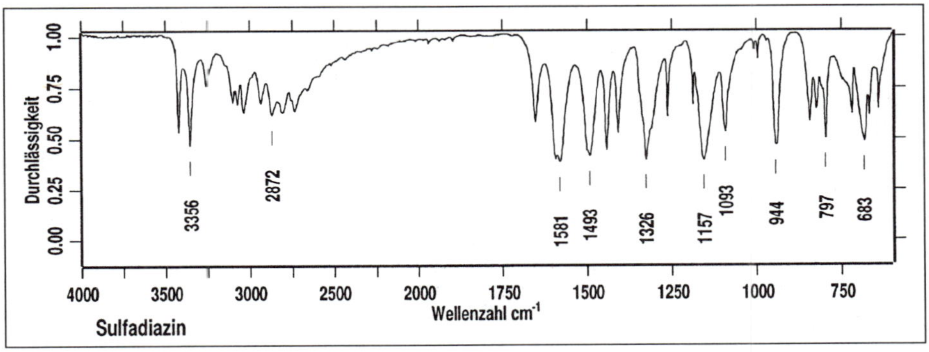
Durchlässigkeit
0.00 0.25 0.50 0.75 1.00
3356
2872
1581
1493
1326
1157
1093
944
797
683
4000 3500 3000 2500 2000 1750 1500 1250 1000 750
Wellenzahl cm-1
Sulfadiazin

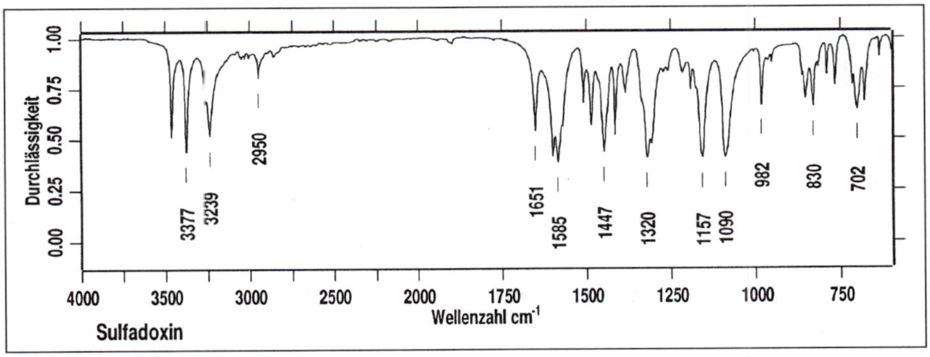
Durchlässigkeit
0.00 0.25 0.50 0.75 1.00
3377
3239
2950
1651
1585
1447
1320
1157
1090
982
830
702
4000 3500 3000 2500 2000 1750 1500 1250 1000 750
Wellenzahl cm-1
Sulfadoxin

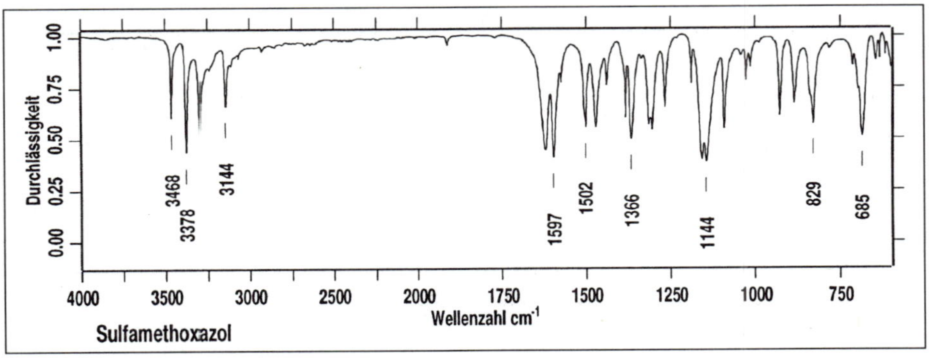
Durchlässigkeit
0.00 0.25 0.50 0.75 1.00
3468
3378
3144
1597
1502
1366
1144
829
685
4000 3500 3000 2500 2000 1750 1500 1250 1000 750
Wellenzahl cm-1
Sulfamethoxazol

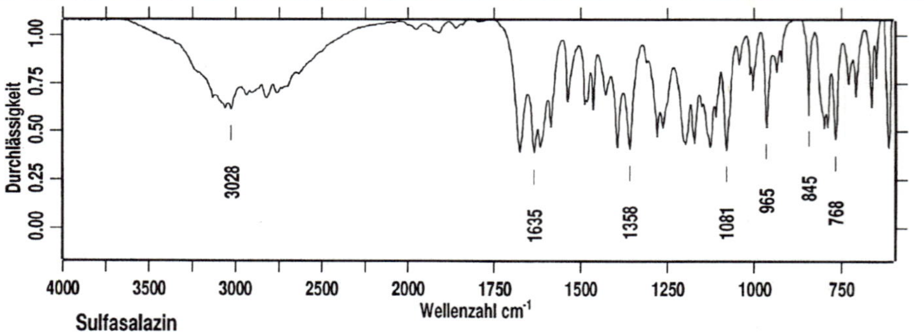

Sulfasalazin

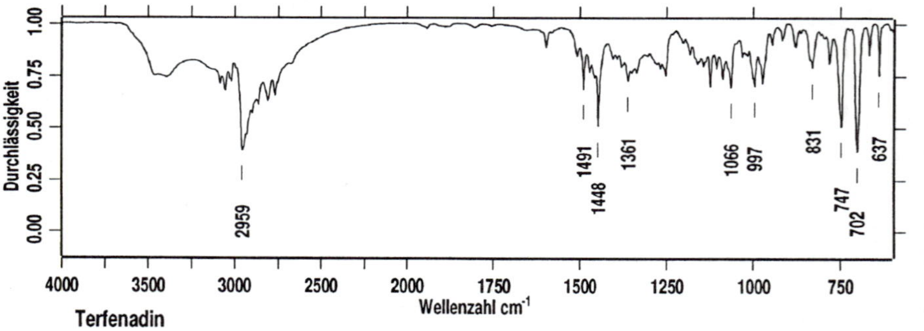

Terfenadin

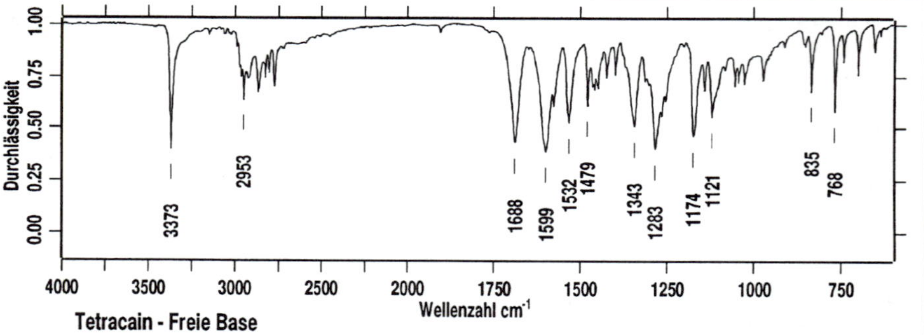

Tetracain - Freie Base

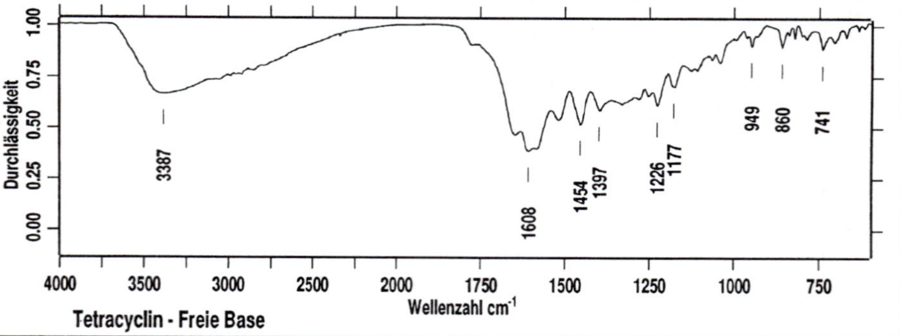

Tetracyclin - Freie Base

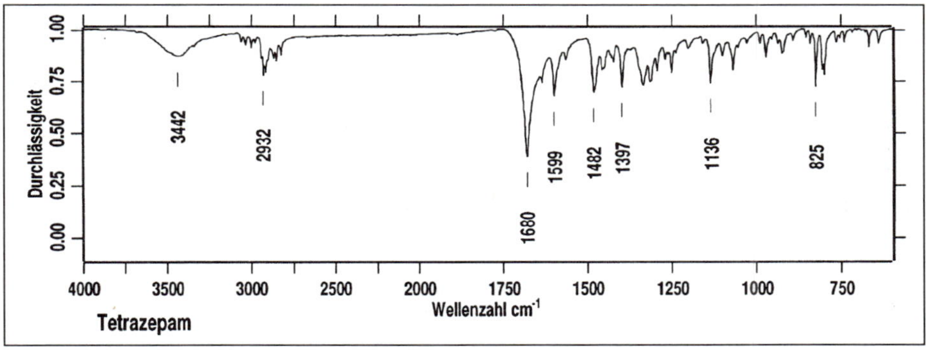

Durchlässigkeit
1.00
0.75
0.50
0.25
0.00
3442
2932
1680
1599
1482
1397
1136
825
4000
3500
3000
2500
2000
1750
1500
1250
1000
750
Wellenzahl cm⁻¹
Tetrazepam

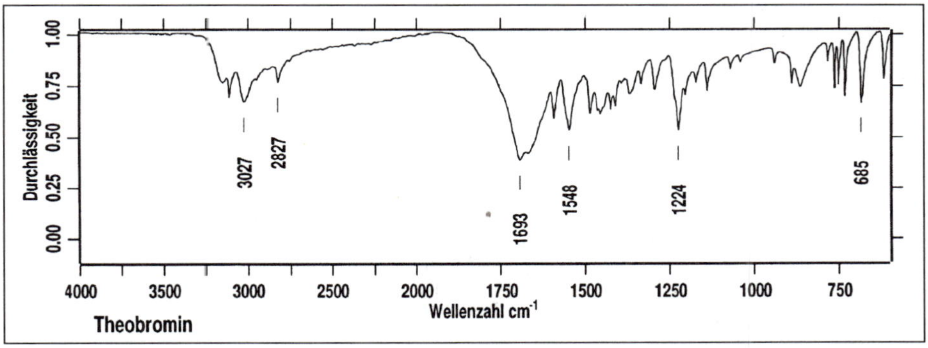

Durchlässigkeit
1.00
0.75
0.50
0.25
0.00
3027
2827
1693
1548
1224
685
4000
3500
3000
2500
2000
1750
1500
1250
1000
750
Wellenzahl cm⁻¹
Theobromin

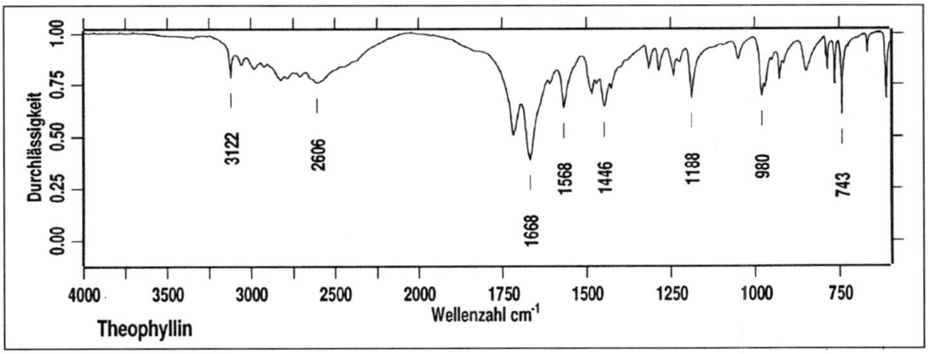

Durchlässigkeit
1.00
0.75
0.50
0.25
0.00
3122
2606
1668
1568
1446
1188
980
743
4000
3500
3000
2500
2000
1750
1500
1250
1000
750
Wellenzahl cm⁻¹
Theophyllin

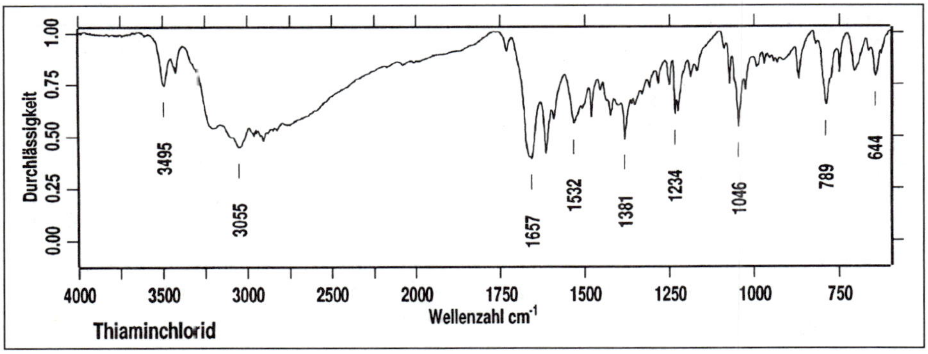

Durchlässigkeit
1.00
0.75
0.50
0.25
0.00
3495
3055
1657
1532
1381
1234
1046
789
644
4000
3500
3000
2500
2000
1750
1500
1250
1000
750
Wellenzahl cm⁻¹
Thiaminchlorid

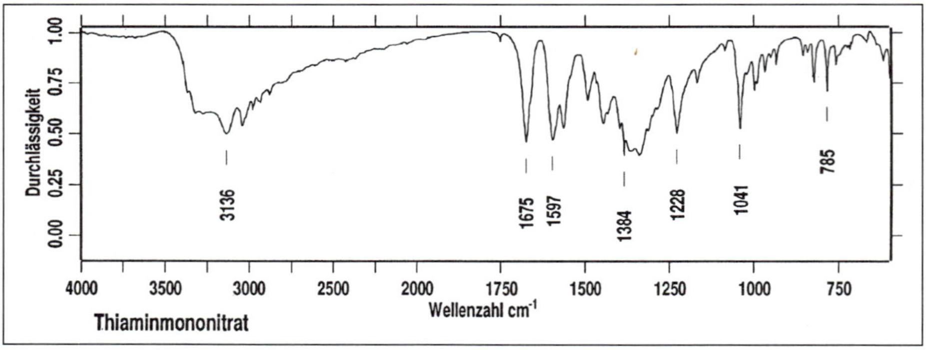

Durchlässigkeit
0.00
0.25
0.50
0.75
1.00
3136
1675
1597
1384
1228
1041
785
4000
3500
3000
2500
2000
1750
1500
1250
1000
750
Wellenzahl cm^{-1}
Thiaminmononitrat

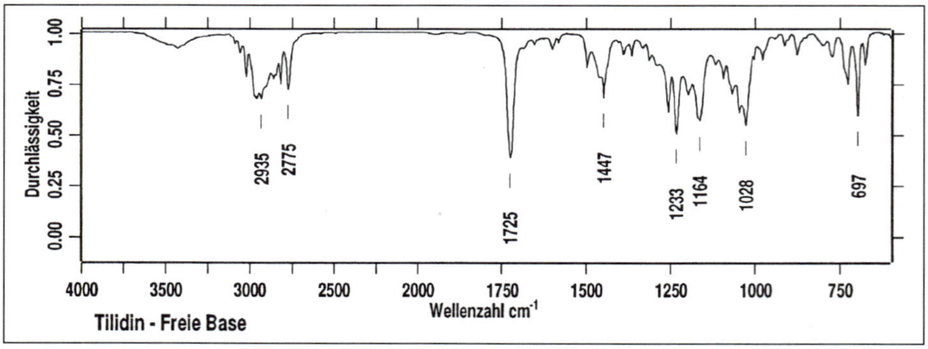

Durchlässigkeit
0.00
0.25
0.50
0.75
1.00
2935
2775
1725
1447
1233
1164
1028
697
4000
3500
3000
2500
2000
1750
1500
1250
1000
750
Wellenzahl cm^{-1}
Tilidin - Freie Base

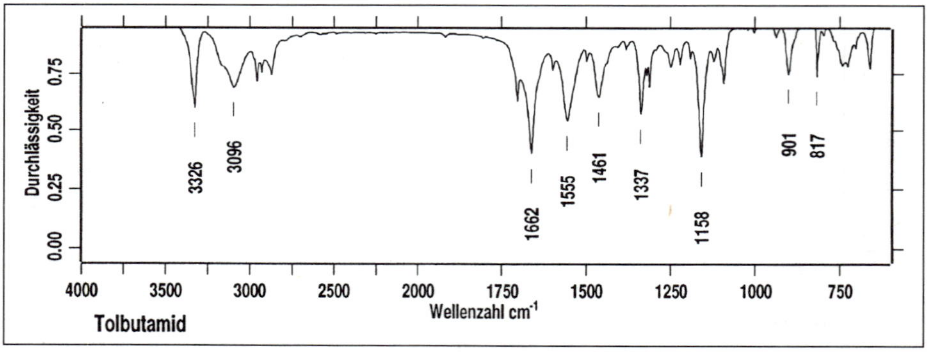

Durchlässigkeit
0.00
0.25
0.50
0.75
3326
3096
1662
1555
1461
1337
1158
901
817
4000
3500
3000
2500
2000
1750
1500
1250
1000
750
Wellenzahl cm^{-1}
Tolbutamid

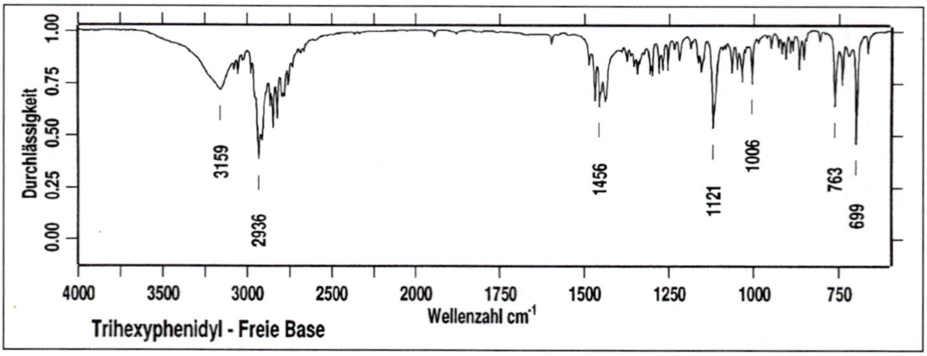

Durchlässigkeit
0.00
0.25
0.50
0.75
1.00
3159
2936
1456
1121
1006
763
699
4000
3500
3000
2500
2000
1750
1500
1250
1000
750
Wellenzahl cm^{-1}
Trihexyphenidyl - Freie Base

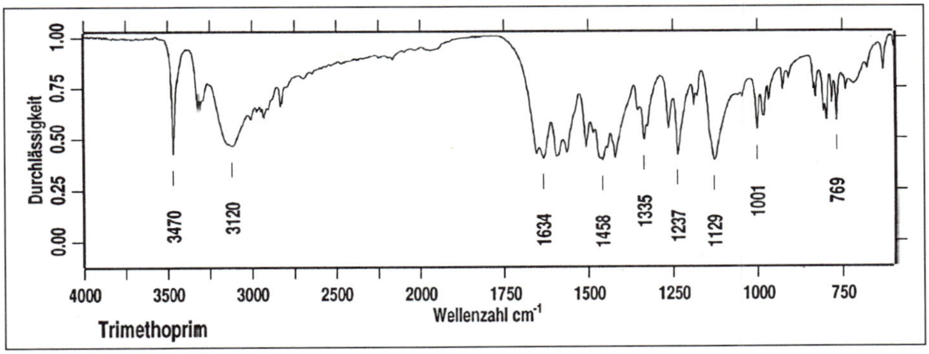
Durchlässigkeit
1.00
0.75
0.50
0.25
0.00
3470
3120
1634
1458
1335
1237
1129
1001
769
4000
3500
3000
2500
2000
1750
1500
1250
1000
750
Wellenzahl cm-1
Trimethoprim

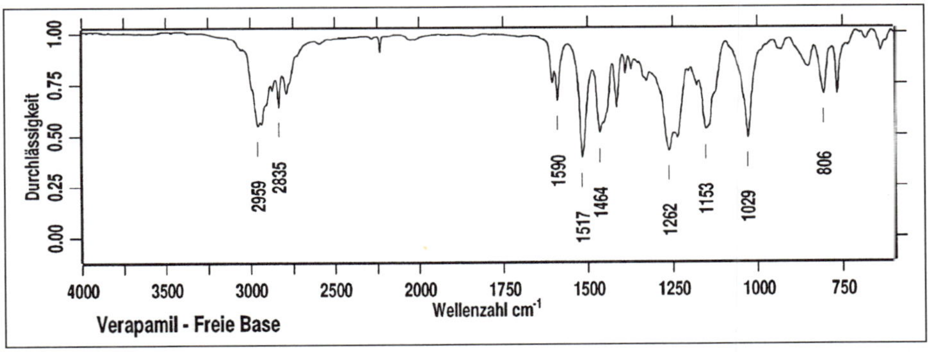
Durchlässigkeit
1.00
0.75
0.50
0.25
0.00
2959
2835
1590
1517
1464
1262
1153
1029
806
4000
3500
3000
2500
2000
1750
1500
1250
1000
750
Wellenzahl cm-1
Verapamil - Freie Base

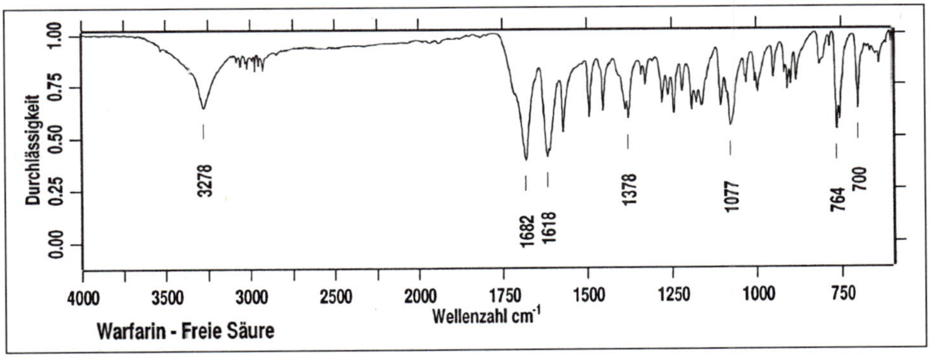
Durchlässigkeit
1.00
0.75
0.50
0.25
0.00
3278
1682
1618
1378
1077
764
700
4000
3500
3000
2500
2000
1750
1500
1250
1000
750
Wellenzahl cm-1
Warfarin - Freie Säure

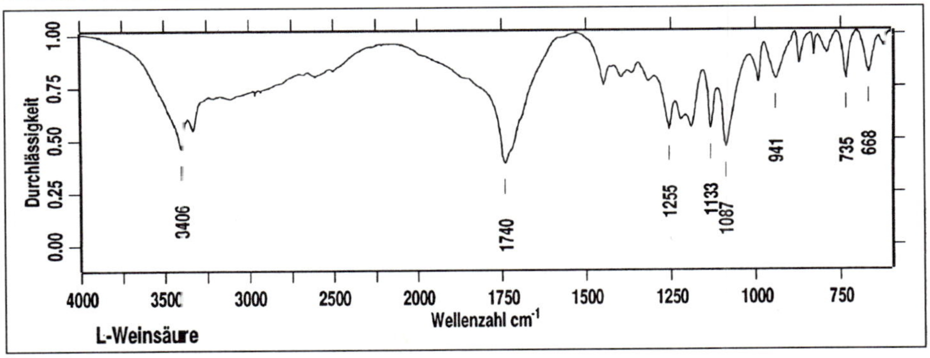
Durchlässigkeit
1.00
0.75
0.50
0.25
0.00
3406
1740
1255
1133
1087
941
735
668
4000
3500
3000
2500
2000
1750
1500
1250
1000
750
Wellenzahl cm-1
L-Weinsäure

12 Verzeichnis der verwendeten Reagenzien*

Ammoniumcer(IV)-nitrat-Lösung 0,1 N
Ammoniumeisen(III)-sulfat-Lösung: 0,1 g/5,0 ml 3 N-HCl
Ammoniumperoxodisulfat-Lösung: 20,0 g/100 ml Wasser
Bariumchlorid-Lösung: 5,0 g/100 ml Wasser
Bariumhydroxid-Lösung: 4,7 g/100 ml Wasser
Blei(II)-acetat-Lösung: 10,0 g/100 ml Wasser
Boratpuffer-Lösung pH 10: 1,90 g $Na_2B_4O_7 \cdot 10\ H_2O$/100 ml Wasser
Brenzcatechin-Lösung: 1,0 g/10 ml Wasser (frisch herzustellen)
Brom-Lösung: 1,0 g (= 0,3 ml)/100 ml Eisessig
Bromwasser: 2,0 g (= 0,6 ml)/100 ml Wasser
Calciumchlorid-Lösung: 10,0 g/100 ml Wasser
Chloramin T-Lösung: 2,0 g bzw. 5,0 g/100 ml Wasser
1-Chlor-2,4-dinitrobenzol-Lösung: 1,0 g/100 ml Ethanol (frisch herzustellen)
Chromotrop-Schwefelsäure: 3 mg Natriumchromotropat/2 ml konz. H_2SO_4
Cobalt(II)-nitrat-Lösung: 1,0 g/100 ml Methanol
Diazo-Reagenz I: 10,0 g Natriumnitrit/100 ml Wasser
Diazo-Reagenz II: 0,25 g 2-Naphthol/100 ml 3 N-NaOH
Dichlorchinonchlorimid-Lösung: 0,04 g/100 ml Ethanol (99%)
Dimedon-Lösung: 0,30 g/10 ml 30%igem wäßrigem Pyridin
4-Dimethylaminobenzaldehyd-Lösung:
- a.) 2,0 g/90 ml 6 N-HCl/10 ml Wasser (Ehrlichs Reagenz)
- b.) 1,0 g/10 ml konz. H_2SO_4
- c.) 0,1 g/100 ml 65%iger H_2SO_4

Dragendorffs Reagenz I: 0,85 g $BiONO_3$/40 ml Wasser/10 ml Eisessig
Dragendorffs Reagenz II: 8,0 g Kaliumiodid/20 ml Wasser
bei Bedarf je 5 ml Dragendorffs Reagenz I und II mit 20 ml Eisessig und 100 ml Wasser mischen
Ehrlichs Reagenz: s. 4-Dimethylaminobenzaldehyd-Lösung a.)
Eisen(III)-chlorid-Lösung:
- a.) 10,0 g/100 ml Wasser
- b.) 1,0 g/100 ml Wasser
- c.) 1,0 g/100 ml Wasser/5 ml 6 N-HCl

Eisen(II)-sulfat-Lösung: 3,0 g/100 ml Wasser

---

* Sprühreagenzien für die DC s. 8.6

Fehling-Reagenz I: 7,0 g $CuSO_4 \cdot 5\ H_2O$/100 ml Wasser
Fehling-Reagenz II: 35,0 g Kaliumnatriumtartrat/10,0 g NaOH/100 ml Wasser
bei Bedarf Mischung aus gleichen Teilen Fehling-Reagenz I und II
Formaldehyd-Lösung: 35%ig (methanolhaltig)
Formaldehyd-Schwefelsäure: 1 ml 35%ige Formaldehyd-Lösung/4 ml konz. H_2SO_4 (Marquis Reagenz; frisch herzustellen)
Froehdes Reagenz: 0,10 g Ammoniummolybdat/10 ml konz. H_2SO_4
Hydroxylaminhydrochlorid-Lösung: 7,0 g/100 ml Methanol/20 mg Thymolphthalein
Iodhydroxychinolinsulfonsäure-Lösung: 0,1 g/50 ml Wasser
Iod-Lösung: a.) 1,0 g Iod/20,0 g Kaliumiodid/100 ml Wasser
b.) 3 ml 0,1 N-Iod-Lösung/100 ml Wasser (0,003 N)
Kaliumbromat-Lösung: 0,3 g/100 ml Wasser
Kaliumchromat-Lösung: 5,0 g/100 ml Wasser
Kaliumdichromat-Lösung: a.) 5,0 g/100 ml Wasser
b.) 0,5 g/100 ml Wasser
Kaliumhexacyanoferrat(III)-Lösung: a.) 5,0 g/100 ml Wasser
b.) 2,0 g/100 ml Wasser
Kaliumpermanganat-Lösung: a.) 6,0 g/100 ml Wasser
b.) 1,0 g/100 ml Wasser
c.) 0,3 g/100 ml Wasser
d.) 0,1 g/100 ml Wasser oder Aceton
e.) 0,1 g/2 ml 3 N-H_2SO_4
Kupfersulfat-Lösung: a.) 10,0 g/100 ml Wasser
b.) 2,0 g/100 ml Wasser
c.) 0,2 g/100 ml Wasser
Lanthannitrat-Lösung: 5,0 g/100 ml Wasser
Mandelins Reagenz: 0,05 Ammoniumvanadat/10 ml konz. H_2SO_4
Marquis' Reagenz: s. Formaldehyd-Schwefelsäure
1-Naphthol-Lösung: a.) 3,0 g/100 ml Ethanol (96%)
b.) 0,05 g/100 ml Ethanol (70%)
Natriumhypobromit-Lösung: 2,0 g NaOH werden in 7,5 ml Wasser gelöst. Nach Zugabe von 0,5 ml Brom wird mit Wasser auf 10 ml aufgefüllt (frisch herzustellen).
Natriumhypochlorit-Lösung: 15,0 g/100 ml Wasser
Natriumnitrit-Lösung: a.) 10,0 g/100 ml Wasser
b.) 1,0 g/100 ml Wasser
Natriumpentacyanonitrosylferrat-Lösung: 2,5 g/100 ml Wasser
NBD-chlorid-Lösung: 7-Chlor-4-nitrobenzofurazan (1%ig in Aceton)
Ninhydrin-Regenz: 0,1 g/100 ml Wasser
Oxalsäure-Lösung: a.) 10,0 g/100 ml Wasser
b.) 5,0 g/100 ml Wasser
c.) 5,0 g/100 ml 50%ige H_2SO_4
Phenol-Lösung: 1,0 g/100 ml Wasser (frisch herzustellen)
Phosphorwolframsäure-Lösung: 1,0 g/10 ml Wasser
Resorcin-Lösung: 1,0 g/100 ml Ethanol
Roux Reagenz: 1,0 g Natriumpentacyanonitrosylferrat werden in 4 ml Wasser gelöst und

mit 1 ml 3 N-NaOH und 5 ml 0,3%iger Kaliumpermanganat-Lösung gemischt. Man läßt die Lösung 24 h imDunkeln stehen und filtriert.

Schiffs Reagenz: 100 mg Rosanilinhydrochlorid werden unter Erwärmen in 50 ml Wasser gelöst. Nach Zugabe von 1,25 g Natriumsulfit und 2,0 ml 6 N-HCl wird zu 100 ml verdünnt. Ist die Lösung nach 12 h noch nicht farblos, schüttelt man mit 0,5 g Kohle und filtriert. Das Reagenz ist etwa 4 Wochen haltbar.

Silbernitrat-Lösung: 5,0 g/100 ml Wasser

Silbernitrat-Lösung, ammoniakalische: 10 ml 5%ige Silbernitrat-Lösung werden mit 1,5 ml 3 N-NaOH versetzt. Der entstehende Niederschlag wird durch Zugabe von 10 ml 6 N-NH_3 gelöst (Tollens Reagenz; frisch herzustellen).

Stärke-Lösung: 1,0 g/100 ml Wasser

Sulfanilsäure-Lösung: 0,5 g Sulfanilsäure werden ohne Erwärmen in 70 ml Wasser gelöst. Die Lösung wird mit 6 ml 6 N-HCl versetzt und auf 100 ml aufgefüllt.

Sulfanilsäure-Lösung, diazotierte: Mischung aus gleichen Teilen Sulfanilsäure-Lösung und 10%iger Natriumnitrit-Lösung.

Tetramethylammoniumhydroxid-Lösung: 10,0 g/100 ml Wasser

Tillmans Reagenz: 0,05 g 2,6-Dichlorphenolindophenol-Natrium/100 ml Wasser

Tollens Reagenz: s. Silbernitrat-Lösung, ammoniakalische

TTC-Lösung: 0,5 g Triphenyltetrazoliumchlorid/100 ml Ethanol (99%)

Vanadin-Schwefelsäure: s. Mandelins Reagenz

Vanillin-Schwefelsäure: 1,0 g/100 ml konz. H_2SO_4

Wasserstoffperoxid-Lösung: 30%ig, 10%ig oder 3%ig

Zwikker-Reagenz I: 1,0 g Cobaltnitrat/100 ml Methanol

Zwikker-Reagenz II: 10,0 g Piperidin/100 ml Methanol

13 Register

Kursivzahlen mit Zusatz DC geben die Seiten der DC-Dokumentation, Kursivzahlen mit Zusatz UV geben die Seiten der UV-Spektren und Kursivzahlen mit Zusatz IR geben die Seiten der IR-Spektren wieder.

A

B

C

D

E

F

G

H

T

U

V

W

X

Y

Z